高职高专康复治疗护理技术专业教材

康复护理技术操作规范

总主编　马　凌

主　编　李艳芬　李卉梅

U0263274

SPM 南方出版传媒

广东科技出版社 | 全国优秀出版社

·广州·

图书在版编目（CIP）数据

康复护理技术操作规范 / 马凌编. —广州：广东科技
出版社，2018.11
ISBN 978-7-5359-7030-5

Ⅰ. ①康… Ⅱ. ①马… Ⅲ. ①康复医学—护理
学—技术操作规程 Ⅳ. ①R493-65

中国版本图书馆CIP数据核字（2018）第255380号

康复护理技术操作规范
Kangfu Huli Jishu Caozuo Guifan

责任编辑：袁 杰 黄子丰 马霄行
封面设计：柳国雄
责任校对：谭 曦 李云柯
责任印制：林记松
出版发行：广东科技出版社
　　　　　（广州市环市东路水荫路11号 邮政编码：510075）
http://www.gdstp.com.cn
E-mail：gdkjyxb@gdstp.com.cn（营销）
E-mail：gdkjzbb@gdstp.com.cn（编务室）
经　　销：广东新华发行集团股份有限公司
排　　版：广州市友间文化传播有限公司
印　　刷：佛山市浩文彩色印刷有限公司
　　　　　（南海区狮山科技工业园A区 邮政编码：528225）
规　　格：889mm×1 194mm　1/16　印张15.5　字数852千
版　　次：2018年11月第1版
　　　　　2018年11月第1次印刷
定　　价：36.00元

如发现因印装质量问题影响阅读，请与承印厂联系调换。

本书编委会

总主编：马　凌

主　编：李艳芬　李卉梅

主　审：李卉梅　李艳芬　欧阳亚涛

副主编：（排名不分先后）

　　　　谢粟梅　陈伟虹　张春花　曹小霞　罗　燕

编　者：（排名不分先后）

陈伟虹　张春花　谢粟梅　杨琦清　刘　静　曹小霞　商艳萍

方　璐　邓文清　何　征　罗　燕　张意辉　赖雪媛　孙莉娜

陈　芳　冯　惠　关杏莲　赵小红　李卉梅　李艳芬　邓敏仪

欧阳慧　石　慧　高小利　李美霞　贾璐笛　匡明月　陈中英

孙　群　申海燕　文　琪　张达慧　徐　钊　陈海瑜　徐彦子

郭秀兰　李燕霞　谢娇成　崔月琴　曾小梅　彭柳丝　肖立娟

唐帮坤　谭丽凤　王　蓉　陈素雅

现代康复自20世纪80年代中期正式引入我国，经过近40年的发展，以康复治疗服务为引领，结合中国实际，逐步形成了康复服务与康复治疗专科体系，并先后编写了《综合医院康复医学科基本标准》和《康复治疗技术操作全书》，引领着本学科规范的发展。

康复护理是现代康复不可或缺的重要组成部分，是与康复治疗密切关联而又自成一体的理论与技术体系。我国康复护理的发展时间短，普及程度不高，至今仍缺乏系统全面的康复护理技术操作标准与指南类专著，制约了我国康复护理的规范发展。

广东省工伤康复医院是国内最早系统探索专科康复护理的医疗机构之一，自建院之初就提出了通过"促进护理"达成"自我护理"的康复护理理念。2006年该院率先在全国开展病房康复护理延伸服务，并于2009年编写《康复护理》。该院拥有一支强大的康复护理专业团队，他们中有获全国十佳康复护士的资深护理专家，也有多名获省级优秀护士的年轻康复护理专家。她们引进国际先进康复理念并结合实际，在实践中不断丰富康复护理内涵，逐步总结完善了百余项康复护理技术，具体制定了操作指引和评分标准，用于指导临床实践和继续教育培训。2010年以来先后承办香港复康会康复护理专科护士培训班3期和全国护理继续教育培训班5期，2012年成为广东省康复医学会康复护理专业委员会创始主委单位，积极参与和承办康复医学会的各类继续教育培训项目，先后培养康复护士600余名。2013年始作为全国康复护理专科护士培训实践基地，已分九期培养全国康复专科护士100余名。2017年成为广东省康复医学会康复护理专科护士实践培训基地。该院护理团队还在临床应用和培训实践中，不断修订完善各类康复护理操作规范，编印了包括100多项技术的《康复护理技术操作规范》教材。

本书在上述教材的基础上，组织专家进一步精选，最终书稿涵盖5大专科的93项康复护理技术，包括康复护理技术操作指引和评分标准，具有很强的实操性和实用性，可作为国内各类康复机构开展康复护理实践和教学的重要参考和指南。

中山大学康复医学教授、主任医师、康复护理学博士导师
中国康复医学会副会长 康复治疗专业委员会主任委员

前言

随着康复医学的蓬勃发展，康复护理已成为现代护理工作的重要组成部分，在临床护理工作中占有很重要的地位。康复护理以有别于一般临床护理的自身特点，将"替代护理"变为"自我护理"，协助并指导患者进行康复功能训练及辅助器具的使用，预防继发性残疾和并发症的发生，指导患者进行日常生活活动能力的训练，以促进患者功能恢复和重建，最大程度的恢复患者的功能，提高患者的生活质量，重返家庭，回归社会。康复护理技术是康复护理工作实施的重要保证，为了规范康复护理技术操作，为患者提供安全、优质的护理服务，我们将通过近20年的康复护理实践工作总结出的百余项康复护理操作技术，进行了整理筛选，并组织优秀的临床、康复护理管理人员、康复专科护士、康复治疗师等康复医学和护理专家编写了《康复护理技术操作规范》一书，供全国的康复医疗机构护理人员及大专院校康复护理方向专业的学生参考借鉴。

本书具有如下特点：

1. 内容丰富：共有6个章节，93项康复护理技术。包括了脊髓损伤、脑损伤、骨与骨关节损伤、手外伤、烧烫伤5个专科的康复护理技术及常用康复护理技术操作指引和评分标准。每项康复护理技术均编写了定义、目的、应用范围、注意事项、护理结局、操作流程和操作要点说明等。

2. 实用便捷：本书内容实用，操作流程采用程序化方式，步骤清晰，可操作性强，并附有操作评分标准，使临床护士对操作流程一目了然。

3. 流程清晰：在操作流程的设计上注重将护理程序的思维方式和"以患者为中心"的服务理念贯穿于整个护理操作过程，强调操作前的评估和告知，操作中患者安全及操作后的护理结局评价。

4. 重点突出：本书将每项操作的评分标准附于具体的操作指引后面，评分标准按照护理程序的思维进行调整，每项评分标准中均编写了"操作要求""评分等级及得分"，注重对护士整体素质的综合评价，从而给操作者重要的指引，也给考评者提供重要的依据。

本书可作为临床培训考核的重要参考用书，方便护理质控者进行护理操作质量检查和评价，也为临床一线护士的康复护理操作训练和临床工作提供很好的指引。

衷心希望本书能为广大护理工作者提供一点帮助，本书虽已经过多次讨论、逐步完善，但由于编写时间仓促及水平有限，难免有不足之处，还有很多专科康复护理技术没有编入，有待我们继续努力，不断完善，敬请护理同仁们惠予指正。

编委会

2018年6月28日

目录

目录

目录

第一章　脊髓损伤康复护理技术操作指引及评分标准

第一节　截瘫患者体位摆放

一、截瘫患者体位摆放操作指引

【定义与目的】

1. 定义：为保持截瘫患者肢体的良好功能，减少并发症的发生，所采取有利于机体功能恢复的姿势和体位。

2. 目的：预防压力性损伤和肢体挛缩、抑制痉挛、保持肢体良好功能位，维持姿势的稳定、舒适，预防并发症及继发性损害的发生。

【应用范围】

因疾病、创伤导致的胸段以下躯体及双下肢功能障碍患者。

【注意事项】

1. 保持身体姿势和位置：

（1）维持脊柱的正确生理弯度，避免由于躯干扭曲，加重脊柱骨折、脊髓损伤。

（2）双下肢内收肌肌张力明显升高的患者，应在两腿间放置软枕，可避免髋内收及股骨内髁和踝受压。

（3）避免不良姿势，防止诱发痉挛出现。

2. 安全防范：

（1）翻身时遵循轴线翻身原则，注意保暖及防止坠床。

（2）翻身时先将患者身上的各种管道（如导尿管）整理放好，确保身体移动时各种管道无脱落。

（3）注意预防足下垂。

（4）注意观察皮肤受压情况，至少每2h更换1次体位，保持床单位平整、干燥，做好大小便失禁护理。

【护理结局】

1. 体位摆放正确、舒适，患者能够理解、配合并保持正确的体位。

2. 足下垂及痉挛症状能得到缓解。

3. 皮肤不出现压疮及其他继发性损伤发生。

【操作流程及要点说明】

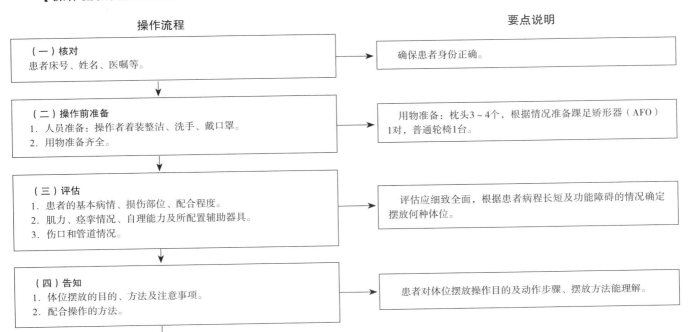

操作流程	要点说明
（一）核对 患者床号、姓名、医嘱等。	确保患者身份正确。
（二）操作前准备 1. 人员准备：操作者着装整洁、洗手、戴口罩。 2. 用物准备齐全。	用物准备：枕头3~4个，根据情况准备踝足矫形器（AFO）1对，普通轮椅1台。
（三）评估 1. 患者的基本病情、损伤部位、配合程度。 2. 肌力、痉挛情况、自理能力及所配置辅助器具。 3. 伤口和管道情况。	评估应细致全面，根据患者病程长短及功能障碍的情况确定摆放何种体位。
（四）告知 1. 体位摆放的目的、方法及注意事项。 2. 配合操作的方法。	患者对体位摆放操作目的及动作步骤、摆放方法能理解。

（五）实施

1. 仰卧位。

（1）上肢：上肢的位置可随意放置。

（2）下肢：伸髋并稍外展，与肩同宽，伸膝但避免过伸，踝背伸90°，双侧髋关节外侧各放1个枕头（或用大浴巾卷成卷，垫于两侧大腿至小腿外侧），以保持髋关节外展而不旋转；双下肢之间放1个枕头，双足底放枕头（或配戴AFO），保持踝关节中立位。

2. 侧卧位。

（1）上肢：下方肩前屈，稍屈肘，前臂旋前，在胸壁和上肢之间放1个枕头，或随意放置；

（2）下肢：双下肢稍屈髋（骨盆旋转超过30°）、屈膝、踝背伸，上方的下肢放于下方下肢前面并垫1个枕头，以更好地维持姿势的稳定、舒适及防止骨突部位受压；在脚底和床架之间增加软垫，保持踝关节的背伸。

3. 轮椅上坐位。

（1）上肢：双肘自然平放于两侧扶手上。

（2）躯干和下肢：①背部紧靠椅背，体重应平均分布在两边臀部，不要偏坐在一边，必要时系好轮椅安全带；②双大腿特别是双膝内侧之间应夹放枕头，防止股骨内髁受压；③双脚平放在地上或脚踏板上，固定好刹机。

①应固定病床和轮椅的刹车。

②应检查患者皮肤情况和管道情况。

③要确定患者摆放的体位。

④要取得患者配合，询问舒适度。

⑤上好床栏，防止翻转患者身体时出现坠床，同时应备齐用物在伸手可及的地方。

⑥注意预防足下垂，每2 h更换1次体位，保持床单位平整、干燥，做好大小便失禁护理。

⑦双下肢内收肌肌张力明显升高患者，应在双大腿之间放1个枕头，以防髋内收及股骨内髁和踝受压，同时也可避免不良姿势及诱发痉挛的出现。双下肢肌张力明显升高或降低的患者在坐轮椅时应使用轮椅安全带固定双下肢。

（六）观察与记录

1. 观察患者病情及听取患者的主诉。

2. 记录体位摆放的时间、皮肤状况。

3. 记录引流管、伤口敷料的情况。

二、截瘫患者体位摆放操作评分标准

科室：　　　　姓名：　　　　考核时间：　　　　考核者：　　　　得分：

项目		分值	操作要求	评分等级及分值				实际得分
				A	B	C	D	
操作前准备	仪表	15	操作者仪表着装规范符合要求，洗手、戴口罩	1	0.5	0	0	
	环境		宽敞、明亮，有足够的空间	2	1	0.5	0	
	用物		床单元整齐、清洁、有床栏；各类体位枕头齐全，放置合理	3	2	1	0	
	说明		核对患者基本信息，解释操作目的，取得配合	2	1	0.5	0	
	评估		患者的基本病情、肌力、痉挛情况、自理能力及所配置辅助器具，合作程度	7	4	2	0～1	
操作过程	仰卧位	25	上肢：上肢的位置可随意放置	5	4	2	0～1	
			下肢：伸髋并稍外展，与肩同宽，伸膝但避免过伸，踝背伸90°，双侧髋关节外侧各放1个枕头（或用大浴巾成卷，垫于两侧大腿至小腿外侧），以保持髋关节外展而不旋转；双下肢之间放1个枕头，双足底放枕头（或配戴AFO），保持踝关节中立位	20	15	10	0～9	
	侧卧位	25	上肢：下方肩前屈，稍屈肘，前臂旋前，在胸壁和上肢之间放一个枕头，或随意放置	5	4	2	0～1	
			下肢：双下肢稍屈髋（骨盆旋转超过30°）、屈膝、踝背伸，上方的下肢放于下方下肢前面并垫1个枕头，以更好地维持姿势的稳定、舒适及防止骨突部位受压；在脚底和床架之间增加软垫，保持踝关节的背伸	20	15	10	0～9	
	轮椅上坐位	10	上肢：双肘自然平放于两侧扶手上	5	4	2	0～1	
			躯干和下肢：①背部紧靠椅背，体重应平均分布在两边臀部，不要偏坐在一边，必要时系好轮椅安全带；②双大腿特别是双膝内侧之间应夹放枕头，防止股骨内髁受压；③双脚平放在地上或脚踏板上，固定好刹机	5	4	2	0～1	
言语表达		5	思路清晰，言语表达流畅、准确，解释到位	5	4	3	0～2	
动作规范		10	技术操作动作规范，准确到位，计划性强，规定的时间内完成，体现人文关怀	10	7	4	0～3	
提问		10		10	7	4	0～3	
总分		100						

（谢粟梅　杨琦清）

2

第二节　四肢瘫患者体位摆放

一、四肢瘫患者体位摆放操作指引

【定义与目的】

1. 定义：为保持四肢瘫患者肢体的良好功能，减少并发症的发生，所采取有利于机体功能恢复的姿势和体位。

2. 目的：预防压力性损伤和肢体挛缩、抑制痉挛、保持肢体良好功能位，维持姿势的稳定、舒适，预防并发症及继发性损害的发生。

【应用范围】

因疾病、创伤导致的颈段以下躯体及四肢运动、感觉功能障碍患者。

【注意事项】

1. 保持身体姿势和位置：

（1）维持脊柱的正确生理弯度，避免由于躯干扭曲，加重脊柱骨折、脊髓损伤。

（2）双下肢内收肌肌张力明显升高的患者，应在两腿间放置软枕，可避免髋内收及股骨内髁和踝受压。

（3）避免不良姿势，防止诱发痉挛出现。

2. 安全防范：

（1）翻身时遵循轴线翻身原则，注意保暖及防止坠床。

（2）翻身时先将患者身上的各种管道（如导尿管）整理放好，确保身体移动时各种管道无脱落。

（3）注意预防足下垂。

（4）注意观察皮肤受压情况，至少每 2 h 更换 1 次体位，保持床单位平整、干燥，做好大小便失禁护理。

【护理结局】

1. 体位摆放正确、舒适，患者能够理解、配合并保持正确的体位。

2. 足下垂及痉挛症状能得到缓解。

3. 皮肤不出现压疮及其他继发性损伤发生。

【操作流程及要点说明】

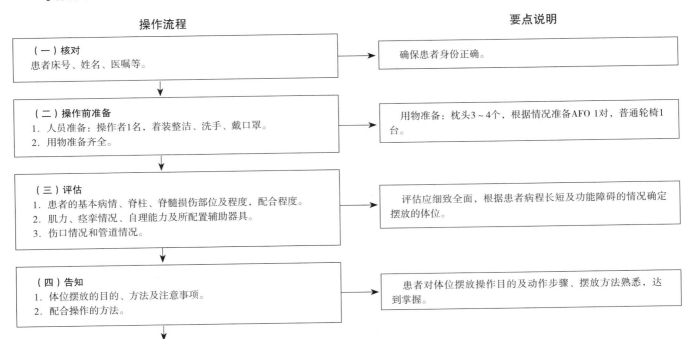

操作流程　　　　　　　　　　　　　　　　　要点说明

（一）核对
患者床号、姓名、医嘱等。
→ 确保患者身份正确。

（二）操作前准备
1. 人员准备：操作者1名，着装整洁、洗手、戴口罩。
2. 用物准备齐全。
→ 用物准备：枕头3~4个，根据情况准备AFO 1对，普通轮椅1台。

（三）评估
1. 患者的基本病情、脊柱、脊髓损伤部位及程度，配合程度。
2. 肌力、痉挛情况、自理能力及所配置辅助器具。
3. 伤口情况和管道情况。
→ 评估应细致全面，根据患者病程长短及功能障碍的情况确定摆放的体位。

（四）告知
1. 体位摆放的目的、方法及注意事项。
2. 配合操作的方法。
→ 患者对体位摆放操作目的及动作步骤、摆放方法熟悉，达到掌握。

（五）实施

1. 仰卧位。

（1）上肢：肩可以放置在内收、中立位或前伸的位置，肘伸直，腕背伸30°～40°，手指稍屈曲，拇指对掌；必要时可配戴手功能位矫形器。

（2）下肢：伸髋并稍外展，伸膝但避免过伸，踝中立位，双侧髋关节外侧各放1个枕头（或用大浴巾卷成卷，各垫于两侧大腿至小腿外侧），以保持髋关节外展而不旋转；双下肢之间放1个枕头，双足底放枕头（或配戴AFO），以保持踝关节的中立位。

2. 侧卧位。

（1）上肢：下方的上肢肩前伸并屈曲90°，以防身体直接压在肩上，伸肘，前臂旋后。上方上肢的肩同上，稍屈肘，前臂旋前，在胸壁和上肢之间放一个枕头，用枕头支持手臂。腕背伸30°～40°，手指稍屈曲，拇指对掌；必要时可配戴手功能位矫形器。

（2）下肢：双下肢稍屈髋（骨盆旋转超过30°）、屈膝、踝背伸，上方的下肢放于下方下肢前面并垫1个枕头，以更好地维持姿势的稳定、舒适及防止骨突部位受压。在脚底和床架之间增加软垫，保持踝关节的背伸。

3. 轮椅上坐位

（1）上肢：双肘放在扶手上，双手掌伸展放置在扶手上或胸前放1个枕头将双手放置在枕头上。

（2）躯干和下肢：①背部紧靠椅背，体重要平均分布在两边臀部，不要偏坐在一边，系好轮椅安全带；②双下肢之间夹1个枕头，可防止股骨内髁受压；③双脚平放在地上或脚踏板上。

①应固定病床和轮椅的刹车。
②应检查患者皮肤情况和管道情况。
③要确定患者摆放的体位。
④要取得患者配合，询问舒适度。
⑤上好床栏，防止翻转患者身体时出现坠床，同时也备齐用物在伸手可及的地方。
⑥注意预防足下垂，每2 h更换1次体位，保持床单位平整、干燥，做好大小便失禁护理。
⑦双下肢内收肌张力明显升高患者，应在双大腿之间放1个枕头，以防髋内收及股骨内髁和踝受压，同时也可避免不良姿势及诱发痉挛的出现。双下肢肌张力明显升高或降低的患者在坐轮椅时应使用轮椅安全带固定双下肢。

（六）观察与记录

1. 观察患者病情及听取患者的主诉。
2. 记录体位摆放的时间、皮肤状况。
3. 记录引流管、伤口敷料的情况。

二、四肢瘫患者体位摆放操作评分标准

科室：　　　　姓名：　　　　考核时间：　　　　考核者：　　　　得分：

项目		分值	操作要求	评分等级及分值				实际得分
				A	B	C	D	
操作前准备	仪表	15	操作者仪表着装规范符合要求	1	0.5	0	0	
	环境		宽敞、明亮，有足够的空间	2	1	0.5	0	
	用物		床单元整洁、清洁、有床栏；各类体位枕头齐全，放置合理	3	2	1	0	
	说明		核对患者基本信息，解释操作目的，取得配合	2	1	0.5	0	
	评估		患者的基本病情、肌力、痉挛情况、自理能力及所配置辅助器具，合作程度	7	4	2	0～1	
操作过程	四肢瘫仰卧位	25	上肢：肩可以放置在内收、中立位或前伸的位置，肘伸直，腕背伸30°～40°，手指稍屈曲，拇指对掌；必要时可配戴手功能位矫形器	5	4	2	0～1	
			下肢：伸髋并稍外展，伸膝但避免过伸，踝中立位，双侧髋关节外侧各放一枕头（或用大浴巾卷成卷，各垫于两侧大腿至小腿外侧），以保持髋关节外展而不旋转；双下肢之间放1个枕头，双足底放1个大枕头（或配戴AFO），可保持踝关节的中立位	20	15	10	0～9	
	四肢瘫侧卧位	25	上肢：下方的上肢肩前伸并屈曲90°，以防身体直接压在肩上，伸肘，前臂旋后。上方上肢的肩同上，稍屈肘，前臂旋前，在胸壁和上肢之间放1个枕头，用枕头支持手臂。腕背伸30°～40°，手指稍屈曲，拇指对掌；必要时可配戴手功能位矫形器	5	4	2	0～1	
			下肢：双下肢稍屈髋（骨盆旋转超过30°）、屈膝、踝背伸，上方的下肢放于下方下肢前面并垫1个枕头，以更好地维持姿势的稳定、舒适及防止骨突部位受压。在脚底和床架之间增加软垫，保持踝关节的背伸	20	15	10	0～9	
	坐位	10	上肢：双肘放在扶手上，双手掌伸展放置在扶手上或胸前放1个枕头将双手放置在枕头上	5	4	2	0～1	
			躯干和下肢：①背部紧靠椅背，体重要平均分布在两边臀部，不要偏坐在一边，系好轮椅安全带；②双下肢之间夹1个枕头，可防止股骨内髁受压；③双脚平放在地上或脚踏板上	5	4	2	0～1	
言语表达		5	思路清晰，言语表达流畅、准确，解释到位	5	4	3	0～2	
动作规范		10	技术操作动作规范，准确到位，计划性强，规定的时间内完成，体现人文关怀	10	7	5	0～4	
提问		10		10	7	4	0～3	
总分		100						

（谢粟梅　杨琦清）

第三节 截瘫患者体位转换

一、截瘫患者体位转换操作指引

【定义与目的】

1. 定义：通过主动或被动的方式将卧床的截瘫患者从一种姿势转换到另一种姿势的过程，主要包括床上翻身、床上坐起、床上移动以及坐位到站立位。

2. 目的：促进患者血液循环，预防压力性损伤、肺炎等并发症的发生，提高患者躯体活动范围，为促进患者早期脱离床面打好基础。

【应用范围】

因疾病、创伤导致的胸段以下躯体及双下肢功能障碍患者。

【注意事项】

1. 变换身体姿势和位置：

（1）避免由于躯干扭曲，加重脊柱骨折、脊髓损伤。

（2）患者伤后早期不宜采用双肘屈曲于身后支撑直接由仰卧位坐起的姿势。

2. 安全防范：

（1）拉起床栏，防止坠床。

（2）进行各种体位转换时应先将患者身上各种管道（如导尿管）整理放好，确保身体移动时管道无脱落。

（3）注意保持床单位平整、干燥，大小便失禁的患者应做好相应防护措施。

【护理结局】

1. 患者能从独立完成从床上翻身、床上坐起、床上移动以及坐位到站立位的姿势转换，并能较好维持身体姿势的平衡。

2. 患者能熟练的运用此项技术，并不断地提高动作质量。

3. 无继发性损伤的发生。

【操作流程及要点说明】

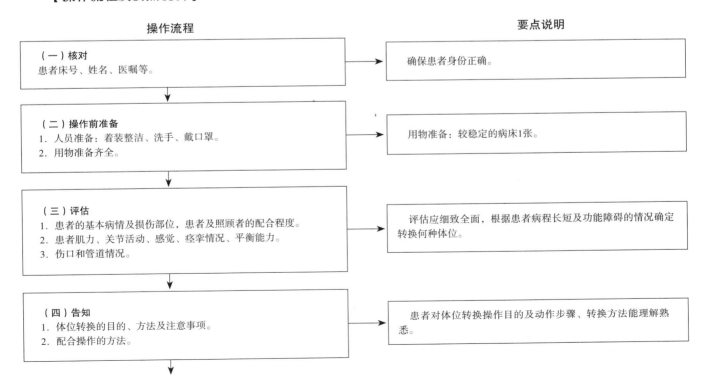

操作流程	要点说明
（一）核对 患者床号、姓名、医嘱等。	确保患者身份正确。
（二）操作前准备 1. 人员准备：着装整洁、洗手、戴口罩。 2. 用物准备齐全。	用物准备：较稳定的病床1张。
（三）评估 1. 患者的基本病情及损伤部位，患者及照顾者的配合程度。 2. 患者肌力、关节活动、感觉、痉挛情况、平衡能力。 3. 伤口和管道情况。	评估应细致全面，根据患者病程长短及功能障碍的情况确定转换何种体位。
（四）告知 1. 体位转换的目的、方法及注意事项。 2. 配合操作的方法。	患者对体位转换操作目的及动作步骤、转换方法能理解熟悉。

（五）实施

1. 床上翻身技术：患者仰卧位，头和肩部前屈，双手于中立位伸肘上举，做左右侧方摆动，引发肩、上肢向同侧摆动，带动躯干旋转翻身。

2. 床上坐起技术：让患者拉两侧床栏坐起，或从侧位使用双上肢力量坐起，长坐位摆放好双下肢，保持身体坐位平衡。

3. 床上横向移动技术：双手先放在髋部两侧，右手紧靠身体，左手距身体约30cm，伸肘，前臂旋后或中立位。然后身体前倾，双手支撑抬起臀部，头和肩部同时向右转动，使左肩向前，右肩向后，向左移动骨盆。向右移动时，步骤相同，方向相反。

4. 床上纵向移动技术：双下肢保持外旋位，膝放松。双手放在髋部前方，靠近身体，伸肘，前臂旋后。上身前倾，头位于膝的上方。双手支撑抬起臀部后，头和上肢进一步向前移动前倾，向前移动臀部。

5. 坐位到站立位的转换技术：让患者坐位下移动身体，直到足跟接触到地面。①帮助者面向患者站立，双膝在患膝外侧固定，双手放在臀下。患者身体前倾，帮助者双臂同时用力向上托起。②患者双手紧握支撑物，帮助者抵住其背后。一手保持髋后伸，一手使上身向前挺，保持平衡。

①应固定病床的刹车。
②应检查患者皮肤情况和管道情况。
③要确定自身的能力和照顾者掌握的技能。
④要取得患者配合，询问舒适度。
⑤上好床栏，防止患者在活动中出现坠床。
⑥患者从坐位到站立的转换前提是患者双下肢具备一定的肌力方可进行训练，并且双上肢臂力应强健。

（六）观察与记录

1. 患者病情及主诉。
2. 体位转换技术掌握情况及转换的时间。
3. 引流管、伤口敷料情况。

二、截瘫患者体位转换操作评分标准

科室：　　　　姓名：　　　　考核时间：　　　　考核者：　　　　得分：

项目		分值	操作要求	评分等级及分值				实际得分
				A	B	C	D	
操作前准备	仪表	20	操作者仪表着装规范符合要求，洗手、戴口罩	3	2	1	0	
	环境		宽敞、明亮，有足够的空间	2	1	0.5	0	
	用物		普通病床1张	3	2	1	0	
	说明		核对患者基本信息，解释操作目的，取得配合	5	2	1	0	
	评估		患者的基本病情、肌力、痉挛情况、自理能力及所配置辅助器具，合作程度	7	4	2	0～1	
操作过程	床上翻身技术	20	患者仰卧位，头和肩部前屈，双手于中立位伸肘上举，做左右侧方摆动，引发肩、上肢向同侧摆动，带动躯干旋转翻身	20	15	10	0～9	
	床上移动技术	15	横向移动：双手先放在髋部两侧，右手紧靠身体，左手距身体约30cm，伸肘，前臂旋后或中立位。然后，身体前倾，双手支撑抬起臀部，头和肩部同时向右转动，使左肩向前，右肩向后，向左移动骨盆。向右移动时，步骤相同，方向相反	15	10	5	0～4	
		15	纵向移动：双下肢保持外旋位，膝放松。双手放在髋部前方，靠近身体，伸肘，前臂旋后。上身前倾，头位于膝的上方。双手支撑抬起臀部后，头和上肢进一步向前移动前倾，向前移动臀部	15	10	5	0～4	
	坐位到站位的转换技术	10	让患者坐位下移动身体，直到足跟接触地面	3	2	1	0	
			帮助者面向患者站立，双膝在患膝外侧固定，双手放在臀下。患者身体前倾，帮助者双臂同时用力向上托起	4	3	2	0～1	
			患者双手紧握支撑物，帮助者抵住其背后。一手保持髋后伸，一手使上身向前挺，保持平衡	3	2	1	0	
言语表达		5	思路清晰，言语表达流畅、准确，解释到位	5	4	3	0～2	
动作规范		5	技术操作动作规范，准确到位，体现人文关怀	5	4	3	0～2	
提问		10		10	7	4	0～3	
总分		100						

（谢粟梅　杨琦清）

第四节　四肢瘫患者体位转换

一、四肢瘫患者体位转换操作指引

【定义与目的】

1. 定义：通过主动或被动的方式将卧床的四肢瘫患者从一种姿势转换成另一种姿势的过程，主要包括主动翻身技术、被动翻身技术以及卧位到坐位的转换技术。

2．目的：促进患者血液循环；预防压力性损伤、肺炎等并发症的发生；提高患者躯体活动范围，为促进患者早期脱离床面打好基础。

【应用范围】

因疾病、创伤导致的四肢运动感觉功能障碍患者。

【注意事项】

1．变换身体姿势和位置：

（1）避免由于躯干扭曲，加重脊柱骨折、脊髓损伤。

（2）早期患者不宜采用从患者身体后方支撑直接由仰卧位坐起。

2．安全防范：

（1）拉起床栏，防止坠床。

（2）进行各种体位转换时应先将患者身上的各种管道（如导尿管）整理放好，确保身体移动时各种管道无脱落。

（3）注意保持床单位平整、干燥，做好大小便失禁护理。

【护理结局】

1．患者掌握主动翻身、他人协助下被动翻身技术及从坐位到卧位的体位转换技术，并能较好维持身体姿势及体位。

2．患者能熟练的运用此项技术，并不断地提高动作质量。

3．患者无继发性损伤发生。

【操作流程及要点说明】

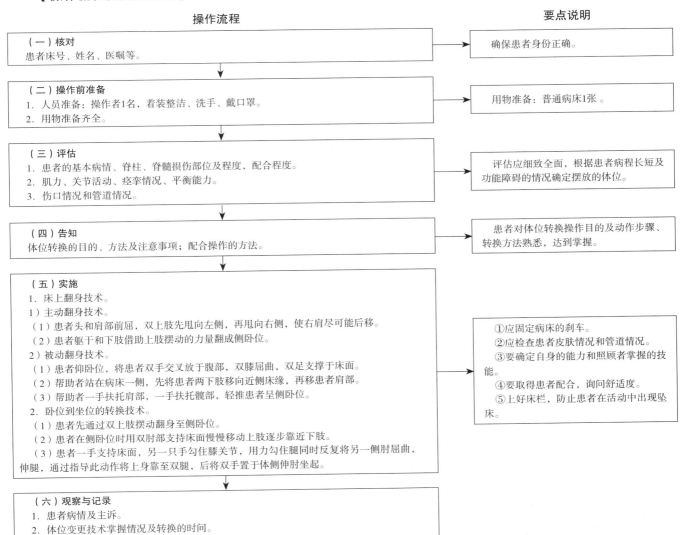

操作流程 　　　　　　　　　　　　　　　　　　　要点说明

（一）核对
患者床号、姓名、医嘱等。

确保患者身份正确。

（二）操作前准备
1．人员准备：操作者1名，着装整洁、洗手、戴口罩。
2．用物准备齐全。

用物准备：普通病床1张。

（三）评估
1．患者的基本病情、脊柱、脊髓损伤部位及程度、配合程度。
2．肌力、关节活动、痉挛情况、平衡能力。
3．伤口情况和管道情况。

评估应细致全面，根据患者病程长短及功能障碍的情况确定摆放的体位。

（四）告知
体位转换的目的、方法及注意事项；配合操作的方法。

患者对体位转换操作目的及动作步骤、转换方法熟悉，达到掌握。

（五）实施
1．床上翻身技术。
1）主动翻身技术。
（1）患者头和肩部前屈，双上肢先甩向左侧，再甩向右侧，使右肩尽可能后移。
（2）患者躯干和下肢借助上肢摆动的力量翻成侧卧位。
2）被动翻身技术。
（1）患者仰卧位，将患者双手交叉放于腹部，双膝屈曲，双足支撑于床面。
（2）帮助者站在病床一侧，先将患者两下肢移向近侧床缘，再移患者肩部。
（3）帮助者一手扶托肩部，一手扶托髋部，轻推患者呈侧卧位。
2．卧位到坐位的转换技术。
（1）患者先通过双上肢摆动翻身至侧卧位。
（2）患者在侧卧位时用双肘部支持床面慢慢移动上肢逐步靠近下肢。
（3）患者一手支持床面，另一只手勾住膝关节，用力勾住腿同时反复将另一侧肘屈曲，伸腿，通过指导此动作将上身靠至双腿，后将双手置于体侧伸肘坐起。

①应固定病床的刹车。
②应检查患者皮肤情况和管道情况。
③要确定自身的能力和照顾者掌握的技能。
④要取得患者配合，询问舒适度。
⑤上好床栏，防止患者在活动中出现坠床。

（六）观察与记录
1．患者病情及主诉。
2．体位变更技术掌握情况及转换的时间。
3．引流管、伤口敷料情况。

二、四肢瘫患者体位转换操作评分标准

科室：　　　　　姓名：　　　　　考核时间：　　　　　考核者：　　　　　得分：

项目		分值	操作要求	评分等级及分值				实际得分
				A	B	C	D	
操作前准备	仪表	20	操作者仪表着装规范符合要求，洗手、戴口罩	3	2	1	0	
	环境		宽敞、明亮，有足够的空间	2	1	0.5	0	
	用物		普通病床1张	3	2	1	0	
	说明		核对患者基本信息，解释操作目的，取得配合	5	2	1	0	
	评估		患者的基本病情、肌力、痉挛情况、自理能力及所配置辅助器具，合作程度	7	4	2	0～1	
操作过程	床上翻身技术	30	主动翻身技术：患者头和肩部前屈，双上肢先甩向左侧，再甩向右侧，使右肩尽可能后移	6	4	2	0～1	
			患者躯干和下肢借助上肢摆动的力量翻成侧卧位	6	4	2	0～1	
			被动翻身技术：患者仰卧位，将患者双手交叉放于腹部，双膝屈曲，双足支撑于床面	6	4	2	0～1	
			帮助者站在病床一侧，先将患者两下肢移向近侧床缘，再移患者肩部	6	4	2	0～1	
			帮助者一手扶托肩部，一手扶托髋部，轻推患者呈侧卧位	6	4	2	0～1	
	卧位到坐位的转换技术	30	患者先通过双上肢摆动翻身至侧卧位	5	3	2	0～1	
			患者在侧卧位时用双肘部支持床面慢慢移动上肢逐步靠近下肢	10	7	5	0～4	
			一手支撑床面，另一只手勾住膝关节，用力勾住腿的同时反复将另一侧肘屈曲，伸腿，通过指导此动作将上身靠至双腿	10	7	5	0～4	
			患者将双手置于体侧伸肘坐起	5	3	2	0～1	
言语表达		5	思路清晰，言语表达流畅、准确，解释到位	5	4	3	0～2	
动作规范		5	技术操作动作规范，准确到位，体现人文关怀	5	4	3	0～2	
提问		10		10	7	4	0～3	
总分		100						

（谢粟梅　杨琦清）

第五节　截瘫患者轮椅至床的转移

一、截瘫患者轮椅至床的转移操作指引

【定义与目的】

1. 定义：指导并训练截瘫患者从轮椅到床之间互相转移的一种护理技术。

2. 目的：使截瘫患者学会轮椅至床间的互转移技巧，提高生活自理能力，扩大活动范围。

【应用范围】

脊髓损伤导致双下肢运动感觉功能障碍的患者，且具有良好的上肢肌力及躯干控制能力。

【禁忌证】

严重的臀部压疮或骨盆骨折未愈合者；双上肢肌力及躯干控制能力欠佳者。

【注意事项】

1. 转移前护理人员应评估患者的能力，全身及局部肢体的活动情况，对轮椅坐位的耐受程度、使用轮椅的认知程度及接受程度。

2. 体位转移前消除患者的紧张、对抗心理，以配合转移训练，护理人员应详细讲解转移的方向、方法和步骤技巧，使患者处于最佳的起始位置，并对患者全身的皮肤进行检查，看有无压红、破溃等。

3. 互相转移时，床与轮椅之间的平面高度尽可能平行，轮椅尽可能靠近床，确保病床和轮椅的刹车固定好。

4. 在转移过程中，动作要轻柔，不可暴力拉、拽，避免碰伤肢体、臀部、踝部的皮肤，并尽可能发挥患者的残存能力进行转移。

5．患者转移训练前期欠熟练时，为避免危险应由护士辅助，上下轮椅需要反复练习掌握技巧。

【护理结局】

1．患者逐步掌握轮椅的应用到床或者到其他坐位的转移技巧。

2．无并发症及安全意外发生。

【操作流程及要点说明】

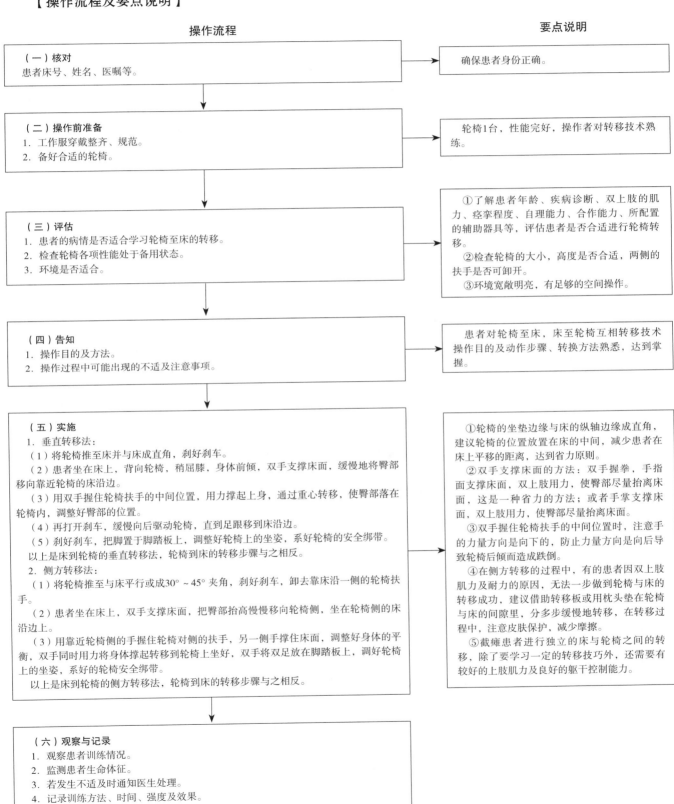

操作流程	要点说明
（一）核对 患者床号、姓名、医嘱等。	确保患者身份正确。
（二）操作前准备 1．工作服穿戴整齐、规范。 2．备好合适的轮椅。	轮椅1台，性能完好，操作者对转移技术熟练。
（三）评估 1．患者的病情是否适合学习轮椅至床的转移。 2．检查轮椅各项性能处于备用状态。 3．环境是否适合。	①了解患者年龄、疾病诊断、双上肢的肌力、痉挛程度、自理能力、合作能力、所配置的辅助器具等，评估患者是否合适进行轮椅转移。 ②检查轮椅的大小，高度是否合适，两侧的扶手是否可卸开。 ③环境宽敞明亮，有足够的空间操作。
（四）告知 1．操作目的及方法。 2．操作过程中可能出现的不适及注意事项。	患者对轮椅至床，床至轮椅互相转移技术操作目的及动作步骤、转换方法熟悉，达到掌握。
（五）实施 1．垂直转移法： （1）将轮椅推至床并与床成直角，刹好刹车。 （2）患者坐在床上，背向轮椅，稍屈膝，身体前倾，双手支撑床面，缓慢地将臀部移向靠近轮椅的床沿边。 （3）用双手握住轮椅扶手的中间位置，用力撑起上身，通过重心转移，使臀部落在轮椅内，调整好臀部的位置。 （4）再打开刹车，缓慢向后驱动轮椅，直到足跟移到床沿边。 （5）刹好刹车，把脚置于脚踏板上，调整好轮椅上的坐姿，系好轮椅的安全绑带。 以上是床到轮椅的垂直转移法，轮椅到床的转移步骤与之相反。 2．侧方转移法： （1）将轮椅推至与床平行或成30°～45°夹角，刹好刹车，卸去靠床沿一侧的轮椅扶手。 （2）患者坐在床上，双手支撑床面，把臀部抬高慢慢移向轮椅侧，坐在轮椅侧的床沿上。 （3）用靠近轮椅侧的手握住轮椅对侧的扶手，另一侧手撑住床面，调整好身体的平衡，双手同时用力将身体撑起转移到轮椅上坐好，双手将双足放在脚踏板上，调好轮椅上的坐姿，系好的轮椅安全绑带。 以上是床到轮椅的侧方转移法，轮椅到床的转移步骤与之相反。	①轮椅的坐垫边缘与床的纵轴边缘成直角，建议轮椅的位置放置在床的中间，减少患者在床上平移的距离，达到省力原则。 ②双手支撑床面的方法：双手握拳，手指面支撑床面，双上肢用力，使臀部尽量抬离床面，这是一种省力的方法；或者手掌支撑床面，双上肢用力，使臀部尽量抬离床面。 ③双手握住轮椅扶手的中间位置时，注意手的力量方向是向下的，防止力量方向是向后导致轮椅后倾而造成跌倒。 ④在侧方转移的过程中，有的患者因双上肢肌力及耐力的原因，无法一步做到轮椅与床的转移成功，建议借助转移板或用枕头垫在轮椅与床的间隙里，分多步缓慢地转移，在转移过程中，注意皮肤保护，减少摩擦。 ⑤截瘫患者进行独立的床与轮椅之间的转移，除了要学习一定的转移技巧外，还需要有较好的上肢肌力及良好的躯干控制能力。
（六）观察与记录 1．观察患者训练情况。 2．监测患者生命体征。 3．若发生不适及时通知医生处理。 4．记录训练方法、时间、强度及效果。	

二、截瘫患者轮椅至床转移操作评分标准

科室： 姓名： 考核时间： 考核者： 得分：

项目		分值	操作要求	评分等级及分值				实际得分
				A	B	C	D	
操作前准备	仪表	20	操作者仪表、着装规范符合要求，洗手、戴口罩	3	2	1	0	
	环境		宽敞、明亮，有足够的空间	3	2	1	0	
	用物		病床1张、普通轮椅1台	2	1	0.5	0	
	说明		核对患者基本信息，解释操作目的，取得配合	5	4	3	0~2	
	评估		患者的基本病情、肌力、痉挛情况、自理能力及所配置辅助器具，合作程度	7	4	2	0~1	
操作步骤	垂直转移法	30	轮椅和床成直角，刹好刹车	5	4	3	0~2	
			患者坐在床上，背向轮椅，稍屈膝，身体前倾，双手支撑床面，缓慢地将臀部移向靠近轮椅的床沿边	6	4	2	0~1	
			用双手握住轮椅扶手的中间位置，用力撑起上身，通过重心转移，使臀部落在轮椅内，调整好臀部的位置	5	4	3	0~2	
			再打开刹车，缓慢向后驱动轮椅，直到足跟移到床沿边	8	6	4	0~3	
			刹好刹车，把脚置于脚踏板上，调整好轮椅上的坐姿，系好轮椅的安全绑带	6	4	2	0~1	
	侧方转移法	30	将轮椅推至与床平行或成30°~45°夹角，刹好刹车，卸去靠床沿一侧的轮椅扶手	10	7	5	0~4	
			患者坐在床上，双手支撑床面，把臀部抬高慢慢移向轮椅侧，坐在轮椅侧的床沿边上	10	7	5	0~4	
			用靠近轮椅侧的手握住轮椅对侧的扶手，另一侧手撑住床面，调整好身体的平衡，双手同时用力将身体撑起转移到轮椅上坐好，双手将双足放在脚踏板上，调整好轮椅上的坐姿，系好轮椅的安全绑带	10	7	5	0~4	
言语表达		5	思路清晰，言语表达流畅、准确，解释到位	5	4	3	0~2	
动作规范		5	技术操作动作规范，准确到位，体现人文关怀	5	4	3	0~2	
提问		10		10	7	4	0~3	
总分		100						

（陈中英 谢粟梅）

第六节 四肢瘫患者轮椅至床的转移

一、四肢瘫患者轮椅至床的转移操作指引

【定义与目的】

1. 定义：指导并训练四肢瘫患者从轮椅到床之间互相转移的一种护理技术。

2. 目的：提高患者独立生活能力和参加社会活动能力。

【应用范围】

脊髓损伤致四肢运动感觉功能障碍者。

【禁忌证】

严重的臀部压疮或骨盆骨折未愈合者。

【注意事项】

1. 转移前护理人员应评估患者的能力，包括全身及局部肢体的活动情况，对轮椅坐位的耐受程度，使用轮椅的认知程度及接受程度。

2. 体位转移前消除患者的紧张、对抗心理以配合转移，护理人员应详细讲解转移的方向、方法和步骤技巧，使患者处于最佳的起始位置，并对患者全身的皮肤进行检查，看有无压红、破溃等。

3. 互相转移时，床与轮椅之间的平面高度尽可能平行，轮椅尽可能靠近床，确保病床和轮椅的刹车固定好。

4. 在转移过程中，动作要轻柔，不可暴力拉、拽，避免碰伤肢体、臀部、踝部的皮肤，并尽可能发挥患者的残存能力进行转移。

5．患者转移训练前期欠熟练时，为避免危险应由护士辅助，上下轮椅需要反复练习掌握技巧。

【护理结局】

1．患者掌握轮椅的应用及转移技巧。

2．无并发症发生。

【操作流程及要点说明】

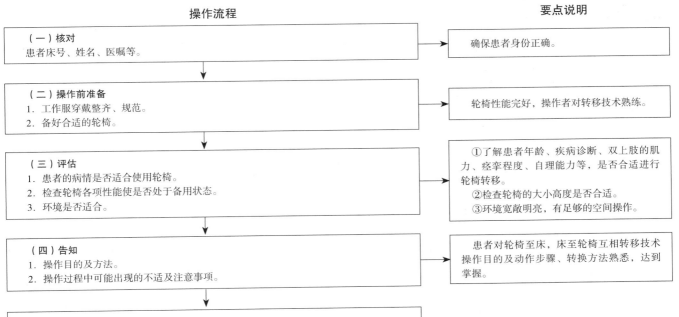

操作流程 | 要点说明

（一）核对
患者床号、姓名、医嘱等。
→ 确保患者身份正确。

（二）操作前准备
1．工作服穿戴整齐、规范。
2．备好合适的轮椅。
→ 轮椅性能完好，操作者对转移技术熟练。

（三）评估
1．患者的病情是否适合使用轮椅。
2．检查轮椅各项性能使是否处于备用状态。
3．环境是否适合。
→ ①了解患者年龄、疾病诊断、双上肢的肌力、痉挛程度、自理能力等，是否合适进行轮椅转移。
②检查轮椅的大小高度是否合适。
③环境宽敞明亮，有足够的空间操作。

（四）告知
1．操作目的及方法。
2．操作过程中可能出现的不适及注意事项。
→ 患者对轮椅至床，床至轮椅互相转移技术操作目的及动作步骤、转换方法熟悉，达到掌握。

（五）实施
1．两人协助转移法。
（1）侧方转移法。
①轮椅锁定置于床边，与床约成20°夹角，患者取坐位，躯干前屈，两臂交叉于肋下。
②一位帮助者站在患者身后，两腿夹住轮椅的一侧后轮，双手从患者腋下穿过，抓住患者交叉的前臂，两臂环绕患者胸部并夹紧其胸廓下部。
③另一位帮助者面向床，双脚前后站立，双臂托住患者的下肢，一手放在大腿部，另一手放在小腿部，患者越重手的位置越高。
④两位帮助者同时将重心后移，抬起患者，再退一步将患者放在轮椅上。
（2）垂直转移法。
①轮椅垂直锁定于床边，尽可能地贴近床边，患者取坐位，躯干前屈，背向轮椅，身体尽可能接近床边。
②两位帮助者面向床，两脚前后分开，站在患者的两边，用肩顶住患者的胸廓下部。
③帮助者一手托住患者臀部，如果患者较重则可以抓住患者的裤腰，一手置于患者的大腿下面握紧对方的手。患者的上肢放在两位帮助者的肩上。
④两位帮助者同时抬起患者，向后移动身体重心将患者放在轮椅上。
2．单人协助转移法。
（1）站立位转移法。
①轮椅与床成30°~45°夹角，患者在床边挪动，使双脚着地，躯干前屈。
②帮助者直背屈髋，面向患者，让患者的下巴搭在帮助者的肩上，如果患者的肱二头肌有力则可以用双臂抱住帮助者的颈部，如上肢无力则垂挂于膝前。
③帮助者的双手抱住患者臀部，如果患者较重则可以抓住患者的裤子或腰带，但要注意避免造成患者的皮肤损伤。
④帮助者的双手和双膝抵住患者的双脚和双膝外面将膝关节锁住，然后挺直后背并后仰将患者拉起呈站立位。
⑤在患者站稳后，帮助者慢慢转身使患者背向轮椅正面，将一只手移到患者的肩胛部使其胸部稳定，然后帮助者慢慢屈髋，将患者轻放到轮椅上。
（2）垂直转移法。
①对于一些有一定的躯干控制能力，双手或单手能部分支撑身体的患者可以在轮椅与床落差较小的情况下应用此法。
②轮椅正面向床，垂直贴紧床边；患者挪动躯体靠近床沿，背对轮椅，躯干前屈，一手或双手向后伸，抓住轮椅扶手。
③帮助者站在轮椅的一边，一手扶住患者的肩胛部，一手置于患者的大腿根部。
④患者和帮助者同时用力，患者尽可能将躯体撑起并将臀部向后上方移动，帮助者将患者的躯干向后托，使患者的臀部从床上移动至轮椅上，移动的过程中应注意患者的皮肤保护。
→ ①双人转移时应注意动作的协同，互相转移时，床与轮椅之间的平面高度尽可能平行，轮椅尽可能靠近床。
②单人转移时应注意帮助者双上肢具备一定的臂力，互相转移时，床与轮椅之间的平面高度尽可能平行，轮椅尽可能靠近床。
③站立位转移时一定要注意帮助者双膝要将患者双膝夹紧锁定，同时利用自己的重心而非腰部力量来平衡患者的体重。
④如果患者下肢有痉挛则必须在充分缓解痉挛后才能进行经站立位的转移活动。同时，帮助者必须注意自我保护，充分利用自己的重心来控制患者的活动。

（六）观察与记录

1. 观察患者训练情况。
2. 观察患者生命体征。
3. 若发生不适及时通知医生处理。
4. 记录训练方法、时间、强度及效果。

二、四肢瘫患者轮椅至床转移操作评分标准

科室：　　　　　姓名：　　　　　考核时间：　　　　　考核者：　　　　　得分：

项目		分值	操作要求	评分等级及分值				实际得分
				A	B	C	D	
操作前准备	仪表	20	操作者仪表、着装规范符合要求，洗手、戴口罩	3	2	1	0	
	环境		宽敞、明亮，有足够的空间	3	2	1	0	
	用物		病床1张、轮椅1台	2	1	0.5	0	
	说明		核对患者基本信息，解释操作目的，取得配合	5	4	3	0~2	
	评估		患者的基本病情、肌力、痉挛情况、自理能力及所配置辅助器具，合作程度	7	4	2	0~1	
操作过程	两人协助转移法 — 侧方转移法	15	轮椅锁定置于床边，与床约成20°夹角，患者取坐位，躯干前屈，两臂交叉于肋下	3	2	1	0	
			一位帮助者站在患者身后，两腿夹住轮椅的一侧后轮，双手从患者腋下穿过，抓住患者交叉的前臂，两臂环绕患者胸部并夹紧其胸廓下部	5	4	3	0~2	
			另一位帮助者面向床，双脚前后站立，双臂托住患者的下肢，一手放在大腿部，另一手放在小腿部，患者越重手的位置越高	5	4	3	0~2	
			两位帮助者同时将重心后移，抬起患者，再退一步将患者放在轮椅上	2	1	0.5	0	
	两人协助转移法 — 垂直转移法	15	轮椅垂直锁定于床边，尽可能地贴近床边，患者取坐位，躯干前屈，背向轮椅，身体尽可能接近床边	3	2	1	0	
			两位帮助者面向床，两脚前后分开，站在患者的两边，用肩顶住患者的胸廓下部	5	4	3	0~2	
			帮助者一手托住患者臀部，如果患者较重则可以抓住患者的裤腰，一手置于患者的大腿下面握紧对方的手。患者的上肢放在两位帮助者的肩上	5	4	3	0~2	
			两位帮助者同时抬起患者，向后移动身体重心将患者放在轮椅上	2	1	0.5	0	
	单人协助转移法 — 站立位转移法	15	轮椅与床成30°~45°夹角，患者在床边挪动，使双脚着地，躯干前屈	3	2	1	0	
			帮助者直背屈髋，面向患者，让患者的下巴搭在帮助者的肩上，如果患者的肱二头肌有力则可以用双臂抱住帮助者的颈部，如上肢无力则垂挂于膝前	2	1	0.5	0	
			帮助者的双手抱住患者臀部，如果患者较重则可以抓住患者的裤子或腰带，但要注意避免造成患者的皮肤损伤	2	1	0.5	0	
			帮助者的双手和双膝抵住患者的双脚和双膝外面将膝关节锁住，然后挺直后背并后仰将患者拉起呈站立位	5	4	3	0~2	
			在患者站稳后，帮助者慢慢转身使患者背向轮椅正面，将一只手移到患者的肩胛部使其胸部稳定，然后帮助者慢慢屈髋，将患者轻轻放到轮椅上	3	2	1	0	
	单人协助转移法 — 垂直转移法	15	对于一些有一定的躯干控制能力，双手或单手能部分支撑身体的患者可以在轮椅与床落差较小的情况下应用此法	3	2	1	0	
			轮椅正面向床，垂直贴紧床边；患者挪动躯体靠近床沿，背对轮椅，躯干前屈，一手或双手向后伸，抓住轮椅扶手	5	4	3	0~2	
			帮助者站在轮椅的一边，一手扶住患者的肩胛部，一手置于患者的大腿根部	5	4	3	0~2	
			患者和帮助者同时用力，患者尽可能将躯体撑起并将臀部向后上方移动，帮助者将患者的躯干向后托，使患者的臀部从床上移动至轮椅上，移动的过程中应注意患者的皮肤保护	2	1	0.5	0	
言语表达		5	思路清晰，言语表达流畅、准确，解释到位	5	4	3	0~2	
动作规范		5	技术操作动作规范，准确到位，体现人文关怀	5	4	3	0~2	
提问		10		10	7	5	0~4	
总分		100						

（谢粟梅　申海燕）

第七节　四肢瘫患者进食训练

一、四肢瘫患者进食训练操作指引

【定义与目的】

1．定义：为提高四肢瘫患者进食能力，通过指导患者正确使用餐具及各种饮料杯、罐，将食物送到口中的护理技术。

2．目的：提高四肢瘫患者独立进食的能力，减轻对照顾者的依赖；补充身体营养，让患者获得尊严。

【应用范围】

不能完成自我进食并具有屈肘肌力在3级以上的四肢瘫患者。

【禁忌证】

严重痴呆患者，疾病处于急性期患者，有误吸、呛咳等一切不能经口进食的患者，屈肘肌力在3级以下者。

【注意事项】

1．如果患者不能坐在桌边，应帮助患者在进食期间从床上坐起或坐在床边。

2．当患者进行吃饭训练时，护士应注意让患者放松，以避免在进食期间呛咳。

3．在吞咽时，口腔塞饭或呛咳提示可能有吞咽问题，需要更全面地评估和特殊处理。

【护理结局】

1．患者和照顾者能掌握进食训练的注意事项及操作目的、流程。

2．患者能坚持和配合进食训练指导，并提高动作的质量。

3．训练强度合适，未出现继发性损伤。

4．患者功能障碍情况得到改善。

【操作流程及要点说明】

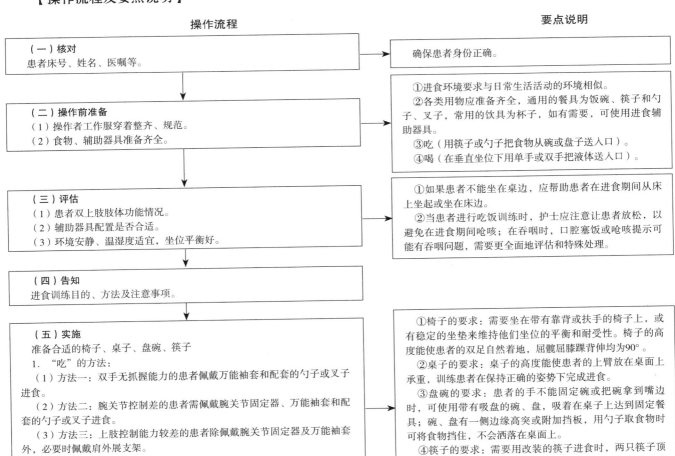

操作流程

（一）核对
患者床号、姓名、医嘱等。

要点说明
确保患者身份正确。

（二）操作前准备
（1）操作者工作服穿着整齐、规范。
（2）食物、辅助器具准备齐全。

①进食环境要求与日常生活活动的环境相似。
②各类用物应准备齐全，通用的餐具为饭碗、筷子和勺子、叉子，常用的饮具为杯子，如有需要，可使用进食辅助器具。
③吃（用筷子或勺子把食物从碗或盘子送入口）。
④喝（在垂直坐位下用单手或双手把液体送入口）。

（三）评估
（1）患者双上肢肢体功能情况。
（2）辅助器具配置是否合适。
（3）环境安静、温湿度适宜，坐位平衡好。

①如果患者不能坐在桌边，应帮助患者在进食期间从床上坐起或坐在床边。
②当患者进行吃饭训练时，护士应注意让患者放松，以避免在进食期间呛咳；在吞咽时，口腔塞饭或呛咳提示可能有吞咽问题，需要更全面地评估和特殊处理。

（四）告知
进食训练目的、方法及注意事项。

（五）实施
准备合适的椅子、桌子、盘碗、筷子
1．"吃"的方法：
（1）方法一：双手无抓握能力的患者佩戴万能袖套和配套的勺子或叉子进食。
（2）方法二：腕关节控制差的患者需佩戴腕关节固定器、万能袖套和配套的勺子或叉子进食。
（3）方法三：上肢控制能力较差的患者除佩戴腕关节固定器及万能袖套外，必要时佩戴肩外展支架。
2．"喝"的方法：
用双腕关节的腕部内侧夹住杯子的两侧进行喝水动作训练；杯子的水由少至多循序渐进增加，直至患者能独立完成一次喝水量达到200ml左右。

①椅子的要求：需要坐在带有靠背或扶手的椅子上，或有稳定的坐垫来维持他们坐位的平衡和耐受性。椅子的高度能使患者的双足自然着地，屈髋屈膝踝背伸均为90°。
②桌子的要求：桌子的高度能使患者的上臂放在桌面上承重，训练患者在保持正确的姿势下完成进食。
③盘碗的要求：患者的手不能固定碗或把碗拿到嘴边时，可使用带有吸盘的碗、盘，吸着在桌子上达到固定餐具；碗、盘有一侧边缘高突或附加挡板，用勺子取食物时可将食物挡住，不会洒落在桌面上。
④筷子的要求：需要用改装的筷子进食时，两只筷子顶端用金属或塑料链接片使其连接，患者只需通过掌力或手指握住筷子就可以夹起食物，手放松筷子即打开，无需手指用力打开。

（六）观察与记录

1. 观察患者的进食动作完成的质量。
2. 观察患者进食过程中的生命体征，如有不适，立即停止并告知医生。
3. 记录训练的时间段及训练后患者的反应。

→ 每次训练前应记录训练的情况，根据对患者的评定及本次训练的反应，制订下次训练的具体训练计划。

二、四肢瘫患者进食训练操作评分标准

科室：　　　　　姓名：　　　　　考核时间：　　　　　考核者：　　　　　得分：

项目		分值	操作要求	A	B	C	D	实际得分
操作前准备	仪表	20	工作衣帽、鞋穿着整齐、规范，洗手、戴口罩	3	2	1	0	
	环境		安静、舒适、宽敞、明亮的环境	2	1	0.5	0	
	用物		根据患者的情况，准备进食餐具、食物等	3	2	1	0	
	说明		核对患者基本信息，解释操作目的，取得患者和照顾者的配合	3	2	1	0	
	评估		患者病情、临床诊断、意识状态、生命体征、合作程度、生活自理能力、饮食习惯、坐位平衡情况、上肢的协调和肌力情况	9	7	4	0~3	
操作步骤	解释	10	进食包括：①吃（用筷子或勺子把食物从碗或盘子送入口）；②喝（在垂直坐位下用单手或双手把液体送入口）。通用的餐具为饭碗、筷子和勺子、叉子，常用的饮具为杯子，如有需要，可使用进食辅助器具	10	7	3	0~2	
	体位及桌椅的要求	15	椅子的要求：需要坐在带有靠背或扶手的椅子上，或有稳定的坐垫来维持他们坐位的平衡和耐受性。椅子的高度能使患者的双足自然着地，屈髋屈膝背伸均为90°	7	5	3	0~2	
			桌子的要求：桌子的高度能使患者的上臂放在桌面上承重，训练的目标是使患者在保持正确的姿势下完成进食	8	5	3	0~2	
	餐具的要求	15	盘碗的要求：患者的手不能固定碗或把碗拿到嘴边时，可使用带有吸盘的碗、盘，吸着在桌子上以固定餐具；碗、盘有一侧边缘高突或附加挡板，用勺子取食物时可将食物挡住，不会洒落在桌面上	7	5	3	0~2	
			筷子的要求：需要用改装的筷子进食时，两只筷子顶端用金属或塑料链接片使其连接，患者只需通过掌心或手指握住筷子就可以夹起食物，手放松筷子即打开，无需手指用力打开	8	5	3	0~2	
	喝的训练	5	"喝"训练：用双腕关节的腕部内侧夹住杯子的两侧进行喝水动作训练，杯子的水由少至多循序渐进增加，直至患者能独立完成一次喝水量达到200ml左右	5	4	3	0~2	
	吃的训练	15	"吃"方法一：双手无抓握能力的患者佩戴万能袖套和配套的勺子或叉子进食	5	4	3	0~2	
			"吃"方法二：腕关节控制差的患者需佩戴腕关节固定器、万能袖套和配套的勺子或叉子进食	5	4	3	0~2	
			"吃"方法三：上肢控制能力较差的患者除佩戴腕关节固定器及万能袖套外，必要时给予肩外展支架	5	4	3	0~2	
言语表达		5	思路清晰，言语表达流畅、准确，解释到位	5	4	3	0~2	
动作规范		5	技术操作动作规范，准确到位，体现人文关怀	5	4	3	0~2	
提问		10		10	7	4	0~3	
总分		100						

（陈中英　谢粟梅）

第八节　四肢瘫患者穿脱衣裤训练

一、四肢瘫患者穿脱衣裤训练操作指引

【定义与目的】

1. 定义：对不能自行完成穿脱衣裤的四肢瘫患者进行穿脱上衣、穿脱裤子等系列训练的护理技术。
2. 目的：提高四肢瘫患者穿脱衣裤的自理能力，减少对照顾者的依赖，使患者获得自信心及尊严。

【应用范围】

脊髓损伤后导致不能自行穿脱衣服的四肢瘫患者，具有屈肘及腕背伸的肌力为3级以上者。

【禁忌证】

严重痴呆患者，疾病处于急性期患者，坐位平衡功能障碍者，屈肘及腕背伸的肌力3级以下者。

【注意事项】

1. 患者的衣裤应选择宽松的开襟衫或套头衫，鼓励患者在日常生活中尽可能地主动穿衣。

2．如果患者不能用手系纽扣，可改用魔术贴替代或使用穿衣扣、钩帮助，不穿带拉链的衣服。

3．对患者的每一个微小的进步，都应给予恰当的肯定和赞扬，从而增强患者的信心。

4．训练中注意观察患者精神状态和身体状况，如是否过度疲劳，有无身体不适，以便及时给予必要的处理。

5．训练前做好各项准备，如帮助患者排空大小便，避免训练中排泄物污染训练器具；固定好各种导管，防止训练中导管的脱落；等等。

【护理结局】

1．患者和照顾者能掌握穿脱衣服训练的注意事项及操作目的及流程。

2．患者能坚持和配合穿脱衣服鞋袜训练指导，并提高动作的质量。

3．训练强度合适，未出现继发性损伤。

4．患者功能障碍情况得到改善。

【操作流程及要点说明】

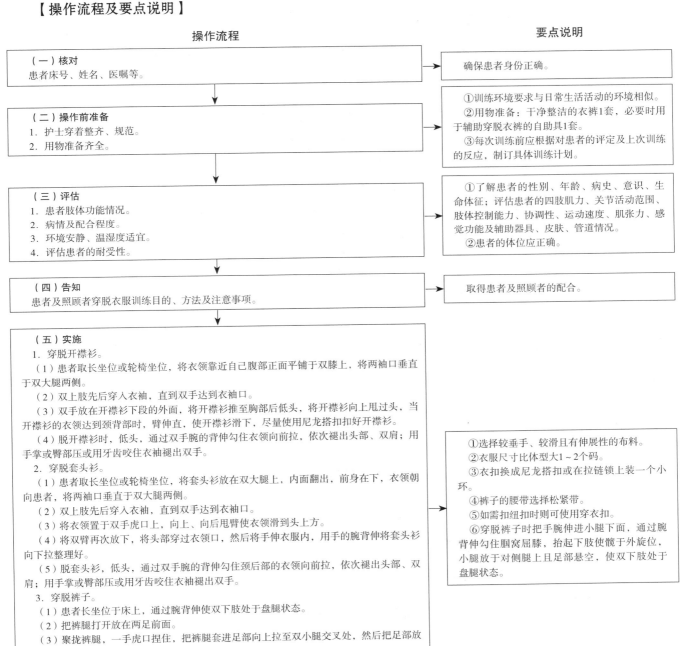

15

二、四肢瘫患者穿脱衣裤训练操作评分标准

科室：　　　　　姓名：　　　　考核时间：　　　　考核者：　　　　得分：

项目		分值	操作要求	评分等级及分值				实际得分
				A	B	C	D	
操作前准备	仪表	15	工作衣帽、鞋穿着整齐、规范，洗手、戴口罩	3	2	1	0	
	环境		安静、舒适、宽敞、隐密的环境	2	1	0.5	0	
	用物		根据患者的情况，准备合适的衣物、穿衣扣等	3	2	1	0	
	说明		核对患者基本信息，解释操作目的，取得患者和照顾者的配合	3	2	1	0	
	评估		患者病情、临床诊断、意识状态、生命体征、合作程度、生活自理能力、坐位平衡情况、上肢的协调和肌力情况	4	3	2	0~1	
操作过程	穿脱开襟衫	20	患者取长坐位或轮椅坐位，将衣领靠近自己腹部正面平铺于双大腿上，将两袖口垂直于双大腿两侧。双上肢先后穿入衣袖，直到双手达到衣袖口	3	2	1	0	
			双手放在开襟衫下段的外面，将开襟衫推至胸部低头，将开襟衫向上甩过头，当开襟衫的衣领达到颈背部时，臂伸直，使开襟衫滑下，尽量使用尼龙搭扣扣好开襟衫	3	2	1	0	
			脱开襟衫时，低头，通过双手腕的背伸勾住衣领向前拉，依次褪出头部、双肩；用手掌或臀部压或用牙齿咬住衣袖褪出双手	5	4	3	0~2	
	穿脱套头衫	20	患者取长坐位或轮椅坐位，将套头衫放在双大腿上，内面翻出，前身在下，衣领朝向患者，将两袖口垂直于双大腿两侧	3	2	1	0	
			双上肢先后穿入衣袖，直到双手达到衣袖口	3	2	1	0	
			将衣领置于双手的虎口上，向上、向后甩臂使衣领滑到头上方	5	4	3	0~2	
			将双臂再次放下，将头部穿过衣领口，然后将手伸衣服内，用手的腕背伸将套头衫向下拉整理好	2	1	0.5	0	
			脱套头衫，低头，通过双手腕的背伸勾住颈后部的衣领向前拉，依次褪出头部、双肩；用手掌或臀部压或用牙齿咬住衣袖褪出双手	7	5~6	3~4	0~2	
	穿脱裤子	20	患者长坐位于床上，通过腕背伸使双下肢处于盘腿状态	5	4	3	0~2	
			把裤腿打开放在两足前面	2	1	0.5	0	
			聚拢裤腿，一手虎口捏住，把裤腿套进足部向上拉至双小腿交叉处，然后把足部放下，以同样的方法穿另一条腿	5	4	3	0~2	
			通过腕背伸将裤子穿到臀部时，患者一肘支撑床面，身体向后倾，抬起另一侧臀部，腕背伸把裤腰拉至腰部，另一侧也是如此	5	4	3	0~2	
			脱裤子时，通过腕背伸先侧卧把裤腰褪至大腿根部下，然后坐起将裤子褪出双足	3	2	1	0	
	注意事项	5	①选择合适的布料；②衣服尺寸适合训练；③衣扣改装合理；④选择松紧带的裤子；⑤如需扣纽扣时则可使用穿衣扣	5	4	3	0~2	
言语表达		5	思路清晰，言语表达流畅、准确，解释到位	5	4	3	0~2	
动作规范		5	技术操作动作规范，准确到位，体现人文关怀	5	4	3	0~2	
提问		10		10	7~9	4~6	0~3	
总分		100						

（陈中英　谢粟梅）

第九节　神经源性膀胱训练

一、神经源性膀胱训练操作指引

【定义与目的】

1. 定义：根据学习理论和条件反射原理，通过患者的主观意识活动或功能锻炼来改善膀胱的储尿和排尿功能，从而达到下尿路功能的部分恢复，减少下尿路功能障碍对机体的损害。主要包括：行为技巧（习惯训练和延时排尿）、意念排尿训练、反射性排尿训练、肛门牵张训练、盆底肌训练、代偿性排尿训练（Valsalva屏气法和Crede手压法）。

2. 目的：促进膀胱的排空，避免感染，保护肾脏，提高患者生活的质量。

【应用范围】

适用于神经功能异常患者合并膀胱控制障碍，包括脊髓损伤、脑卒中（中风）、脑外伤、周围神经损伤、糖尿病等患者。患者能够主动配合，手功能良好时可以独立完成，或由陪护者协助进行，以维持和改善排尿功能。

【禁忌证】

1. 神志不清或无法配合治疗者。

2. 膀胱或尿路严重感染者。

3. 严重前列腺肥大或肿瘤者。

4. 患者存在以下情况，禁忌进行反射性排尿训练：逼尿肌收缩不良；引发非协调性排尿，膀胱内压力长时间＞3.9kPa；膀胱-输尿管反流；膀胱容量过小，复发性尿路感染持续存在。

5. 患者存在以下情况，禁忌进行代偿性排尿训练：括约肌反射亢进；逼尿肌括约肌失协调；膀胱出口梗阻；膀胱输尿管-肾反流；颅内高压；尿道异常；有心律失常或心功能不全不适合性屏气动作者。

【注意事项】

1. 排尿习惯训练。

（1）确立排尿间隔时间。

①如果24h内尿失禁超过2次，将排尿间隔时间减少0.5h。

②如果24h内尿失禁不超过2次，保持排尿间隔时间不变。

③如果患者48h内都没有出现尿失禁，将排尿间隔时间增加0.5h，直至达到4h排尿1次的理想状态。

（2）防止膀胱过度充盈：逐步做到均匀摄入，并避免短时间内大量饮水，以防止膀胱过度充盈。

2. 反射性排尿训练。训练前必须做好初步的评估，以判断是否可以进行训练：在排尿时膀胱内压力明显增加，应确保压力在安全范围（＜3.9kPa），否则引起膀胱内尿液反流，导致上尿路损害。T6平面以上的脊髓损伤在刺激时可出现自主神经异常反射，如发生则停用该方法。

3. 代偿性排尿训练。过高的膀胱压力可导致膀胱损伤和尿液反流到肾：加压时需缓慢轻柔，避免使用暴力和耻骨上直接加压。由于手法辅助排尿可能导致膀胱压力超过安全范围，该类方法存在诱发或加重上尿路损害的潜在风险，因此不推荐常规使用此类方法。实施手法辅助排尿前必须通过影像尿动力学检查明确下尿路功能状态，以确定其安全性。

4. 盆底肌训练。患者及照顾者不能正确地配合：告知患者及照顾者盆底肌训练的目的，消除患者紧张和焦虑，提高患者配合的积极性，训练以患者不疲劳为主。

5. 排尿意识训练。患者需全身放松，集中精神，利用全部感觉想象自己在排尿。

6. 肛门牵张训练 适用于盆底肌痉挛的患者，训练前做好评估。

【护理结局】

1. 患者掌握膀胱功能训练的方法。

2. 患者能做到定时排空及充盈膀胱。

3. 患者无尿失禁及尿潴留发生，无肾积水出现；患者的生活质量得到提高。

【操作流程及要点说明】

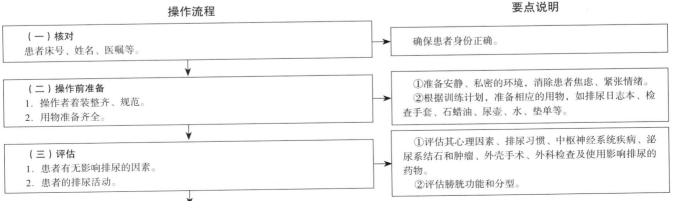

操作流程   要点说明

（一）核对
患者床号、姓名、医嘱等。 → 确保患者身份正确。

（二）操作前准备
1. 操作者着装整齐、规范。
2. 用物准备齐全。 → ①准备安静、私密的环境，消除患者焦虑、紧张情绪。
②根据训练计划，准备相应的用物，如排尿日志本、检查手套、石蜡油、尿壶、水、垫单等。

（三）评估
1. 患者有无影响排尿的因素。
2. 患者的排尿活动。 → ①评估其心理因素、排尿习惯、中枢神经系统疾病、泌尿系结石和肿瘤、外壳手术、外科检查及使用影响排尿的药物。
②评估膀胱功能和分型。

（四）告知

患者及照顾者神经源性膀胱功能训练的目的、方法及注意事项。

→ 患者对轮神经源性膀胱功能训练技术操作目的及动作步骤、配合要点熟悉，达到掌握。

（五）实施

1. 行为技巧。

①习惯训练：养成定时排尿的习惯（适用于急迫性尿失禁），训练应在特定的时间进行，如餐前30min、晨起或睡前，鼓励患者入厕排尿。

②延时排尿：对于因膀胱逼尿肌过度活跃而产生的尿急症状和反射性尿失禁的患者，可采用此法。可让患者白天开始每1～2h排尿1次，以后逐渐增加到3～4h排尿1次，夜间2次。

2. 意念排尿。

每次放尿前5min，患者卧于床上，指导其全身放松，想象自己在一个安静、宽敞的卫生间，听着流水声，准备排尿，并试图自己排尿，然后由陪同人员缓缓放尿；想象过程中，强调患者利用全部感觉。开始时可由护士指导，当患者掌握正确方法后由患者自己训练，护士每天督促、询问训练情况。

3. 反射性排尿。

在导尿前30min，通过寻找刺激点，如轻叩耻骨上区或大腿上1/3内侧，牵拉阴毛，挤压阴蒂（茎）或用手刺激肛门诱发膀胱反射性收缩，产生排尿（每种方法持续刺激1～2min，每次导尿前进行训练）。

4. 肛门牵张。

戴上手套（或指套），用石蜡油润滑食指，食指轻柔伸入肛门约2cm轻柔而快速地做环状刺激数分钟，一直至肛门口放松为止，并用力排空膀胱。

5. 盆底肌训练。

先检查患者盆底肌收缩情况，再指导患者在不收缩下肢、腹部及臀部肌肉的情况下自主收缩盆底肌肉（会阴及肛门括约肌），每次收缩维持5～10s，重复10～20次/组，每日3组，循序渐进；排尿前、中、后均可进行训练；在平卧位、站立位、坐位下也可以进行训练。

6. 代偿性排尿。

（1）Valsalva屏气法：患者取坐位，身体前倾，屏气呼吸，增加腹压，向下用力做排便动作帮助排出尿液。

（2）Crede手压法：用拳头于脐下3cm深按压，并向耻骨方滚动，动作缓慢柔和，同时嘱患者增加腹压帮助排尿。

（1）行为技巧。

训练时需配合饮水计划进行，建立排尿日志本。应持之以恒坚持。

（2）意念排尿。

①适应证：适用于留置尿管的患者。

②禁忌证：无特殊禁忌证。

（3）反射性排尿。

①适应证：反射性尿失禁患者（T6平面以上患者）。

②禁忌证：逼尿肌收缩不良，引发非协调性排尿；膀胱内压力长时间高于3.9kPa；膀胱-输尿管反流；膀胱容量过小，复发性尿路感染持续存在；存在自主神经反射异常者。

（4）肛门牵张。

①适应证：盆底肌痉挛的患者。

②禁忌证：括约肌反射亢进；逼尿肌括约肌失协调；膀胱出口梗阻；膀胱-输尿管反流；颅内高压；尿道异常；患心律失常或心功能不全不适合行屏气动作者。

（5）盆底肌训练。

①适应证：盆底肌尚有收缩功能的压力性尿失禁患者。

②禁忌证：慎用于心律失常或心功能不全的患者、膀胱出血、尿路感染急性期和肌张力过高者。

（6）代偿性排尿。

①适应证：用于逼尿肌和括约肌均活动不足的患者。

②禁忌证：括约肌反射亢进；逼尿肌括约肌失协调；膀胱出口梗阻；膀胱-输尿管反流；颅内高压；尿道异常；患心律失常或心功能不全不适合行屏气动作者。建议不要轻易使用此方法。

（六）观察与记录

1. 观察患者训练情况。

2. 观察患者生命体征；若发生不适应及时停止，通知医生处理；记录训练方法、频次、强度及效果。

二、神经源性膀胱训练操作评分标准

科室：　　　　　姓名：　　　　　考核时间：　　　　　考核者：　　　　　得分：

项目		分值	操作要求	评分等级及分值				实际得分
				A	B	C	D	
操作前准备	仪表	20	工作衣帽、鞋穿着整齐、规范，洗手、戴口罩	3	2	1	0	
	环境		患者安静舒适的体位和相对隐秘环境	2	1	0.5	0	
	用物		排尿日志本、检查手套、石蜡油、尿壶、水、垫单等	5	4	3	0～2	
	说明		核对患者基本信息，解释操作目的，取得患者和照顾者的配合	5	4	3	0～2	
	评估		患者病情、临床诊断、意识状态、生命体征、合作程度、生活自理能力、膀胱充盈度及会阴部皮肤黏膜状况、是否排尿、膀胱类型	5	4	3	0～2	
操作过程	行为技巧	10	习惯训练：养成定时排尿的习惯（适用于急迫性尿失禁），训练应在特定的时间进行，如餐前30min、晨起或睡前，鼓励患者入厕排尿	5	4	3	0～2	
			延时排尿：对于因膀胱逼尿肌过度活跃而产生的尿急症状和反射性尿失禁的患者，可采用此法。可让患者白天开始每1～2h排尿1次，以后逐渐增加到3～4h排尿1次，夜间2次。训练时需配合饮水计划进行，建立排尿日志本	5	4	3	0～2	
	意念排尿	10	适应证：适用于留置尿管的患者	2	1	0.5	0	
			方法：每次放尿前5min，患者卧于床上，指导其全身放松，想象自己在一个安静、宽敞的卫生间，听着流水声，准备排尿，并试图自己排尿，然后由陪同人员缓缓放尿；想象过程中，强调患者利用全部感觉。开始时可由护士指导，当患者掌握正确方法后由患者自己训练，护士每天督促、询问训练情况	8	6	4	0～3	

项目		分值	操作要求	评分等级及分值				实际得分
				A	B	C	D	
操作过程	反射性排尿	10	适应证：反射性尿失禁患者（T6平面以上患者）	2	1	0.5	0	
			禁忌证：逼尿肌收缩不良；引发非协调性排尿，膀胱内压力长时间高于3.9kPa，膀胱-输尿管反流，膀胱容量过小，复发性尿路感染持续存在；存在自主神经反射异常者	2	1	0.5	0	
			方法：在导尿前半小时，通过寻找刺激点，如轻叩耻骨上区或大腿上1/3内侧，牵拉阴毛，挤压阴蒂（茎）或用手刺激肛门诱发膀胱反射性收缩，产生排尿（每种方法持续刺激1～2min，每次导尿前进行训练）	6	4	2	0～1	
	肛门牵张技术	10	适应证：盆底肌痉挛的患者	2	1	0.5	0	
			禁忌证：括约肌反射亢进；逼尿肌括约肌失协调；膀胱出口梗阻；膀胱-输尿管反流；颅内高压；尿道异常；患心律失常或心功能不全不适合行屏气动作者	2	1	0.5	0	
			方法：戴上手套（或指套），用润滑油润滑食指，食指轻柔伸入肛门约2cm轻柔而快速地做环状刺激数分钟，一直至肛门口松弛为止，并用力排空膀胱	6	4	2	0～1	
	盆底肌训练	15	适应证：盆底肌尚有收缩功能的压力性尿失禁患者	2	1	0.5	0	
			禁忌证：慎用于心律失常或心功能不全的患者、膀胱出血、尿路感染急性期和肌张力过高者	3	2	1	0	
			方法：先检查患者盆底肌收缩情况，再指导患者在不收缩下肢、腹部及臀部肌肉的情况下自主收缩盆底肌肉（会阴及肛门括约肌），每次收缩维持5～10s，重复10～20次/组，每日3组，循序渐进；排尿前、中、后均可进行训练；在平卧位、站立位、坐位下也可以进行训练	10	7	4	0～3	
	代偿性排尿（非特殊情况下不建议使用此方法）	5	适应证：逼尿肌和括约肌均活动不足的患者	1	0.5	0	0	
			禁忌证：括约肌反射亢进；逼尿肌括约肌失协调；膀胱出口梗阻；膀胱-输尿管反流；颅内高压；尿道异常；患心律失常或心功能不全不适合行屏气动作者。建议不要轻易使用此方法	1	0.5	0	0	
			Crede手压法：用拳头于脐下3cm深按压，并向耻骨方滚动，动作缓慢柔和，同时嘱患者增加腹压帮助排尿	1	0.5	0	0	
			Valsalva屏气法：患者取坐位，身体前倾，屏气呼吸，增加腹压，向下用力做排便动作帮助排出尿液	2	1	0.5	0	
言语表达		5	思路清晰，言语表达流畅、准确，解释到位	5	4	3	0～2	
动作规范		5	技术操作动作规范，准确到位，体现人文关怀	5	4	3	0～2	
提问		10		10	7	4	0～3	
总分		100						

（孙群　谢粟梅）

第十节　脊髓损伤患者饮水计划实施

一、脊髓损伤患者饮水计划实施操作指引

【定义与目的】

1. 定义：患者进行间歇导尿前或正在执行间歇导尿期间所要遵从的符合患者个性化的饮水安排，以避免在间歇导尿期间造成膀胱因不能及时排尿而过度膨胀，损害其功能的一种预见性计划。

2. 目的：避免膀胱过度扩张及小便太少，使膀胱有节律充盈及排空，避免膀胱因不能及时排尿而过度膨胀，损害其功能，减少尿路感染；同时通过液体摄入量掌握安全膀胱容量，制定导尿次数。

【应用范围】

神经源性膀胱尿道功能障碍患者。

【禁忌证】

1. 膀胱输尿管反流、肾积水、肾盂肾炎患者禁用。

2. 泌尿系感染、结石、高血压、糖尿病和冠心病患者慎用。

【注意事项】

1. 制订饮水计划要尊重患者的个人生活行为习惯。

2. 制订饮水计划要注意外界气温变化，夏天气温升高，出汗增多，可适当增加饮水量。

3. 平卧位休息后尿液生成速度加快，为避免夜间尿量过多，21：00后嘱患者避免大量饮水。

4. 各类宣传教育要准确到位，全方位提高患者及照顾者的依存性。

【护理结局】

1. 患者能自觉遵照饮水计划表饮水、记录尿液排出情况。

2. 患者发生尿路感染及上尿路损害的结局能得到有效改善。

3. 患者的膀胱功能能得到提高。

【操作流程及要点说明】

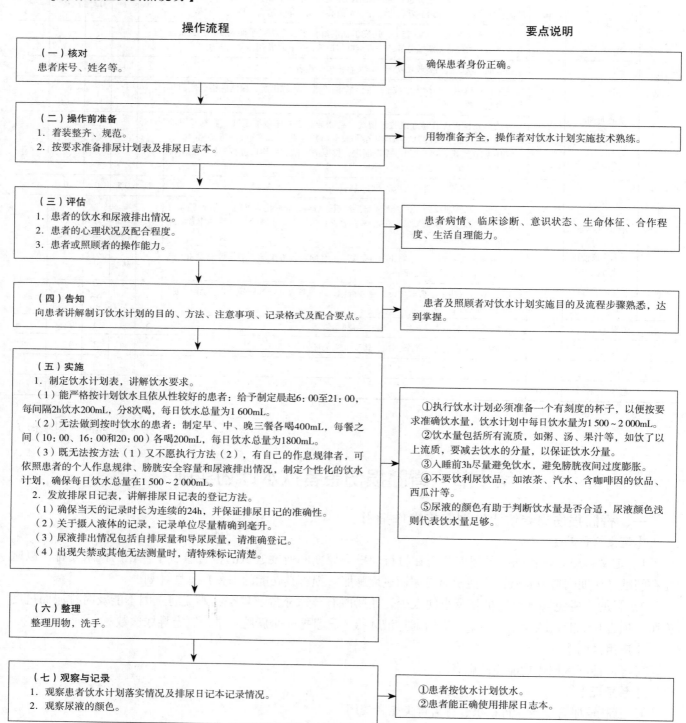

二、脊髓损伤患者饮水计划实施操作评分标准

科室：　　　　　姓名：　　　　　考核时间：　　　　　考核者：　　　　　得分：

项目		分值	操作要求	评分等级及分值				实际得分
				A	B	C	D	
操作前准备	仪表	3	工作衣帽、鞋穿着整齐、规范，洗手、戴口罩	3	2	1	0	
	环境	2	患者安静舒适的体位和环境	2	1	0	0	
	用物	4	排尿日志本、带刻度的水杯	4	3	2	0~1	
	说明	5	核对患者基本信息，解释操作目的、方法、注意事项、记录格式及配合要点。取得患者和照顾者的配合	5	4	3	0~2	
	评估	6	患者病情、临床诊断、意识状态、生命体征、合作程度、生活自理能力	6	5	4	0~3	
操作过程	制定饮水计划表	20	方法一：能严格按计划饮水且依从性较好的患者，给予晨起6:00至20:00，每间隔两小时饮水200mL，分8次喝，每日饮水总量为1 600mL	5	4	3	0~2	
			方法二：无法做到按时饮水的患者，制定早、中、晚三餐各喝400mL，每餐之间（10:00、16:00和20:00）各喝200mL，每日饮水总量为1 800mL	15	13	8	0~7	
			方法三：既无法按方法一又不愿执行方法二，有自己的作息规律者，可依照患者的个人作息规律、膀胱安全容量和尿液排出情况，制定个性化的饮水计划，确保每日饮水总量在1500~2000mL	20	17	11	0~9	
	排尿日记登记	20	确保当天的记录时长为连续的24h，并保证排尿日志的准确性	5	4	3	0~2	
			关于摄入液体的记录，记录单位尽量精确到毫升	5	4	3	0~2	
			尿液排出情况包括自排尿量和导尿尿量，请准确登记	5	4	3	0~2	
			出现失禁或其他无法测量时，请特殊标记清楚	5	4	3	0~2	
	健康宣教	20	告知饮水计划与排尿日志的重要性	4	3	2	0~1	
			执行饮水计划必须准备一个有刻度的杯子，以便按要求准确饮水量，饮水计划中每日饮水量为1 500~2 000mL	4	3	2	0~1	
			饮水量包括所有流质，如粥、汤、果汁等，如饮了以上流质，要减去饮水的分量，以保证饮水分量	4	3	2	0~1	
			入睡前3h尽量避免饮水，避免膀胱夜间过度膨胀	4	3	2	0~1	
			不要饮利尿饮品，如浓茶、汽水、含咖啡因的饮品、西瓜汁等	4	3	2	0~1	
言语表达		5	思路清晰，言语表达流畅、准确，解释到位	5	4	3	0~2	
动作规范		5	宣传教育规范，准确到位，体现人文关怀	5	4	3	0~2	
提问		10		10	7	4	0~3	
总分		100						

（孙群　谢粟梅）

第十一节　水柱法膀胱容量和压力测定

一、水柱法膀胱容量和压力测定操作指引

【定义与目的】

1. 定义：根据压力量表的原理，将与大气压相通的压力管与膀胱相通，膀胱内压力随储量的改变通过水柱波动来显示，它是判断患者膀胱容量大小和压力变化情况的技术。膀胱残余尿量测定指排尿后立即检查测定膀胱内残余尿量。

2. 目的：通过评估膀胱储尿期与排尿期逼尿肌和括约肌的运动功能及膀胱感觉功能，获得膀胱内压力变化、安全容量、残余尿量等信息，以指导膀胱训练及治疗。

【应用范围】

神经源性膀胱功能障碍的患者。

【禁忌证】

1. 膀胱内感染伴全身症状者。

2. 有出血倾向诱发者。

3. 自主神经反射异常者。

4. 尿道狭窄患者等。

【注意事项】

1. 保证测量结果的准确性

（1）选择合适的导尿管：一般用12号或14号的一次性无菌导尿管，如使用气囊导尿管则不要向气囊管内注水，以免影响测压结果。

（2）患者的状态：清醒，未服镇静药和影响膀胱功能的药物。

（3）调节测压的零点：要与耻骨联合上缘平齐。

2. 灌注的速度会影响测定的结果：用输液泵以均匀的速度滴入膀胱。一般采用20～30mL/min作为常规灌注速度，但膀胱过度活跃时可减慢滴入的速度至小于10mL/min。如果水柱上升速度很快，此时不一定要停止测定，可以先减慢滴数，再做观察。

3. 注意保持测压管道通畅：在测定前、中、后嘱患者咳嗽，以测试各管道是否通畅，水柱波动是否灵敏。

4. 出现漏尿时的观察及处理：当出现漏尿时注意观察漏尿点的膀胱压力及灌入的溶液量，并停止测压。

【护理结局】

1. 正确测得患者的安全容量及压力值。

2. 操作过程中患者无不适症状出现。

3. 通过测压结果，及时给出膀胱处理方案。

【操作流程及要点说明】

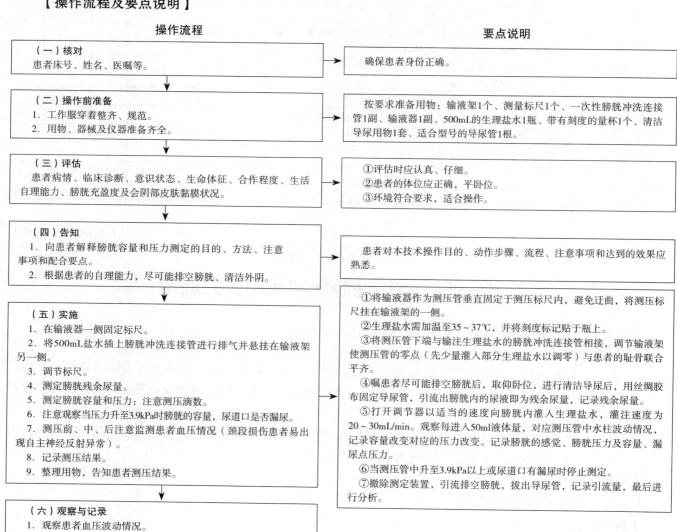

操作流程

要点说明

（一）核对
患者床号、姓名、医嘱等。

确保患者身份正确。

（二）操作前准备
1. 工作服穿着整齐、规范。
2. 用物、器械及仪器准备齐全。

按要求准备用物：输液架1个、测量标尺1个、一次性膀胱冲洗连接管1副、输液器1副、500mL的生理盐水1瓶、带有刻度的量杯1个、清洁导尿用物1套、适合型号的导尿管1根。

（三）评估
患者病情、临床诊断、意识状态、生命体征、合作程度、生活自理能力、膀胱充盈度及会阴部皮肤黏膜状况。

①评估时应认真、仔细。
②患者的体位应正确，平卧位。
③环境符合要求，适合操作。

（四）告知
1. 向患者解释膀胱容量和压力测定的目的、方法、注意事项和配合要点。
2. 根据患者的自理能力，尽可能排空膀胱、清洁外阴。

患者对本技术操作目的、动作步骤、流程、注意事项和达到的效果应熟悉。

（五）实施
1. 在输液器一侧固定标尺。
2. 将500mL盐水插上膀胱冲洗连接管进行排气并悬挂在输液架另一侧。
3. 调节标尺。
4. 测定膀胱残余尿量。
5. 测定膀胱容量和压力：注意测压滴数。
6. 注意观察当压力升至3.9kPa时膀胱的容量，尿道口是否漏尿。
7. 测压前、中、后注意监测患者血压情况（颈段损伤患者易出现自主神经反射异常）。
8. 记录测压结果。
9. 整理用物，告知患者测压结果。

①将输液器作为测压管垂直固定于测压标尺内，避免迂曲，将测压标尺挂在输液架的一侧。
②生理盐水需加温至35～37℃，并将刻度标记贴于瓶上。
③将测压管下端与输注生理盐水的膀胱冲洗连接管相接，调节输液架使测压管的零点（先少量灌入部分生理盐水以调零）与患者的耻骨联合平齐。
④嘱患者尽可能排空膀胱后，取仰卧位，进行清洁导尿后，用丝绸胶布固定导尿管，引流出膀胱内的尿液即为残余尿量，记录残余尿量。
⑤打开调节器以适当的速度向膀胱内灌入生理盐水，灌注速度为20～30mL/min。观察每进入50ml液体量，对应测压管中水柱波动情况，记录容量改变对应的压力改变。记录膀胱的感觉、膀胱压力及容量、漏尿点压力。
⑥当测压管中升至3.9kPa以上或尿道口有漏尿时停止测定。
⑦撤除测定装置，引流排空膀胱，拔出导尿管，记录引流量，最后进行分析。

（六）观察与记录
1. 观察患者血压波动情况。
2. 观察患者生命体征。
3. 若发生不适及时停止，通知医生处理。
4. 记录测压结果并分析。

二、水柱法膀胱容量和压力测定操作评分标准

科室：　　　　　姓名：　　　　　考核时间：　　　　　考核者：　　　　　得分：

项目		分值	操作要求	评分等级及分值				实际得分
				A	B	C	D	
操作前准备	仪表	20	工作衣帽、鞋穿着整齐、规范，洗手、戴口罩	3	2	1	0	
	环境		患者安静舒适的体位和相对隐秘环境	2	1	0.5	0	
	用物		输液架1个、测量标尺1个、一次性膀胱冲洗连接管1副、输液器1副、500mL的生理盐水1瓶、带有刻度的量杯1个、清洁导尿用物1套、适合型号的导尿管1根	5	4	3	0~2	
	说明		核对患者基本信息，解释操作目的，取得患者和照顾者的配合	5	4	3	0~2	
	评估		患者病情、临床诊断、意识状态、生命体征、合作程度、生活自理能力、膀胱充盈度及会阴部皮肤黏膜状况	5	4	3	0~2	
操作过程	准备	5	根据患者的自理能力，尽可能排空膀胱、并清洁外阴	5	4	3	0~2	
	操作步骤	50	将输液器作为测压管垂直固定于测压标尺内，避免迂曲，将测压标尺挂在输液架的一侧	7	5	3	0~2	
			生理盐水需加温至35~37℃，并将刻度标记贴于瓶上	8	5	3	0~2	
			将测压管下端与输注生理盐水的膀胱冲洗器相接，调节输液架使测压管的零点（先少量灌入部分生理盐水以调零）与患者的耻骨联合平齐	7	5	3	0~2	
			嘱患者尽可能排空膀胱后，取仰卧位，进行清洁导尿后，用丝绸胶布固定尿管，引流出膀胱内的尿液即为残余尿量。记录残余尿量	8	5	3	0~2	
			打开调节器以适当的速度向膀胱内灌入生理盐水，灌注速度为20~30mL/min。观察每进入50mL液体量，对应测压管中水柱波动情况，记录容量改变对应的压力改变。记录膀胱的感觉、膀胱压力及容量、漏尿点压力	10	7	4	0~3	
			当测压管中升至3.9kPa以上或尿道口有漏尿时停止测定	5	4	3	0~2	
			撤除测定装置，引流排空膀胱，拔出导尿管，记录引流量，最后进行分析	5	4	3	0~2	
	操作后处理	5	协助患者穿好裤子，整理床单位，测量血压	2	1	0.5	0	
			洗手、记录完整、准确	3	2	1	0	
言语表达		5	思路清晰，言语表达流畅、准确，解释到位	5	4	3	0~2	
动作规范		5	技术操作动作规范，准确到位，体现人文关怀	5	4	3	0~2	
提问		10		5	4	3	0~2	
总分		100						

（孙群　文琪　谢粟梅）

第十二节　仪器法膀胱容量及压力测定

一、仪器法膀胱容量及压力测定操作指引

【定义与目的】

1. 定义：利用膀胱容量测定仪测定患者膀胱容量及膀胱压力的护理操作技术。

2. 目的：通过评估膀胱储尿期与排尿期逼尿肌和括约肌的运动功能及膀胱感觉功能，获得膀胱内压力变化、安全容量等信息，以指导膀胱训练及治疗。

【应用范围】

神经源性膀胱功能障碍的患者。

【禁忌证】

1. 膀胱内感染伴全身症状者。

2. 有出血倾向诱发者。

3. 自主神经反射异常者。

4. 尿道狭窄患者等。

【注意事项】

1. 保证测量结果的准确性。

（1）选择合适的导尿管：一般用12号或14号的一次性无菌导尿管，如留置导尿管需将气囊内的水抽出，以免影响测压结果。

（2）患者的状态：清醒，未服镇静药和影响膀胱功能的药物。

（3）测量前、中、后要测量血压。

2. 灌注的速度会影响测定的结果：操作前调好灌注速度，一般采用20～30mL/min作为常规灌注速度，但膀胱过度活跃时可减慢滴入的速度至<10mL/min。操作开始前在电脑上设置好"安全模式或监控模式"。

3. 注意保持测压管道的通畅：在测定前、中、后嘱患者咳嗽，以测试各管道是否通畅及压力变化。

4. 患者尿常规显示"白细胞++"以上并有红细胞时需慎用该检查，伴有全身症状时禁用。

5. 询问患者的感觉，首次膀胱充盈感、首次排尿感、强烈排尿感和疼痛等，并在仪器上标记。

6. 出现漏尿时的观察及处理：当出现漏尿时注意观察漏尿点的膀胱压力及灌入的溶液量，在屏幕上做好标记，并停止测压。

【护理结局】

1. 正确测得患者的安全容量及压力值。

2. 操作过程中患者无不适症状出现。

3. 通过测压结果，及时给出膀胱处理方案。

【操作流程及要点说明】

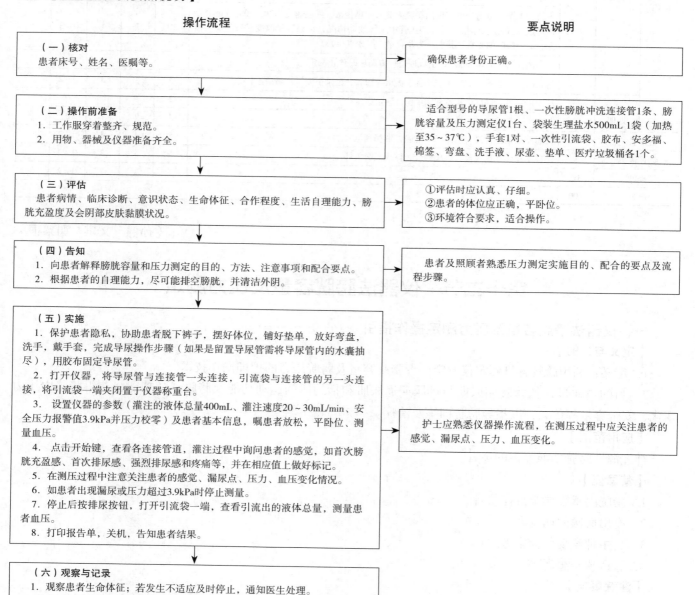

操作流程

要点说明

（一）核对
患者床号、姓名、医嘱等。

确保患者身份正确。

（二）操作前准备
1. 工作服穿着整齐、规范。
2. 用物、器械及仪器准备齐全。

适合型号的导尿管1根、一次性膀胱冲洗连接管1条、膀胱容量及压力测定仪1台、袋装生理盐水500mL1袋（加热至35～37℃）、手套1对、一次性引流袋、胶布、安多福、棉签、弯盘、洗手液、尿壶、垫单、医疗垃圾桶各1个。

（三）评估
患者病情、临床诊断、意识状态、生命体征、合作程度、生活自理能力、膀胱充盈度及会阴部皮肤黏膜状况。

①评估时应认真、仔细。
②患者的体位应正确，平卧位。
③环境符合要求，适合操作。

（四）告知
1. 向患者解释膀胱容量和压力测定的目的、方法、注意事项和配合要点。
2. 根据患者的自理能力，尽可能排空膀胱，并清洁外阴。

患者及照顾者熟悉压力测定实施目的、配合的要点及流程步骤。

（五）实施
1. 保护患者隐私，协助患者脱下裤子，摆好体位，铺好垫单，放好弯盘，洗手，戴手套，完成导尿操作步骤（如果是留置导尿管需将导尿管内的水囊抽尽），用胶布固定导尿管。
2. 打开仪器，将导尿管与连接管一头连接，引流袋与连接管的另一头连接，将引流袋一端夹闭置于仪器称重台。
3. 设置仪器的参数（灌注的液体总量400mL、灌注速度20～30mL/min、安全压力报警值3.9kPa并压力校零）及患者基本信息，嘱患者放松，平卧位、测量血压。
4. 点击开始键，查看各连接管道，灌注过程中询问患者的感觉，如首次膀胱充盈感、首次排尿感、强烈排尿感和疼痛等，并在相应值上做好标记。
5. 在测压过程中注意关注患者的感觉、漏尿点、压力、血压变化情况。
6. 如患者出现漏尿或压力超过3.9kPa时停止测量。
7. 停止后按排尿按钮，打开引流袋一端，查看引流出的液体总量，测量患者血压。
8. 打印报告单，关机，告知患者结果。

护士应熟悉仪器操作流程，在测压过程中应关注患者的感觉、漏尿点、压力、血压变化。

（六）观察与记录
1. 观察患者生命体征；若发生不适应及时停止，通知医生处理。
2. 准确记录测压结果并分析。

二、仪器法膀胱容量及压力测定操作评分标准

科室：　　　　　姓名：　　　　　考核时间：　　　　　考核者：　　　　　得分：

项目		分值	操作要求	评分等级及分值				实际得分
				A	B	C	D	
操作前准备	仪表	20	工作衣帽、鞋穿着整齐、规范，洗手、戴口罩	3	2	1	0	
	环境		患者安静舒适的体位和相对隐秘环境	2	1	0.5	0	
	用物		适合型号的导尿管1根、一次性膀胱冲洗连接管1条、膀胱容量及压力测定仪1台、袋装生理盐水500mL 1袋（加热至35～37℃）、手套1对、一次性引流袋、胶布、安多福、棉签、弯盘、洗手液、尿壶、垫单、医疗垃圾桶各1个	5	4	3	0～2	
	说明		核对患者基本信息，解释操作目的，取得患者和照顾者的配合	5	4	3	0～2	
	评估		患者病情、临床诊断、意识状态、生命体征、合作程度、生活自理能力、膀胱充盈度及会阴部皮肤黏膜状况	5	4	3	0～2	
操作过程	准备	5	根据患者的自理能力，告知尽可能排空膀胱，并清洁外阴	5	4	3	0～2	
	操作步骤	50	保护患者隐私，协助患者脱下裤子，摆好体位，铺好垫单，放好弯盘，洗手、戴手套，完成导尿操作步骤（如果是留置导尿管需将导尿管内的水囊抽尽），用胶布固定导尿管	10	7	4	0～3	
			打开仪器，将导尿管与连接管一头连接，引流袋与连接管的另一头连接，将引流袋一端夹闭置于仪器称重台	10	7	4	0～3	
			设置仪器的参数（灌注的液体总量400mL、灌注速度20～30mL/min、安全压力报警值3.9kPa并压力校零）及患者基本信息，嘱患者放松、平卧位、测量血压	5	4	3	0～2	
			点击开始键，查看各连接管道，灌注过程中询问患者感觉，如首次膀胱充盈感、首次排尿感、强烈排尿感和疼痛等，并在相应值上做好标记	10	7	4	0～3	
			在测压过程中注意关注患者的感觉、漏尿点、压力、血压变化情况	5	4	3	0～2	
			如患者出现漏尿或压力超过3.9kPa时停止测量	5	4	3	0～2	
			停止后按排尿按钮，打开引流袋一端，查看引流出的液体总量	3	2	1	0	
			打印报告单，关机，告知患者结果	2	1	0.5	0	
	操作后处理	10	测量完毕，拔出导尿管，整理用物	4	3	2	0～1	
			协助患者穿好裤子，整理床单位，测量血压	3	2	1	0	
			洗手、记录完整、准确，分析结果	3	2	1	0	
言语表达		5	思路清晰，言语表达流畅、准确，解释到位	5	4	3	0～2	
动作规范		5	技术操作动作规范，准确到位，体现人文关怀	5	4	3	0～2	
提问		5		5	4	3	0～2	
总分		100						

（孙群　申海燕）

第十三节　仪器法膀胱残余尿量测定

一、仪器法膀胱残余尿量测定操作指引

【定义与目的】

1. 定义：在患者排尿后立即使用仪器检查测定膀胱内残余尿量的一种护理操作方法。
2. 目的：通过膀胱残余尿量测定，了解膀胱排尿功能，或判断下尿路梗阻程度，为膀胱治疗提供依据。

【应用范围】

神经源性膀胱功能障碍的患者。

【禁忌证】

腹部手术后，腹部疼痛明显、腹部有伤口者等。

【注意事项】

1. 操作前嘱患者尽可能排尽尿液。

2. 注意保护患者隐私。

3. 根据所用仪器摆好相应体位，调整探头与腹壁角度。

4. 操作时注意动作轻柔，防止探头损坏，耦合剂涂抹适量。

【护理结局】

1. 正确测得患者的残余尿量。

2. 操作过程中患者无不适症状出现。

3. 通过测量结果，及时给出膀胱处理方案.

【操作流程及要点说明】

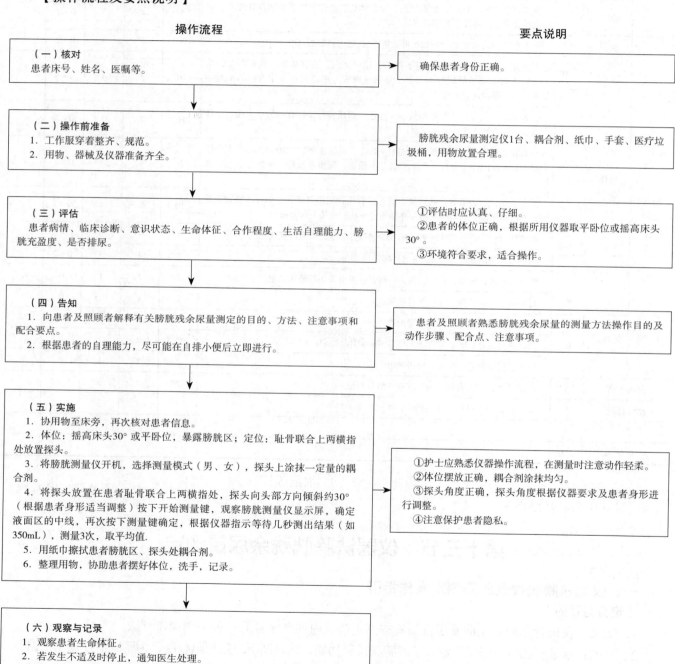

操作流程

（一）核对
患者床号、姓名、医嘱等。

要点说明
确保患者身份正确。

（二）操作前准备
1. 工作服穿着整齐、规范。
2. 用物、器械及仪器准备齐全。

膀胱残余尿量测定仪1台、耦合剂、纸巾、手套、医疗垃圾桶，用物放置合理。

（三）评估
患者病情、临床诊断、意识状态、生命体征、合作程度、生活自理能力、膀胱充盈度、是否排尿。

①评估时应认真、仔细。
②患者的体位正确，根据所用仪器取平卧位或摇高床头30°。
③环境符合要求，适合操作。

（四）告知
1. 向患者及照顾者解释有关膀胱残余尿量测定的目的、方法、注意事项和配合要点。
2. 根据患者的自理能力，尽可能在自排小便后立即进行。

患者及照顾者熟悉膀胱残余尿量的测量方法操作目的及动作步骤、配合点、注意事项。

（五）实施
1. 协用物至床旁，再次核对患者信息。
2. 体位：摇高床头30°或平卧位，暴露膀胱区；定位：耻骨联合上两横指处放置探头。
3. 将膀胱测量仪开机，选择测量模式（男、女），探头上涂抹一定量的耦合剂。
4. 将探头放置在患者耻骨联合上两横指处，探头向头部方向倾斜约30°（根据患者身形适当调整）按下开始测量键，观察膀胱测量仪显示屏，确定液面区的中线，再次按下测量键确定，根据仪器指示等待几秒测出结果（如350mL），测量3次，取平均值。
5. 用纸巾擦拭患者膀胱区、探头处耦合剂。
6. 整理用物，协助患者摆好体位，洗手，记录。

①护士应熟悉仪器操作流程，在测量时注意动作轻柔。
②体位摆放正确，耦合剂涂抹均匀。
③探头角度正确，探头角度根据仪器要求及患者身形进行调整。
④注意保护患者隐私。

（六）观察与记录
1. 观察患者生命体征。
2. 若发生不适及时停止，通知医生处理。
3. 记录测量结果并分析。

科室：　　　　　姓名：　　　　　考核时间：　　　　　考核者：　　　　　得分：

项目		分值	操作要求	评分等级及分值				实际得分
				A	B	C	D	
操作前准备	仪表	20	工作衣帽、鞋穿着整齐、规范，洗手、戴口罩	3	2	1	0	
	环境		患者安静舒适的体位和相对隐秘环境	2	1	0.5	0	
	用物		用物齐全：膀胱残余尿量测定仪1台、耦合剂、纸巾、手套、医疗垃圾桶	5	4	3	0~2	
	说明		核对患者基本信息，解释操作目的，取得患者和照顾者的配合	5	4	3	0~2	
	评估		患者病情、临床诊断、意识状态、生命体征、合作程度、生活自理能力、膀胱充盈度、是否排尿	5	4	3	0~2	
操作过程	告知	5	根据患者的自理能力，告知自排小便后立即进行	5	4	3	0~2	
	体位定位	15	协用物至床旁，再次核对患者信息、保护隐私	5	4	3	0~2	
			体位：摇高床头30°，暴露膀胱区	5	4	3	0~2	
			定位：耻骨联合上两横指处放置探头	5	4	3	0~2	
	选择模式	10	将膀胱扫描仪开机，选择测量模式（男、女），探头上涂抹一定量的耦合剂	10	7	4	0~3	
	测量	20	将探头放置在患者耻骨联合上两横指处，探头向头部方向倾斜约30°（根据使用仪器要求及患者身形调整）按下开始测量键，观察膀胱扫描仪显示屏，确定液面区的中线，再次按下测量键确定，根据仪器指示等待几秒测出结果（如350mL），测量3次，取平均值	20	15	10	0~9	
	整理	10	用纸巾擦拭患者膀胱区、探头处耦合剂	5	4	3	0~2	
			整理用物，协助患者摆好体位，洗手，记录	5	4	3	0~2	
言语表达		5	思路清晰、言语表达流畅、准确，解释到位	5	4	3	0~2	
动作规范		5	技术操作动作规范，准确到位，体现人文关怀	5	4	3	0~2	
提问		10		10	7	4	0~3	
总分		100						

（孙群　文琪　谢粟梅）

第十四节　改良膀胱冲洗护理技术

一、改良膀胱冲洗护理技术操作指引

【定义与目的】

1. 定义：借助一次性胃灌器或注射器将一定量的冲洗液经由导尿管注入膀胱内，根据医嘱调节灌注量，再用灌注器或注射器将注入的冲洗液经尿管从膀胱内抽出或由导尿管自行流出，再进行下一次灌注，如此反复进行直至冲洗完毕。

2. 目的：清洁膀胱，清除膀胱内的黏液、血凝块、细菌等异物，预防感染，治疗某些膀胱疾病如膀胱出血、膀胱肿瘤、膀胱炎等。

【应用范围】

泌尿系统感染、泌尿系统结石、膀胱炎、膀胱出血、膀胱癌患者。

【禁忌证】

膀胱穿孔、膀胱内活动性出血。

【注意事项】

1. 灌注液体温度保持在36~37℃。

2. 带垫巾放在床上，避免弄脏床单。

3. 膀胱灌注过程中，固定导尿管，防止导尿管脱出，若脱出及时更换新的尿管。

4. 灌注过程观察引流液的颜色，是否有出血，患者是否出现膀胱区疼痛、心悸、出汗、头痛、面色潮红。

5. 严格无菌操作，防止交叉感染，尿潴留患者首次排尿不得超过800mL，动作轻柔，掌握要领，选择合适的导尿管，避免损伤尿道黏膜。

【护理结局】

1．患者未出现不良反应。

2．患者尿液清亮。

3．患者了解膀胱灌注的目的、掌握配合要点。

【操作流程及要点说明】

操作流程	要点说明
（一）核对 患者床号、姓名、医嘱等。	确保患者身份正确。
（二）操作前准备 1．护士穿着整齐、规范。 2．用物准备齐全。	用物准备：方盘、导尿包1包（内含大治疗碗2个、小治疗碗1个、止血钳4把、小药杯1个、治疗巾1张、洞巾1张、手套1对、纱布3块、棉球16个、持物镊1把）、弯盘、消毒液、冲洗液、垫单、量杯、一次性喂灌器/注射器、导尿管、无菌手套、浴巾。
（三）评估 1．患者肢体功能情况。 2．病情及配合程度。 3．环境安静、温湿度适宜。 4．评估患者的耐受性。	①基本评估：患者的意识状态、生命体征、合作程度、生活自理能力，心理状况，对膀胱冲洗的了解程度。 ②环境评估：能保护隐私、适合无菌操作、温湿度适宜、光线充足。 ③专科评估：会阴部皮肤状况、膀胱充盈度（触诊、叩诊）、疼痛。
（四）告知 患者及照顾者膀胱冲洗目的、意义、方法及注意事项。	
（五）实施 1．摆体位。 （1）协助患者脱去对侧裤腿盖在近侧腿部（必要时加盖浴巾），上身和对侧腿用盖被盖好，注意保暖。 （2）患者取仰卧屈膝位，两腿稍外展，暴露外阴，垫单放于臀下，弯盘置于会阴下。 2．消毒会阴。 （1）在患者两腿间放置初次消毒包，戴手套，初步消毒、擦洗外阴。 （2）消毒完毕将污棉球及手套放于弯盘内，将弯盘置于治疗车下层，治疗碗置于床尾。 3．导尿。 （1）方盘置于患者两腿之间，打开导尿包于会阴及两腿之间。 （2）使用无菌持物钳夹取1个治疗碗放于包内治疗巾边缘，倾倒冲洗液于治疗碗内，撕开灌注器或注射器置无菌盘内。 （3）戴无菌手套，铺洞巾于会阴处，排列包内无菌物，备好润滑导尿管放于另一个治疗碗内。 （4）再次消毒。 （5）消毒完毕，左手固定不松，右手将小药杯及用过的止血钳移至治疗巾边缘，将放有导尿管的治疗碗放于会阴下。 （6）换取另一把止血钳持导尿管轻轻插入尿道，将尿液放尽，倾倒尿液于量杯中。 4．灌注。 （1）左手固定好导尿管，右手持灌注器或注射器抽吸冲洗液，连接导尿管，缓慢注入膀胱后，让冲洗液自行流出或轻轻抽出，如此反复，直至冲洗液冲洗完毕。 （2）取下灌注器或注射器，拔出导尿管，倾倒冲洗液，撤洞巾、收拾用物。	①导尿包的准备：打开镊子桶，操作台面打开导尿包，持物钳夹取指示卡，夹出持物镊及治疗巾放置方盘，铺无菌盘备用；打开导尿包第2层包布，排列好无菌物品，大治疗碗中放置2把止血钳、1块纱布和1张洞巾，倾消毒液于装有棉球的小治疗碗内，浸湿棉球，夹取4个棉球放置小药杯中，小治疗碗中放置棉球12个、2把止血钳、2块纱布和1个手套；使用持物钳将治疗碗和药杯夹入铺好的无菌盘内备用。 ②体位摆放到位，选择合适的导尿管。 ③注意消毒顺序，严格遵守无菌原则；打开消毒包，取出第1次消毒碗，左手戴手套，右手持钳清洗消毒外阴部。 男性初步消毒擦洗顺序： a．对侧腹股沟开始上至阴阜下至会阴部，从外向内，自上而下，纵行擦洗至阴茎背面并过中线（同时要将同侧的阴茎侧部、下背及阴茎下的阴囊部兼顾擦洗消毒）进行2次擦洗。 b．由内侧腹股沟开始向阴茎背部并超过中线擦洗2次，方法同a。 c．由阴茎部中部（过中线）向外至腹股沟，左右各1次。 d．阴茎上置1块无菌纱布，左手握住阴茎将包皮向后推暴露尿道外口，右手换止血钳持棉球由尿道口开始环行向下消毒尿道口、龟头及冠状沟，连续3次。 e．从阴茎下部向阴囊上部周围进行擦洗、消毒共3次（从冠状沟向下，顺序：中间→对侧→中间→近侧→中间），夹无菌纱布垫于阴囊与阴茎之间，撤阴茎上纱布。 女性初次消毒顺序： a．由对侧腹股沟开始上至阴阜下至会阴部，从外向内，自上而下，纵行擦洗至中线过中线向下至大阴唇，进行两次擦洗。 b．由内侧腹股沟开始向阴唇、阴阜中线并超过中线向下擦洗2次，方法同a。 c．由阴阜中线（过中线）向外至腹股沟，左右各1次。 d．左手分开大小阴唇、暴露尿道外口，持棉球消毒尿道口、小阴唇，左右各1次。 e．换另1块无菌止血钳消毒尿道口和尿道口至阴道口，各1次。 男性再次消毒顺序：左手持纱布提起阴茎，右手持钳夹取消毒棉球消毒尿道口、龟头及冠状沟，最后在尿道口加强消毒1次。 女性再次消毒顺序：左手分开并固定小阴唇，右手持钳夹取消毒棉球由内向外、自上而下分别消毒尿道口、两侧小阴唇，最后在尿道口加强消毒1次。 ④灌注过程中注意固定好导尿管，防止导尿管脱出；每次灌注量根据医嘱调节。 ⑤尿潴留患者1次放尿不得超过800mL。
（六）观察与记录 1．观察患者有无不良反应。 2．记录冲洗液的名称和量、引流液的性质和量，操作过程中患者的反应。	

二、改良膀胱冲洗护理技术操作评分标准

科室：　　　　　姓名：　　　　　考核时间：　　　　　考核者：　　　　　得分：

项目		分值	操作要求	评分等级及分值				实际得分
				A	B	C	D	
操作前准备	仪表	10	操作者仪表、着装规范符合要求，洗手、戴口罩	2	1	0.5	0	
	环境		能保护隐私、适合无菌操作、温度适宜、光线适宜	2	1	0.5	0	
	用物		方盘、导尿包、弯盘、消毒液、冲洗液、垫单、量杯、一次性喂灌器/注射器、导尿管、无菌手套、浴巾	1	0.5	0	0	
	说明		核对患者基本信息，解释操作目的，取得患者和照顾者的配合，必要时进行备皮	2	1	0.5	0	
	评估		患者病情、临床诊断患者的意识状态、生命体征、合作程度、生活自理能力、膀胱充盈度及会阴部皮肤黏膜状况，患者对膀胱冲洗的了解程度及心理反应	3	2	1	0	
操作过程	导尿包的准备	10	开镊子桶，操作台面打开导尿包，持物钳夹取指示卡，夹出持物镊及治疗巾放置方盘，铺无菌盘备用	3	2	1		
			打开导尿包第2层包布，排列好无菌物品，大治疗碗中放置2把止血钳、1块纱布和1张洞巾，倾消毒液于装有棉球的小治疗碗内，浸湿棉球，夹取4个棉球放置小药杯中，小治疗碗中放置棉球12个、2把止血钳、2块纱布和1个手套	5	4	3	0~2	
			使用持物钳将治疗碗和药杯夹入铺好的无菌盘内备用	2	1	0.5	0	
	遮挡	5	再次查对、说明，拉上床帘遮挡患者	5	4	3	0~2	
	摆体位	5	协助患者脱去对侧裤腿盖在近侧腿部（必要时加盖浴巾），上身和对侧腿用盖被盖好，注意保暖	2	1	0.5	0	
			患者取仰卧屈膝位，两腿稍外展，暴露外阴，垫单放于臀下，弯盘置于会阴下	3	2	1	0	
	消毒会阴	10	在患者两腿间放置初次消毒包，戴手套，初步消毒、擦洗外阴 男性初步消毒擦洗顺序：①对侧腹股沟开始上至阴阜下至会阴部，从外向内，自上而下，纵行擦洗至阴茎背面并过中线（同时要将同侧的阴茎侧部、下背及阴茎下的阴囊部兼顾擦洗消毒）进行2次擦洗；②由内侧腹股沟开始向阴茎背部并超过中线擦洗2次，方法同①；③由阴茎部中部（过中线）向外至腹股沟，左右各1次；④阴茎上置1块无菌纱布，左手握住阴茎将包皮向后推暴露尿道外口，右手换止血钳持棉球由尿道口开始环行向下消毒尿道口、龟头及冠状沟，连续3次；⑤从阴茎下部向阴囊上部周围进行擦洗、消毒共3次（从冠状沟向下，顺序：中间→对侧→中间→近侧→中间），夹无菌纱布垫于阴囊与阴茎之间，撤阴茎上纱布 女性初次消毒顺序：①由对侧腹股沟开始上至阴阜下至会阴部，从外向内，自上而下，纵行擦洗至中线过中线向下至大阴唇，进行两次擦洗；②由内侧腹股沟开始向阴唇、阴阜中线并超过中线向下擦洗2次，方法同①；③由阴阜中线（过中线）向外至腹股沟，左右各1次；④左手分开大小阴唇，暴露尿道外口，持棉球消毒尿道口、小阴唇，左右各1次；⑤换另一块无菌止血钳消毒尿道口和尿道口至阴道口，各1次	8	5	3	0~2	
			消毒完毕将污棉球及手套放于弯盘内，将弯盘置于治疗车下层，治疗碗置于床尾	2	1	0.5	0	
	导尿	15	方盘置于患者两腿之间，打开导尿包于会阴及两腿之间	2	1	0.5	0	
			使用无菌持物钳夹取1个治疗碗放于包内治疗巾边缘，倾倒冲洗液于治疗碗内，撕开灌注器或注射器置无菌盘内；	2	1	0.5	0	
			戴无菌手套，铺洞巾于会阴处，排列包内无菌物，备好润滑导尿管放于另一个治疗碗内	2	1	0.5	0	
			再次消毒 男性顺序：左手持纱布提起阴茎，右手持钳夹取消毒棉球消毒尿道口、龟头及冠状沟，最后在尿道口加强消毒1次 女性顺序：左手分开并固定小阴唇，右手持钳夹取消毒棉球由内向外、自上而下分别消毒尿道口、两侧小阴唇，最后在尿道口加强消毒1次	5	4	3	0~2	
			消毒完毕，左手固定不松，右手将小药杯及用过的止血钳移至治疗巾边缘，将放有尿管的治疗碗放于会阴下	2	1	0.5	0	
			换取另一把止血钳持导尿管轻轻插入尿道，将尿液放尽，倾倒尿液于量杯中	2	1	0.5	0	
	灌注	15	左手固定好导尿管，右手持灌注器或注射器抽吸冲洗液，连接导尿管，缓慢注入膀胱后，让冲洗液自行流出或轻轻抽出，如此反复，直至冲洗液冲洗完毕	10	7	4	0~3	
			取下灌注器或注射器，拔出导尿管，倾倒冲洗液，撤洞巾、收拾用物	5	4	3	0~2	
	整理用物	5	将用物包好撤离至治疗车下层，脱手套，撤出患者臀下垫单至治疗车下层	2	1	0.5	0	
			协助患者穿好裤子，摆好体位，整理床单位	1	0.5	0	0	
			清理用物	1	0.5	0	0	
			洗手、记录	1	0.5	0	0	

项目		分值	操作要求	评分等级及分值				实际得分
				A	B	C	D	
操作过程	注意事项	5	严格无菌操作，防止交叉感染，尿潴留患者首次排尿不得超过800mL，动作轻柔，选择合适的尿管	3	2	1	0	
			计划性强，从备物至操作完毕时间为30min	2	1	0.5	0	
言语表达		5	思路清晰，言语表达流畅、准确，解释到位	5	4	3	0~2	
动作规范		5	技术操作动作规范，准确到位，体现人文关怀	5	4	3	0~2	
提问		10		10	7	4	0~3	
总分		100						

（谢粟梅 文琪）

第十五节　自我清洁间歇导尿护理技术

一、自我清洁间歇导尿护理技术操作指引

【定义与目的】

1. 定义：患者自行用合适的导尿管以清洁的方法经尿道插入自己的膀胱把尿液从膀胱放出的一种方法。清洁的定义是所用的导尿物品清洗干净，将会阴部及尿道口用清水洗干净，无需消毒，插管前使用洗手液洗净双手即可，不需要无菌操作。

2. 目的：通过间歇导尿可使膀胱有间歇性的扩张，有利于保持膀胱容量和恢复膀胱的收缩功能，规律排出残余尿量，减少泌尿系统和生殖系统的感染，使患者的生活质量得到改善。

【应用范围】

1. 神经系统功能障碍，如脊髓损伤、多发性硬化、脊柱肿瘤等导致的排尿问题。

2. 非神经源性膀胱功能障碍，如前列腺增生、产后尿潴留等导致的排尿问题。

3. 膀胱内梗阻致排尿不完全。

4. 常用于下列检查：获取尿液检测的样本、精确测量残余尿量等。

【禁忌证】

1. 不能自行导尿且照顾者不配合协助导尿的患者。

2. 缺乏认知导致不能配合插管者或不能按计划导尿者。

3. 尿道生理解剖异常，如尿道狭窄、尿路梗阻和膀胱颈梗阻等。

4. 可疑的完全或部分尿道损伤和尿道肿瘤者。

5. 膀胱容量过小者。

6. 膀胱内感染伴有全身症状者。

7. 严重的尿失禁者。

8. 每天摄入大量液体无法控制者。

9. 经过治疗，仍有膀胱自主神经异常反射者。

【注意事项】

1. 插入导尿管过程中遇到阻碍。

防范处理：先应暂停5~10s并把导尿管拔出1~2cm，嘱患者深呼吸或喝口水，然后再缓慢插入。

2. 拔出导尿管时遇到阻碍。

防范处理：可能是尿道痉挛所致，嘱患者放松，等待5~10s再拔。

3. 尿道损伤。

防范处理：插入尿管时动作要轻柔，导尿管要充分润滑到位。特别是男性患者，注意导尿管经尿道内口、膜部、尿道外口的狭窄部、耻骨联合下方和前下方处的弯曲部时，嘱患者缓慢深呼吸，缓慢插入导尿管，切忌用力过快过猛而损伤尿道黏膜。

4. 尿路感染。

防范处理：在间歇性导尿开始阶段，每周检查尿常规1次，以后根据情况延长到2～4周1次，定期进行尿培养的检查，观察患者体温。教导患者或照顾者掌握泌尿系感染的相关症状和体征。

（1）规范操作流程。

（2）选择大小、软硬程度及润滑度合适的导尿管，以减少对尿道黏膜的机械性损伤和刺激。

（3）选择合适的润滑剂，勿用石蜡油（不易随尿液排出，易形成结石），可选用水溶性人体润滑剂。

（4）合理安排间歇导尿的时间和次数，每次达到完全排空膀胱。

（5）保持会阴部的清洁卫生，及时清洗会阴部分泌物。

（6）每次导尿前按照七步洗手法使用流水洗手，使用清洁纸巾或清洁毛巾擦干双手。

5. 尿路结石。

防范处理：进行早期活动。经常变换体位，减少饮食中的钙含量以防结石形成；在无禁忌证的情形下，多饮水，每日摄入水量在1 500～2 000mL，保证每日尿量在1 500mL以上。

6. 附睾炎。

防范处理：规范操作，手法轻柔；同时，选择合适的导尿管材质降低感染的概率。炎症反应和组织坏死在使用自然橡胶时最重，乳胶其次，硅酮胶最轻。

7. 导尿时机及间隔时间。

（1）宜在病情基本稳定、无需大量输液、饮水规律的情况下开始，一般于受伤后早期（8～35天）开始。

（2）间歇导尿频率依据两次导尿之间残余尿量和自行排出尿量而定，两次导尿之间能自行排尿100mL以上，残余尿量300mL以下，每日导尿4～6次；两次导尿之间能自行排尿200mL以上，残余尿量200mL以下，每日导尿4次；当残余尿量少于100mL或为膀胱容量20%以下时，可停止间歇导尿。

【护理结局】

1. 患者熟练掌握清洁间歇导尿技术。

2. 患者无尿失禁及尿潴留，无肾积水的发生。

3. 患者的生活质量得到提高。

【操作流程及要点说明】

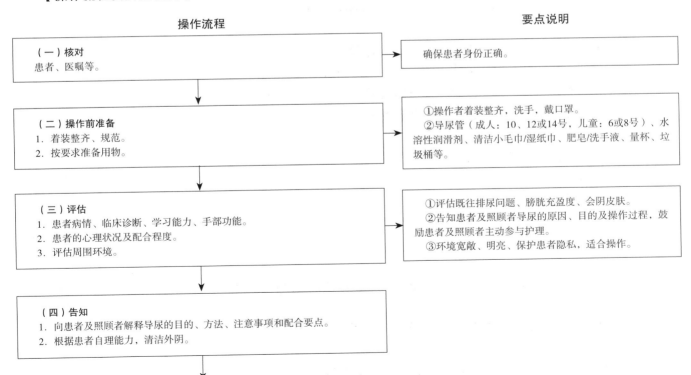

操作流程

要点说明

（一）核对
患者、医嘱等。

确保患者身份正确。

（二）操作前准备
1. 着装整齐、规范。
2. 按要求准备用物。

①操作者着装整齐，洗手，戴口罩。
②导尿管（成人：10、12或14号，儿童：6或8号）、水溶性润滑剂、清洁小毛巾/湿纸巾、肥皂/洗手液、量杯、垃圾桶等。

（三）评估
1. 患者病情、临床诊断、学习能力、手部功能。
2. 患者的心理状况及配合程度。
3. 评估周围环境。

①评估既往排尿问题、膀胱充盈度、会阴皮肤。
②告知患者及照顾者导尿的原因、目的及操作过程，鼓励患者及照顾者主动参与护理。
③环境宽敞、明亮、保护患者隐私，适合操作。

（四）告知
1. 向患者及照顾者解释导尿的目的、方法、注意事项和配合要点。
2. 根据患者自理能力，清洁外阴。

（五）实施

1. 获得患者的知情同意书，确认患者信息。
2. 确认准备所需用品：导尿管、水溶性润滑剂、清洁小毛巾/湿纸巾等。
3. 如患者能自排小便，先自行小便，放置量杯。
4. 用肥皂/洗手液清水清洗双手。
5. 选择一个舒适的体位。
（1）男性：可站立或坐下。
（2）女性：可坐在床上（双脚水平弯曲）、蹲坐、坐于坐厕上或站立式（把一脚提高放于马桶上）。
6. 暴露尿道口并清洁。
（1）男性：将包皮向后拉，把尿道口露出，用清洁毛巾或湿纸巾清洗尿道口及阴茎。
（2）女性：用一手将阴唇分开，把尿道口露出，尿道口位于阴道上方，初时需用镜子辅助寻找尿道口的正确位置，技术熟练后可单靠感觉确认尿道口，用清洁毛巾或湿纸巾清洗阴唇及尿道口，再次清洗双手。
7. 润滑导尿管前端，采用无接触的方式将导尿管插入尿道。
（1）男性：一手将阴茎提起使阴茎与腹部呈60°，另一手将导尿管慢慢地插入尿道（18～20cm），直至有尿液流出再插入为止。
（2）女性：一手将阴唇分开，另一手将导尿管慢慢地插入尿道（3～4cm），直至有尿液流出为止，如插入导尿管后没有尿液流出，可能错误地进入了阴道，请不要立即拔出导尿管，它可识别阴道而帮助确定尿道位置，请用另一条导尿管慢慢地插入尿道（3～4cm），直至有尿液流出为止。
8. 用手固定导尿管以免滑出，将尿液放净（此时男性可将阴茎放下）。
9. 此时勿让导尿管接触量杯里的尿液以避免感染。
10. 当尿液停止流出时，可将导尿管再插入1～2cm及轻轻挤压小腹将余下尿液放净，如中途再有尿液流出应让其流净，然后再拔除导尿管，拔除导尿管时导尿管应跟膀胱成水平线。
11. 再次清洁尿道口，男性患者将包皮推回原位。

① 严格无菌操作，防止交叉感染。
② 尿潴留患者首次排尿不得超过800mL，动作轻柔，掌握要领，选择合适的导尿管，避免损伤尿道黏膜。
③ 操作中与患者多交流，以降低其紧张感。
④ 正确记录尿量及性状、颜色等。

（六）整理

1. 洗手，患者整理体位。
2. 记录尿量、颜色。
3. 整理清洁用物，再次洗手。

（七）观察与记录

1. 观察患者训练情况。
2. 观察患者生命体征。
3. 若发生不适及时停止操作，通知医生处理。

二、自我清洁间歇导尿护理技术操作评分标准

科室：　　　　　姓名：　　　　考核时间：　　　　　　考核者：　　　　　　得分：

项目		分值	操作要求	评分等级及分值				实际得分
				A	B	C	D	
操作前准备	仪表	20	衣帽整洁，修剪指甲，洗手，戴口罩	2	1	0.5	0	
	环境		保护隐私、温度适宜、光线适宜	2	1	0.5	0	
	用物		导尿管（成人：10、12或14号，儿童：6或8号）、水溶性润滑剂、清洁小毛巾/湿纸巾、肥皂/洗手液、量杯、垃圾桶	5	4	3	0～2	
	评估		患者病情、临床诊断、学习能力、手部功能	2	1	0.5	0	
			患者的意识状态、生命体征、合作程度、生活自理能力	2	1	0.5	0	
			膀胱充盈度及会阴部皮肤黏膜状况、是否排尿	2	1	0.5	0	
	说明		核对患者基本信息，解释操作目的，取得患者和照顾者的配合	5	4	3	0～2	
	准备	5	获得患者的知情同意书	2.5	2	1	0	
			根据患者自理能力，清洁外阴	2.5	2	1	0	

项目		分值	操作要求	评分等级及分值				实际得分
				A	B	C	D	
操作过程	操作步骤	50	确认患者信息	3	2	1	0	
			确认准备所需用品：导尿管、水溶性润滑剂、清洁小毛巾/湿纸巾等	5	3	2	0~1	
			如患者能自排小便，先自行小便，放置量杯	2	1	0.5	0	
			用肥皂/洗手液清水清洗双手	5	4	3	0~2	
			选择一个舒适的体位 男性：可站立或坐下 女性：可坐在床上（双脚水平弯曲）、蹲坐、坐于坐厕上或站立式（把一脚提高放于马桶上）	3	2	1	0	
			暴露尿道口并清洁 男性：将包皮拉向后，把尿道口露出，用清洁毛巾或湿纸巾清洗尿道口及阴茎； 女性：用一手将阴唇分开，把尿道口露出，尿道口位于阴道上方，初时需用镜子辅助寻找尿道口的正确位置，技术熟练后可单靠感觉确认尿道口，用清洁毛巾或湿纸巾清洗阴唇及尿道口，再次清洗双手	7	5	3	0~2	
			润滑导尿管前端，采用无接触的方式将导尿管插入尿道 男性：一手将阴茎提起使阴茎与腹部呈60°，另一手将导尿管慢慢地插入尿道（18~20cm），直至有尿液流出再插入为止 女性：一手将阴唇分开，另一手将导尿管慢慢地插入尿道（3~4cm），直至有尿液流出为止，如插入导尿管后没有尿液流出，可能错误地进入了阴道，请不要立即拔出导尿管，它可识别阴道而帮助确定尿道位置，请用另一条导尿管慢慢地插入尿道（3~4cm），直至有尿液流出为止	8	5	3	0~2	
			用手固定导尿管以免滑出，将尿液放净（此时男性可将阴茎放下）	5	3	2	0~1	
			此时勿让导尿管接触量杯里的尿液以避免感染	2	1	0.5	0	
			当尿液停止流出时，可将导尿管再插入1~2cm及轻轻挤压小腹将余下尿液放净，如中途再有尿液流出应让其流净，然后再拔除导尿管，拔除导尿管时导尿管应跟膀胱成水平线	8	5	3	0~2	
			再次清洁尿道口，男性患者将包皮推回原位	2	1	0.5	0	
	用物处理	5	洗手，帮助患者整理体位	2	1	0.5	0	
			记录尿量、颜色，并告知患者	2	1	0.5	0	
			整理清洁用物，再次洗手	1	0.5	0	0	
	注意事项	5	严格无菌操作，防止交叉感染，尿潴留患者首次排尿不得超过800mL，动作轻柔，掌握要领，选择合适的导尿管，避免损伤尿道黏膜	2.5	2	1	0	
			计划性强，从备物至操作完毕时间为15min	2.5	2	1	0	
言语表达		5	思路清晰，言语表达流畅、准确，解释到位	5	4	3	0~2	
动作规范		5	技术操作动作规范，准确到位，体现人文关怀	5	4	3	0~2	
提问		5		5	4	3	0~2	
总分		100						

（谢粟梅　孙群）

第十六节　指导照顾者为四肢瘫患者行清洁间歇导尿术

一、指导照顾者为四肢瘫患者行清洁间歇导尿术操作指引

【定义与目的】

1. 定义：护士对照顾者进行规范、科学的清洁间歇导尿操作技术的培训，帮助需要长期且无法完成自我清洁间歇导尿的患者，使用合适的导尿管以清洁的方法经患者尿道插入膀胱把尿液从膀胱放出的一种操作方法。

2. 目的：通过间歇导尿可使膀胱间歇性规律排出残余尿量，减少泌尿系统和生殖系统的感染，使患者的生活质量得到显著改善。

【应用范围】

1. 神经系统功能障碍,如脊髓损伤、多发性硬化、脊柱肿瘤等导致的排尿问题。

2. 非神经源性膀胱功能障碍,如前列腺增生、产后尿潴留等导致的排尿问题。

3. 膀胱内梗阻致排尿不完全。

4. 常用于下列检查:获取尿液检测的样本;精确测量残余尿量等。

【禁忌证】

1. 照顾者不能协助导尿的患者。

2. 缺乏认知导致不能配合插管者或不能按计划导尿者。

3. 尿道生理解剖异常,如尿道狭窄、尿路梗阻和膀胱颈梗阻。

4. 可疑的完全或部分尿道损伤和尿道肿瘤。

5. 膀胱容量过小者。

6. 膀胱内感染伴有全身症状者。

7. 严重的尿失禁者。

8. 每天摄入大量液体无法控制者。

9. 经过治疗,仍有膀胱自主神经异常反射者。

【注意事项】

1. 插入导尿管过程中遇阻碍。防范处理:先应暂停5～10s并把导尿管拔出1～2cm,嘱患者深呼吸或喝口水,然后再缓慢插入。

2. 拔出导尿管时遇到阻碍。防范处理:可能是尿道痉挛所致,嘱患者放松,应等待5～10s再拔。

3. 尿道损伤。防范处理:插导尿管时动作要轻柔,导尿管要充分润滑到位。注意导尿管经尿道内口、膜部、尿道外口的狭窄部、耻骨联合下方和前下方处的弯曲部时,嘱患者缓慢深呼吸,缓慢插入尿管,切忌用力过快过猛而损伤尿道黏膜。

4. 尿路感染。防范处理:在间歇性导尿开始阶段,每周检查尿常规1次,以后根据情况延长到2～4周1次,定期进行尿培养的检查,观察患者体温。教导患者或照顾者掌握泌尿系感染的相关症状和体征。

（1）规范操作流程。

（2）选择大小、软硬程度及润滑度合适的导尿管,以减少对尿道黏膜的机械性损伤和刺激。

（3）选择合适的润滑剂,勿用石蜡油(不易随尿液排出,易形成结石),可选用水溶性人体润滑剂。

（4）合理安排间歇导尿的时间和次数,每次达到完全排空膀胱。

（5）保持会阴部的清洁卫生,及时清洗会阴部分泌物。

（6）每次导尿前按照七步洗手法使用流水洗手,使用清洁纸巾或清洁毛巾擦干双手。

5. 尿路结石。防范处理:进行早期活动,照顾者协助患者经常变换体位,减少饮食中的钙含量以防结石形成;在无禁忌证的情形下,多饮水,每日摄入水量在1 500～2 000mL,保证每日尿量在1 500mL以上。

6. 附睾炎。防范处理:规范操作,手法轻柔;同时选择合适的导管材质降低感染的概率。炎症反应和组织坏死在使用自然橡胶时最重,乳胶其次,硅酮胶最轻。

7. 导尿时机及间隔时间。

（1）宜在病情基本稳定、无需大量输液、饮水规律的情况下开始,一般于受伤后早期(8～35天)开始。

（2）间歇导尿频率依据两次导尿之间残余尿量和自行排出尿量而定,两次导尿之间能自行排尿100mL以上,残余尿量300mL以下,每日导尿4～6次;两次导尿之间能自行排尿200mL以上,残余尿量200mL以下,每日导尿4次;当残余尿量少于100mL或为膀胱容量20%以下时,可停止间歇导尿。

【护理结局】

1. 照顾者熟练掌握清洁间歇导尿技术。

2. 患者未因导尿发生尿路感染及尿道损伤等。

3. 患者的膀胱功能得到良好的维护。

【操作流程及要点说明】

操作流程	要点说明

（一）核对

患者床号、姓名、医嘱等。

确保患者身份正确。

（二）操作前准备

1. 着装整齐、规范。
2. 按要求准备用物。

①护士与照顾者着装整齐，七部法洗手。
②指导照顾者选用合适的导尿管、润滑剂，清洁小毛巾或湿纸巾、肥皂液或洗手液做手部消毒，量杯、垃圾袋；核对各物品有效期。

（三）评估

1. 患者的饮水和排尿情况。
2. 患者的心理状况及配合程度（首次）。
3. 照顾者的文化程度及操作能力。
4. 评估周围环境。

①指导照顾者学会评估患者膀胱充盈度、会阴部皮肤状况、是否排尿。
②指导照顾者保持病房温度适宜、光线适宜；拉好床帘，要保护患者的隐私。

（四）告知

1. 患者及照顾者清洁间歇导尿技术的目的、方法及注意事项。
2. 指导照顾者用温热水清洗患者的外阴。

照顾者对操作目的、操作用物、技术步骤、患者需要配合的注意事项熟悉。

（五）实施

1. 携物至床边，确认患者信息。
2. 准备所需用品：合适的导尿管、润滑剂、清洁小毛巾或湿纸巾、肥皂液或洗手液、量杯、垃圾袋。
3. 如患者可自行小便，先自排，放置量杯。
4. 指导照顾者用肥皂液/洗手液用七步洗手法清洗双手。
5. 指导照顾者给患者选择一个舒适体位，可坐位或平卧。
6. 让照顾者先将患者的裤子脱下，照顾者将男性患者的包皮拉向后，露出尿道口，用清洁毛巾/湿纸巾清洗尿道口及阴茎，至少3次；如是女性，照顾者则一手将阴唇分开，露出尿道口，用清洁毛巾/湿纸巾擦洗阴唇及尿道口，从上至下，至少3次。
7. 照顾者再次清洗双手（免洗手消毒液）。
8. 指导照顾者将导尿管充分润滑。
9. 男性：指导照顾者一手将阴茎提起使其和腹壁成60°，另一手将尿管慢慢地插入尿道18~20cm，见尿后再插入1~2cm。女性：指导照顾者一手将阴唇分开，另一手将导尿管慢慢地插入尿道口3~4cm，见尿后再插入1~2cm，如插入导尿管后没有尿液流出，可能错误地进入了阴道，请不要立即拔出导尿管，它可识别阴道而帮助确定尿道，请用另一条导尿管慢慢地插入尿道3~4cm，见尿后再插入1~2cm。
10. 指导照顾者将阴茎放下，用手固定导尿管以免滑出，将尿液排放干净。
11. 尿液停止流出时，指导照顾者可将导尿管再插入或拔出1cm及轻轻按压小腹或嘱咐患者进行深呼吸将余下尿液放净，如中途再有尿液流出应让其流净，然后才拔除导尿管，拔除导尿管时指导照顾者要将导尿管跟膀胱保持成一条水平线（或反折导尿管头端拔出）。
12. 指导照顾者将包皮推回原位，再次清洁尿道口。

①注意清洁卫生，照顾者洗手需按要求进行，防止交叉感染。
②照顾者应知道尿潴留患者首次排尿不得超过800mL，在插管时注意动作轻柔，掌握要领，选择合适的尿管，避免损伤尿道黏膜。
③操作中与患者多交流，以降低其紧张感。
④正确记录尿量及性状、颜色等。

（六）整理

1. 照顾者帮助患者穿好裤子及整理好床单位。
2. 照顾者整理清洁用物，再次洗手。

（七）观察与记录

1. 观察照顾者技术掌握的情况。
2. 观察患者生命体征及尿液颜色、性状、气味及有无尿道损伤。
3. 若发生不适应及时停止操作，通知医生处理。

二、指导照顾者为四肢瘫患者行清洁间歇导尿术操作评分标准

科室：　　　　姓名：　　　　考核时间：　　　　考核者：　　　　得分：

项目		分值	操作要求	评分等级及分值				实际得分
				A	B	C	D	
操作前准备	仪表	15	护士与照顾者衣帽整洁，修剪指甲，洗手，戴口罩	1	0.5	0	0	
	环境		指导照顾者保持病房温度适宜、光线适宜；拉好床帘，要保护患者的隐私	2	1	0.5	0	
	用物		指导照顾者选用合适的导尿管、润滑剂、清洁小毛巾或湿纸巾、肥皂液或洗手液、量杯、垃圾袋；核对各物品有效期	2	1	0.5	0	
	说明		核对患者基本信息，解释操作目的，取得患者和照顾者的配合	2	1	0.5	0	
			指导照顾者用温热水清洗患者的外阴	2	1	0.5	0	
	评估		护士评估患者病情、临床诊断	2	1	0.5	0	
			护士评估患者的意识状态、生命体征、合作程度、生活自理能力，照顾者的操作能力	2	1	0.5	0	
			指导照顾者学会评估患者膀胱充盈度及会阴部皮肤黏膜状况、是否排尿	2	1	0.5	0	
操作过程	操作步骤	60	照顾者携用物至床边，再次核对床号、姓名	4	3	2	0~1	
			指导照顾者准备所需用品：导尿管，水溶性润滑剂，量杯及毛巾	4	3	2	0~1	
			如能自行排尿者，嘱患者先自行排尿，倒入量杯	2	1	0	0	
			指导照顾者用肥皂液或洗手液用七步洗手法清洗双手	3	2	1	0	
			指导照顾者给患者选择一个舒适体位，可站立或坐位	3	2	1	0	
			让照顾者先将患者的裤子脱下，照顾者将男性患者的包皮拉向后，露出尿道口，用清洁毛巾/湿纸巾清洗尿道口及阴茎，至少3次；如是女性，照顾者则一手将阴唇分开，露出尿道口，用清洁毛巾/湿纸巾擦洗阴唇及尿道口，从上至下，至少3次	5	4	3	0~2	
			照顾者再次用七步洗手法清洗双手	3	2	1	0	
			指导照顾者将导尿管充分润滑	3	2	1	0	
			男性：指导照顾者一手将阴茎提起使其和腹壁成60°，另一手将导尿管慢慢地插入尿道18~20cm，见尿后再插入1~2cm。女性：指导照顾者一手将阴唇分开，另一手将导尿管慢慢地插入尿道口3~4cm，见尿后再插入1~2cm。如插入导尿管后没有尿液流出，可能错误地进入了阴道，请不要立即拔出导尿管，它可识别阴道而帮助确定尿道。请用另一条导尿管慢慢地插入尿道3~4cm，见尿后再插入1~2cm	10	7	4	0~3	
			指导照顾者将阴茎放下，用手固定导尿管以免滑出，将尿液排放干净	5	4	3	0~2	
			尿液停止流出时，指导照顾者可将导尿管再插入或拔出1cm及轻轻按压小腹或嘱咐患者进行深呼吸将余下尿液放净，如中途再有尿液流出应让其流净，然后才拔除导尿管，拔除导尿管时指导照顾者要将导尿管跟膀胱保持成一条水平线（或反折导尿管头端拔出）	12	8	5	0~4	
			男性将指导照顾者将包皮推回原位，再次清洁尿道口	6	4	2	0~1	
	操作后处理	10	照顾者协助患者穿好裤子	4	2	1	0	
			照顾者清理用物，洗手	3	2	1	0	
			指导照顾者测量尿量并记录	3	2	1	0	
言语表达		5	指导者思路清晰，言语表达流畅、准确，解释到位	5	4	3	0~2	
动作规范		5	照顾者技术操作动作规范，准确到位，体现人文关怀	5	4	3	0~2	
提问		5		5	4	3	0~2	
总分		100						

（孙群　申海燕）

第十七节　迟缓性大肠训练

一、迟缓性大肠训练操作指引

【定义与目的】

1. 定义：针对神经系统损伤或疾病导致神经系统功能异常而引起直肠排便出现迟缓，通过训练指导患者选择适合自身排便的时间、体位和方式，运用各种康复训练和用药等方法使患者养成规律的排便习惯。

2. 目的：减少便秘发生，降低患者对药物的依赖性，帮助患者建立胃结肠反射、直结肠反射、直肠肛门反射，使大部分患者在如厕时及便器上利用重力和自然排便机制独立完成排便过程，在社会活动时间内能控制大便排出，提高患者参加社会生活的自信心。

【应用范围】

神经源性直肠所致的便秘，神志清楚并能够主动配合康复治疗的患者。

【禁忌证】

1. 严重损伤或感染。

2. 神志不清或不能配合的患者。

3. 有全身感染或免疫力极度低下者。

4. 有显著出血倾向的患者。

【注意事项】

1. 膳食纤维对神经源性肠道功能促进作用并不是都有效，饮食习惯及原来的膳食结构对纤维饮食量的决定有参考价值，大便的黏稠度是重要指标，纤维饮食对粪便黏稠度和排便频率的影响必须评估，最初每天饮食中纤维素的含量不应少于40g。近年研究发现，膳食纤维对便秘也有负性作用，如产气、腹胀等。有研究发现脊髓损伤患者饮食增加纤维，并不能促进"正常肠功能"，甚至可能有相反的作用，故膳食纤维的摄入量仍有待研究。

2. 手指直肠刺激易引发自主神经过反射，要注意监测患者的血压。

3. 经常性灌肠使得痔的发生率较高，还可导致灌肠依赖、肠穿孔、结肠炎、电解质紊乱等不良反应，利用具有节制功能的导管装置进行灌肠，可增加排便控制能力，提高患者生活质量。具体操作为：将导管插入直肠，在给药时在肛门附近利用气囊固定导管使其不易脱出，给药结束后放气囊，将导管拔出。

【护理结局】

1. 患者能建立排便规律，能在预期的固定时间内将大便排净。

2. 使排便过程简单易行。

3. 让患者能控制本身的生理状况，增强独立性，消除或减轻由于失禁、便秘而给患者造成的痛苦。

4. 提高患者的生活质量。

【操作流程及要点说明】

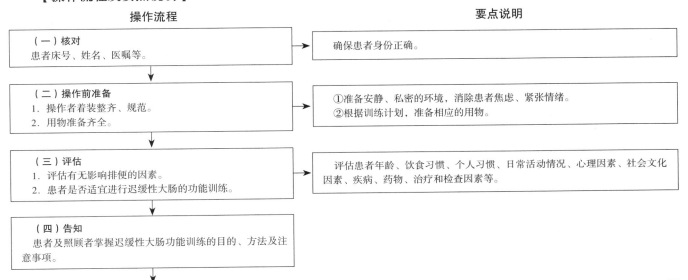

操作流程	要点说明
（一）核对 患者床号、姓名、医嘱等。	确保患者身份正确。
（二）操作前准备 1. 操作者着装整齐、规范。 2. 用物准备齐全。	①准备安静、私密的环境，消除患者焦虑、紧张情绪。 ②根据训练计划，准备相应的用物。
（三）评估 1. 评估有无影响排便的因素。 2. 患者是否适宜进行迟缓性大肠的功能训练。	评估患者年龄、饮食习惯、个人习惯、日常活动情况、心理因素、社会文化因素、疾病、药物、治疗和检查因素等。
（四）告知 患者及照顾者掌握迟缓性大肠功能训练的目的、方法及注意事项。	

（五）实施方法

1. 排便时间及体位要求：每天按计划中的时段，坐到马桶上进行训练。

2. 腹部按摩训练：患者取平卧、坐位或侧卧时，用食指、中指、无名指的指腹平放在腹部上微微施压，即自右下腹、右上腹、左上腹、左下腹做顺时针环形按摩15min。

3. 腹压训练：患者坐于坐厕或卧床患者取斜坡位，嘱患者深吸气，往下腹部用力，做排便动作。

4. 扩肛排便：患者取左侧卧位，用食指或中指戴指套，涂润滑油后缓缓插入直肠，在不损伤直肠黏膜的前提下，沿直肠壁做环形运动并在12点钟、3点钟、6点钟、9点钟方向缓慢牵伸肛管，诱导排便反射。每次进行3～5圈的环形按摩，每圈5～10s，间隔2min后可以再次进行。

5. 简易通便：准备开塞露1支，将其注入20mL注射器中，去掉针头部分，与橡胶导尿管或吸痰管一端连接，润滑导管前端约10cm，排气后将导管插入直肠内7～10cm，缓慢注入开塞露，拔出导管后将肛门口堵住约3min或出现排气后再嘱患者增大腹压排便。

6. 人工取便：若15min仍未排便则进行人工取便。

7. 辅助训练：平时可指导患者行盆底肌训练及腹肌训练，加强控便及排便能力。

（六）观察与记录

1. 观察患者生命体征及每次排便所需时间、间隔时间、大便的性状等。

2. 记录训练方法。

3. 若发生不适及时通知医生处理。

①腹部、肛门部手术后3天内及极度虚弱患者避免进行排便功能训练。心肌梗死、动脉瘤的患者进行肠道康复训练时禁止用力排便。

②训练过程中应保持床单、被服干净，使肛周、臀部皮肤清洁干燥，防破损。如出现肛周发红，可涂保护膜或造口粉等失禁产品。

③应迟缓性大肠患者不容易建立规律排便，故要求护士根据患者的病情选用合适的训练方法，各项健康宣传到位，要求照顾者和患者应理解掌握并达到持之以恒。

④排便时间及体位要求：每天按计划中的时段，建议饭后30min（一般是早餐后30min），坐到马桶上，若不能坐起的患者，可在床上垫1块尿布垫或防水垫，然后取左侧卧位，方便用力。

⑤腹部按摩的方向：由腹部的右下方开始，慢慢地往上，沿着患者的结肠解剖位置（升结肠、横结肠、降结肠、乙状结肠）方向，然后转到左边。

⑥人工取便：若15min仍不排便，戴上手套（或指套），用润滑油润滑食指，食指轻柔伸入肛门内，小心地将手指所能触及的粪便挖出，手指应尽量深入直肠上方。排便后擦净，观察粪便情况，洗手记录。

⑦盆底肌训练：患者取仰卧位或坐位，双膝屈曲稍分开，轻抬臀部，缩肛提肛，维持10s，连续10次，每天练习3组，促进盆底肌功能恢复。

⑧腹肌训练：仰卧直腿抬高训练。患者仰卧位，膝关节伸直，做屈髋动作，维持10s，每日3组，每组10次。还可做仰卧起坐训练，每日3组，每组10次。

二、迟缓性大肠训练操作评分标准

科室：　　　　姓名：　　　　考核时间：　　　　考核者：　　　　得分：

项目		分值	操作要求	评分等级及分值				实际得分
				A	B	C	D	
操作前准备	仪表	10	工作衣帽、鞋穿着整齐、规范，洗手、戴口罩	2	1	0.5	0	
	环境		患者安静舒适的体位，环境隐秘，温湿度适宜	1	0.5	0	0	
	用物		根据情况，准备宣传册、开塞露、手套、手指套、尿布垫、吸痰管等物品	2	1	0.5	0	
	说明		核对患者基本信息，解释操作目的，取得患者和照顾者的配合	2	1	0.5	0	
	评估		患者病情、临床诊断、意识状态、生命体征、合作程度、肌力情况、平衡情况、肛门皮肤情况、既往的排便情况	3	2	1	0	
操作过程	训练目标	5	保持成形大便，减少大便失禁的次数，养成规律排便习惯	5	4	3	0～2	
	排便时间及体位要求	10	每天按计划中的时段，建议饭后（一般是早餐后30min），坐到马桶上，若不能坐起的患者，可在床上垫1块尿布垫或防水垫，然后取左侧卧位，方便用力	10	7	4	0～3	
	腹部按摩训练	10	患者取平卧、坐位或侧卧时，用食指、中指、无名指的指腹平放在腹部上微微施压，由腹部的右下方开始，慢慢地往上，沿着患者的结肠解剖位置（升结肠、横结肠、降结肠、乙状结肠）方向，然后转到左边，即自右下腹、右上腹、左上腹、左下腹做顺时针环形按摩15min	10	7	4	0～3	
	腹压训练	5	患者坐于坐厕或卧床患者取斜坡位，嘱患者深吸气，往下腹部用力，做排便动作	5	4	3	0～2	
	扩肛通便	10	患者取左侧卧位，用食指或中指戴指套，涂润滑油后缓缓插入直肠，在不损伤直肠黏膜的前提下，沿直肠壁做环形运动并在12点钟、3点钟、6点钟、9点钟方向缓慢牵伸肛管，诱导排便反射。每次进行3～5圈的环形按摩，每圈5～10s，间隔2min后可以再次进行	10	7	4	0～3	
	简易通便	10	准备开塞露1支，将其注入20mL注射器中，去掉针头部分，与橡胶导尿管或吸痰管一段连接，润滑导管前端约10cm，排气后将导管插入直肠内7～10cm，缓慢注入开塞露，拔出导管后将肛门口堵住约3min或出现排气后再嘱患者增大腹压排便	10	7	4	0～3	
	人工取便	5	若15min仍未排便，戴上手套（或指套），用润滑油润滑食指，食指轻柔伸入肛门内，小心地将手指所能触及的粪便挖出，手指应尽量深入直肠上方。排便后擦净，观察粪便情况，洗手记录	5	4	3	0～2	

项目		分值	操作要求	评分等级及分值				实际得分
				A	B	C	D	
操作过程	盆底肌训练	5	如果肛门有自主收缩可指导患者取仰卧位或坐位，双膝屈曲稍分开，轻抬臀部，缩肛提肛，维持10s，连续10次，每天练习3次，促进盆底肌功能恢复	5	4	3	0~2	
	腹肌训练	5	如果患者双下肢具备一定的肌力可指导进行仰卧直腿抬高训练：患者仰卧位，膝关节伸直，做屈髋动作，维持10s，每日3组，每组10次。还可做仰卧起坐训练，每日3组，每组10次	5	4	3	0~2	
	健康宣教	5	皮肤护理：保持床单、被服干净，保证肛周臀部皮肤清洁干燥，防止破损。如出现便血较多，应及时告知医护人员	1	0.5	0	0	
			药物使用：如开塞露、甘油栓的使用，四磨汤口服液、便通片、芪蓉润肠口服液口服等，软化粪便，润滑肠壁，刺激肠蠕动而促进粪团的排出	1	0.5	0	0	
			饮食指导：采取均衡饮水，增加水分和纤维素含量高的食物，多食蔬菜、水果，少量多餐；减少高脂肪、高蛋白食物的大量摄入，规律饮食，禁烟、酒、辛辣食品等	1	0.5	0	0	
			确保水分：每天保证充足的水分摄入，一般建议2 000mL左右，饮水量根据季节不同进行调整；水分可由果汁、水、饮料、汤等来摄取	1	0.5	0	0	
			固定时间：选择、安排并固定一个30min的排便时间带，每天重复进行尝试和训练，一般建议以早餐后为最佳，亦可安排在中餐或晚餐后，但必须相对固定	1	0.5	0	0	
言语表达		5	思路清晰，言语表达流畅、准确，解释到位	2.5	2	1	0	
动作规范		5	技术操作动作规范，准确到位，体现人文关怀	2.5	2	1	0	
提问		10		10	7	4	0~3	
总分		100						

（陈中英　谢粟梅）

第十八节　反射性大肠训练

一、反射性大肠训练操作指引

【定义与目的】

1. 定义：针对神经系统损伤或疾病导致神经系统功能异常而引起直肠排便出现宿便失禁，通过训练指导患者选择适合自身排便的时间、体位和方式，运用各种康复训练和用药等方法让患者形成规律的排便习惯。

2. 目的：减少患者大便失禁及宿便发生，降低患者对药物的依赖性，帮助患者建立胃结肠反射、直结肠反射、直肠肛门反射，使大部分患者在如厕时及便器上利用重力和自然排便机制独立完成排便，在社会活动时间内能控制排便。

【应用范围】

神经源性直肠所致的大便失禁，神志清楚并能够主动配合康复治疗的患者。

【禁忌证】

1. 严重损伤或感染。

2. 神志不清或不能配合的患者。

3. 伴有全身感染或免疫力极度低下者。

4. 有显著出血倾向的患者。

【注意事项】

1. 膳食纤维对神经源性肠道功能促进作用并不是都有效，饮食习惯及原来的膳食结构对纤维饮食量的决定有参考价值，大便的黏稠度是重要指标，纤维饮食对粪便黏稠度和排便频率的影响必须评估，最初每天饮食中纤维素的含量不应少于40g。近年研究发现，膳食纤维对便秘也有负性作用，如产气、腹胀等。研究发现脊髓损伤患者饮食增加纤维，并不能促进正常肠功能，甚至可能有相反的作用，故膳食纤维的摄入量仍有待研究。

2．手指直肠刺激易引发自主神经过反射，要注意监测患者血压。

3．经常性灌肠使得痔的发生率较高，还可导致灌肠依赖、肠穿孔、结肠炎、电解质紊乱等不良反应利用具有节制功能的导管装置进行灌肠，可增加排便控制能力，提高患者生活质量。具体操作为：将导管插入直肠，在给药时在肛门附近利用气囊固定导管使其不易脱出，给药结束后放气囊，将导管拔出。

【护理结局】

1．患者建立规律排便，且在预期的固定时间内将粪便排解干净。

2．排便过程简单，避免因排便困难带来的心理压力。

3．让患者能控制本身的生理状况，增强独立性，消除或减轻由于失禁、便秘而给患者造成的痛苦。

4．提高患者的生活质量。

【操作流程及要点说明】

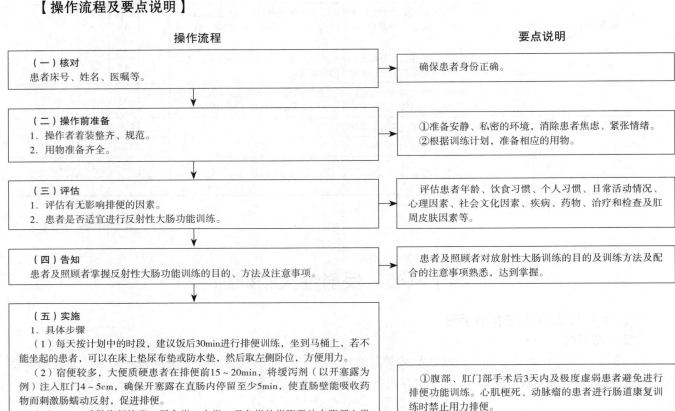

操作流程 | 要点说明

（一）核对
患者床号、姓名、医嘱等。
→ 确保患者身份正确。

（二）操作前准备
1．操作者着装整齐、规范。
2．用物准备齐全。
→ ①准备安静、私密的环境，消除患者焦虑、紧张情绪。②根据训练计划，准备相应的用物。

（三）评估
1．评估有无影响排便的因素。
2．患者是否适宜进行反射性大肠功能训练。
→ 评估患者年龄、饮食习惯、个人习惯、日常活动情况、心理因素、社会文化因素、疾病、药物、治疗和检查及肛周皮肤因素等。

（四）告知
患者及照顾者掌握反射性大肠功能训练的目的、方法及注意事项。
→ 患者及照顾者对放射性大肠训练的目的及训练方法及配合的注意事项熟悉，达到掌握。

（五）实施
1．具体步骤
（1）每天按计划中的时段，建议饭后30min进行排便训练，坐到马桶上，若不能坐起的患者，可以在床上垫尿布垫或防水垫，然后取左侧卧位，方便用力。
（2）宿便较多，大便质硬患者在排便前15～20min，将缓泻剂（以开塞露为例）注入肛门4～5cm，确保开塞露在直肠内停留至少5min，使直肠壁能吸收药物而刺激肠蠕动反射，促进排便。
（3）30min后做腹部按摩，用食指、中指、无名指的指腹平放在腹部上微微施压，由腹部的右下方开始，慢慢地往上，沿着患者的结肠解剖位置（升结肠、横结肠、降结肠、乙状结肠）方向，然后转到左边，即自右下腹、右上腹、左上腹、左下腹做顺时针环形按摩15min。
（4）按摩的同时，也可以像要排便那样，吸气后，闭气，腹部用力，借腹内压力使大便从直肠排出。
（5）若15min仍未排便，戴上手套，用润滑油润滑食指，食指轻柔伸入肛门约2cm轻柔而快速地做环状刺激数分钟，一直至肛门口放松为止，并用力排便。15min后仍未排便，再重复腹部按摩，利用双手在左下腹施加一定的压力，再排便，仍未出，再重复肛门环状刺激1次。排便后擦净，观察粪便情况，洗手记录。
2．辅助训练方法：盆底肌训练、腹肌训练。
（1）盆底肌训练。患者取仰卧位或坐位，双膝屈曲稍分开，轻抬臀部，缩肛提肛，维持10s，连续10次，每天练习3次，促进盆底肌功能恢复。
（2）腹肌训练。仰卧直腿抬高训练：患者仰卧位，膝关节伸直，做屈髋动作，维持10s，每日3组，每组10次。还可做仰卧起坐训练，每日3组，每组10次。
→ ①腹部、肛门部手术后3天内及极度虚弱患者避免进行排便功能训练。心肌梗死、动脉瘤的患者进行肠道康复训练时禁止用力排便。
②训练过程中应保持床单、被服干净，使肛周、臀部皮肤清洁干燥，防破损。如出现肛周发红，可涂保护膜或造口粉等失禁产品。
③盆底肌训练及腹肌训练要求患者具备肛门自主收缩功能和双下肢具备一定的肌力方可进行。
④反射性大肠的患者在清空宿便后较容易建立规律排便，故要求患者能按照训练方法持之以恒进行。
⑤药物使用：如开塞露、甘油栓的使用，四磨汤口服液、便通片、芪蓉润肠口服液口服等，软化粪便，润滑肠壁，刺激肠蠕动而促进粪团的排出。
⑥饮食指导：多进食蔬菜水果及粗粮等高纤维素、富含营养的食物，多饮水。

（六）观察与记录
1．观察患者生命体征及每次排便所需时间、间隔时间、大便的性状等。
2．记录训练方法。
3．若发生不适及时通知医生处理。

二、反射性大肠训练操作评分标准

科室：　　　　　　姓名：　　　　　　考核时间：　　　　　　考核者：　　　　　　得分：

项目		分值	操作要求	评分等级及分值				实际得分
				A	B	C	D	
操作前准备	仪表	15	工作衣帽、鞋穿着整齐、规范，洗手、戴口罩	3	2	1	0	
	环境		患者安静舒适的体位，环境隐秘，温湿度适宜	2	1	0.5	0	
	用物		根据情况，准备宣传册、润滑油、开塞露，必要时备导尿管、注射器等物品	3	2	1	0	
	说明		核对患者基本信息，解释操作目的，取得患者和照顾者的配合	2	1	0.5	0	
	评估		患者病情、临床诊断、意识状态、生命体征、合作程度、肌力情况、平衡情况、皮肤情况、既往的排便情况	5	4	3	0～2	
操作过程	具体实施方法	45	每天按计划中的时段，建议饭后30min进行排便训练，坐到马桶上，若不能坐起的患者，可以在床上垫尿布垫或防水垫，然后取左侧卧位，方便用力	7	5	3	0～2	
			宿便较多，大便质硬患者在排便前15～20min，将缓泻剂（以开塞露为例）注入肛门4～5cm，确保开塞露在直肠内停留至少5min，使直肠壁能吸收药物而刺激肠蠕动反射，促进排便	8	5	3	0～2	
			30min后做腹部按摩，用食指、中指、无名指的指腹平放在腹部上微微施压，由腹部的右下方开始，慢慢地往上，沿着患者的结肠解剖位置（升结肠、横结肠、降结肠、乙状结肠）方向，然后转到左边，即自右下腹、右上腹、左上腹、左下腹做顺时针环形按摩15min	10	7	4	0～3	
			按摩的同时，也可以像要排便那样，吸气后，闭气，腹部用力，借腹内压力使大便从直肠排出	5	4	3	0～2	
			若15min仍未排便，戴上手套，用润滑油润滑食指，食指轻柔伸入肛门约2cm轻柔而快速地做环状刺激数分钟，一直至肛门口放松为止，并用力排便。15min仍未排便，再重复腹部按摩，利用双手在左下腹施加一定的压力，再排便，仍未出，再重复肛门环状刺激1次。排便后擦净，观察粪便情况，洗手记录	15	10	5	0～4	
	辅助训练方法	10	盆底肌训练：如果肛门有自主收缩可指导患者取仰卧位或坐位，双膝屈曲稍分开，轻抬臀部，缩肛提肛，维持10s，连续10次，每天练习3次，促进盆底肌功能恢复	5	4	3	0～2	
			腹肌训练：如果患者双下肢具备一定的肌力可指导进行仰卧直腿抬高训练，患者仰卧位，膝关节伸直，做屈髋动作，维持10s，每日3组，每组10次。仰卧起坐训练：每日3组，每组10次	5	4	3	0～2	
	健康宣教	10	皮肤护理：保持床单、被服干净，保证肛周、臀部皮肤清洁干燥，防破损。如出现便血较多，应及时告知医护人员	2	1	0.5	0	
			药物使用：如开塞露、甘油栓的使用，四磨汤口服液、便通片、芪蓉润肠口服液口服等，软化粪便，润滑肠壁，刺激肠蠕动而促进粪团的排出	2	1	0.5	0	
			饮食指导：采取均衡饮水，增加水分和纤维素含量高的食物，多食蔬菜、水果，少量多餐；减少高脂肪、高蛋白食物的大量摄入，规律饮食，禁烟、酒、辛辣食品等	2	1	0.5	0	
			确保水分：每天保证充足的水分摄入，一般建议2 000mL左右，饮水量根据季节不同进行调整；水分可由果汁、水、饮料、汤等来摄取	2	1	0.5	0	
			固定时间：选择、安排并固定一个30min的排便时间带，每天进行重复这种尝试和训练，一般建议以早餐后为最佳，亦可安排在中餐或晚餐后，但必须相对固定	2	1	0.5	0	
言语表达		5	思路清晰，言语表达流畅、准确，解释到位	5	4	3	0～2	
动作规范		5	技术操作动作规范，准确到位，体现人文关怀	5	4	3	0～2	
提问		10		10	7	4	0～3	
总分		100						

（陈中英　谢粟梅）

第十九节　盆底肌生物反馈训练技术

一、盆底肌生物反馈训练操作指引

【定义与目的】

1. 定义：将人们正常意识不到的肌电、皮温、心率、血压等体内变化，借助电子仪器转化为可以意识到的视听信号，并通过医生指导和自我训练让患者根据这些信号，学会控制自身不随意的功能，用于疾病防治及康复护理训练的方法。

盆底肌肉生物反馈训练是提供反映会阴肌肉活动情况的信号，以指导患者更好地有选择性地收缩和放松骨盆底肌肉，而保持其他肌肉的松弛。

2. 原理：借助生物反馈仪器将各种生理变化放大并显示出来，通过反复实践、强化和定型，通过不断自我总结，逐渐形成和保持不依赖仪器进行自我控制的能力。

3. 目的：就是要通过反馈实现前馈。这样才能对植物性神经系统所支配的器官行使随意控制。

【应用范围】

适用于所有需要恢复对盆底肌肌肉控制有难度的患者，如功能性便秘、大便失禁、术后排便功能恢复、压力性尿失禁、急迫性尿失禁、混合型尿失禁、慢性前列腺炎、盆底痉挛、男性肌性性功能障碍等。

【禁忌证】

盆底失去神经支配（无感觉、肌肉无收缩），感知障碍；装有同步心脏起搏器者，严重心律失常，手术疤痕裂开，恶性肿瘤区，脑电图异常，重度痔疮，肛裂者；训练中出现头晕、恶心的患者，出现血压升高、失眠的患者；有自杀观念、自伤观念、冲动、毁物、兴奋不合作的患者等。

【注意事项】

1. 使用前检查治疗仪性能，确保处于完好状态。

2. 掌握生物反馈的禁忌证，如有急性生殖器官炎症、阴道出血、月经期、妊娠期禁用。

3. 探头专人专用，以免交叉感染。探头可交予患者保管，嘱其轻拿轻放，电源接头不能进水，避免碰撞、扭曲，因探头易损坏。

4. 操作者掌握电刺激的禁忌证，特别注意的是装有心脏起搏器的患者，根据病情选择相应的电刺激程序。

5. 指导患者在首次感受到刺激（轻拍或轻拉）时告知，然后增加，直到他们在舒适状态下能承受的最大量。电刺激不应该有疼痛感。神经/肌肉适应刺激。在治疗中，提醒患者在不再感到刺激时告知护士，这样护士可以进行调节。

6. 掌握患者病情，准确选择生物反馈相应程序。例如压力性尿失禁选择（STIM）电刺激-盆底松弛症程序，盆底失弛缓症选择（STIM/BIO）电刺激/生物反馈-盆底失弛缓程序。

7. 生物反馈指导：首先让患者处于安静、光线柔和、温湿度适宜的环境，嘱患者处于舒适、放松状态，将注意集中在会阴部，嘱其呼吸均匀。吸气时，收缩提肛肌；呼气时，彻底放松提肛肌。随呼吸收缩与放松完成电脑程序中的动画游戏，使其在游戏中达到生物反馈的预期效果。

8. 指导患者盆肌底康复训练的方法。

9. 制定生物反馈及电刺激方案，因患者病情而定，如果患者首次治疗，不适宜做生物反馈，应先进行3~5次电刺激后使盆底肌处于激活状态下，才能行生物反馈治疗训练。

【护理结局】

1. 患者达到治疗效果或盆底肌功能改善。

2. 无并发症发生。

【操作流程及要点说明】

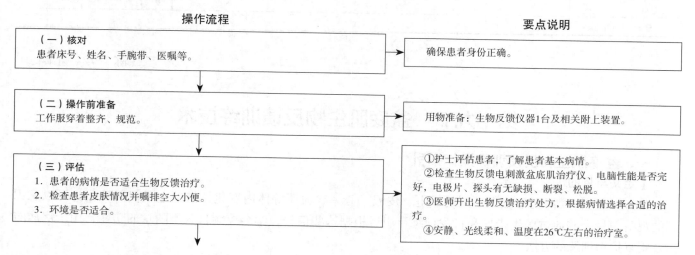

操作流程 | 要点说明

（一）核对
患者床号、姓名、手腕带、医嘱等。
→ 确保患者身份正确。

（二）操作前准备
工作服穿着整齐、规范。
→ 用物准备：生物反馈仪器1台及相关附上装置。

（三）评估
1. 患者的病情是否适合生物反馈治疗。
2. 检查患者皮肤情况并嘱排空大小便。
3. 环境是否适合。
→ ①护士评估患者，了解患者基本病情。
②检查生物反馈电刺激盆底肌治疗仪、电脑性能是否完好，电极片、探头有无缺损、断裂、松脱。
③医师开出生物反馈治疗处方，根据病情选择合适的治疗。
④安静、光线柔和、温度在26℃左右的治疗室。

（四）告知

选择合适的治疗方法，讲解生物反馈电刺激盆底肌治疗的目的、方法、取得配合。

（五）准备

1. 生物反馈治疗仪、电极片、肛管探头、润滑剂、75%酒精、0.9%氯化钠。
2. 备好生物反馈治疗仪；检查生物反馈治疗仪各项性能使处于备用状态。
3. 协助患者侧卧位，将探头顺应患者直肠位置放置于肛门部，后取平卧位。

→ ①检查生物反馈电刺激盆底肌治疗仪、电脑性能是否完好，电极片、探头有无缺损、断裂、松脱。
②患者侧卧位，戴手套取探头用先洗必泰消毒液冲洗探头，再用0.9%氯化钠冲洗，用无菌纱布擦试干。

（六）实施

1. 护士连接电源。
2. 打开主机及屏幕。检查主机绿色电源灯是否亮启。
3. 双击打开桌面上的图标（Urostym.exe）。
4. 点击患者序表"添加新患者信息"，填写患者资料，如果是使用过的患者直接选中对应的患者信息即可。
5. 点击程序，选择"训练模式"。
6. 清洁皮肤、固定电极。
7. 连接探头，润滑探头，将探头插入肛门。
8. 根据患者肌力和能力级别调整每个生物反馈通道的数值范围。如：生物反馈模式、电刺激模式、动画模式、激活音效功能。开始任务，点击"开"，再查连接，如果未工作，点击重新调节电流大小（通过"STIM+"和"STIM-"，最大不要超过40mA）。如果是新患者，调节电流量时应先让患者感受5mA的电流的感觉，然后遵医嘱调节电流量。
9. 点击下一步开始任务。
10. 任务过程中屏幕正上方可通过"STIM+"和"STIM-"增减电流量。

→ ①绿色电极贴于脐周皮肤或膀胱区，红色电极贴于骨突处。
②插入肛门探头的金属部位应全部覆。
③将任务菜单中的生物反馈程序选中，移至任务栏后，点击开始。选择中等级别范围开始（如100），嘱患者尽可能地放松目标肌群，如果将0作为患者的基线，点击至零键，嘱患者用力收缩目标肌群，如果收缩时曲线偏离约为整个范围50%左右，点击下一步（如果收缩曲线过低，选择低一级别的范围；如果收缩曲线过高，选择高一级别的范围），设置好所有通道后，点击下一步开始生物反馈程序。
④根据电脑屏上的动画图象曲线，指导患者收缩或放松盆底肌肉（动画图像往上移动则收缩盆底肌肉，动画图像下降则放松盆底肌肉）。
⑤或者选择进入动画角色和背景音乐的反馈程序，患者在护士指导下，跟随音乐和动画效果完成生物反馈流程。

（七）治疗结束

1. 点击键盘上ESC键，停止生物反馈程序。
2. 点击保存统计学资料，撤除电极及探头，关机，拔除电源。
3. 用物按医疗垃圾分类处理。

→ 拔出肛门探头（用2%氯己定消毒液冲洗探头，再用0.9%氯化钠冲洗，用无菌纱布擦拭干净后将探头用消毒纱布包裹放入盒中）。

（八）整理、观察与记录

1. 观察患者训练情况。
2. 整理：协助患者穿好衣服，躺卧舒适，整理床铺。
3. 洗手记录：训练情况。
（1）观察患者生命体征。
（2）若发生不适及时通知医生处理。
（3）记录训练方法、时间、强度、频率及效果。
（4）打印治疗报告。

→ ①患者的一般状况及局部皮肤状况。
②生物反馈治疗开始和结束时间、生物反馈治疗与电刺激治疗的频率、强度。
③患者的反应和局部皮肤状况。
④患者的异常症状、处理及效果。

二、盆底肌生物反馈训练操作评分标准

科室：　　　　　姓名：　　　　　考核时间：　　　　　考核者：　　　　　得分：

项目		分值	操作要求	评分等级及分值				实际得分
				A	B	C	D	
操作前准备	仪表	10	操作者仪表着装规范符合要求，洗手、戴口罩	2	1	0.5	0	
	环境		安静、光线柔和、温湿度适宜	2	1	0.5	0	
	用物		生物反馈治疗仪、电极片、肛管探头、润滑剂、2%氯己定消毒液、75%酒精、0.9%氯化钠	2	1	0.5	0	
	说明		核对患者基本信息，解释操作目的，取得患者和照顾者的配合	2	1	0.5	0	
	评估		检查生物反馈电刺激盆底肌治疗仪、电脑性能是否完好，电极片、探头有无缺损、断裂、松脱	2	1	0.5	0	

（续表）

项目		分值	操作要求	评分等级及分值				实际得分
				A	B	C	D	
操作过程	体位	60	患者侧卧位将探头顺应患者直肠位置放置于肛门部，后取平卧位	4	3	2	0~1	
	基本结构		电脑主机、显示器、生物反馈主机、工作机架、生物反馈主机与探头的连接线、生物反馈主机与电脑的串口连接线、直肠探头等	4	3	2	0~1	
	设施准备		连接电源，打开主机及屏幕，检查主机绿色电源灯是否已亮	4	3	2	0~1	
	电极		固定电极（清洁皮肤，绿色电极贴于脐周皮肤或膀胱区，红色电极贴于骨突处）	4	3	2	0~1	
	探头		连接到通道2导线，该连线治疗程序开始前插入Urostym主机前面板的1 STIM/BIO端口；连接探头，润滑探头，将探头插入肛门	4	3	2	0~1	
	启动软件		双击打开桌面上的图标（Urostym.exe），检查主机是否已正常连接	4	3	2	0~1	
			点击患者序表"添加新患者信息"，填写患者资料，如果是使用过的患者直接选中对应的患者信息即可	4	3	2	0~1	
			点击程序，选择"训练模式"	4	3	2	0~1	
	启动程序		清洁皮肤、固定电极，绿色电极贴于脐周皮肤或膀胱区，红色电极贴于骨突处	5	4	3	0~2	
			连接探头，润滑探头，将探头插入肛门，要求将探头的金属部位全部覆盖	5	4	3	0~2	
			根据医师开出生物反馈的治疗处方，调整每个生物反馈通道数值范围。如：生物反馈模式、电刺激模式、动画模式、激活音效功能。开始任务，点击"开"，再查连接，如果未工作，点击重新调节电流大小（通过"STIM+"和"STIM−"调节电流，最大不要超过40mA）。如果是新患者，调节电流量时应先让患者感受5mA的电流的感觉，然后遵医嘱调节电流量	10	7	5	0~4	
			点击下一步开始任务	4	3	2	0~1	
			任务过程中屏幕正上方可通过"STIM+"和"STIM—"增减电流量	4	3	2	0~1	
治疗结束		5	点击键盘上ESC键，停止生物反馈程序。点击保存统计学资料，撤除电极及探头，关机，拔除电源	5	4	3	0~2	
清洁		5	清洁探头和贴片，用物按医疗垃圾分类处理	5	4	3	0~2	
记录与打印		5	记录训练方法、时间、强度、频率及效果 打印治疗报告	5	4	3	0~2	
言语表达		5	思路清晰，言语表达流畅、准确，讲解到位	5	4	3	0~2	
动作规范		5	对患者耐心、规范的指导，计划性强，规定的时间内完成，体现人文关怀	5	4	3	0~2	
提问		5		5	4	3	0~2	
总分		100						

（张达慧　刘静）

第二章 脑损伤康复护理技术操作指引及评分标准

第一节 简明精神状态检查评估

一、简明精神状态检查评估操作指引

【定义与目的】

1. 定义：为了解和评估患者认知功能，临床上对患者的语言、感知、识别、记忆、概念形成、思维、推理及表象过程利用量表进行筛查的一种评估方法。

2. 目的：筛查痴呆、初步筛查患者有无认知功能障碍。

【应用范围】

适用于老年人、脑发育不全、老年性痴呆、严重脑外伤后遗症、脑血管意外后遗症、脑复苏后遗症等患者认知能力的评估。

【禁忌证】

严重痴呆患者；疾病处于急性期患者。

【注意事项】

1. 评估前应与患者交谈，让患者理解评估目的和方法，以取得患者理解与合作，评估过程中不宜重复提示。

2. 评定环境安静，可与患者面对面交谈，以免影响其注意力，一次检查大概5~10min。

3. 言语障碍和手部不灵活的患者，不适宜测试。

4. 评估前先了解患者受教育程度、年龄、语言表达能力、有无视听缺损及是否能识别方言的能力等，或表现为与痴呆的相似症状，如幻觉和视觉或妄想等；是否有抑郁症表现及近期遭受精神刺激等。

【护理结局】

患者配合并安全地完成相关评估。

【操作流程及要点说明】

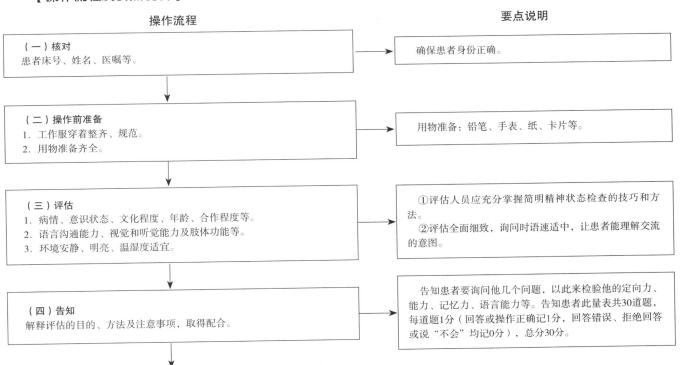

操作流程	要点说明
（一）核对 患者床号、姓名、医嘱等。	确保患者身份正确。
（二）操作前准备 1. 工作服穿着整齐、规范。 2. 用物准备齐全。	用物准备：铅笔、手表、纸、卡片等。
（三）评估 1. 病情、意识状态、文化程度、年龄、合作程度等。 2. 语言沟通能力、视觉和听觉能力及肢体功能等。 3. 环境安静、明亮、温湿度适宜。	①评估人员应充分掌握简明精神状态检查的技巧和方法。 ②评估全面细致，询问时语速适中，让患者能理解交流的意图。
（四）告知 解释评估的目的、方法及注意事项，取得配合。	告知患者要询问他几个问题，以此来检验他的定向力、能力、记忆力、语言能力等。告知患者此量表共30道题，每道题1分（回答或操作正确记1分，回答错误、拒绝回答或说"不会"均记0分），总分30分。

（五）实施（通过与患者的交谈，逐一完成对以下项目的问询

1. 定向力（最高分：10分）

（1）您能告诉我今年是哪一年？

（2）现在是什么季节？

（3）现在是几月份？

（4）今天是几号？

（5）今天是星期几？

（6）您现在在哪个省（市）？

（7）您现在在哪个县（区）？

（8）您现在在哪个乡（镇、街道）？

（9）您现在在什么地方？

（10）您现在在哪层楼？

2. 瞬时记忆力（最高分：3分）

告诉患者：现在我说3样东西，我说完后请您重复一遍并记住，过一会我还要问您。"皮球""国旗""树木"，请您重复。

3. 注意力及计算力（最高分：5分）

要求患者从100开始减7，之后再减7，一直减5次（即93，86，79，72，65）。

4. 延时记忆力（最高分：3分）

如果瞬时记忆力检查患者完全记住了3个名称，现在让患者再回忆说出刚才让他/她记住的那三样东西，即"皮球、国旗、树木"。

5. 语言能力（最高分：9分）

（1）命名能力（0～2分）

①出示手表，询问患者这个东西叫什么？

②出示铅笔，询问患者这个东西叫什么？

（2）复述能力（0～1分）

要求患者注意你说的话并重复1次，这句话是"四十四只石狮子"。

（3）阅读能力（0～1分）

拿出1张"闭上您的眼睛"卡片给患者看，要求患者读它并按要求去做。

（4）三步指令（0～3分）

给患者1张空白的平纸，要求对方按你的命令去做，"用右手拿纸，将纸对折，放在您的左腿上"。

（5）书写能力（0～1分）

给患者1张白纸，让他/她自发的写出1句完整的句子。

（6）结构能力（0～1分）

在1张白纸上画有交叉的2个五边形，要求患者照样准确的画出来。

①定向力：依次对患者提问以下10个问题，每答对1题，得1分。

②瞬时记忆为：检查者仔细说清楚，患者不能完全说出，可以重复，最多5次，但以首次重复的答案为得分依据。

③注意力及计算力："连续减7"测试，同时检查患者的注意力，不要重复患者的答案，不能用笔算，如果前次错了，但下一个答案是对的，也得1分。

④延时记忆力：不要求患者按物品次序回答，答对1个得1分，最多得3分。如果未记住所有的3个名称，那么对于延时记忆力的检查就没有意义了（请跳过4项"延时记忆力"检查）。

⑤语言能力：

a. 复述能力测试只允许重复一次，只有正确，咬字清楚的才记1分。

b. 阅读能力测试只有患者确实闭上眼睛才能得分。

c. 三步指令测试注意不要重复或示范，只有患者按正确顺序做的动作才算正确，各个正确动作计1分。

d. 书写能力测试要求句子必须有主语、动词，并有意义，注意不能给予任何提示，语法和标点的错误可以忽略。

e. 结构能力评分标准：五边形需画出5个清楚的角和5个边，同时两个五边形交叉处形成菱形，线条的抖动和图形的旋转可以忽略。

（六）观察与记录

1. 观察患者评估时反应情况。

2. 记录整理数据，得出结果供相关人员参考。

结果判断：正常与不正常的分界值与受教育程度有关：文盲（未受教育）组17分；小学（受教育年限≤6年）组20分；中学或以上（受教育年限＞6年）组24分。分界值以下有认知功能缺陷，分界值以上为正常。

二、简明精神状态检查评估操作评分标准

科室：　　　　　姓名：　　　　考核时间：　　　　　考核者：　　　　　得分：

项目		分值	操作要求	评分等级及分值				实际得分
				A	B	C	D	
操作前准备	仪表	10	工作衣帽、鞋穿着整齐、规范，洗手、戴口罩	2	1	0.5	0	
	环境		安静、明亮、温湿度适宜	2	1	0.5	0	
	用物		准备铅笔、手表、纸卡片等	1	0.5	0	0	
	说明		核对患者基本信息，解释操作目的，取得配合	2	1	0.5	0	
	评估		患者的病情、意识状态、文化程度、年龄、合作程度、语言沟通能力、视觉和听觉能力及肢体功能等	3	2	1	0	

（续表）

项目		分值	操作要求	评分等级及分值				实际得分
				A	B	C	D	
操作过程（护士逐一向患者提出以下问题）	定向力	20	首先依次询问日期，再依次询问地点，每答对1题，得1分	—	—	—	—	
			您能告诉我今年是哪一年	2	1	0.5	0	
			现在是什么季节	2	1	0.5	0	
			现在是几月份	2	1	0.5	0	
			今天是几号	2	1	0.5	0	
			今天是星期几	2	1	0.5	0	
			您现在在哪个省（市）	2	1	0.5	0	
			您现在在哪个县（区）	2	1	0.5	0	
			您现在在哪个乡（镇、街道）	2	1	0.5	0	
			您现在在什么地方	2	1	0.5	0	
			您现在在哪层楼	2	1	0.5	0	
	瞬时记忆力	6	告诉患者，现在我说三样东西，我说完后请您重复一遍并记住，过一会我还要问您。"皮球""国旗""树木"，请您重复（如果患者不能完全说出，可以重复，最多5次，但以首次重复的答案为得分依据）	6	4	2	0~1	
	注意力计算力	15	要求患者从100开始减7，之后再减7，一直减5次（即93，86，79，72，65）	15	10	5	0~4	
	延时记忆力	6	如果瞬时记忆力检查患者完全记住了3个名称，现在让患者再回忆说出刚才让他/她记住的那3样东西，即"皮球，国旗，树木"	6	4	2	0~1	
	命名能力	5	①出示手表，询问患者这个东西叫什么 ②出示铅笔，询问患者这个东西叫什么	5	3	2	0~1	
	复述能力	3	要求患者注意你说的话并重复一次，这句话是"四十四只石狮子"。	3	2	1	0	
	阅读能力	3	拿出1张"闭上您的眼睛"卡片给患者看，要求患者读它并按要求去做	3	2	1	0	
	三步指令	6	给患者1张空白的平纸，要求对方按你的命令去做，"用右手拿纸，将纸对折，放在您的左腿上"	6	4	2	0~1	
	书写能力	3	给患者1张白纸，让他/她自发的写出一句完整的句子	3	2	1	0	
	结构能力	3	在1张白纸上画有交叉的2个五边形，要求患者照样准确画出来	3	2	1	0	
	记录	5	记录规范、准确	5	4	3	0~2	
言语表达		5	思路清晰，言语表达流畅、准确，讲解到位	5	4	3	0~2	
动作规范		5	技术操作动作规范，准确到位，计划性强，规定的时间内完成，体现人文关怀	5	4	3	0~2	
提问		5		5	4	3	0~2	
总分		100						

（李美霞　陈伟虹　李艳芬）

第二节　吞咽障碍筛查

一、吞咽障碍筛查操作指引

【定义与目的】

1. 定义：借助各种筛查工具，了解患者是否存在吞咽障碍及障碍程度的一种护理评估技术。

2. 目的：找出吞咽障碍的高危人群，决定是否需要进一步的检查。

【应用范围】

年龄大于65岁老人、患有与吞咽障碍相关疾病的患者。

【禁忌证】

神志不清、严重呼吸困难的患者。

【注意事项】

1. 筛查前应与患者交谈，让患者明确检查的目的，以取得患者的理解与配合。

2. 筛查前应了解患者的基本情况，如年龄、是否患有与吞咽障碍有关的疾病、是否有气管切开、唾液及痰液情况、口腔卫生、头部、躯干姿势控制及营养情况。

3. 进行改良洼田饮水试验前，要确认患者神志清楚，无严重的呼吸困难，吞咽反射存在才进行。

4. 染料测试适合气管切开患者筛查有无误吸，每喂一口食物，都要观察有无绿色染料食物自行咳出或经声门下及气管套管吸出；如果稍后才从气管套管中吸出染色分泌物，不一定是误吸。

5. 筛查过程中注意患者的安全，避免发生意外。

【护理结局】

1. 患者配合并安全地完成相关筛查。

2. 未出现因评估导致的继发性损伤。

【操作流程及要点说明】

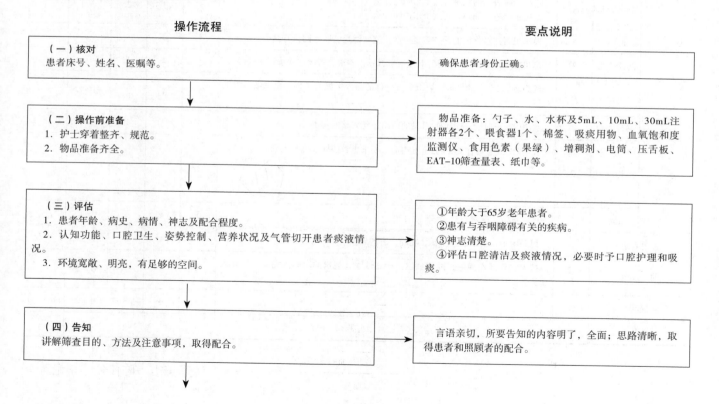

操作流程	要点说明
（一）核对 患者床号、姓名、医嘱等。	确保患者身份正确。
（二）操作前准备 1. 护士穿着整齐、规范。 2. 物品准备齐全。	物品准备：勺子、水、水杯及5mL、10mL、30mL注射器各2个、喂食器1个、棉签、吸痰用物、血氧饱和度监测仪、食用色素（果绿）、增稠剂、电筒、压舌板、EAT-10筛查量表、纸巾等。
（三）评估 1. 患者年龄、病史、病情、神志及配合程度。 2. 认知功能、口腔卫生、姿势控制、营养状况及气管切开患者痰液情况。 3. 环境宽敞、明亮，有足够的空间。	①年龄大于65岁老年患者。 ②患有与吞咽障碍有关的疾病。 ③神志清楚。 ④评估口腔清洁及痰液情况，必要时予口腔护理和吸痰。
（四）告知 讲解筛查目的、方法及注意事项，取得配合。	言语亲切，所要告知的内容明了，全面；思路清晰，取得患者和照顾者的配合。

（五）实施

1. 症状筛查。

护士通过观察或者询问患者逐一完成以下项目：

（1）营养摄入方式：□经口进食 □管饲饮食

（2）进食、饮水有无呛咳：□无 □有

（3）有无返流：□有部位（　　）□无

（4）食物残留：□无 □有（口腔、咽部异物）

（5）咳嗽力量：□强 □弱 □无

（6）进餐时间：□15min □30min □45min □60min

（7）有无体重下降：□无 □有

（8）原因不明发热或吸入性肺炎：□无 □有

2. 进食评估问卷调查工具-10（EAT-10）。

护士在告知患者EAT-10吞咽筛查检查的目的后让患者自行完成ETA-10吞咽筛查量表的填写；不能书写者护士通过询问患者后帮助患者完成量表的书写。

3. 反复唾液吞咽测试。

（1）患者取坐位或半卧位。

（2）检查者将食指置于患者舌骨处，中指放甲状软骨，让患者尽量快速反复吞咽。

（3）观察患者吞咽启动时间、喉上抬的幅度和30s内吞咽的次数。

4. 改良洼田饮水试验。

（1）患者取坐位，监测血氧饱和度。

（2）用注射器抽取1mL、3mL、5mL、10mL水，让患者依次喝下，如无问题，再让患者一次性喝下30mL水。

（3）观察和记录饮水时间、有无呛咳、饮水状况、血氧饱和度监测情况等。

5. 染料测试。

（1）将果绿溶于水，准备1号、2号、3号食物各1份，并用笔在水杯上标识1、2、3号食物。

（2）患者取坐位或半卧位。

（3）吸净口腔、声门下、气道痰液。

（4）根据患者具体情况按2号、3号，或2号、1号、3号顺序，依次给患者喂食1mL、3mL、5mL、10mL食物。

（5）每喂一口，观察患者吞咽情况及反应，有无绿色染料食物自行咳出或经声门下及气管套管吸出。

（6）清洁口腔，必要时机械辅助排痰。

（六）整理用物、记录

1. 协助患者取舒适体位，整理好用物。

2. 记录筛查结果，并做好健康宣教。

①症状筛查：护士询问用语规范，表达意图清晰，对于不确定的项目要重复询问以获得准确的筛查结果。

②进食评估问卷调查工具：适用于已有饮水和进食经历的患者。

③反复唾液吞咽测试：

a. 当舌骨、甲状软骨随吞咽动作上举、越过食指后复位，即判定完成一次吞咽反射。

b. 若患者吞咽启动困难，可在舌面注入1mL水，再行吞咽。

c. 结果判断：80岁以上高龄患者30s内完成3次吞咽即可；50～80岁患者30s内完成5次吞咽即可；喉上下移动大于2cm。

④改良法用饮水试验：

a. 气管切开、流涎严重患者不做此项筛查。

b. 饮水状况包括啜饮、含饮、水从嘴角流出、呛咳、饮后声音改变等。

c. 如患者出现明显呛咳，则不进入下一步测试，如无呛咳则进入下一步测试。

d. 洼田饮水试验分5级：Ⅰ级：一次喝完，无呛咳；Ⅱ级：分两次以上喝完，无呛咳；Ⅲ级：能一次喝完，但有呛咳；Ⅳ级：分两次以上喝完，且有呛咳；Ⅴ级：常常呛咳，难以全部喝完。

e. 诊断标准：

正常：在5s内喝完，分级在Ⅰ级。

可疑：喝水时间超过5s，分级在Ⅰ-Ⅱ级。

异常：分级在Ⅲ、Ⅳ、Ⅴ级。

⑤染料测试：

a. 适合神志清楚、气管切开患者。

b. 开始前，检查气管套管气囊压力是否合适。

c. 将果绿溶于水调配成淡绿色液体，1号液体为果绿原液，2号、3号液体按增稠剂说明调配成浓流质、糊状食物。

d. 当患者自行咳出绿色染料食物，或经声门下及气管套管吸出绿色染料食物时，说明患者有误吸。

e. 先从2号食物开始测试，如果患者在2号食物某个容积部分出现误吸，则这部分测试停止，水的测试也不需要做，直接进入3号食物测试，如果未出现误吸，则按2号、1号、3号顺序进行，至3号测试完成或某个容积出现误吸即结束评估。

二、吞咽障碍筛查操作评分标准

科室：　　　　姓名：　　　　考核时间：　　　　考核者：　　　　得分：

项目		分值	操作要求	评分等级及分值				实际得分
				A	B	C	D	
操作前准备	仪表	10	操作者仪表着装规范符合要求，洗手、戴口罩	2	1	0.5	0	
	环境		宽敞、明亮、温湿度适宜	1	0.5	0	0	
	用物		勺子、水、水杯、注射器5mL、10mL、30mL各2个、喂食器1个、棉签、吸痰用物、血氧饱和度监测仪、食用色素（果绿）、增稠剂、电筒、压舌板、EAT-10筛查量表、纸巾等	2	1	0.5	0	
	说明		核对患者基本信息，解释操作目的，取得患者和照顾者的配合	2	1	0.5	0	
	评估		患者年龄、病史、病情、意识水平、认知、口腔卫生、姿势控制、营养状况、气管切开患者痰液及配合程度等	3	2	1	0	

项目		分值	操作要求	评分等级及分值				实际得分
				A	B	C	D	
操作过程	症状筛查	15	护士通过观察或者询问患者逐一完成以下项目： ①营养摄入方式：□经 □进食 □管饲饮食 ②进食、饮水有无呛咳：□无 □有 ③有无返流：□有部位（　　　） □无 ④食物残留：□无 □有（口腔、咽部异物） ⑤咳嗽力量：□强 □弱 □无 ⑥进餐时间：□15min □30min □45min □60min ⑦有无体重下降：□无 □有 ⑧原因不明发热或吸入性肺炎：□无 □有	15	10	6	0~5	
	EAT-10	10	护士在告知患者EAT-10吞咽筛查检查的目的后让患者自行完成ETA-10吞咽筛查量表的填写；不能书写者护士通过询问患者后帮助患者完成量表的书写	10	8	6	0~5	
	反复唾液吞咽测试	10	患者取坐位或半卧位	2	1	0.5	0	
			检查者将食指置于患者舌骨处，中指放甲状软骨，让患者尽量快速反复吞咽	4	3	2	0~1	
			观察患者吞咽启动时间、喉上抬的幅度和30s内吞咽次数并准确记录	4	3	2	0~1	
	改良洼田饮水试验	15	患者取坐位，戴血氧饱和度监测仪	5				
			用注射器抽取1mL、3mL、5mL、10mL水，让患者依次喝下，如无问题，再让患者一次性喝下30mL水	5	4	3	0~2	
			观察和记录饮水时间、有无呛咳、血氧饱和度监测情况、饮水状况等	5	4	3	0~2	
	染料测试	20	将果绿溶于水，准备1号、2号、3号食物各1份	4	3	2	0~1	
			患者取坐位或半卧位	2	1	0.5	0	
			吸净口腔、声门下、气道痰液	3	2	1	0	
			根据患者具体情况按2号、3号，或2号、1号、3号顺序，依次给患者喂食1mL、3mL、5mL、10mL食物	5	4	3	0~2	
			每喂一口，观察患者吞咽情况及反应，有无绿色染料食物自行咳出或经声门下及气管套管吸出	4	3	2	0~1	
			清洁口腔，必要时机械辅助排痰	2	1	0.5	0	
	整理记录	5	①协助患者取舒适体位，整理好用物 ②记录筛查结果，并做好健康宣教	5	4	3	0~2	
言语表达		5	思路清晰，言语表达流畅、准确，讲解到位	5	4	3	0~2	
动作规范		5	技术操作动作规范，准确到位，计划性强，规定的时间内完成，体现人文关怀	5	4	3	0~2	
提问		5		5	4	3	0~2	
总分		100						

（陈伟虹　李美霞　李艳芬）

第三节　容积-黏度吞咽测试（V-VST）

一、容积-黏度吞咽测试（V-VST）操作指引

【定义与目的】

1. 定义：通过给予患者不同稠度及容积的液体，来评估吞咽的安全性和有效性。

2. 目的：①检测吞咽有效性相关的功能障碍：a. 无法将食团保持在口中；b. 口腔存残留物；c. 咽部存在残留物；d. 无法在单次吞咽动作中吞下食团。②检测吞咽安全性相关的功能障碍：吸入相关指征。脉搏血氧仪可检测不伴咳嗽症状（静息状态吸入）的患者。③辅助选择摄取液体最合适的体积和稠度。

【应用范围】

1. 已明确患有吞咽障碍的患者及疑似吞咽障碍的患者。

2. 容易发生吞咽问题的患者，包括：①虚弱的老年人。②患有神经系统疾病或神经退行性疾病的患者。③有口咽或喉手术史，或颈部区域接受过放射治疗的患者。④由于其他原因导致营养不良的患者。

【禁忌证】

神志不清、严重呼吸困难的患者。

【注意事项】

1．评估前应与患者交谈，让患者明确检查的目的，取得患者的理解与合作。

2．测试期间，应密切观察和记录患者是否在吞咽的安全性和（或）有效性方面出现问题或临床征象。安全性方面临床征象包括咳嗽、音质改变、血氧饱和度水平下降3%；有效性方面临床征象包括唇部闭合、口腔残留、分次吞咽、咽部残留。

3．测试结果及临床意义：①不伴安全性/有效性受损：如吞咽过程中未出现安全性/有效性受损相关指征，则V-VST测试的结果是阴性的，即该患者未患有口咽性吞咽障碍。②伴有有效性受损，不伴安全性受损：如吞咽过程中未出现安全性受损指征，但有有效性受损指征，则该患者患有口咽性吞咽障碍。患者可安全吞咽，但有效性受损，可能危及患者的营养和补水状况。③伴有安全性受损（伴/不伴相关有效性问题）：如吞咽过程中出现安全性受损指征，伴或不伴相关有效性问题，则该患者患有口咽性吞咽障碍。吞咽过程的安全性下降提示该患者可能已经发生吸入。最安全的摄取液体体积和稠度相当于患者能够安全吞咽时液体的稠度。安全性一致的前提下，需优先考虑尽可能大的容积，以保证吞咽有效性和患者优选的稠度。

4．操作过程中注意患者的安全，避免发生意外。

【护理结局】

患者配合并安全地完成相关测试。

【操作流程及要点说明】

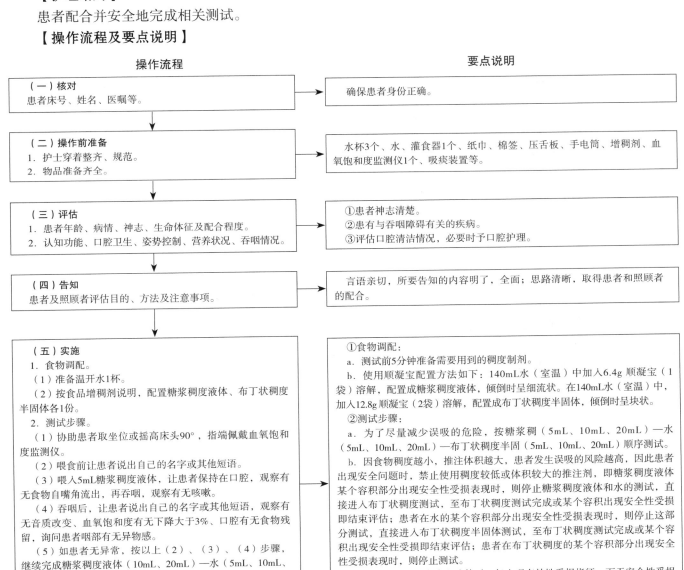

操作流程	要点说明
（一）核对 患者床号、姓名、医嘱等。	确保患者身份正确。
（二）操作前准备 1．护士穿着整齐、规范。 2．物品准备齐全。	水杯3个、水、灌食器1个、纸巾、棉签、压舌板、手电筒、增稠剂、血氧饱和度监测仪1个、吸痰装置等。
（三）评估 1．患者年龄、病情、神志、生命体征及配合程度。 2．认知功能、口腔卫生、姿势控制、营养状况、吞咽情况。	①患者神志清楚。 ②患有与吞咽障碍有关的疾病。 ③评估口腔清洁情况，必要时予口腔护理。
（四）告知 患者及照顾者评估目的、方法及注意事项。	言语亲切，所要告知的内容明了、全面；思路清晰，取得患者和照顾者的配合。
（五）实施 1．食物调配。 （1）准备温开水1杯。 （2）按食品增稠剂说明，配置糖浆稠度液体、布丁状稠度半固体各1份。 2．测试步骤。 （1）协助患者取坐位或摇高床头90°，指端佩戴血氧饱和度监测仪。 （2）喂食前让患者说出自己的名字或其他短语。 （3）喂入5mL糖浆稠度液体，让患者保持在口腔，观察有无食物自嘴角流出，再吞咽，观察有无咳嗽。 （4）吞咽后，让患者说出自己的名字或其他短语，观察有无音质改变、血氧饱和度有无下降大于3%、口腔有无食物残留，询问患者咽部有无异物感。 （5）如患者无异常，按以上（2）、（3）、（4）步骤，继续完成糖浆稠度液体（10mL、20mL）—水（5mL、10mL、20mL）—布丁状稠度半固体（5mL、10mL、20mL）测试。 3．整理用物、记录。 （1）协助患者取舒适体位，整理好用物。 （2）记录评估结果，并做好健康宣传教育。	①食物调配： a．测试前5分钟准备需要用到的稠度制剂。 b．使用顺凝宝配置方法如下：140mL水（室温）中加入6.4g顺凝宝（1袋）溶解，配置成糖浆稠度液体，倾倒时呈细流状。在140mL水（室温）中，加入12.8g顺凝宝（2袋）溶解，配置成布丁状稠度半固体，倾倒时呈块状。 ②测试步骤： a．为了尽量减少误吸的危险，按糖浆稠（5mL、10mL、20mL）—水（5mL、10mL、20mL）—布丁状稠度半固（5mL、10mL、20mL）顺序测试。 b．因食物稠度越小，推注体积越大，患者发生误吸的风险越高，因此患者出现安全问题时，禁止使用稠度较低或体积较大的推注剂，即糖浆稠度液体某个容积部分出现安全性受损表现时，则停止糖浆稠度液体和水的测试，直接进入布丁状稠度测试，至布丁状稠度测试完成或某个容积出现安全性受损即结束评估；患者在水的某个容积部分出现安全性受损表现时，则停止这部分测试，直接进入布丁状稠度半固体测试，至布丁状稠度测试完成或某个容积出现安全性受损即结束评估；患者在布丁状稠度的某个容积部分出现安全性受损表现时，则停止测试。 c．如患者吞咽任意容积液体时，仅出现有效性受损指征，而无安全性受损指征时，应及时记录，并继续测试。 d．测试全程应使用脉搏血氧计测量血氧饱和度，以便及时发现隐性误吸。

二、容积-黏度吞咽测试（V-VST）操作评分标准

科室：　　　　　姓名：　　　　　考核时间：　　　　　考核者：　　　　　得分：

项目		分值	操作要求	评分等级及分值				实际得分
				A	B	C	D	
操作前准备	仪表	15	操作者仪表着装规范符合要求，洗手、戴口罩	2	1	0.5	0	
	环境		宽敞、明亮、温湿度适宜	2	1	0.5	0	
	用物		水杯3个、水、灌食器1个、纸巾、棉签、压舌板、手电筒、增稠剂、血氧饱和度监测仪1个、吸痰装置及用物	1	0.5	0	0	
	说明		核对患者基本信息，解释操作目的，取得患者和照顾者的配合	2	1	0.5	0	
	评估		患者年龄、病情、神志、生命体征、认知状态、姿势控制、口腔卫生、营养状况、吞咽情况、配合程度	8	6	4	0~3	
操作过程	食物调配	20	准备温水1杯	5	4	3	0~2	
			按食品增稠剂说明配置糖浆稠度液体、布丁状稠度半固体各1杯	15	10	5	0~4	
	测试步骤	45	协助患者取坐位或摇高床头90°，指端佩戴血氧饱和度监测仪	5	4	3	0~2	
			让患者说出自己的名字或其他短语	5	4	3	0~2	
			喂入5mL糖浆稠度液体，让患者保持在口腔，观察有无食物自嘴角流出后，再吞咽，观察有无咳嗽	13	9	5	0~4	
			吞咽后，让患者说出自己的名字或其他短语，观察有无音质改变、血氧饱和度有无下降大于3%、口腔有无食物残留，询问患者咽部有无异物感	12	8	4	0~3	
			如患者未出现咳嗽、音质改变、血氧饱和度水平下降等安全性受损表现，继续按2、3、4步骤完成糖浆稠度液体（10mL、20mL）—水（5mL、10mL、20mL）—布丁状稠度半固体（5mL、10mL、20mL）测试	10	7	4	0~3	
	整理用物、记录	5	协助患者取舒适体位，整理好用物 记录评估结果，并做好健康宣传教育	5	4	3	0~2	
言语表达		5	思路清晰，言语表达流畅、准确，讲解到位	5	4	3	0~2	
动作规范		5	技术操作动作规范，准确到位，计划性强，规定的时间内完成，体现人文关怀	5	4	3	0~2	
提问		5		5	4	3	0~2	
总分		100						

（陈伟虹　李美霞　李艳芬）

第四节　营养风险筛查

一、营养风险筛查操作指引

【定义与目的】

1. 定义：临床医护人员用来判断患者是否需要进一步进行全面营养评定和制订营养治疗计划的一种快速、简便的筛查方法。2002年欧洲肠外肠内营养学会（ESPEN）推荐的营养风险筛查工具（NRS-2002）是一种简便易行的较客观的营养风险筛查方法。

2. 目的：筛查住院患者是否存在营养不良及监测营养不良发展的风险。

【应用范围】

适用于对成人住院患者的营养筛查。

【禁忌证】

不适用于18岁以下、90岁以上患者。

【护理评估】

年龄、神志、认知，活动能力、配合程度。

【注意事项】

1. NRS-2002包括初筛和最终筛查两个部分。初筛的4个问题能简单反映住院患者的营养状况，并预测营养不良风险。最终筛查是根据目前患者的营养状况和疾病损伤状况的风险而定。

2. NRS-2002最终筛查中疾病严重程度评分，评分为1分，指因并发症入院的慢性病患者，患者虚弱，但

能离床活动；评分为2分，因病情需要卧床的患者，如重大腹部外科手术后；评分为3分，给予机械通气的重症监护患者。

3. 患者入院48h内完成营养筛查。

4. NRS-2002最终筛查总分7分，<3分，每周重复筛查；≥3分，需要营养会诊和干预。

【护理结局】

患者配合完成营养风险筛查。

【操作流程及要点说明】

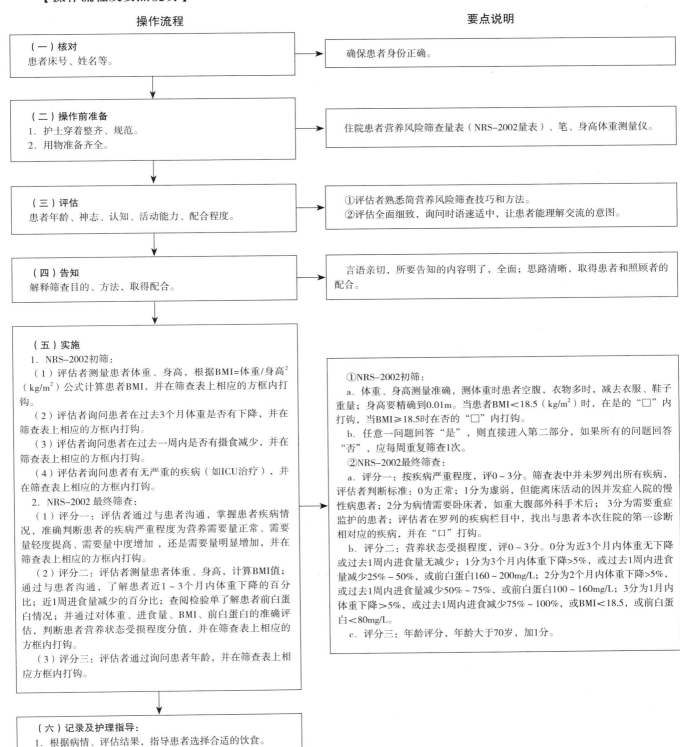

操作流程

要点说明

（一）核对
患者床号、姓名等。

确保患者身份正确。

（二）操作前准备
1. 护士穿着整齐、规范。
2. 用物准备齐全。

住院患者营养风险筛查量表（NRS-2002量表）、笔、身高体重测量仪。

（三）评估
患者年龄、神志、认知、活动能力、配合程度。

①评估者熟悉简营养风险筛查技巧和方法。
②评估全面细致，询问时语速适中，让患者能理解交流的意图。

（四）告知
解释筛查目的、方法，取得配合。

言语亲切，所要告知的内容明了、全面；思路清晰，取得患者和照顾者的配合。

（五）实施
1. NRS-2002初筛：
（1）评估者测量患者体重、身高，根据BMI=体重/身高^2（kg/m^2）公式计算患者BMI，并在筛查表上相应的方框内打钩。
（2）评估者询问患者在过去3个月体重是否有下降，并在筛查表上相应的方框内打钩。
（3）评估者询问患者在过去一周内是否有摄食减少，并在筛查表上相应的方框内打钩。
（4）评估者询问患者有无严重的疾病（如ICU治疗），并在筛查表上相应的方框内打钩。
2. NRS-2002最终筛查：
（1）评分一：评估者通过与患者沟通，掌握患者疾病情况，准确判断患者的疾病严重程度为营养需要量正常、需要量轻度提高、需要量中度增加，还是需要量明显增加，并在筛查表上相应的方框内打钩。
（2）评分二：评估者测量患者体重、身高，计算BMI值；通过与患者沟通，了解患者近1~3个月内体重下降的百分比；近1周进食量减少的百分比；查阅检验单了解患者前白蛋白情况；并通过对体重、进食量、BMI、前白蛋白的准确评估，判断患者营养状态受损程度分值，并在筛查表上相应的方框内打钩。
（3）评分三：评估者通过询问患者年龄，并在筛查表上相应方框内打钩。

①NRS-2002初筛：
a. 体重、身高测量准确，测体重时患者空腹，衣物多时，减去衣服、鞋子重量；身高要精确到0.01m。当患者BMI<18.5（kg/m^2）时，在是的"□"内打钩，当BMI≥18.5时在否的"□"内打钩。
b. 任意一问题回答"是"，则直接进入第二部分，如果所有的问题回答"否"，应每周重复筛查1次。
②NRS-2002最终筛查：
a. 评分一：按疾病严重程度，评0~3分。筛查表中并未罗列出所有疾病，评估者判断标准：0为正常；1分为虚弱，但能离床活动的因并发症入院的慢性病患者；2分为病情需要卧床者，如重大腹部外科手术后；3分为需要重症监护的患者；评估者在罗列的疾病栏目中，找出与患者本次住院的第一诊断相对应的疾病，并在"□"打钩。
b. 评分二：营养状态受损程度，评0~3分。0分为近3个月内体重无下降或过去1周内进食量无减少；1分为3个月内体重下降>5%，或过去1周内进食量减少25%~50%，或前白蛋白160~200mg/L；2分为2个月内体重下降>5%，或过去1周内进食量减少50%~75%，或前白蛋白100~160mg/L；3分为1月内体重下降>5%，或过去1周内进食量减少75%~100%，或BMI<18.5，或前白蛋白<80mg/L。
c. 评分三：年龄评分，年龄大于70岁，加1分。

（六）记录及护理指导：
1. 根据病情、评估结果，指导患者选择合适的饮食。
2. 营养摄入不足者，建议增加2~3次小餐。
3. 记录筛查结果，并做好护理指导。

二、营养风险筛查操作评分标准

科室：　　　　姓名：　　　　考核时间：　　　　考核者：　　　　得分：

项目		分值	操作要求	评分等级及分值				实际得分
				A	B	C	D	
操作前准备	仪表	10	操作者仪表着装规范符合要求，洗手、戴口罩	2	1	0.5	0	
	环境		安静、明亮、温湿度适宜	2	1	0.5	0	
	用物		住院患者营养不良风险筛查量表（NRS-2002量表）、笔、身高体重测量仪	1	0.5	0	0	
	评估		年龄、神志、认知、活动能力、配合程度	3	2	1	0	
	说明		核对患者基本信息，解释操作目的，取得患者和照顾者的配合	2	1	0.5	0	
操作过程	NRS-2002初筛	20	评估者测量患者体重、身高，根据BMI=体重/身高^2（kg/m^2）公式计算患者BMI，并在筛查表上相应的方框内打钩	5	4	3	0~2	
			评估者询问患者在过去3个月体重是否有下降，并在筛查表上相应的方框内打钩	5	4	3	0~2	
			评估者询问患者在过去一周内是否有摄食减少，并在筛查表上相应的方框内打钩	5	4	3	0~2	
			评估者询问患者有无严重的疾病（如ICU治疗），并在筛查表上相应的方框内打钩	5	4	3	0~2	
	NRS-2002最终筛查	50	评分一：评估者通过与患者沟通，掌握患者疾病情况，准确判断患者的疾病严重程度为营养需要量正常、需要量轻度提高、需要量中度增加，还是需要量明显增加，并在筛查表上相应的方框内打钩	20	15	10	0~9	
			评分二：评估者测量患者体重、身高，计算BMI值；通过与患者沟通，了解患者近1~3个月内体重下降的百分比；近1周进食量减少的百分比；查阅检验单了解患者前白蛋白情况；并通过对体重、进食量、BMI、前白蛋白的准确评估，判断患者营养状态受损程度分值，并在筛查表上相应的方框内打钩	20	15	10	0~9	
			评分三：评估者通过询问患者年龄，并在筛查表上相应的方框内打钩	10	8	6	0~5	
	记录指导	5	记录筛查结果并做好护理指导	5	4	3	0~2	
言语表达		5	思路清晰，言语表达流畅、准确，讲解到位	5	4	3	0~2	
动作规范		5	技术操作动作规范，准确到位，计划性强，规定的时间内完成，体现人文关怀	5	4	3	0~2	
提问		5		5	4	3	0~2	
总分		100						

（陈伟虹　匡明月　李美霞　李卉梅）

第五节　偏瘫患者Brunnstrom分期评估

一、偏瘫患者Brunnstrom分期评估操作指引

【定义与目的】

1. 定义：为明确偏瘫患者肢体运动功能水平，护士根据偏瘫侧肌张力的变化和运动功能进行评估的护理技术。

2. 目的：发现和确定患者运动功能障碍的特点、水平以及潜在的能力，为制定明确的康复护理目标和康复治疗计划提供依据。

【应用范围】

中枢神经系统损伤后运动功能障碍，如脑外伤、脑卒中、儿童脑瘫等及运动控制障碍疾患。

【禁忌证】

外周神经损伤后、肌肉骨骼疾病等患者。

【注意事项】

1. 评估前应与患者交谈，让患者明确评估的目的，以取得患者的理解与配合。

2. 采取正确的姿势评估，嘱患者放松，随意用力。

3. 评估前先确定患者关节活动度是否正常，若活动受限，需说明。

4. 对于有失用症和听理解障碍的患者应耐心示范评估动作。

5. 正确规范评估动作，尽量避免代偿，评估每个动作前，应先嘱咐患者要放松偏瘫的肢体。

6. 评估过程中注意患者的安全，避免发生意外。

【护理结局】

患者配合并安全完成相关评估。

获取准确的分级数值。

【操作流程及要点说明】

操作流程	要点说明
（一）核对 用物、床号、姓名、医嘱。	确保患者身份正确。
（二）操作前准备 1. 护士穿着整洁、洗手、戴口罩。 2. 物品准备：记录单、笔。	用物准备齐全。
（三）评估 1. 患者病情、意识状态、认知功能、言语沟通能力、肢体功能状态、肌力、肌张力、平衡、合作程度等。 2. 环境安静、明亮、温湿度适宜。	①评估细致、全面。 ②护士对偏瘫患者Brunnstrom分期评估技术能熟练掌握。
（四）告知 解释评估的目的、方法及配合要点，取得配合。	言语亲切，所要告知的内容明了、全面；思路清晰，取得患者和照顾者的配合。
（五）实施 1. 上肢。 （1）护士通过观察患者上肢功能情况，嘱患者随意用力或进行指令性动作完成对上肢功能的评估和偏瘫分期判断。 （2）评估时有二项以上要求时，只要满足其中一个条件，即说明进入了该期阶段。 2. 手。 （1）护士通过观察患者手功能情况，嘱患者随意用力或进行指令性动作完成对手功能的评估和偏瘫分期判断。 （2）评估时有2项要求时，只要满足其中1个条件，即说明进入了该期阶段。 3. 下肢。 （1）护士通过观察患者下肢功能情况，嘱患者随意用力或进行指令性动作完成对下肢功能的评估和偏瘫分期判断。 （2）评估时有2项以上要求时，只要满足其中1个条件，即说明进入了该期阶段。	①上肢： Ⅰ期：无任何运动。 Ⅱ期：出现联合反应（让患者取仰卧位，患侧上肢肩关节外展外旋，肘关节屈曲，患手摸同侧耳朵，健侧上肢肩关节外展，肘关节屈曲，前臂旋前，掌心向前，护士一手握住患者健侧腕关节，用力下压，让患者伸展肘关节与检查者对抗，护士另一手触摸患侧胸大肌，如出现收缩则为上肢联合反应出现），无引起关节运动的随意收缩，出现痉挛。 Ⅲ期：可随意发起协（共）同运动，指肢体在做随意运动时不能做单个关节的分离运动，只能做多个关节的同时运动。 Ⅳ期：出现脱离协（共）同运动的活动：a. 肩0°肘90°下前臂可旋前、旋后；b. 肘伸直的情况下，肩可前屈90°；c. 手背可触及腰骶部。 Ⅴ期：出现相对独立的分离运动活动：a. 肘伸直肩可外展90°；b. 肘伸直，肩前屈30~90°时前臂可旋前旋后；c. 肘伸直，前臂呈中立位，上肢上举过头。 Ⅵ期：运动协调近于正常，手指指鼻无明显辨距不良，但速度比健侧慢（<5s）。 ②手： Ⅰ期：无任何运动。 Ⅱ期：手仅有极细微屈伸。 Ⅲ期：手可作钩状抓握，但不能伸指。 Ⅳ期：手能侧捏及松开拇指，手指有半随意的小范围伸展活动。 Ⅴ期：a. 手可作球状和圆柱状抓握；b. 手指同时伸展，但不能单独伸展。 Ⅵ期：手所有抓握均能完成，但速度和准确性比健侧差。 ③下肢： Ⅰ期：无任何运动。 Ⅱ期：出现联合反应（让患者取仰卧位，双上肢放松置于身体两侧，健侧下肢轻度外展，护士一手置于健侧踝关节上方，向外侧用力，同时嘱患者用力内收，护士另一手放于患侧下肢大腿内收肌群，如出现肌肉收缩则为下肢联合反应出现），无引起关节运动的随意收缩，出现痉挛。 Ⅲ期：可随意发起协（共）同运动，有髋、膝、踝协同性屈曲。 Ⅳ期：出现脱离协（共）同运动的活动：a. 坐位屈膝90°以上，可使足后滑到椅子下方；b. 坐位足跟不离地的情况下能使踝背屈。 Ⅴ期：出现相对独立的分离运动活动：a. 健腿站，患腿可先屈膝后伸髋；b. 站立位，患膝伸直，足稍向前踏出，踝能背屈。 Ⅵ期：a. 立位，伸膝位髋外展；b. 坐位下伸直膝可内外旋下肢，能同时完成足的内外翻。
（六）观察与记录 1. 观察患者的主观反应。 2. 记录患者评估的结果。	

二、偏瘫患者Brunnstrom分期评估操作评分标准

科室：　　　　　姓名：　　　　　考核时间：　　　　　考核者：　　　　　得分：

项目		分值	操作要求	评分等级及分值				实际得分
				A	B	C	D	
操作前准备	仪表	10	工作衣帽、鞋穿着整齐、规范，洗手、戴口罩	2	1	0.5	0	
	环境		安静、明亮、温湿度适宜	2	1	0.5	0	
	用物		记录单、笔	1	0.5	0	0	
	说明		核对患者基本信息，解释操作目的，取得配合	2	1	0.5	0	
	评估		患者病情、意识状态、认知功能、言语沟通能力、肢体功能状态、肌力、肌张力、平衡、合作程度等	3	2	1	0	
操作过程	上肢	24	护士通过观察患者上肢功能情况，嘱患者随意用力或进行指令性动作完成对上肢功能的评估和偏瘫分期的判断	6	4	2	0~1	
			准确完成对患者"Ⅰ期：无任何运动"的评估并进行分期判断	3	2	1	0	
			准确完成对患者"Ⅱ期：出现联合反应，无引起关节运动的随意收缩，出现痉挛"的评估并进行分期判断	3	2	1	0	
			准确完成对患者"Ⅲ期：可随意发起协（共）同运动"的评估并进行分期判断	3	2	1	0	
			准确完成对患者"Ⅳ期：出现脱离协（共）同运动的活动，包括：①肩0°肘90°下前臂可旋前旋后；②肘伸直肩可前屈90°；③手背可触及腰骶部"的评估并进行分期判断	3	2	1	0	
			准确完成对患者"Ⅴ期：出现相对独立的分离运动活动，包括：①肘伸直肩外展90°；②肘伸直肩前屈30°~90°时前臂旋前和旋后；③肘伸直，前臂取中立位，上肢上举过头"的评估并进行分期判断	3	2	1	0	
			准确完成对患者"Ⅵ期：运动协调近于正常，手指指鼻无明显辨距不良，但速度比健侧慢（<5s）"的评估并进行分期判断	3	2	1	0	
	手	24	护士通过观察患者手功能情况，嘱患者随意用力或进行指令性动作完成对手功能的评估和偏瘫分期判断	6	4	2	0~1	
			准确完成对患者"Ⅰ期：无任何运动"的评估并进行分期判断	3	2	1	0	
			准确完成对患者"Ⅱ期：仅有极细微屈伸"的评估并进行分期判断	3	2	1	0	
			准确完成对患者"Ⅲ期：可作钩状抓握，但不能伸指"的评估并进行分期判断	3	2	1	0	
			准确完成对患者"Ⅳ期：能侧捏及松开拇指，手指有半随意的小范围伸展活动"的评估并进行分期判断	3	2	1	0	
			准确完成对患者"Ⅴ期：①可作球状和圆柱状抓握；②手指同时伸展，但不能单独伸展"的评估并进行分期判断	3	2	1	0	
			准确完成对患者"Ⅵ期：所有抓握均能完成，但速度和准确性比健侧差"的评估并进行分期判断	3	2	1	0	
	下肢	24	护士通过观察患者下肢功能情况，嘱患者随意用力或进行指令性动作完成对下肢功能的评估和偏瘫分期判断	6	4	2	0~1	
			准确完成对患者"Ⅰ期：无任何运动"的评估并进行分期判断	3	2	1	0	
			准确完成对患者"Ⅱ期：出现联合反应，无引起关节运动的随意收缩，出现痉挛"的评估并进行分期判断	3	2	1	0	
			准确完成对患者"Ⅲ期：可随意发起协（共）同运动，有髋、膝、踝协同性屈曲"的评估并进行分期判断	3	2	1	0	
			准确完成对患者"Ⅳ期：出现脱离协（共）同运动的活动，包括：①坐位屈膝90°以上，可使足后滑到椅子下方；②在足跟不离地的情况下能使踝背屈"的评估并进行分期判断	3	2	1	0	
			准确完成对患者"Ⅴ期：出现相对独立的分离运动活动，包括：①健腿站，患腿可先屈膝后伸髋；②站立位，患膝伸直，足稍向前踏出，踝能背屈"的评估并进行分期判断	3	2	1	0	
			准确完成对患者"Ⅵ期：①立位，伸膝位髋外展；②坐位下伸直膝可内外旋下肢，能同时完成足的内外翻"的评估并进行分期判断	3	2	1	0	
	记录	3	记录规范、准确	3	2	1	0	
言语表达		5	思路清晰，言语表达流畅、准确，解释到位	5	4	3	0~2	
动作规范		5	技术操作动作规范，准确到位，计划性强，规定的时间内完成，体现人文关怀	5	4	3	0~2	
提问		5		5	4	3	0~2	
总分		100						

（李美霞　陈伟虹　李卉梅）

第六节 感觉功能评估(深感觉、复合感觉)

一、感觉功能评估(深感觉、复合感觉)操作指引

【定义与目的】

1. 定义:为明确中枢神经系统损伤患者感觉功能障碍的程度而进行的一项评估技术。

(1)深感觉:指感受肌肉、肌腱、关节和韧带等深部结构的本体感觉如肌肉是否处于收缩或舒张状态,肌腱和韧带是否被牵拉以及关节是处于屈曲还是伸直的状态等的感觉。

(2)复合感觉:大脑综合、分析、判断的结果,也称皮质感觉,包括皮肤定位觉、两点辨别觉、实体辨别觉和体表图形觉。

2. 目的:找出患者感觉障碍发生的类型,感觉障碍分布的区域、性质、程度;提供保护措施,预防继发性损害;帮助制定感觉训练的治疗计划和方案。

【应用范围】

中枢神经系统病变的患者。

【禁忌证】

意识丧失或精神不能控制者。

【注意事项】

1. 向受检者介绍检查的目的和方法,以取得其充分合作。

2. 在安静、温度适宜的室内进行,患者保持放松、舒适的体位,检查时应充分暴露检查部位。

3. 以随机、无规律的时间间隔给予感觉刺激。

4. 患者在回答问题时,检查者忌用暗示性提问。

5. 感觉的首次评定与再次评定应由同一检查者完成。

【护理结局】

评估过程顺利,能获得正确的评估结果。

【操作流程及要点说明】

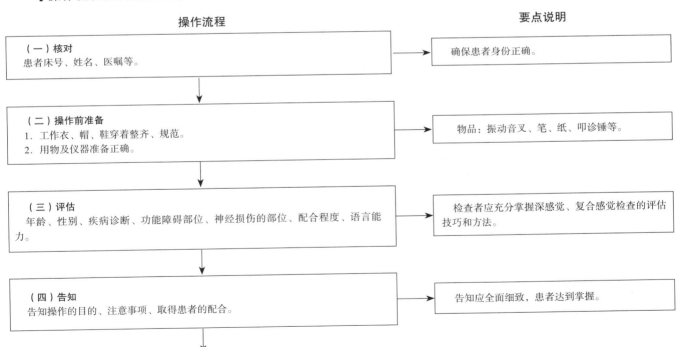

操作流程 | 要点说明

(一)核对
患者床号、姓名、医嘱等。 → 确保患者身份正确。

(二)操作前准备
1. 工作衣、帽、鞋穿着整齐、规范。
2. 用物及仪器准备正确。 → 物品:振动音叉、笔、纸、叩诊锤等。

(三)评估
年龄、性别、疾病诊断、功能障碍部位、神经损伤的部位、配合程度、语言能力。 → 检查者应充分掌握深感觉、复合感觉检查的评估技巧和方法。

(四)告知
告知操作的目的、注意事项、取得患者的配合。 → 告知应全面细致,患者达到掌握。

（五）实施

1. 深感觉检查。

（1）位置觉：让患者闭眼，检查者将患者手指、脚趾或一侧肢体被动摆在一个位置上，让患者说出肢体所处的位置，或用另一侧肢体模仿出相同的角度。

（2）运动觉：让患者闭眼，检查者以手指夹住患者手指或足趾两侧，上下两侧，左右移动5°左右，让患者辨别是否有运动及移动方向，如不明确可加大幅度或测试较大关节，让患者说出肢体运动的方向。患肢做4～5次位置的变化，记录准确回答的次数，将检查的次数作为分母，准确的模仿出关节位置的次数作为分子记录（如上肢运动觉4/5）。

（3）振动觉：让患者闭眼，用每秒振动128次或256次的音叉置于患者骨骼突出部位上，请患者指出音叉有无振动和持续的时间并做两侧、上下对比。部位选择：检查时常选择的骨突部位有：胸骨、锁骨、肩峰、鹰嘴、桡骨小头、尺骨小头、棘突、髂前上棘、股骨转子、腓骨小头、内外踝等。

2. 复合感觉检查。

（1）两点辨别觉：检查者用圆规的两脚分别刺激皮肤的两点，如果患者感觉为两点，逐渐缩小两点的距离，直到患者感觉为一点位置，测量其距离。

（2）图形觉：让患者闭眼，用火柴棒或铅笔在其皮肤上写数字或画图形，看患者能否辨别清楚。

（3）实体辨别觉：让患者闭眼，让患者用单手触摸熟悉的日常生活用品，如小刀、钢笔、手表等，然后说出其名称、大小及形状等。

①在安静、温度适宜的室内进行，患者保持放松、舒适的体位。

②充分暴露检查部位。

③以随机、无规律的时间间隔给予感觉刺激。

④应根据疾病或创伤的感觉障碍特点选择感觉检查方法。

⑤多人检查由同一个人进行，必须避免暗示性提问。

⑥注意左右，远近部分对比。

⑦患者只有恢复浅感觉和深感觉方可进行复合感觉的检查。

（六）观察与记录

1. 观察患者生命体征。
2. 记录时间、评定人、感觉异常存在的具体情况。

二、感觉功能评估（深感觉、复合感觉检查）操作评分标准

科室：　　　　姓名：　　　　考核时间：　　　　考核者：　　　　得分：

项目		分值	操作要求	评分等级及分值				实际得分
				A	B	C	D	
操作前准备	仪表	10	操作者仪表着装规范符合要求	2	1	0.5	0	
	环境		宽敞、明亮，有足够的空间	2	1	0.5	0	
	用物		棉签、棉花、大头针、试管、音叉等	1	0.5	0	0	
	说明		核对患者基本信息，解释操作目的，取得配合	2	1	0.5	0	
	评估		患者的基本病情、认知、言语交流情况、合作程度等	3	2	1	0	
操作过程	深感觉	45	位置觉：嘱患者闭眼，检查者将患者手指、脚趾或一侧肢体被动摆在一个位置上，让患者说出肢体所处的位置，或用另一侧肢体模仿出相同的角度	15	10	5	0～4	
			运动觉：嘱患者闭眼，检查者以手指夹住患者手指或足趾两侧，上下两侧，左右移动5°左右，让患者辨别是否有运动及移动方向，如不明确可加大幅度或测试较大关节，让患者说出肢体运动的方向。患肢做4～5次位置的变化，记录准确回答的次数，将检查的次数作为分母，准确的模仿出关节位置的次数作为分子记录（如上肢运动觉4/5）	15	10	5	0～4	
			振动觉：嘱患者闭眼，用每秒振动128次或256次的音叉置于患者骨骼突出部位上，请患者指出音叉有无振动和持续的时间并做两侧、上下对比。部位选择：检查时常选择的骨突部位有：胸骨、锁骨、肩峰、鹰嘴、桡骨小头、尺骨小头、棘突、髂前上棘、股骨转子、腓骨小头、内外踝等	15	10	5	0～4	
	复合感觉	30	两点辨别觉：嘱患者闭眼用圆规的两脚分别刺激皮肤的两点，如果患者感觉为两点，逐渐缩小两点的距离，直到患者感觉为一点位置，测量其距离	10	7	5	0～4	
			图形觉：让患者闭眼，用火柴棒或铅笔在其皮肤上写数字或画图形，看患者能否辨别清楚	10	7	5	0～4	
			实体辨别觉：嘱患者闭眼，让患者用单手触摸熟悉的日常生活用品，如小刀、钢笔、手表等，然后说出其名称、大小及形状等	10	7	5	0～4	
言语表达		5	思路清晰，言语表达流畅、准确，解释到位	5	4	3	0～2	
动作规范		5	技术操作动作规范，准确到位，体现人文关怀	5	4	3	0～2	
提问		5		5	4	3	0～2	
总分		100						

（匡明月　陈伟虹　李卉梅）

第七节 促醒护理

一、促醒护理操作指引

【定义与目的】

1. 定义：重症颅脑损伤后通常伴有昏迷，约有一半患者当昏迷时间长于6h以上，即不能恢复神志而死亡。大约有10%的患者，在伤后1个月仍无反应即进入植物状态，以后可从昏迷中苏醒并逐渐恢复功能。昏迷时间再延长，即为持续性植物状态，为恢复植物状态患者的意识而实施的各种综合感官刺激称为促醒护理。

2. 目的：唤醒患者的意识，提高苏醒的可能性，增加照顾者的信心。

【应用范围】

各类严重意识障碍或部分意识恢复的患者。

【禁忌证】

无。

【教育与配合】

1. 促醒护理实施前要做好照顾者的健康教育，讲解促醒护理意义、目的及持续性，要求达到掌握。

2. 告知照顾者促醒护理的各种方法及具体实施措施，实施时间及频次，要求达到掌握并取得配合。

【注意事项】

1. 患者生命体征稳定后方可实施促醒护理，实施越早越好。

2. 照顾者实施方法和措施准确，达到持之以恒。

3. 在实施过程中应注意患者的体位舒适，安全，定时翻身。

4. 实施过程中防止冻伤、皮肤损伤、误吸、刺激过度的继发性损伤。

【护理结局】

1. 照顾者能完全掌握促醒护理技术。

2. 照顾者能持续有效的落实。

3. 通过系统实施，期望患者的意识能有所改变。

【操作流程及要点说明】

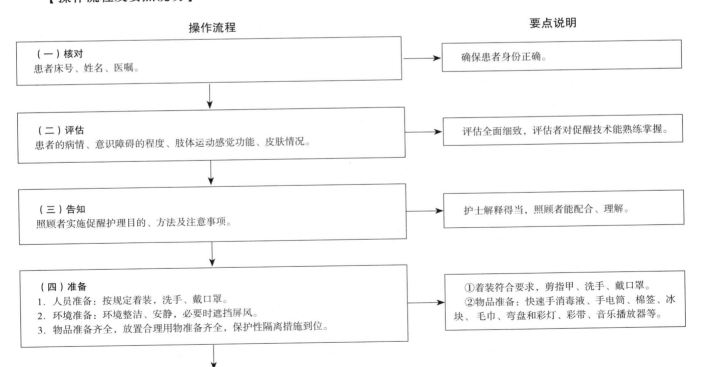

操作流程 | 要点说明

（一）核对
患者床号、姓名、医嘱。 → 确保患者身份正确。

（二）评估
患者的病情、意识障碍的程度、肢体运动感觉功能、皮肤情况。 → 评估全面细致，评估者对促醒技术能熟练掌握。

（三）告知
照顾者实施促醒护理目的、方法及注意事项。 → 护士解释得当，照顾者能配合、理解。

（四）准备
1. 人员准备：按规定着装，洗手、戴口罩。
2. 环境准备：环境整洁、安静，必要时遮挡屏风。
3. 物品准备齐全，放置合理用物准备齐全，保护性隔离措施到位。 → ①着装符合要求，剪指甲、洗手、戴口罩。
②物品准备：快速手消毒液、手电筒、棉签、冰块、毛巾、弯盘和彩灯、彩带、音乐播放器等。

（五）实施

1. 躯体感觉刺激。

手把手引导患者进行日常生活行为，帮助患者再学习日常生活活动（如刷牙、洗脸、穿脱衣服、进食等），建立固定熟悉的日常生活模式，输入和刺激对日常生活中物品与环境的感知觉，并进行反复、连续性的融于日常生活中的实践，最终达到加速恢复感知能力。

2. 听觉刺激。

（1）让患者亲人轻轻呼唤患者的名字，给患者讲熟悉的故事，与患者交谈，4~6次/天。

（2）播放患者喜欢的音乐和熟悉的歌曲，每次30min，4~6次/天。

3. 视觉刺激。

（1）将彩灯挂在患者的眼前，不断地变换颜色，每次10~30min，4~6次/天。

（2）用彩色的布条包裹手电筒发光端，反复照射患者眼部，每次10下，4~6次/天。

4. 嗅觉味觉刺激。

（1）将刺激性较强或较香的药品或者物品放在患者的鼻孔前刺激患者的嗅觉，每次10下，每下持续1~2min，4~6次/天。

（2）选用酸、甜、苦、辣等不同味道的食品放在患者的舌尖上，刺激味觉，每次10下，每下持续30s，4~6次/天。

5. 冷刺激。

将冰袋外包裹薄毛巾，在患者的脸颊、手臂、双腿外侧快速擦拭，每个部位8~10下，4~6次/天。

6. 疼痛刺激。

在患者较敏感的部位（足底、四肢、耳垂、手心）用棉签以一定的力度按压，每个部位8~10下，4~6次/天。

7. 抚摸刺激。

（1）用毛巾将患者的手掌包住，握住患者的手腕，让患者抚摸自己的脸、脖子和另一侧手臂等部位，每个部位8~10下，4~6次/天。

（2）在较为安全的环境下，让患者的亲人对患者进行头面部、手掌、胸口等体表抚摸或者被动的关节活动，并结合言语的鼓励和抚慰，每次持续10min。

8. 情感分离与接触刺激。

让患者最亲近的亲人在接触患者后便告知患者说自己要离开患者回家，观察患者的反应。间隔几分钟后又来到患者的床边说自己回来了，再次观看患者的反应。

---

①躯体感觉即触觉，表皮感觉、深感觉、运动觉，它们密不可分，统称为躯体感觉系统。跟其他高级的感知系统（如听觉、视觉、嗅觉）比起来，躯体感觉是基础，它可以重新被唤醒。当这种基本的躯体感觉能力具备了，才能够去学习其他的能力和技巧（如看、听、嗅、言语）。

②听觉刺激时言语亲切，尽量讲患者曾经熟悉的音乐和歌曲和故事、有趣的事情等，以此唤醒患者的意识。

③视觉刺激不能将手电筒的光线直接照射患者的眼睛，一定要用彩条布裹后方可照射。

④嗅觉味觉刺激给予患者进行嗅觉和味觉刺激的药品、物品和食品一定要无毒无害，刺激剂量适中，防止误吸。

⑤冷刺激时注意冰块一定要包裹住，冰袋应去除棱角，擦拭时注意不要损伤皮肤，更不能长时间将冰袋停留在身体上。

⑥疼痛刺激按压深度以不损伤皮肤为准。

⑦抚摸刺激可每天多次进行，冬天注意保暖。

⑧情感分离与接触刺激可每天多次进行。

（六）观察与记录

1. 观察患者情感反应。

2. 观察患者生命体征。

3. 若发生不适及时通知医生处理。

4. 记录。

二、促醒护理操作评分标准

科室：　　　　　姓名：　　　　　考核时间：　　　　　考核者：　　　　　得分：

项目		分值	操作要求	评分等级及分值				实际得分
				A	B	C	D	
操作前准备	仪表	10	工作衣帽、鞋穿着整齐、规范、洗手、戴口罩	2	1	0.5	0	
	环境		安静、明亮、温湿度适宜	2	1	0.5	0	
	用物		快速手消毒液、手电筒、棉签、冰块、毛巾、弯盘和彩灯、彩带、音乐播放器等	1	0.5	0	0	
	说明		核对患者基本信息，向照顾者解释操作目的，取得配合	2	1	0.5	0	
	评估		患者的病情、意识障碍的程度、肢体运动感觉功能、皮肤情况；照顾者对促醒护理方法掌握的程度	3	2	1	0	
操作过程	躯体感觉刺激	10	手把手引导患者进行日常生活行为，帮助患者再学习日常生活活动（如刷牙、洗脸、穿脱衣服、进食等），建立固定熟悉的日常生活模式，输入和刺激对日常生活中物品与环境的感知觉，并进行反复、连续性的融于日常生活中的实践，最终达到加速恢复感知能力	10	8	6	0~5	
	听觉刺激	10	轻轻呼唤患者的名字，给患者讲熟悉的故事，与患者交谈，4~6次/天	5	4	3	0~2	
			播放患者喜欢的音乐和熟悉的歌曲，每次30min，4~6次/天	5	4	3	0~2	
	视觉刺激	10	将彩灯挂在患者的眼前，不断地变换颜色，每次10~30min，4~6次/天	5	4	3	0~2	
			用彩色的布条包裹手电筒发光端，反复照射患者眼部，每次10下，4~6次/天	5	4	3	0~2	

项目		分值	操作要求	评分等级及分值				实际得分
				A	B	C	D	
操作过程	嗅觉味觉刺激	10	将刺激性较强或较香的药品或者物品放在患者的鼻孔前刺激患者的嗅觉，每次10下，每下持续1~2min，4~6次/天	5	4	3	0~2	
			选用酸甜苦辣等不同味道的食品放在患者的舌尖上，刺激味觉，每次10下，每下持续30s，4~6次/天	5	4	3	0~2	
	冷刺激	5	将冰袋外包裹薄毛巾，在患者的脸颊、手臂、双腿外侧快速擦拭，每个部位8~10下，4~6次/天	5	4	3	0~2	
	疼痛刺激	5	在患者较敏感的部位（足底、四肢、耳垂、手心）用棉签以一定的力度按压，每个部位8~10下，4~6次/天	5	4	3	0~2	
	抚摸刺激	10	用毛巾将患者的手掌包住，握住患者的手腕，让患者抚摸自己的脸、脖子和另一侧手臂等部位，每个部位8~10下，4~6次/天	5	4	3	0~2	
			在较为安全的环境下，让患者的亲人对患者进行头面部、手掌、胸口等体表抚摸或者被动的关节活动，并结合言语的鼓励和抚慰，每次持续10min	5	4	3	0~2	
	情感分离与接触刺激	10	让患者最亲近的人在接触患者后便告知患者说自己要离开患者回家，观察患者的反应。间隔几分钟后又来到患者的床边说自己回来了再次观看患者的反应	10	8	5	0~4	
	观察与记录	5	1. 观察患者情感反应 2. 观察患者生命体征 3. 若发生不适及时通知医生处理 4. 记录	5	4	3	0~2	
言语表达		5	思路清晰，言语表达流畅、准确，解释到位	5	4	3	0~2	
动作规范		5	技术操作动作规范，准确到位，体现人文关怀	5	4	3	0~2	
提问		5		10	7	5	0~4	
总分		100						

（石慧　张春花　李卉梅）

第八节　认知功能训练

一、认知功能训练操作指引

【定义与目的】

1. 定义：利用各种教学方法、电脑、手机等多媒体手段，对脑损伤所致的认知障碍患者进行一系列的功能性指导训练的护理技术。包括记忆障碍的训练、定向力障碍的训练、计算力障碍训练、思维障碍训练等。

2. 目的：改善或提高患者处理问题的能力，应用获取的信息加强日常生活的功能性活动，减轻或改善脑损伤所致的认知障碍。

【应用范围】

各种原因所致的智能低下或智能障碍的患者。

【禁忌证】

严重意识障碍、严重痴呆、疾病处于急性期、无训练动机，不能言语的患者。

【注意事项】

1. 患者意识清楚，情绪稳定，训练场所安静。

2. 训练频率：根据患者认知发展水平决定，一般每次30min左右。

3. 每次训练项目2~3个，不应太多，但应循序渐进。

4. 训练过程中注意患者的安全，避免发生意外。

【护理结局】

患者配合并安全地完成训练，并取得好的训练效果。

【操作流程及要点说明】

操作流程	要点说明

（一）核对

患者床号、姓名、医嘱等。

→ 确保患者身份正确。

（二）操作前准备

1. 护士穿戴整齐、规范。
2. 用物准备齐全。

→ 用物：卡片、文章、积木、算式本。

（三）评估

1. 患者基本病情如：意识障碍程度、生命体征等。
2. 患者智能言语情况如：记忆力、计算力、定向力、执行能力、注意力等。
3. 患者肢体功能情况如：肌力、控制能力、精细活动、协调、平衡等。

→ 评估全面细致，评估者对各项专科技术能熟练掌握。

（四）告知

1. 讲解认知训练的目的、项目、注意事项及评分标准，取得患者的配合。
2. 按认知障碍的类型选择训练工具。

→ 护士解释得当，照顾者及照顾者能配合、理解。

（五）实施

1. 卡片训练：

（1）准备卡片10张，包括水果、动物、植物、家具、字卡等。

（2）护士利用手势、实物对照、解说物品特征等方法教患者认识10张卡片。

（3）让患者用5分钟观察卡片，通过复述、朗读、联想、抄写等方式记住卡片。

（4）随机抽查卡片给患者回答，回答正确的卡片放一边，回答错误的卡片放另一边，重复以上步骤再学习卡片。

（5）逐渐增加图片的数量，缩短患者记忆时间，增加训练难度。

2. 文章训练：

（1）先给患者阅读短篇文章，要求患者先预习该内容。

（2）给患者提出内容里相关问题；为了回答问题，要求患者仔细阅读。

（3）患者熟悉内容后再反复读多次。

（4）再要求患者回答所提问题，根据回答情况来检验其记忆效果。

（5）不能回答就再重复阅读背诵直到记住此内容。

3. 积木训练：

（1）护士先向患者演示积木拼搭图案。

（2）指导患者用积木按照排列顺序拼搭积木。

（3）如不正确再演示，提示记忆重复练习。

（4）如正确再加大拼搭图案难度。

4. 空间定向力训练：

（1）指导患者把地点、楼层、方向找出来。比如食堂、治疗室、病房等。

（2）根据方向画简易地图。

（3）让患者用3min观察此图并记住。

（4）合上图1min不看，把地点从第一个到最后一个想一遍。

（5）让患者独立找到该楼层和该房间。

（6）不断练习直到患者能准确找到地方，再逐渐增加寻找地方数量，加大练习难度。

（7）随机抽取物品，让患者形容方向。

5. 时间定向力训练：

（1）利用日历指导患者记住当前日期、纪念日、各种节假日、亲人生日等。

（2）让患者用3min感知时间先后并记住。

（3）每天随机询问患者5个日期或时间，比如劳动节、国庆节、爸爸生日等。

（4）回答错误的日期再提示再学习。

（5）不断增加练习数量。

6. 计算力训练：

（1）将10以内加、减法算式10组写在本上。

（2）指导患者用数手指、小木棒、画图数数等方法帮助患者计算，将答案写在算式本。

（3）护士检查算式答案，将错误的重复练习直到掌握。

（4）加大难度到50以内的加法和减法计算，用纸和笔教患者列竖式练习，先算个位，逢十再进位，再算十位。

（5）最后可指导患者不用辅助工具计算，口算练习。

7. 网络辅助训练：

（1）在电脑或手机上下载各软件如拼图游戏、拼字游戏、记忆大师、迷宫游戏等。

（2）护士告诉患者游戏得分规则，并向患者演示一遍。

（3）患者在规定的时间内按照护士要求完成游戏。

（4）护士将游戏完成结果统计出来，如通过前一关可加大难度到下一关。

→ 卡片训练数量应适当，卡片选材应丰富多样、趣味性强，有助于患者配合，训练过程中护士应在患者身旁监护，训练中要对患者正确的反应及进步情况予以鼓励，避免直接否定患者的错误，不能顺利完成某一项训练，可给予一定的帮助，然后继续训练下一个项目。患者在帮助下才可完成某种活动时，要对帮助的方法与帮助量予以详细记录。

①患者意识清楚，情绪稳定，训练场所安静。

②训练频率：根据患者认知发展水平决定，一般每次30min左右。

③训练选材：应丰富多样、趣味性强，有助于患者配合。

④训练中要对患者正确的反应及进步情况予以鼓励，避免直接否定患者的错误。

⑤在患者进行训练时应由照顾者在旁监护，防止跌倒摔伤。

⑥训练应长期坚持，护士应每日检查训练疗效。

（六）观察和记录
1. 观察患者训练的情况。
2. 观察患者生命体征。
3. 若发生不适及时通知医生处理。
4. 记录。

二、认知功能训练操作评分标准

科室：　　　　姓名：　　　　考核时间：　　　　考核者：　　　　得分：

项目		分值	操作要求	评分等级及分值				实际得分
				A	B	C	D	
操作前准备	仪表	10	操作者仪表着装规范符合要求	2	1	0.5	0	
	环境		宽敞、明亮，有足够的空间	1	0.5	0	0	
	用物		准备桌子、卡片、短篇文章、积木、笔、算式本、小木棒、日历	2	1	0.5	0	
	说明		核对患者基本信息，解释操作目的，取得配合	2	1	0.5	0	
	评估		患者的基本病情、认知、言语沟通、肢体功能状态、合作程度等	3	2	1	0	
操作过程	记忆力训练	30	卡片训练：①准备卡片10张，包括水果、动物、植物、家具、字卡等；②护士利用手势、实物对照、解说物品特征等方法教患者认识10张卡片；③让患者用5min观察卡片，通过复述、朗读、联想、抄写等方式记住卡片；④随机抽查卡片给患者回答，回答正确的卡片放一边，回答错误的卡片放另一边，重复以上步骤再学习卡片；⑤逐渐增加图片的数量，缩短患者记忆时间，增加训练难度	10	7	5	0～4	
			文章训练：①先给患者阅读短篇文章，要求患者先预习该内容；②给患者提出内容里相关问题；③为了回答问题，要求患者仔细阅读。患者熟悉内容后再反复读多次；④再要求患者回答所提问题，根据回答情况来检验其记忆效果；⑤不能回答就再重复阅读背诵直到记住此内容	10	7	5	0～4	
			积木训练：①护士先向患者演示积木拼搭图案；②指导患者用积木按照排列顺序拼搭积木；③如不正确再演示，提示记忆重复练习；④如正确再加大拼搭图案难度	10	7	5	0～4	
	空间定向力训练	10	①指导患者把地点、楼层、方向找出来，比如食堂、治疗室、病房等②根据方向画简易地图③让患者用3min观察此图并记住④合上图1min不看，把地点从第一个到最后一个回想一遍⑤让患者独立找到该楼层和该房间⑥不断练习直到患者能准确找到地方，再逐渐增加寻找地方数量，加大练习难度⑦随机抽取物品，让患者形容方向	10	7	5	0～4	
	时间定向力训练	10	①利用日历指导患者记住当前日期、纪念日、各种节假日、亲人生日等②让患者用3min感知时间先后并记住③每天随机询问患者5个日期或时间，如劳动节、国庆节、爸爸生日等④回答错误的日期再提示再学习⑤不断增加练习数量	10	7	5	0～4	
	计算力训练	10	①将10以内加、减法算式10组写在本上②指导患者用数手指、小木棒、画图数数等方法帮助患者计算，将答案写在算式本③护士检查算式答案，将错误的重复练习直到掌握④加大难度到50以内的加法和减法计算，用纸和笔教患者列竖式练习，先算个位，逢十再进位，再算十位⑤最后可指导患者不用辅助工具计算，口算练习	10	7	5	0～4	
	网络辅助训练	5	①在电脑或手机上下载各种软件如拼图游戏、拼字游戏、记忆大师、迷宫游戏等②护士告诉患者游戏得分规则，并向患者演示1遍③患者在规定的时间内按照护士要求完成游戏④护士将游戏完成结果统计出来，如通过前一关可加大难度到下一关	5	4	3	0～2	
	注意事项	5	①患者意识清楚，情绪稳定，训练场所安静②训练频率：根据患者认知发展水平决定，一般每次30min左右③训练选材：应丰富多样，趣味性强，有助于患者配合④训练中要对患者正确的反应及进步情况予以鼓励，避免直接否定患者的错误⑤每次训练项目2～3个，不应太多，但应循序渐进	5	4	3	0～2	
言语表达		5	思路清晰，言语表达流畅、准确，解释到位	5	4	3	0～2	
动作规范		5	技术操作动作规范，准确到位，计划性强，规定的时间内完成，体现人文关怀	5	4	3	0～2	
提问		10		10	7	5	0～4	
总分		100						

（高小利　张春花　何爱群　李卉梅）

第九节　吞咽障碍患者间歇性经口（鼻）插管管饲护理技术

一、间歇性经口（鼻）插管管饲护理技术操作指引

【定义与目的】

1. 定义：进食时经口（鼻）插入导管至患者胃或食管进行管饲，管饲后立即拔除导管，下次进食时再次插入，管饲后再次拔除导管，如此反复的一种进食方法。

2. 目的：

（1）增进患者的舒适感，改善容貌外观。

（2）改善患者吞咽功能，利于进行各项治疗护理操作。

（3）减少留置胃管导致的食物反流、皮肤黏膜损伤等并发症。

【应用范围】

各种原因导致的经口摄食障碍或摄入不足，但食管和胃肠功能正常的患者。

【禁忌证】

神志不清、不能配合、凝血异常、鼻、咽、食管、胃有病变，如鼻咽癌、食管癌、食管蠕动异常、贲门失迟缓症等。

【护理评估】

1. 基本资料：神志、生命体征、配合程度。

2. 专科评估：鼻腔、口腔卫生、体位和姿势控制、吞咽功能、咽反射、咳嗽力量等。

【注意事项】

1. 间歇插管方式由康复治疗团队（治疗师、医生、护士）共同决定。

2. 应与患者、照顾者交谈，告知间歇插管目的，以取得患者的理解与合作。

3. 插管、管饲过程中注意观察患者有无咳嗽、呼吸困难、发绀等情况。

4. 患者、照顾者自行插管者，对患者及照顾者进行插管方法、管饲注意事项、误吸急救处理培训，并签自行插管管饲告知书。

5. 根据患者情况选择合适的间歇插管方式。咽反射强患者，选择经鼻插管；食管功能异常、不适合插管至食管的患者，选择间歇插管至胃内方法。

6. 操作过程中注意患者的安全，避免发生意外。

【护理结局】

患者配合间歇插管方式，营养摄入满足机体需要。

【操作流程及要点说明】

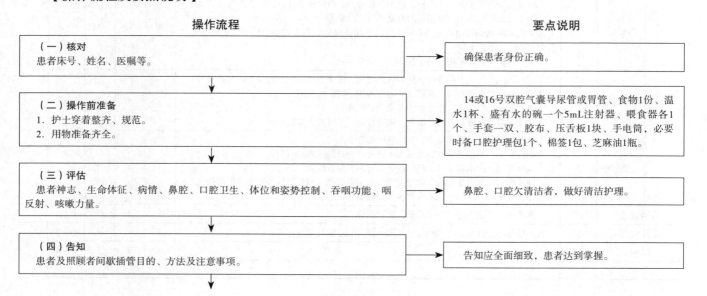

操作流程	要点说明
（一）核对 患者床号、姓名、医嘱等。	确保患者身份正确。
（二）操作前准备 1. 护士穿着整齐、规范。 2. 用物准备齐全。	14或16号双腔气囊导尿管或胃管、食物1份、温水1杯、盛有水的碗一个5mL注射器、喂食器各1个、手套一双、胶布、压舌板1块、手电筒，必要时备口腔护理包1个、棉签1包、芝麻油1瓶。
（三）评估 患者神志、生命体征、病情、鼻腔、口腔卫生、体位和姿势控制、吞咽功能、咽反射、咳嗽力量。	鼻腔、口腔欠清洁者，做好清洁护理。
（四）告知 患者及照顾者间歇插管目的、方法及注意事项。	告知应全面细致，患者达到掌握。

（五）实施

1. 管饲体位：患者取坐位，半卧位时床头抬高至少30°。

2. 检查、润滑导管：操作者戴手套，将导管放入碗中，用注射器抽3～5mL温水注入营养管气囊，检查气囊是否漏气，用水或芝麻油润滑管道。

3. 管饲：

（1）经口或鼻导管插入胃内方法：

①操作者经口或鼻腔插入胃管，插至10～15cm（咽喉部）时，嘱患者吞咽，插入长度为患者前额发际正中至剑突下测得长度加10cm，即55～65cm。

②确定胃管在胃内后，妥善固定。

③先注入20～50mL水，再注入食物。

④注食后，再注20～50mL水，拔除管道。

（2）经口或鼻导管插入食管方法：

①操作者经口或鼻腔插入双腔气囊导尿管，插至10～15cm（咽喉部）时，嘱患者吞咽，插入长度为18～23cm。

②将导管注食端放于水中，观察无连续气泡冒出，嘱患者发"yi"，声音清晰。

③气囊内注入3～5mL水，向外提拉导管至有卡住感觉。

④注食端缓缓注入5mL水，观察患者有无咳嗽、呼吸困难，如无以上症状，先缓慢注20～50mL水，再注食物，注食时嘱患者做吞咽动作。

⑤注食后，再注入20～50mL水，抽出气囊内水，拔除管道。

4. 管饲后体位：

保持进食体位30～60min。

> ①插管及拔管动作轻柔，观察患者有无咳嗽、呼吸困难、发绀情况，如有应立即停止操作。
> ②管饲速度约50mL/min，每餐注入量300～500mL。

（六）整理用物、洗手、记录

记录管饲时间、量及患者生命体征有无变化。

二、间歇性经口（鼻）插管管饲护理技术操作评分标准

科室：　　　　　　姓名：　　　　　　考核时间：　　　　　　考核者：　　　　　　得分：

项目		分值	操作要求	评分等级及分值				实际得分
				A	B	C	D	
操作前准备	仪表	15	操作者仪表、着装规范符合要求，洗手、戴口罩	2	1	0.5	0	
	环境		安静、明亮、温湿度适宜	1	0.5	0	0	
	用物		14或16号双腔气囊导尿管或胃管、食物1份、温水1杯、盛有水的碗一个、5mL注射器、喂食器各1个、手套一双、胶布、压舌板1块、手电筒，必要时备口腔护理包1个、棉签1包、芝麻油1瓶	5	4	3	0～2	
	说明		核对患者基本信息，解释操作目的，取得患者和照顾者的配合	2	1	0.5	0	
	评估		患者神志、生命体征、病情、鼻腔、口腔卫生、体位和姿势控制、吞咽功能、咽反射、咳嗽力量	5	4	3	0～2	
操作过程	体位	5	患者取坐位，半卧位时床头抬高至少30°	5	4	3	0～2	
	检查润滑导管	5	操作者戴手套，将导管放入碗中，用注射器抽3～5mL温水注入营养管气囊，检查气囊是否漏气	2.5	2	1	0	
			用水或芝麻油润滑管道	2.5	2	1	0	
	经口或鼻导管插入胃内方法	25	操作者经口或鼻腔插入胃管，插至10～15cm（咽喉部）时，嘱患者吞咽，插入长度为患者前额发际正中至剑突下测得长度加10cm，即55～65 cm	12	9	6	0～5	
			确定胃管在胃内后，妥善固定	3	2	1	0	
			先注入20～50mL水，再注食物	3				
			注食后，再注入20～50mL水，拔除管道	7	5	3	0～2	
	经口或鼻导管插入食管方法	25	操作者经口或鼻腔插入双腔气囊导尿管，插至10～15cm（咽喉部）时，嘱患者吞咽，插入长度为18～23cm	13	9	6	0～5	
			将导管注食端放于水中，观察无连续气泡冒出，嘱患者发"yi"，声音清晰	2	1	0.5	0	
			气囊内注入3～5mL水，向外提拉导管至有卡住感觉	3	2	1	0	
			注食端缓缓注入5mL水，观察患者有无咳嗽、呼吸困难，如无先缓慢注入20～50mL水，再注食物，注食时嘱患者做吞咽动作	3	2	1	0	
			注食后，再注入20～50mL水，抽出气囊内水，拔除管道	3	2	1	0	
	管饲后体位	5	保持进食体位30～60min	5	4	3	0～2	
	整理记录	5	整理用物、洗手 记录管饲时间和量	5	4	3	0～2	
言语表达		5	思路清晰、言语表达流畅、准确，讲解到位	5	4	3	0～2	
动作规范		5	技术操作动作规范、准确到位、计划性强、规定的时间内完成，体现人文关怀	5	4	3	0～2	
提问		5		5	4	3	0～2	
总分		100						

（陈伟虹　张春花　李卉梅）

第十节 摄食直接护理训练技术

一、摄食直接护理训练技术操作指引

【定义与目的】

1. 定义：采取安全、有效措施，指导吞咽障碍患者直接经口进食的护理方法。包括进食环境、餐具选择、食物性状、体位和姿势、食物入口位置、一口量、进食速度、进食前后处理等。

2. 目的：改善患者吞咽功能，逐步恢复正常经口进食。

【应用范围】

患者神志清楚、GCS评分≥12分、吞咽反射存在、咳嗽力量好。

【禁忌证】

神志不清、严重呼吸困难的患者。

【注意事项】

1. 训练前应与患者交谈，让患者明确训练目的，以取得患者的理解与配合。

2. 训练前应了解患者的基本情况，神志不清、疲劳或不配合患者忌喂食。

3. 进食过程中出现呛咳、血氧饱和度下降>3%，应停止进食。

4. 对患者及照顾者进行进食注意事项、误吸急救处理培训。

5. 操作过程中注意患者的安全，避免发生意外。

【护理结局】

患者安全、有效进食。

【操作流程及要点说明】

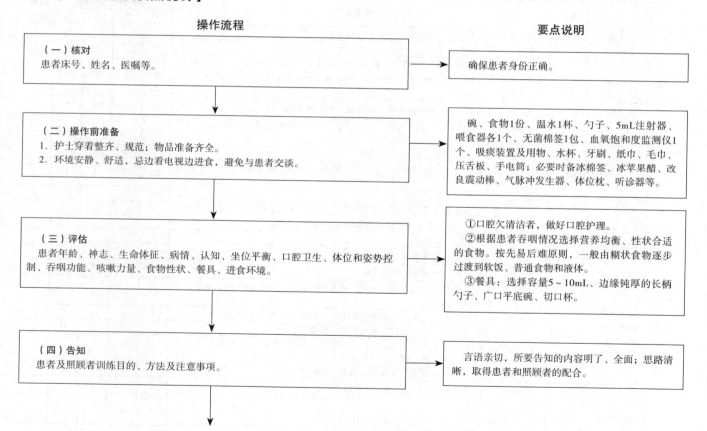

操作流程 | 要点说明

（一）核对
患者床号、姓名、医嘱等。

确保患者身份正确。

（二）操作前准备
1. 护士穿着整齐、规范；物品准备齐全。
2. 环境安静、舒适，忌边看电视边进食，避免与患者交谈。

碗、食物1份、温水1杯、勺子、5mL注射器、喂食器各1个、无菌棉签1包、血氧饱和度监测仪1个、吸痰装置及用物、水杯、牙刷、纸巾、毛巾、压舌板、手电筒；必要时备冰棉签、冰苹果醋、改良震动棒、气脉冲发生器、体位枕、听诊器等。

（三）评估
患者年龄、神志、生命体征、病情、认知、坐位平衡、口腔卫生、体位和姿势控制、吞咽功能、咳嗽力量、食物性状、餐具、进食环境。

①口腔欠清洁者，做好口腔护理。
②根据患者吞咽情况选择营养均衡、性状合适的食物。按先易后难原则，一般由糊状食物逐步过渡到软饭、普通食物和液体。
③餐具：选择容量5~10mL、边缘钝厚的长柄勺子、广口平底碗、切口杯。

（四）告知
患者及照顾者训练目的、方法及注意事项。

言语亲切，所要告知的内容明了、全面；思路清晰，取得患者和照顾者的配合。

（五）实施

1. 进食体位。
（1）坐位：患者躯干直立、餐桌高度合适，双上肢自然放于桌上。偏瘫患者背部垫枕支撑以保持躯干直立位。
（2）卧位：取30°~60°仰卧位，头颈稍前屈。偏瘫患者取30°~60°健侧卧位，即健侧在下，患侧在上，将枕头垫于患侧。
（3）喂食者站在患者健侧；患者佩戴血氧饱和度监测仪。

2. 口腔感觉刺激。
（1）冰刺激：用冰棉棒蘸冰苹果醋刺激患者软腭、腭弓、舌根、咽后壁。
（2）改良震动棒刺激：移动震动棒的头部刺激唇、舌、颊部、软腭、咽后壁。
（3）气脉冲感觉刺激：将气脉冲导管放于舌根、咽后壁、软腭及软腭弓，快速挤压气囊。

3. 食团放入口中位置、一口量及速度。
（1）食团放在健侧舌后部或健侧颊部，口腔感觉差者加大勺子下压舌部的力量，可增强感觉刺激。
（2）一口量：先试喂2~3mL，观察患者有无呛咳、嗓音改变、血氧饱和度下降、分次吞咽、咽部异物感、嘴角漏出等情况，再酌情增加至合适的一口量。
（3）进食速度：检查患者前一口吞咽完后，再进食下一口。

4. 吞咽姿势调整。
（1）侧方吞咽：吞咽时头部向健侧侧倾。
（2）低头吞咽：颈部前屈，使下颌贴近胸骨柄部。
（3）转头吞咽：吞咽时颈部向患侧旋转。
（4）仰头吞咽：吞咽时头部后仰。

5. 清除咽腔食物残留方法。
（1）空吞咽、交互吞咽：空吞咽即吞咽唾液，交互吞咽即每次吞咽后饮1~2mL水，使食物咽下。
（2）清嗓咳嗽：指导患者深呼吸后用力咳嗽。
（3）咳嗽无力者：操作者一手手掌放于患者颈后部，一手大拇指放于环状软骨和胸骨上窝中点，指腹向内向下用力按压，刺激患者咳嗽。

6. 口腔护理、摆放体位。
检查口腔有无食物残留，做好口腔护理。保持进食体位30~60min。

①口腔感觉刺激：
a. 口腔感觉差、吞咽启动延迟患者喂食前予感觉刺激15~20min。
b. 根据患者情况可选择一种或多种感觉刺激方式。
②食团放入口中位置、一口量及速度：
a. 食团放在健侧适合所有口腔运动、感觉功能障碍者，适宜食物在口腔中保持和运送。
b. 吞咽启动延迟或咽缩肌无力患者，食团太大、进食速度快时，食物容易滞留咽部发生误吸。
c. 注意观察患者进食速度，及时提醒放慢速度。
d. 进食时间控制在30~40min；进食时间太长，患者易疲劳，导致误吸。
e. 喂食过程中观察患者咀嚼、吞咽速度、进食量，有无呛咳、嗓音改变、血氧饱和度下降、分次吞咽、咽部异物感、嘴角漏出、呼吸困难、气喘等情况。
③吞咽姿势调整：
a. 侧方吞咽：适用于一侧舌肌和咽肌麻痹（同侧口腔、咽部有残留）患者。
b. 低头吞咽：吞咽时舌骨与喉之间的距离缩短，会厌软骨被推接近咽后壁，与杓状软骨之间的距离缩短，使呼吸道入口变窄，适用于气道保护功能欠缺、吞咽启动延迟、舌跟部后缩不足患者。
c. 转头吞咽：可以关闭该侧梨状窝，食团移向健侧，适用单侧咽部麻痹（单侧咽部有残留）患者。
d. 仰头吞咽：适用于口腔运送能力差的患者。气道保护功能差者不适合。
④清除咽腔食物残留：
进食过程中观察患者有无咽部异物感，湿性嗓音、颈部听诊"咕咕"音。如有残留予相应指导。

（六）整理用物、洗手、记录

记录食物性状、一口量、喂食总量、时间、吞咽姿势，有无呛咳、分次吞咽、有无残留及部位，清嗓次数。

二、摄食直接护理训练技术操作评分标准

科室：　　　　姓名：　　　　考核时间：　　　　考核者：　　　　得分：

项目		分值	操作要求	评分等级及分值				实际得分
				A	B	C	D	
操作前准备	仪表	15	操作者仪表、着装规范符合要求，洗手、戴口罩	2	1	0.5	0	
	环境		宽敞、明亮、安静、温湿度适宜	2	1	0.5	0	
	用物		碗、食物1份、温水1杯、勺子、5mL注射器、喂食器1个、无菌棉签1包、血氧饱和度监测仪1个、吸痰装置及用物、水杯、牙刷、纸巾、毛巾、压舌板、手电筒；必要时备冰棉签、冰苹果醋、改良震动棒、气脉冲发生器、体位枕、听诊器等	4	3	2	0~1	
	说明		核对患者基本信息，解释操作目的，取得患者和照顾者的配合	2	1	0.5	0	
	评估		患者年龄、神志、生命体征、病情、认知、坐位平衡、口腔卫生、体位和姿势控制、吞咽功能、咳嗽力量、食物性状、餐具、进食环境	5	4	3	0~2	
操作过程	进食体位	5	坐位：患者躯干直立、餐桌高度合适，双上肢自然放于桌上，偏瘫患者须背部垫枕支撑以保持躯干直立位	2	1	0.5	0	
			卧位：取30°~60°仰卧位，头颈稍前屈。偏瘫患者取30°~60°健侧卧位，即健侧在下，患侧在上，将枕头垫于患侧	2	1	0.5	0	
			喂食者站在患者健侧，予患者佩戴血氧饱和度监测仪	1	0.5	0	0	
	口腔感觉刺激	10	冰刺激：用冰棉棒蘸冰苹果醋刺激患者软腭、腭弓、舌根、咽后壁	3	2	1	0	
			改良震动棒刺激：移动震动棒头部刺激唇、舌、颊部、软腭、咽后壁	3	2	1	0	
			气脉冲感觉刺激：将气脉冲的导管放于舌根、咽后壁、软腭及软腭弓，快速挤压气囊	4	3	2	0~1	

（续表）

项目		分值	操作要求	评分等级及分值				实际得分
				A	B	C	D	
操作过程	食团放入口中位置、一口量及速度	15	食团放入的位置：食团放在健侧舌后部或健侧颊部，口腔感觉差者加大勺子下压舌部的力量，可增强感觉刺激	5	4	3	0~2	
			一口量：先试喂2~3mL，观察患者有无呛咳、嗓音改变、血氧饱和度下降、分次吞咽、咽部异物感、嘴角漏出等情况，再酌情增加至合适的一口量	7	5	3	0~2	
			进食速度：检查患者前一口吞咽完后，再进食下一口	3	2	1	0	
	吞咽姿势调整	15	侧方吞咽：吞咽时头部向健侧侧倾	4	3	2	0~1	
			低头吞咽：颈部前屈，使下颌贴近胸骨柄部	4	3	2	0~1	
			转头吞咽：吞咽时头颈部向患侧旋转	3	2	1	0	
			仰头吞咽：吞咽时头部后仰	4	3	2	0~1	
	清除咽腔食物残留方法	15	空吞咽、交互吞咽：空吞咽即吞咽唾液，交互吞咽即每次吞咽后饮1~2mL水，使食物咽下	5	4	3	0~2	
			清嗓咳嗽：指导患者深呼吸后用力咳嗽	5	4	3	0~2	
			咳嗽无力者：操作者一手手掌放于患者颈后部，一手大拇指放于环状软骨和胸骨上窝中点，指腹向内向下用力按压，刺激患者咳嗽	5	4	3	0~2	
	口腔护理、体位	5	检查口腔有无食物残留、做好口腔护理 保持进食体位30~60min	5	4	3	0~2	
	整理用物、记录	5	整理用物、洗手 记录	5	4	3	0~2	
言语表达		5	思路清晰，言语表达流畅、准确，讲解到位	5	4	3	0~2	
动作规范		5	技术操作动作规范，准确到位，计划性强，规定的时间内完成，体现人文关怀	5	4	3	0~2	
提问		5		5	4	3	0~2	
总分		100						

（陈伟虹　匡明月　李卉梅）

第十一节　吞咽器官运动训练

一、吞咽器官运动训练操作指引

【定义与目的】

1. 定义：通过加强下颌、唇、舌运动及软腭等吞咽器官运动控制，强化肌群的力量及协调，从而改善吞咽生理功能的训练方法。

2. 目的：改善吞咽生理功能。

【应用范围】

吞咽障碍患者。

【禁忌证】

严重痴呆患者、疾病处于急性期患者。

【注意事项】

1. 训练时患者取坐位，调整坐姿，对着镜子练习，通过视觉反馈，提高训练效果。

2. 训练过程中注意患者的安全，应在空腹或进食1h后训练，以免引起呕吐。

【护理结局】

患者配合训练，吞咽功能改善。

【操作流程及要点说明】

操作流程	要点说明

（一）核对
患者床号、姓名、医嘱等。
→ 确保患者身份正确。

（二）操作前准备
1. 工作服穿着整齐、规范。
2. 用物准备齐全。
→ 压舌板、舌肌康复训练器、镜子、冰棉棒、哨子、吸管。

（三）评估
病情、意识、生命体征、配合程度、认知、吞咽器官功能、姿势控制、口腔卫生。
→ 评估全面、细致。

（四）告知
患者及照顾者吞咽器官运动训练目的、方法及注意事项。
→ 言语亲切，所要告知的内容明了、全面；思路清晰，取得患者和照顾者的配合。

（五）实施
1. 口腔器官运动训练。
（1）下颌、面部及腮部训练：
①张口至最大、闭唇、鼓腮、下颌向左右两边移动、咀嚼、张口说"ya"，每个动作维持5s，然后放松，重复做10次。
②下颌肌痉挛者：轻揉按摩咬肌，降低肌紧张。
（2）唇部训练：
①咬紧牙齿，说"yi"声，拢起嘴唇，说"wu"声，每个动作维持5s，做5次。
②说"yi"声，随即说"wu"声，然后放松，快速重复5~10次，重复说"ba"音、"ma"音各10次。
③紧闭双唇，维持5s，放松，重复5~10次。
④压舌板放双唇中间、嘴唇左侧、右侧，患者用力夹压舌板，操作者拉出压舌板，与嘴唇抗力，每个部位维持5s，然后放松，重复5~10次。
⑤吹气训练：吹气、吹哨子。
⑥唇肌张力低下者：可用手指围绕口唇轻轻叩击、用冰棉棒迅速敲击唇部3次、用压舌板刺激上唇中央或令患者在抗阻力下紧闭口唇。
（3）舌肌主被动训练：
①舌肌主动运动。
a. 舌前伸、后缩，伸向左、右侧唇角、上、下唇周、卷舌，每个动作维持5s，然后放松，重复5~10次。
b. 用舌尖舔唇1圈，重复5~10次。
c. 伸出舌头、舌尖向上、左右，用压舌板压向舌尖，与舌尖抗力，每个动作维持5s，然后放松，重复5~10次。
d. 重复说"da"音、"ga"音、"la"音和"da、ga、la"音各10次。
②舌肌助力、被动运动。用舌肌康复训练器的吸头吸紧舌前部，轻轻用力牵拉舌头向上、下、左、右、前伸、后缩等方向作助力运动或被动活动，每个动作维持5s，然后放松，重复5~10次。
2. 腭咽闭合训练：
（1）将外面一端封闭的吸管放于患者口中，让其含住吸管作吸吮动作。
（2）患者两手在胸前交叉用力推压，同时发"ka"或"a"音。或按住墙壁或桌子同时发声，感觉腭弓有上提运动。
3. Masako训练：
患者舌略向外伸，用牙齿轻轻咬住舌头或操作者戴手套固定舌头，让患者吞咽，保持舌位置不变。
4. Shaker训练：
患者仰卧于床，去枕，尽量抬头眼睛看自己的足趾，但肩部不能离开床面。

→ ①口腔器官运动训练：
a. 舌肌抗阻训练时，不要用牙齿夹着舌尖来借力。
b. 使用舌肌康复训练器牵拉舌时，注意牵拉的方向和力量，防止舌损伤。
②Masako训练：
a. 适应于咽腔压力不足、咽后壁向前运动不足的患者。
b. 不能用于直接进食过程中。
③Shaker训练：
a. 适应于食管上括约肌开放不良导致吞咽后食物残留的患者。
b. 颈椎病、颈部运动受限、认知障碍患者不适宜。

（六）观察与记录
1. 观察完成情况。
2. 记录执行时间及训练的频率。

二、吞咽器官运动训练操作评分标准

科室：　　　　姓名：　　　　考核时间：　　　　考核者：　　　　得分：

项目		分值	操作要求	评分等级及分值				实际得分
				A	B	C	D	
操作前准备	仪表	10	操作者仪表着装规范符合要求，洗手	2	1	0.5	0	
	环境		宽敞、明亮，温湿度适宜	2	1	0.5	0	
	用物		压舌板、舌肌康复训练器、镜子、冰棉棒、哨子、吸管	1	0.5	0	0	
	说明		核对患者基本信息，解释操作目的，取得患者和照顾者的配合	2	1	0.5	0	
	评估		病情、意识、生命体征、配合程度、认知、吞咽器官功能、姿势控制、口腔卫生	3	2	1	0	
操作过程	口腔器官运动训练	下颌、面部及腮部训练 10	张口至最大、闭唇、鼓腮、下颌向左右两边移动、咀嚼、张口说"ya"，每个动作维持5s/次，然后放松，重复做10次	5	4	3	0～2	
			下颌肌痉挛者：轻揉按摩咬肌，可降低肌紧张	5	4	3	0～2	
		唇部训练 20	咬紧牙齿，说"yi"声，拢起嘴唇，说"wu"声，每个动作维持5s，做5次	3	2	1	0	
			说"yi"声，随即说"wu"声，然后放松，快速重复5～10次。重复说"ba"音、"ma"音各10次	3	2	1	0	
			紧闭双唇，维持5s，放松，重复5～10次	3	2	1	0	
			压舌板放双唇中间、嘴唇左侧、右侧，患者用力夹压舌板，操作者拉出压舌板，与嘴唇抗力，每个部位维持5s，然后放松，重复5～10次	3	2	1	0	
			吹气训练：吹气、吹哨子	2	1	0.5	0	
			唇肌张力低下者：①用手指围绕口唇轻轻叩击。②用冰棉棒迅速敲击唇部3次。③用压舌板刺激上唇中央。④令患者在抗阻力下紧闭口唇	6	4	2	0～1	
		舌肌主被动训练 20	舌肌主动运动 ①舌前伸、后缩，伸向左右侧唇角、上下唇周、卷舌，每个动作维持5s，然后放松，重复5～10次 ②用舌尖舔唇1圈，重复5～10次 ③伸出舌头、舌尖向上、左右，用压舌板压向舌尖，与舌尖抗力，每个动作维持5s/次，然后放松，重复5～10次（抗力时尽量不用牙齿夹着舌尖来借力） ④重复说"da"音、"ga"音、"la"音和"da、ga、la"音各10次	10	7	4	0～3	
			舌肌助力、被动运动：用舌肌康复训练器的吸头吸紧舌前部，轻轻用力牵拉舌头向上、下、左、右、前伸、后缩等方向作助力运动或被动活动，每个动作维持5s，然后放松，重复5～10次	10	7	4	0～3	
	腭咽闭合训练	7	将外面一端封闭的吸管放于患者口中，让其含住吸管作吸吮动作 两手在胸前交叉用力推压，同时发"ka"或"a"音，或按住墙壁或桌子同时发声，感觉腭弓有上提运动	7	5	3	0～2	
	Masako训练	8	患者舌略向外伸，用牙齿轻轻咬住舌头或操作者戴手套固定舌头，让患者吞咽，保持舌位置不变	8	6	4	0～3	
	Shaker训练	5	患者仰卧于床，去枕，尽量抬头眼睛看自己的足趾，但肩部不能离开床面	5	4	3	0～2	
	观察记录	5	①观察患者有无不适症状 ②记录训练时间	5	4	3	0～2	
言语表达		5	思路清晰，言语表达流畅、准确，讲解到位	5	4	3	0～2	
动作规范		5	技术操作动作规范，准确到位，计划性强，规定的时间内完成，体现人文关怀	5	4	3	0～2	
提问		5		5	4	3	0～2	
总分		100						

（陈伟虹　贾璐笛　李卉梅）

第十二节 口腔感觉训练

一、口腔感觉训练操作指引

【定义与目的】

1. 定义：利用口腔触觉、温度觉和本体感觉刺激技术，帮助口腔感觉刺激，减轻口腔高敏、低敏状态，增强唇、舌、颊部、咽部等感觉和运动功能，从而改善吞咽生理功能的训练方法。

2. 目的：改善口腔的感觉功能，增进吞咽生理功能。

【应用范围】

吞咽障碍患者。

【禁忌证】

严重痴呆患者、疾病处于急性期患者。

【注意事项】

1. 训练过程中注意患者的安全，应在空腹或进食1h后训练，以免引起呕吐。

2. 训练过程中注意患者的安全，避免发生意外。

【护理结局】

患者配合训练，吞咽功能改善。

【操作流程及要点说明】

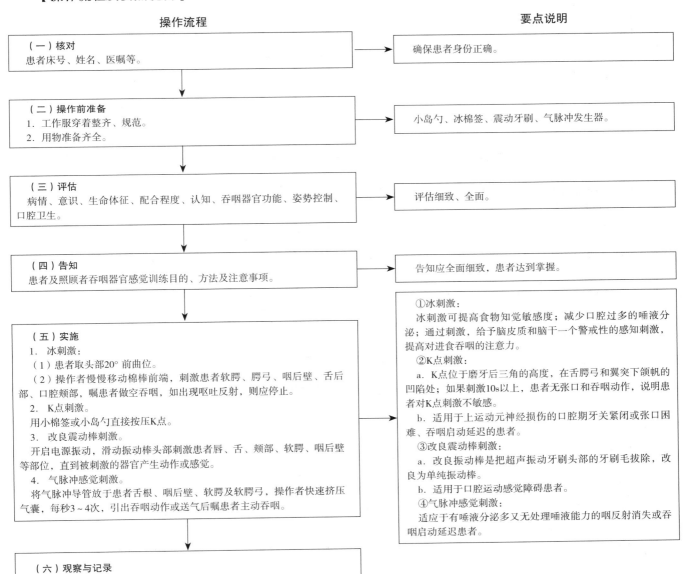

操作流程

（一）核对
患者床号、姓名、医嘱等。

（二）操作前准备
1. 工作服穿着整齐、规范。
2. 用物准备齐全。

（三）评估
病情、意识、生命体征、配合程度、认知、吞咽器官功能、姿势控制、口腔卫生。

（四）告知
患者及照顾者吞咽器官感觉训练目的、方法及注意事项。

（五）实施
1. 冰刺激：
（1）患者取头部20°前曲位。
（2）操作者慢慢移动棉棒前端，刺激患者软腭、腭弓、咽后壁、舌后部、口腔颊部，嘱患者做空吞咽，如出现呕吐反射，则应停止。
2. K点刺激。
用小棉签或小岛勺直接按压K点。
3. 改良震动棒刺激。
开启电源振动，滑动振动棒头部刺激患者唇、舌、颊部、软腭、咽后壁等部位，直到被刺激的器官产生动作或感觉。
4. 气脉冲感觉刺激。
将气脉冲导管放于患者舌根、咽后壁、软腭及软腭弓，操作者快速挤压气囊，每秒3~4次，引出吞咽动作或送气后嘱患者主动吞咽。

（六）观察与记录
观察完成情况，记录执行时间。

要点说明

确保患者身份正确。

小岛勺、冰棉签、震动牙刷、气脉冲发生器。

评估细致、全面。

告知应全面细致，患者达到掌握。

①冰刺激：
冰刺激可提高食物知觉敏感度；减少口腔过多的唾液分泌；通过刺激，给予脑皮质和脑干一个警戒性的感知刺激，提高对进食吞咽的注意力。
②K点刺激：
a. K点位于磨牙后三角的高度，在舌腭弓和翼突下颌帆的凹陷处；如果刺激10s以上，患者无张口和吞咽动作，说明患者对K点刺激不敏感。
b. 适用于上运动元神经损伤的口腔期牙关紧闭或张口困难、吞咽启动延迟的患者。
③改良震动棒刺激：
a. 改良振动棒是把超声振动牙刷头部的牙刷毛拔除，改良为单纯振动棒。
b. 适用于口腔运动感觉障碍患者。
④气脉冲感觉刺激：
适应于有唾液分泌多又无处理唾液能力的咽反射消失或吞咽启动延迟患者。

科室：　　　　姓名：　　　　考核时间：　　　　考核者：　　　　得分：

项目		分值	操作要求	评分等级及分值				实际得分
				A	B	C	D	
操作前准备	仪表	10	操作者仪表、着装规范符合要求，洗手	2	1	0.5	0	
	环境		宽敞、明亮，温湿度适宜	2	1	0.5	0	
	用物		小岛勺、冰棉签、震动牙刷、气脉冲发生器	1	0.5	0	0	
	说明		核对患者基本信息，解释操作目的，取得患者和照顾者的配合	2	1	0.5	0	
	评估		病情、意识、生命体征、配合程度、认知、吞咽器官功能、姿势控制	3	2	1	0	
操作过程	冰刺激	20	患者取头部20°前曲位	5	4	3	0~2	
			操作者慢慢移动棉棒前端，刺激患者软腭、腭弓、咽后壁、舌后部、口腔颊部，嘱患者做空吞咽，如出现呕吐反射，则应停止	15	10	5	0~4	
	K点刺激	10	用小棉签或小岛勺直接按压K点	10	8	6	0~5	
	改良震动棒刺激	20	开启电源振动，滑动振动棒头部刺激患者唇、舌、颊部、软腭、咽后壁等部位，直到被刺激的器官产生动作或感觉	20	15	10	0~9	
	气脉冲感觉刺激	20	将气脉冲导管放于患者舌根、咽后壁、软腭及软腭弓，操作者快速挤压气囊，每秒3~4次，引出吞咽动作或送气后嘱患者主动吞咽	20	15	10	0~9	
	观察记录	5	①观察患者有无不适症状 ②记录训练时间	5	4	3	0~2	
言语表达		5	思路清晰，言语表达流畅、准确，讲解到位	5	4	3	0~2	
动作规范		5	技术操作动作规范，准确到位，计划性强，规定的时间内完成，体现人文关怀	5	4	3	0~2	
提问		5		5	4	3	0~2	
总分		100						

（陈伟虹　贾璐笛　李卉梅）

第十三节　冲吸式口护吸痰护理技术

一、冲吸式口护吸痰护理技术操作指引

【定义与目的】

1. 定义：对于不能完成口腔清洁和吐出口腔内残留物的患者，通过吸引式牙刷连接吸引装置，利用负压清洗并吸出口腔内液体和残留物质，达到清洁口腔、预防和治疗口腔疾病，防止误吸的护理技术。

2. 目的：

（1）去除患者口腔异味和残留物质，保持患者口腔清洁、舒适。

（2）预防和治疗口腔感染。

（3）防止误吸。

【应用范围】

危重、大手术后、留置胃管、留置气管套管（插管）、昏迷、禁食等患者，至少2次/天。

【注意事项】

1. 评估患者口腔情况，包括有无手术、插管、溃疡、感染、出血等，评估患者的生活自理能力。

2. 操作前要向患者或照顾者详细讲解目的、方法及必要的配合，进行口腔卫生知识教育并取下活动假牙。

3. 鼓励有生活自理能力的卧床患者自行刷牙。

4. 根据口腔pH值或咽拭子培养结果、痰培养结果等，选择合适的口腔护理溶液。

5. 观察口腔情况：口唇色泽，口腔黏膜有无溃疡、出血、肿胀，牙齿数量，口腔气味等。

6. 每次吸入的口腔护理液量要适中，防止过多，造成误吸和流出嘴唇。

7. 对昏迷、不合作、牙关紧闭的患者需另备无菌开口器、舌钳、压舌板，开口器从臼齿处放入。必要

时准备润唇膏，溃疡、出血、感染等局部用药。

8. 清醒患者取坐位、半坐卧位，不宜抬高床头者取仰卧位，头偏向一侧。不合作患者使用约束带。

9. 口腔溃疡严重、疼痛明显者，护理前予0.5%～1%利多卡因含漱表面麻醉。

10. 动作轻柔，避免损伤牙龈及黏膜，尽量避免触及软腭有咽部，以免不适或恶心。

11. 检查负压是否在0.040～0.053KPa，检查冲水管是否通畅，保持冲吸式口护吸痰装置密闭、通畅。

【护理结局】

1. 患者及照顾者对护士解释和操作满意。

2. 患者及照顾者掌握冲吸式口护吸痰护理技术并顺利完成操作。

3. 口腔黏膜和牙齿无损伤，异常情况得到及时、正确处理。

【操作流程及要点说明】

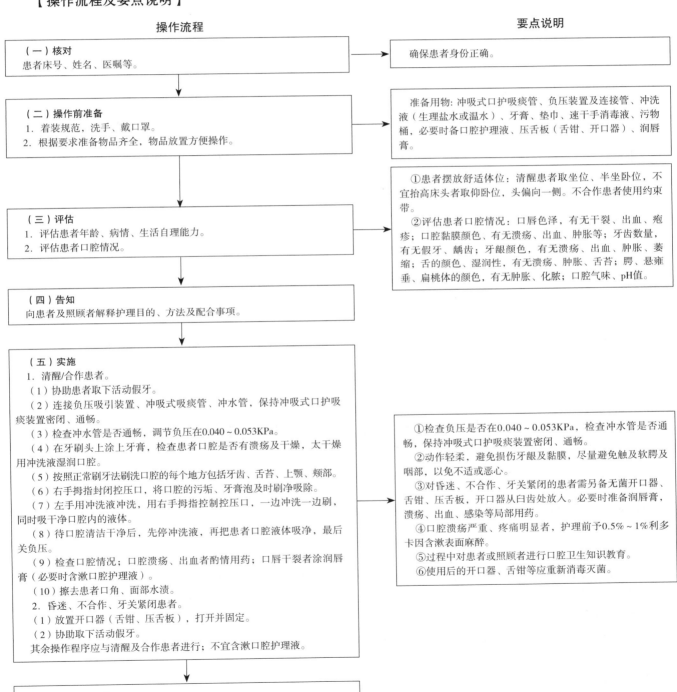

二、冲吸式口护吸痰护理技术操作评分标准

科室：　　　　姓名：　　　　考核时间：　　　　考核者：　　　　得分：

项目		分值	操作要求	评分等级及分值				实际得分
				A	B	C	D	
操作前准备	仪表	20	操作者仪表、着装规范符合要求	2	1	0.5	0	
	环境		宽敞、明亮，注意保护患者隐私	1	0.5	0	0	
	用物		冲吸式口护吸痰管、负压装置及连接管、生理盐水或温水、牙膏、垫巾、速干手消毒液、污物桶，必要时备口腔护理液、压舌板（舌钳、开口器）、润唇膏	5	3	2	0~1	
	说明		核对患者基本信息，讲解口腔护理的重要性，做必要的示范，取得患者的配合	5	3	2	0~1	
	评估		评估患者年龄、病情、生活自理能力；评估患者口腔情况	7	5	3	0~2	
操作过程	清醒/合作患者	50	协助取下活动假牙	5	3	2	0~1	
			连接负压吸引装置、冲吸式吸痰管、冲水管，保持冲吸式口护吸痰装置密闭、通畅	5	3	2	0~1	
			检查冲水管是否通畅，调节负压在0.040~0.053kPa	5	3	2	0~1	
			在牙刷头上涂上牙膏，检查患者口腔是否有溃疡及干燥，太干燥用冲洗液湿润口腔	5	3	2	0~1	
			按照正常刷牙法刷洗口腔的每个地方包括牙齿、舌苔、上颚、颊部	5	3	2	0~1	
			右手拇指封闭控压口，将口腔的污垢、牙膏泡及时刷净吸除	5	3	2	0~1	
			左手用冲洗液冲洗，用右手拇指控制控压口，一边冲洗一边刷，同时吸干净口腔内的液体	5	3	2	0~1	
			待口腔清洁干净后，先停冲洗液，再把患者口腔液体吸净，最后关负压	5	3	2	0~1	
			检查口腔情况；口腔溃疡、出血者酌情用药；口唇干裂者涂润唇膏（必要时含漱口腔护理液）	5	3	2	0~1	
			擦去患者口角、面部水渍	5	3	2	0~1	
	昏迷/不合作	10	昏迷牙关紧闭患者：放置开口器（舌钳、压舌板），打开并固定。协助取下活动假牙。其余操作程序应与清醒及合作患者进行	5	3	2	0~1	
言语表达		5	思路清晰，言语表达流畅、准确，解释到位	5	4	3	0~2	
动作规范		5	1. 操作规范，动作轻柔、熟练，符合无菌技术、安全、标准预防原则 2. 口腔黏膜牙齿清洁、无损伤，异常情况得到及时、正确处理，患者舒适	5	4	3	0~2	
提问		10		10	7	4	0~3	
总分		100						

（张春花　欧阳慧　李卉梅）

第十四节　偏瘫患者体位摆放

一、偏瘫患者体位摆放操作指引

【定义与目的】

1. 定义：为保持偏瘫患者肢体的良好功能，减少并发症的发生，所采取有利于机体功能恢复的姿势和体位。

2. 目的：

（1）预防偏瘫肢体并发症，如肩关节半脱位、肩疼痛、肌肉挛缩、足内翻、足下垂、废用综合征等。

（2）对抗异常运动模式，防止或对抗痉挛，保护肩关节及诱发早期分离运动。

【应用范围】

生命体征稳定，神经学症状不再发展后48h的脑卒中患者。

【禁忌证】

生命体征不平稳患者。

【注意事项】

1. 床铺保持平整，床头不抬高。

2. 尽量少用仰卧位，肌紧张患者不建议患者手中、足底放置物品，避免增加异常反射活动。

3. 给予患侧手及踝足充分的支持，避免处于抗重力的体位。

4. 体位摆放舒适、放松，避免骨盆、躯干扭曲。

【护理结局】
患者体位、姿势摆放正确。

【操作流程及要点说明】

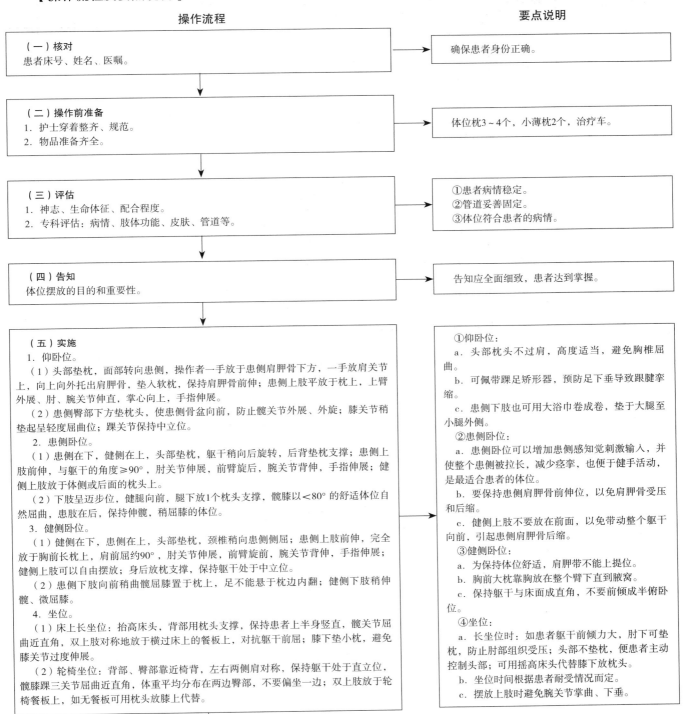

操作流程

（一）核对
患者床号、姓名、医嘱。

要点说明

确保患者身份正确。

（二）操作前准备
1. 护士穿着整齐、规范。
2. 物品准备齐全。

体位枕3～4个，小薄枕2个，治疗车。

（三）评估
1. 神志、生命体征、配合程度。
2. 专科评估：病情、肢体功能、皮肤、管道等。

①患者病情稳定。
②管道妥善固定。
③体位符合患者的病情。

（四）告知
体位摆放的目的和重要性。

告知应全面细致，患者达到掌握。

（五）实施
1. 仰卧位。
（1）头部垫枕，面部转向患侧，操作者一手放于患侧肩胛骨下方，一手放肩关节上，向上向外托出肩胛骨，垫入软枕，保持肩胛骨前伸；患侧上肢平放于枕上，上臂外展、肘、腕关节伸直，掌心向上，手指伸展。
（2）患侧臀部下方垫枕头，使患侧骨盆向前，防止髋关节外展、外旋；膝关节稍垫起呈轻度屈曲；踝关节保持中立位。
2. 患侧卧位。
（1）患侧在下，健侧在上，头部垫枕，躯干稍向后旋转，后背垫枕支撑；患侧上肢前伸，与躯干的角度≥90°，肘关节伸展，前臂旋后，腕关节背伸，手指伸展；健侧上肢放于体侧或后面的枕头上。
（2）下肢呈迈步位，健腿向前，腿下放1个枕头支撑，髋膝以<80°的舒适体位自然屈曲，患肢在后，保持伸髋，稍屈膝的体位。
3. 健侧卧位。
（1）健侧在下，患侧在上，头部垫枕，颈椎稍向患侧侧屈；患侧上肢前伸，完全放于胸前长枕上，肩前屈约90°，肘关节伸展，前臂旋前，腕关节背伸，手指伸展；健侧上肢可以自由摆放；身后放枕支撑，保持躯干处于中立位。
（2）患侧下肢向前稍曲髋屈膝置于枕上，足不能悬于枕边内翻；健侧下肢稍伸髋、微屈膝。
4. 坐位。
（1）床上长坐位：抬高床头，背部用枕头支撑，保持患者上半身竖直，髋关节屈曲近直角，双上肢对称地放于横过床上的餐板上，对抗躯干前屈；膝下垫小枕，避免膝关节过度伸展。
（2）轮椅坐位：背部、臀部靠近椅背，左右两侧肩对称，保持躯干处于直立位，髋膝踝三关节屈曲近直角，体重平均分布在两边臀部，不要偏坐一边；双上肢放于轮椅餐板上，如无餐板可用枕头放膝上代替。

①仰卧位：
a. 头部枕头不过肩，高度适当，避免胸椎屈曲。
b. 可佩带踝足矫形器，预防足下垂导致跟腱挛缩。
c. 患侧下肢也可用大浴巾卷成卷，垫于大腿至小腿外侧。
②患侧卧位：
a. 患侧卧位可以增加患侧感知觉刺激输入，并使整个患侧被拉长，减少痉挛，也便于健手活动，是最适合患者的体位。
b. 要保持患侧肩胛骨前伸位，以免肩胛骨受压和后缩。
c. 健侧上肢不要放在前面，以免带动整个躯干向前，引起患侧肩胛骨后缩。
③健侧卧位：
a. 为保持体位舒适，肩胛带不能上提位。
b. 胸前大枕靠胸放在整个臂下直到腋窝。
c. 保持躯干与床面成直角，不要前倾成半俯卧位。
④坐位：
a. 长坐位时：如患者躯干前倾力大，肘下可垫枕，防止肘部组织受压；头部不垫枕，便患者主动控制头部；可用摇高床头代替膝下放枕头。
b. 坐位时间根据患者耐受情况而定。
c. 摆放上肢时避免腕关节掌曲、下垂。

（六）观察与记录
1. 观察患者有无不适症状。
2. 记录体位及翻身时间。

二、偏瘫患者体位摆放操作评分标准

科室：　　　　姓名：　　　　考核时间：　　　　考核者：　　　　得分：

项目		分值	操作要求	评分等级及分值				实际得分
				A	B	C	D	
操作前准备	仪表	10	护士仪表着装规范符合要求，洗手、戴口罩	2	1	0.5	0	
	环境		宽敞、明亮，温湿度适宜	2	1	0.5	0	
	用物		各类体位枕、治疗车	1	0.5	0	0	
	说明		核对患者基本信息，解释操作目的，取得患者和照顾者的配合	2	1	0.5	0	
	评估		神志、生命体征、配合程度、病情、肢体功能、皮肤、管道	3	2	1	0	
操作过程	仰卧位	15	给患者头部垫枕，面部转向患侧，护士一手放于患侧肩胛骨下方，一手放肩关节上，向上向外托出肩胛骨，垫入小枕，保持肩胛骨前伸；患侧上肢平放于枕上，上臂外展、肘、腕关节伸直，掌心向上，手指伸展	7	5	3	0~2	
			给患者患侧臀部下方垫枕头，使患侧骨盆向前，防止髋关节外展、外旋；膝关节稍垫起呈轻度屈曲位；踝关节保持中立位	8	6	3	0~2	
	患侧卧位	20	让患者患侧在下，健侧在上，头部垫枕，躯干稍向后旋转，后背垫枕支撑；患侧上肢前伸，与躯干的角度≥90°，肘关节伸展，前臂旋后，腕关节背伸，手指伸展；健侧上肢放于体侧或后面的枕头上	7	5	3	0~2	
			让患者下肢呈迈步位，健腿向前，腿下放1个枕头支撑，髋膝以<80°的舒适体位自然屈曲，患肢在后，保持伸髋，稍屈膝的体位	8	6	3	0~2	
	健侧卧位	15	让患者健侧在下，患侧在上，头部垫枕，颈椎稍向患侧侧屈；患侧上肢前伸，完全放于胸前长枕上，肩前屈约90°，肘关节伸展，前臂旋前，腕关节背伸，手指伸展；健侧上肢可以自由摆放；身后放枕头支撑，保持躯干处于中立位	8	6	3	0~2	
			让患者患侧下肢向前稍曲髋屈膝置于枕上，足不能悬于枕边内翻；健侧下肢稍伸髋、微屈膝	7	5	3	0~2	
	坐位	20	床上长坐位：抬高患者床头，背部用枕头支撑，保持患者上半身竖直，髋关节屈曲近直角，双上肢对称地放于横过床上的餐板上，对抗躯干前屈；膝下垫小枕，避免膝关节过度伸展	10	7	4	0~3	
			轮椅坐位：让患者背部、臀部靠近椅背，左右两侧肩对称，保持躯干尽可能处于直立位，髋膝踝三关节屈曲近直角，体重平均分布在两边臀部，不要偏坐一边；双上肢放于轮椅餐板上，如无餐板可用枕头放膝上代替	10	7	4	0~3	
	记录	5	观察患者有无不适症状；记录患者体位及翻身时间	5	4	3	0~2	
言语表达		5	思路清晰，言语表达流畅、准确，讲解到位	5	4	3	0~2	
动作规范		5	技术操作规范，准确到位，计划性强，规定时间内完成，体现人文关怀	5	4	3	0~2	
提问		5		5	4	3	0~2	
总分		100						

（陈伟虹　贾璐笛　李卉梅）

第十五节　颅脑损伤患者体位摆放

一、颅脑损伤患者体位摆放操作指引

【定义与目的】

1. 定义：为维持颅脑损伤患者正常的肢体功能，确保头部供血、减轻颅内压、确保躯体安全以及舒适的需要，预防并发症发生而借助各类体位枕头和器具将患者的头部、累及的肢体摆放在合适位置的护理方法。

2. 目的：降低颅内压，减轻脑水肿，促进意识神经功能恢复；预防或减轻肺部感染、关节挛缩、肌肉萎缩等并发症的发生。

【应用范围】

广泛颅骨骨折，广泛脑挫裂伤，脑干损伤或颅内出血，昏迷在6h以上或GCS在3~7分。

【禁忌证】

生命体征不稳定、急性救治期患者慎用遵医嘱。

【注意事项】

1. 长时间处于仰卧位的患者，大小便失禁易患压疮：应每1~2h变换1次体位，避免长时间仰卧位，诱发屈张反射；同时应保持床单位平整、干燥，做好大小便失禁护理。

2. 长时间侧卧位时尽量使头部和脊柱保持正常力线，不要扭曲，背后用长枕靠住，保持侧卧位，避免脊柱扭曲。

3. 体位摆放后应安置好患者各管道，防止管道脱落、扭曲，保持固定通畅，同时做到班班在床边交接。

4. 也可借助相关辅助器具，如静态踝足矫形器、矫形鞋，尽可能确保患肢在功能位。

5. 护士为患者进行体位摆放时动作要轻、稳、慢，不可拖拉肢体，以防擦伤皮肤或造成二次损伤；患者身体充分的支持，避免使肢体处于悬空位。在摆放时应拉好对侧床栏，摆放好体位后及时拉好同侧床栏，防止患者坠床。

6. 护士应根据人体力学原理移动患者，注意节力原则，避免护理人员自身伤害。

7. 颅脑损伤术后的患者在进行头部体位摆放时，应严密观察患者的生命体征及瞳孔、面色变化，防止病情突变。

【护理结局】

1. 照顾者理解体位护理的重要性及掌握体位护理的方法。

2. 每次体位摆放过程顺利，患者安全舒适。

3. 无二次损伤发生，不应体位摆放出现病情突变。

【操作流程及要点说明】

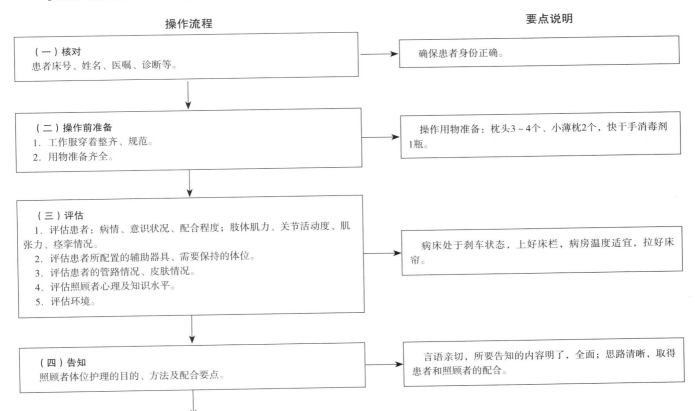

操作流程	要点说明
（一）核对 患者床号、姓名、医嘱、诊断等。	确保患者身份正确。
（二）操作前准备 1. 工作服穿着整齐、规范。 2. 用物准备齐全。	操作用物准备：枕头3~4个、小薄枕2个，快干手消毒剂1瓶。
（三）评估 1. 评估患者：病情、意识状况、配合程度；肢体肌力、关节活动度、肌张力、痉挛情况。 2. 评估患者所配置的辅助器具、需要保持的体位。 3. 评估患者的管路情况、皮肤情况。 4. 评估照顾者心理及知识水平。 5. 评估环境。	病床处于刹车状态，上好床栏，病房温度适宜，拉好床帘。
（四）告知 照顾者体位护理的目的、方法及配合要点。	言语亲切，所要告知的内容明了、全面；思路清晰，取得患者和照顾者的配合。

（五）实施：

1. 颅脑水肿患者。

仰卧位，头部垫枕头，摇高床头30°，保持头与脊柱在一直线上，避免颈部过伸过屈。

2. 休克患者。

取头低足高位：患者去枕仰卧，枕头横立于床头，床尾用支托物垫高或摇高15°～30°。

3. 深昏迷患者。

取侧卧位：患者侧卧，两臂屈肘，一手置于枕旁，一手置于胸前，下腿伸直，上腿弯曲，两腿间、胸腹部、背部放置软枕支撑患者。或侧俯卧位：患者侧卧，躯干与床大于90°，胸腹部、两腿间放置软枕支撑患者。如出现抽搐、喷射状呕吐、呼吸急促，痰由口鼻腔涌出应取去枕平卧，头偏一侧。

4. 合并脑脊液鼻漏者。

绝对卧床，取仰卧位，头部垫枕，床头抬高30°，保持头部中立位，禁止头偏两侧；耳漏者头偏向患侧。

5. 伴有颈椎损伤者。

去枕平卧位，予颈托或颅骨牵引，颈椎制动，保持头中立位，禁止头侧位。

6. 幕上开颅术后患者。

取健侧卧位：头部垫枕头，健侧头颅在下，患侧在上，胸前放1个枕头，后背放1个枕头，两腿屈曲分开，两腿间放1个枕头。

7. 幕下开颅术后患者。

早期取去枕健侧卧：头部不垫枕头，健侧头颅在下，患侧在上，胸前放一枕头，后背放1个枕头，两腿屈曲分开，两腿间放1个枕头。

8. 慢性硬脑膜下积液或血肿术后患者。

取平卧位或头低脚高患侧卧位：患者侧卧，头部不垫枕头，患侧头颅在下，将床头摇低30°，双下肢垫1个枕头，摇高床尾45°。

9. 去骨瓣减压术后患者。

取健侧卧位：头部垫枕头，健侧头颅在下，患侧在上，胸前放1个枕头，后背放1个枕头，两腿屈曲分开，两腿间放1个枕头。

10. 气管切开术后患者。

仰卧位，头部垫枕头床头抬高15°～30°，颈部忌过伸过屈，保持颈与躯干在同一轴线上；呼吸机辅助呼吸患者将床头抬高30°～45°，并摇起膝下支架5°～30°。

11. 颅脑外部损伤患者。

术后绝对卧床，抬高两侧小腿2°～30°，膝关节屈曲15°。

12. 持续昏迷患者。

长期卧床患者保持肢体的功能位（详见四肢瘫患者体位摆放或偏瘫患者体位摆放）。

①颅脑水肿者要促进颅内静脉回流，降低颅内压，减轻脑水肿；避免头部过伸或过屈影响呼吸道通畅及颈静脉回流，不利于降低颅内压，同时增加肺部通气量。

②休克患者头低足高位可保证脑部血液供血。

③深昏迷患者取侧卧位或侧俯卧位利于口腔内分泌物排出。

④合并脑脊液鼻（耳）漏者：头部垫无菌治疗巾和无菌棉垫，并随时更换；借重力作用使脑组织移向颅底，帖附在硬膜漏孔区，促使局部粘连而封闭漏口，维持特定体位至停止漏液3～5天，忌冲洗和填塞，以防颅内感染。

⑤伴有颈椎损伤者翻身时头、颈、胸成一直线；合并高颈位脊髓损伤者，翻身应2人合作，动作缓慢、平稳、轻柔，保持头、颈、脊柱、髋部成直线，密切观察患者的呼吸情况，有无呼吸抑制或突然呼吸停止。轴索损伤者体位转换时严格保持头部与躯干方向一致，防止脑干受损，发生意外。

⑥气管切开术后患者正确体位护理，避免影响套管与气管角度，导致损伤气管黏膜或不利于通气；手术当日不宜过多变换体位，防止套管脱出，更换体位时头颈和上身要同时翻动，避免损伤气管周围组织引起出血、穿孔等。呼吸机辅助呼吸患者预防胃内容物的反流和误吸，降低呼吸机相关性肺炎风险。采用侧卧位45°吸痰能彻底清除患者呼吸道分泌物，延长吸痰间隔时间，减少吸痰次数，对患者刺激小，对气道黏膜损害小，吸痰效果较好，呼吸道黏膜损伤和肺部感染的发生率降低。

⑦颅脑外部损伤患者行足部背伸趾屈运动，3～4次/天，10～20min/次，促进静脉回流，注意保温，防止发生下肢血栓的形成。

⑧持续昏迷，长期卧床患者要定时翻身，按摩受压部位皮肤，床单位保持清洁干燥，防止压疮发生；保持肢体的功能位，防止关节僵硬、挛缩及肌肉萎缩、足下垂。

（六）观察与记录

1. 观察受压皮肤、观察患者面色及生命体征，如果发生不适立即停止摆放动作告知医生。

2. 安置好患者后整理床单位。

3. 记录体位摆放的时间及方向。

二、颅脑损伤患者体位摆放操作评分标准

科室：　　　　　　姓名：　　　　　考核时间：　　　　　　　考核者：　　　　　得分：

项目		分值	操作要求	评分等级及分值				实际得分
				A	B	C	D	
操作前准备	仪表	10	操作者仪表、着装规范符合要求，洗手、戴口罩	2	1	0.5	0	
	环境		宽敞、明亮，有足够的空间操作	2	1	0.5	0	
	用物		枕头3～4个、小薄枕2个，快干手消毒剂	1	0.5	0	0	
	说明		核对患者基本信息，解释操作目的，取得患者和照顾者的配合					
	评估		①评估患者：病情、意识状况、配合程度；肢体肌力、关节活动度、肌张力、痉挛情况 ②评估患者所配置的辅助器具、需要保持的体位 ③评估患者的管路情况、皮肤情况 ④评估照顾者心理及知识水平及操作环境	3	2	1	0	

项目		分值	操作要求	评分等级及分值				实际得分
				A	B	C	D	
具体实施	颅脑水肿者	5	仰卧位，头部垫枕头，摇高床头30°，保持头与脊柱在一直线上，避免颈部过伸过屈	5	3	2	0~1	
	休克患者	7	取头低足高位：患者去枕仰卧，枕头横立于床头，床尾用支托物垫高或摇高15°~30°	7	5	3	0~2	
	昏迷患者	7	深取侧卧位：患者侧卧，两臂屈肘，一手置于枕旁，一手置于胸前，下腿伸直，上腿弯曲，两腿间、胸腹部、背部放置软枕支撑患者。 侧俯卧位：患者侧卧，躯干与床大于90°，胸腹部、两腿间放置软枕支撑患者。如出现抽搐、喷射状呕吐、呼吸急促，痰由口鼻腔涌出应取去枕平卧，头偏一侧	7	5	3	0~2	
	合并脑脊液鼻漏者	7	绝对卧床，取仰卧位，头部垫枕头，床头抬高30°，保持头部中立位，禁止头偏向两侧；耳漏者头偏向患侧	7	5	3	0~2	
	伴有颈椎损伤患者	5	去枕平卧位，予颈托或颅骨牵引，颈椎制动，保持头中立位，禁止头侧位	5	3	2	0~1	
	幕上开颅术后患者	5	取健侧卧位，头部垫枕头，健侧头颅在下，患侧在上，胸前放1个枕头，后背放1个枕头，两腿屈曲分开，两腿间放1个枕头	5	3	2	0~1	
	幕下开颅术后患者	5	早期取去枕健侧卧，头部不垫枕头，健侧头颅在下，患侧在上，胸前放1个枕头，后背放1个枕头，两腿屈曲分开，两腿间放1个枕头	5	3	2	0~1	
	慢性硬脑膜下积液患者	7	或血肿术后取平卧位或头低脚高患侧卧位：患者侧卧，头部不垫枕头，患侧头颅在下，将床头摇低30°，双下肢垫1个枕头，摇高床尾45°	7	5	3	0~2	
	去骨瓣减压术后患者	5	取健侧卧位：头部垫枕头，健侧头颅在下，患侧在上，胸前放1个枕头，后背放1个枕头，两腿屈曲分开，两腿间放1个枕头	5	3	2	0~1	
	气管切开术后患者	7	取仰卧位，头部垫枕头床头抬高15°~30°，颈部忌过伸过屈，保持颈与躯干在同一轴线上；呼吸机辅助呼吸患者将床头抬高30°~45°，并摇起膝下支架5°~30°	7	5	3	0~2	
	颅脑外部损伤患者	5	术后绝对卧床，抬高两侧小腿2°~30°，膝关节屈曲15°	5	3	2	0~1	
	持续昏迷患者	5	长期卧床患者保持肢体的功能位（详见四肢瘫痪者体位摆放或偏瘫患者体位摆放）	5	3	2	0~1	
言语表达		5	思路清晰，言语表达流畅、准确，讲解到位	5	4	3	0~2	
动作规范		5	技术操作动作规范，准确到位，计划性强，规定的时间内完成，体现人文关怀	5	4	3	0~2	
提问		10		10	7	5	0~4	
总分		100						

（张春花　高小利　欧阳慧　李卉梅）

第十六节　偏瘫患者体位转移

一、偏瘫患者体位转移操作指引

【定义与目的】

1．定义：为扩大患者躯体活动范围，减轻受压皮肤，将偏瘫患者从一种姿势转移到另一种姿势，或从一个地方转移到另一个地方的过程，包括床上转移、床椅转移、坐站转移。

2．目的：增加躯体活动的范围，减轻皮肤受压，减少对陪护的依赖，增加患者肢体活动，提高自理能力。

【应用范围】

脑卒中后偏瘫患者。

【禁忌证】

疾病处于危重期患者、认知功能障碍患者。

【护理评估】

1. 基本资料：年龄、病情、意识、生命体征、体重、环境，配合程度。

2. 专科评估：认知、肢体功能、平衡。

【注意事项】

1. 转移前，做好解释、沟通，取得患者信任和配合。

2. 护理人员全面评估患者，如认知、肢体功能、平衡、体重，确定转移方式和力度；患者能够独立转移时，尽量提供最少量帮助或者不提供帮助；被动转移作为最后选择的转移方法。随着患者功能的恢复，辅助者提供的帮助应减少。

3. 转移空间宽敞；转移时，两个平面之间尽可能高度相等、靠近、稳定，有一定的硬度，如轮椅转移时必须先制动，椅子转移时应在最稳定的位置，床垫有一定的硬度。

4. 转移时应注意安全，避免碰伤肢体，如床椅子转移时，靠床一侧的扶手、脚踏板移开；患者穿合适的鞋、袜、裤子，以防跌倒。

5. 操作者加强自我防护，穿防滑鞋，防止打滑；掌握转移技巧，转移时依靠下肢力量，双腿分开与肩同宽并一前一后，髋膝关节微曲，但腰背及头颈伸直，旋转时不用腰力而用足的移动实现。

【护理结局】

1. 患者顺利安全完成转移。

2. 照顾者掌握体位转移的方法及目的；患者掌握在转移中的配合要求。

3. 在转移过程中无继发性损伤发生。

【床上体位转移操作流程及要点说明】

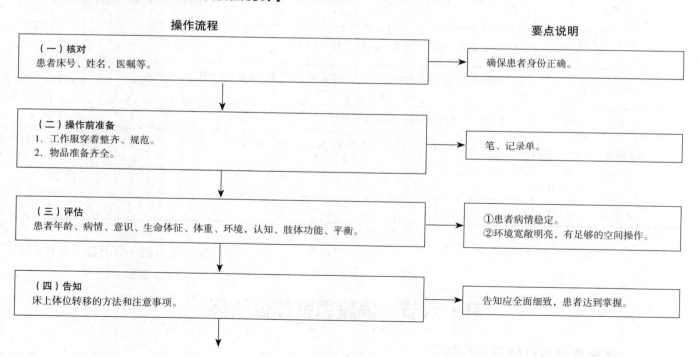

操作流程 | 要点说明

（一）核对
患者床号、姓名、医嘱等。
确保患者身份正确。

（二）操作前准备
1. 工作服穿着整齐、规范。
2. 物品准备齐全。
笔、记录单。

（三）评估
患者年龄、病情、意识、生命体征、体重、环境，认知、肢体功能、平衡。
①患者病情稳定。
②环境宽敞明亮，有足够的空间操作。

（四）告知
床上体位转移的方法和注意事项。
告知应全面细致，患者达到掌握。

（五）实施

1. 床上翻身。

（1）仰卧位到患侧卧位：健侧下肢屈髋屈膝，双上肢Bobath握手上举至肩前屈90°，头转向患侧，健肢上肢带动患肢向患侧摆动2～3次，健足向侧后方蹬床，健侧下肢向前摆动并置于患腿前方。

（2）仰卧位到健侧卧位：健足从患侧腘窝处插入患侧小腿下方，用健足勾起患足，双上肢Bobath握手上举至肩前屈90°，头转向健侧，健肢上肢带动患肢向健侧摆动2～3次，利用躯干的旋转和上肢的摆动惯性向健侧翻身。

（3）仰卧位翻成俯卧位：先完成仰卧位到健侧卧位的翻身，再以头和健侧臀部为支点，抬起健侧肩部，健侧上肢从身后抽出，同时身体向床面翻动，转成俯卧位。

（4）辅助翻身：操作者站在翻身的一侧，让患者双上肢Bobath握手上举至肩前屈90°，头转向翻身侧，并帮助患侧下肢屈髋、屈膝。一手扶助患者肘部，一手扶住双膝，协助患者来回摆动2～3次后，借助惯性向健侧或患侧翻身。

2. 床上移动。

（1）横向移动（向健侧移动较容易）：健足从患侧腘窝处插入患侧小腿下方，一同向健侧移动；抽出健侧下肢并屈髋屈膝，以足和肩为支点，抬起臀部移向健侧，将头颈抬起移向健侧，再以头部和臀部为支点，将上躯干移向健侧。

（2）纵向移动（向上移动较容易）：健侧下肢（或双下肢）屈髋、屈膝，稍屈肘，以足、肘为支点，抬起臀部向上（向下）移动身体。

3. 床上坐起、躺下。

（1）独立健侧坐起、躺下：①坐起。先翻成健侧卧位，健手拉患手至胸前；头部、颈部、躯干向上方侧屈，用健侧前臂支撑体重；健足将患侧小腿移到床沿外，使双侧小腿都离开床面；健手支撑身体坐起；调整坐位姿势，患手放在大腿上，足与地面接触。②躺下。将患手放大腿上，健足插入患侧小腿后面；健侧身体向床面倾斜，肘及前臂支撑床面；用健足将患腿上抬到床上；患者逐渐将身体放低躺床上，调整好卧位姿势。

（2）独立患侧坐起、躺下：①坐起先翻成患侧卧位，健手将患臂置于胸前，提供支撑点；头部、颈部、躯干向上方侧屈；健足将患侧小腿移到床沿外，使双侧小腿都离开床面；用健侧上肢横过胸前置于床面上支撑，侧屈起身；调整坐位姿势，患手放在大腿上，足与地面接触。②躺下。将患手放大腿上，健足插入患侧小腿后面；健手从前方横过身体，置于患侧髋部旁边的床面上；用健足将患腿上抬到床上并保持屈曲位，注意保持躯干屈曲，以防往后倒；再逐渐将患侧身体放低，最后躺床上，调整好卧位姿势。

（3）辅助下坐起、躺下：①坐起。先翻成侧卧位，双膝屈曲，将双腿移到床沿外；辅助者面向患者站立，一手托于下方肩部向上抬起，另一手放在上方的骨盆前缘向下压，双手同时用力即可坐起；调整坐姿，将患手放在大腿上，足接触地面。②躺下。患手放于大腿上，患腿交叉放于健腿上；操作者站于患侧，一手托患者颈部和肩部，一手置于患者的腿下，将双腿抬到床上；再辅助患者逐渐将身体放低躺床上。调整好卧位姿势。

①翻身时避免健手拉床栏，诱发联合反应，加重患侧痉挛。

②操作者忌拖拉患侧肩关节，避免造成肩关节脱位。

③将床栏拉起，防止坠床。

（六）观察与记录

1. 观察患者的主观反应。

2. 记录执行时间及活动后患者的反应。

【床椅转移操作流程及要点说明】

操作流程　　　　　　　　　　　　　　　　　　　　要点说明

（一）核对
患者床号、姓名、医嘱等。

确保患者身份正确。

（二）操作前准备
1. 工作服穿着整齐、规范。
2. 物品准备齐全。

检查轮椅性能是否完好，大小适合患者。

（三）评估
年龄、病情、意识、生命体征、体重、环境，配合程度、认知、肢体功能、平衡。

①患者的病情要稳定。
②环境宽敞明亮，有足够的空间操作。

（四）告知
床椅转移的方法和注意事项。

告知应全面细致，患者达到掌握。

（五）实施

1. 独立床椅转移。

（1）床—轮椅转移：①轮椅放在健侧，与床成30°~45°，刹住轮椅扶手、脚踏板；②患者坐床边，双足踏地与肩同宽，健手支撑于轮椅远侧扶手，患侧支撑于床上；③患者向前倾斜躯干，健手用力支撑，抬起臀部，以双足为支点旋转身体移向轮椅，确认臀部对着椅子后缓慢坐下。

（2）轮椅—床转移：①从健侧靠近床，轮椅与床成30°~45°，刹住轮椅，移开近床侧轮椅扶手、脚踏板；②患者坐轮椅边，双足踏地与肩同宽，健手支撑于床上远侧；患者向前倾斜躯干，健手用力支撑，抬起臀部，以双足为支点旋转身体移向床，确认臀部对着床后缓慢坐下。

2. 单人辅助床椅转移。

（1）轮椅放在健侧，与床成30°~45°，刹住轮椅，移开近床侧轮椅扶手、脚踏板。

（2）患者坐床沿，双足踏地与肩同宽。

（3）辅助者面向患者站立，双膝微曲，腰背挺直，将患侧上肢放在自己肩上或用上肢托住，一手放在患侧肩胛骨处，一手放在健侧骨盆后缘，双膝夹住患膝两侧（或是用自己的膝放在患膝内侧，足放在患足外侧，从内、外方向固定患侧下肢）。

（4）站起时，患者身体前倾，重心转移双膝之间，双足不动。治疗者双手向前、向上引导，同时发出口令"起来"，顺势将患者托起。

（5）站起后，操作者用膝部稍顶住患膝，防止"打软"。

（6）患者健手伸向轮椅对侧扶手，协助患者缓慢移动身体至轮椅。

3. 被动床椅转移。

（1）单人床椅转移训练：①轮椅斜置床边30°~45°，协助患者在床边挪动，使双脚着地，躯干前屈；②护理人员双脚呈"马步"，直背屈髋，面向患者，让患者的下巴搭在护理人员的肩上，患者双臂抱住护理者的颈部，或垂挂于胸前；③护理者的双手抱住患者臀部，如果患者较重则可以抓住患者的裤子或腰带，但要注意避免造成患者的皮肤损伤。④护理人员的双膝抵住患者双膝外侧将膝关节锁住，然后挺直后背并后仰将患者拉起呈站立位；同时利用自己的重心而非腰部力量将患者转移至轮椅。

（2）轮椅转移之双人转移训练：①轮椅锁定置于床边，与床约成20°，患者取坐位，躯干前屈，两臂交叉于肋下。②一位护理人员站在患者身后，两腿夹住轮椅的一侧后轮，双手从患者腋下穿过，抓住患者交叉的前臂，两臂环绕患者胸部并夹紧其胸廓下部。③另一位护理人员面向床，双脚前后站立，双臂托住患者的下肢，一手放在大腿部，另一手放在小腿部，患者越重手的位置越高。④两位护士同时重心后移，抬起患者，再退一步将患者放在轮椅上。

> ①加强监护，防止跌倒。
> ②两人转移时，一人负责喊口号，操作同步进行。

（六）观察与记录

1. 观察患者的主观反应。
2. 记录执行时间及转换后体位的舒适及安全情况。

【坐站转移操作流程及要点说明】

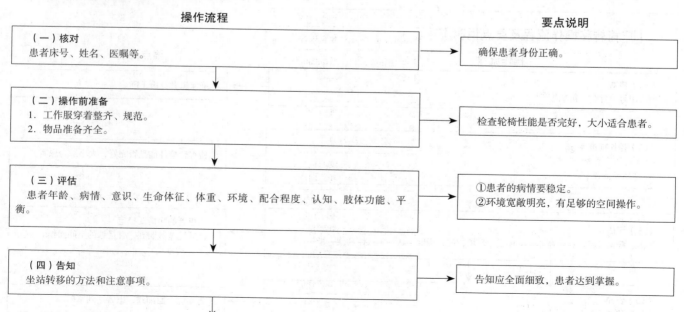

操作流程

（一）核对
患者床号、姓名、医嘱等。
→ 确保患者身份正确。

（二）操作前准备
1. 工作服穿着整齐、规范。
2. 物品准备齐全。
→ 检查轮椅性能是否完好，大小适合患者。

（三）评估
患者年龄、病情、意识、生命体征、体重、环境、配合程度、认知、肢体功能、平衡。
→ ①患者的病情要稳定。
②环境宽敞明亮，有足够的空间操作。

（四）告知
坐站转移的方法和注意事项。
→ 告知应全面细致，患者达到掌握。

要点说明

（五）实施

1. 辅助坐站转移：

（1）辅助站起：

①方法一：患者坐于床边或椅边，躯干挺直，双脚平放地面与肩同宽，患足稍后，膝位于足尖上方；操作者站于患侧，手放于患膝上方，患者Bobath握手，上肢前伸，躯干前倾，当患者双肩前移超过足尖和膝前时，操作者向足跟方向按压固定患足，协助患者站起。

②方法二：患者坐床边或椅边，躯干挺直，双脚平放地面与肩同宽，患足稍后，膝位于足尖上方；辅助者面向患者，双腿前后分开，屈曲双膝，下蹲，腰背直立，将患侧上肢放在自己肩上或用上肢托住，一手置于患侧肩胛骨处，一手置于健侧骨盆后缘，双膝夹住患膝两侧（或是用膝放在患膝内侧，足放在患足外侧，从内、外方向固定患侧下肢）。站起时，患者身体前倾，重心转移双膝之间，双足不动。治疗者双手向前、向上引导，同时发出口令"起来"，顺势将患者托起；站起后，用膝顶住患膝，防止"打软"，调整好站立位姿势，保持抬头挺胸，双膝均匀负重。

（2）辅助坐下：患者背靠床（椅）站立，双下肢平均负重；操作者面向患者，双手掌置于患者两肩后；患者Bobath握手，上肢前伸；躯干前倾，双膝前移，曲髋屈膝，慢慢向后、向下移动臀部和髋部，直到完全坐下，调整坐势，臀部均匀负重。

2. 独立坐站转移：

（1）独立站起：患者坐在床边或椅子边缘，双足平放地上与肩同宽，患足稍后，膝位于足尖上方；患者Bobath握手，上肢前伸，躯干前倾，使重心移到膝的前方，臀部抬离床面（椅面），双腿同时用力慢慢站起，立位时双腿均匀负重。

（2）独立坐下：患者背靠床（椅）站立，双下肢平均负重，Bobath握手，上肢前伸；患者躯干前倾，双膝前移，曲髋屈膝，慢慢向后、向下移动臀部和髋部，直到完全坐下。

①加强监护，防止跌倒。
②引导患者身体重心前移时，注意通过曲髋完成，而不是低头、弯腰。
③膝位于足尖上方时，屈膝大于90°。
④站立时两腿均匀负重。
⑤辅助站起方法一适合平衡、肢体功能好的患者，方法二适合功能差的患者。

（六）观察与记录

观察患者的主观反应；记录执行时间及转换后体位的舒适及安全情况。

二、偏瘫患者体位转移操作评分标准

（一）床上体位转移操作评分标准

科室：　　　　　姓名：　　　　　考核时间：　　　　　考核者：　　　　　得分：

项目		分值	操作要求	评分等级及分值				实际得分
				A	B	C	D	
操作前准备	仪表	10	操作者仪表、着装规范符合要求，洗手、戴口罩	2	1	0.5	0	
	环境		宽敞、明亮，温湿度适宜	2	1	0.5	0	
	用物		笔、记录单	1	0.5	0	0	
	评估		年龄、病情、意识、生命体征、体重、环境、认知、肢体功能、平衡	3	2	1	0	
	说明		核对患者基本信息，解释操作目的，取得患者和照顾者的配合	2	1	0.5	0	
操作过程	床上翻身	25	仰卧位到患侧卧位：健侧下肢屈髋屈膝，双上肢Bobath握手上举至肩前屈90°，头转向患侧，健侧上肢带动患肢向患侧摆动2~3次，健足内侧后方蹬床，健侧下肢向前摆动并置于患腿前方	6	4	2	0~1	
			仰卧位到健侧卧位：健足从患侧腘窝处插入患侧小腿下方，用健足勾起患足，双上肢Bobath握手上举至肩前屈90°，头转向健侧，健侧上肢带动患肢向健侧摆动2~3次，利用躯干的旋转和上肢的摆动惯性向健侧翻身	6	4	2	0~1	
			仰卧位翻成俯卧位：先完成仰卧位到健侧卧位的翻身，再以头和健侧臀部为支点，抬起健侧肩部，健侧上肢从身后抽出，同时身体向床面翻动，转成俯卧位	6	4	2	0~1	
			辅助翻身：操作者站在翻身的一侧，让患者双上肢Bobath握手上举至肩前屈90°，头转向翻身侧，帮助患者下肢屈髋、屈膝。一手扶患者肘部，一手扶住双膝，协助患者来回摆动2~3次后，借助惯性向健侧或患侧翻身	7	4	2	0~1	
	床上移动	10	横向移动（向健侧移动较容易）：健足从患侧腘窝处插入患侧小腿下方，一同向健侧移动。抽出健侧下肢并屈髋屈膝，以足和肩为支点，抬起臀部移向健侧，将头颈抬起移向健侧，再以头部和臀部为支点，将上躯干移向健侧	5	4	3	0~2	
			纵向移动（向上移动较容易）：健侧下肢（或双下肢）屈髋、屈膝，稍屈肘，以足、肘为支点，抬起臀部向上（向下）移动身体	5	4	3	0~2	

项目		分值	操作要求	评分等级及分值				实际得分
				A	B	C	D	
操作过程	床上坐起、躺下	35	独立健侧坐起、躺下： （1）坐起：先翻成健侧卧位，健手拉患手至胸前；头部、颈部、躯干向上方侧屈，用健侧前臂支撑体重；健足将患侧小腿移到床沿外，使双侧小腿离开床面；健手支撑身体坐起；调整坐位姿势，患手放在大腿上，足与地面接触 （2）躺下：将患手放大腿上，健足插入患侧小腿后面；健侧身体向床面倾斜，肘及前臂支撑床面；用健足将患腿上抬到床上；患者逐渐将身体放低躺床上，调整好卧位姿势	12	9	6	0~5	
			独立患侧坐起、躺下： （1）坐起先翻成患侧卧位，健手将患臂置于胸前，提供支撑点；部、颈部、躯干向上方侧屈；健足将患侧小腿移到床沿外，使双侧小腿都离开床面；用健侧上肢横过胸前置于床面上支撑，侧屈起身，调整坐位姿势，患手放在大腿上，足与地面接触 （2）躺下：将患手放大腿上，健足插入患侧小腿后面；健手从前方横过身体，置于患侧髋部旁边的床面上；用健足将患腿上抬到床上并保持屈曲位，注意保持躯干屈曲，以防往后倒；再逐渐将患侧身体放低，最后躺床上，调整好卧位姿势	12	9	6	0~5	
			辅助下坐起、躺下： （1）坐起：先翻成侧卧位，双膝屈曲，将双腿移到床沿外；辅助者面向患者站立，一手托于下方肩部向上抬起，另一手放在上方的骨盆前缘向下压，双手同时用力即可坐起；调整坐姿，将患手放在大腿上，足接触地面 （2）躺下：患手放于大腿上，患腿交叉放于健腿上；操作者站于患侧，一手托患者颈部和肩部，一手置于患者的腿下，将双腿抬到床上；再辅助患者逐渐将身体放低躺床上。调整好卧位姿势	11	8	5	0~4	
记录		5	1. 观察患者有无不适症状 2. 记录转移时间	5	4	3	0~2	
言语表达		5	思路清晰，言语表达流畅、准确，讲解到位	5	4	3	0~2	
动作规范		5	技术操作动作规范，准确到位计划性强，规定时间内完成，体现人文关怀	5	4	3	0~2	
提问		5		5	4	3	0~2	
总分		100						

（二）偏瘫患者床椅转移操作评分标准

科室：　　　　姓名：　　　　考核时间：　　　　考核者：　　　　得分：

项目		分值	操作要求	评分等级及分值				实际得分
				A	B	C	D	
操作前准备	仪表	10	操作者仪表、着装规范符合要求，洗手、戴口罩	2	1	0.5	0	
	环境		宽敞、明亮，温湿度适宜	2	1	0.5	0	
	用物		笔、记录单、轮椅	1	0.5	0	0	
	评估		年龄、病情、意识、生命体征、体重、环境、认知、肢体功能、平衡	3	2	1	0	
	说明		核对患者基本信息，解释操作目的，取得患者和照顾者的配合	2	1	0.5	0	
操作过程	独立床椅转移	25	床-轮椅转移： （1）轮椅放在健侧，与床成30°~45°，刹住轮椅，移开近床侧轮椅扶手、脚踏板 （2）患者坐床边，双足踏地与肩同宽，健手支撑于轮椅远侧扶手，患侧支撑于床上 （3）患者向前倾斜躯干，健手用力支撑，抬起臀部，以双足为支点旋转身体移向轮椅，确认臀部对着椅子后缓慢坐下	13	9	6	0~5	
			轮椅-床转移： （1）从健侧靠近床，轮椅与床成30°~45°，刹住轮椅，移开近床侧轮椅扶手、脚踏板 （2）患者坐轮椅边，双足踏地与肩同宽，健手支撑于床上远侧 （3）患者向前倾斜躯干，健手用力支撑，抬起臀部，以双足为支点旋转身体移向床，确认臀部对着床后缓慢坐下	12	8	6	0~5	

(续表)

项目		分值	操作要求	评分等级及分值				实际得分
				A	B	C	D	
操作过程	单人辅助床椅转移	20	1. 轮椅放在健侧，与床成30°~45°，刹住轮椅，移开近床侧轮椅扶手、脚踏板 2. 患者坐床沿，双足踏地，与肩同宽 3. 辅助者面向患者站立，双膝微曲，腰背挺直，将患侧上肢放在自己肩上或用上肢托住，一手放在患侧肩胛骨处，一手放在健侧骨盆后缘，双膝夹住患膝两侧（或是用自己的膝放在患膝内侧，足放在患足外侧，从内、外方向固定患侧下肢） 4. 站起时，患者身体前倾，重心转移双膝之间，双足不动。治疗者双手向前、向上引导，同时发出口令"起来"，顺势将患者托起 5. 站起后，操作者用膝部稍顶住患膝，防止"打软" 6. 患者健手伸向轮椅对侧扶手，协助患者缓慢移动身体至轮椅	20	15	10	0~9	
	被动床椅转移	25	单人被动床椅转移： （1）轮椅斜置床边30°~45°，协助患者在床边挪动，使双脚着地，躯干前屈 （2）护理人员双脚呈"马步"，直背屈髋，面向患者，让患者的下巴搭在护理人员的肩上，患者双臂抱住护理者的颈部，或垂挂于胸前 （3）护理者的双手抱住患者臀部，如果患者较重则可以抓住患者的裤子或腰带，但要注意避免造成患者的皮肤损伤 （4）护理人员双膝抵住患者双膝外侧将膝关节锁住，然后挺直后背并后仰将患者拉起呈站立位；同时利用自己重心而非腰部力量将患者转移至轮椅	13	9	6	0~5	
			双人被动轮椅转移： （1）轮椅锁定置于床边，与床约成20°，患者取坐位，躯干前屈，两臂交叉于肋下 （2）一位护理人员站在患者身后，两腿夹住轮椅的一侧后轮，双手从患者腋下穿过，抓住患者交叉的前臂，两臂环绕患者胸部并夹紧其胸廓下部 （3）另一位护理人员面向床，双脚前后站立，双臂托住患者的下肢，一手放在大腿部，另一手放在小腿部，患者越重手的位置越高 （4）两位护士同时重心后移，抬起患者，再退一步将患者放在轮椅上	12	8	6	0~5	
	记录	5	观察患者有无不适症状；记录转移时间。	5	4	3	0~2	
言语表达		5	思路清晰，言语表达流畅、准确，讲解到位	5	4	3	0~2	
动作规范		5	技术操作动作规范，准确到位计划性强，规定时间内完成，体现人文关怀	5	4	3	0~2	
提问		5		5	4	3	0~2	
总分		100						

（三）坐站转移操作评分标准

科室： 姓名： 考核时间： 考核者： 得分：

项目		分值	操作要求	评分等级及分值				实际得分
				A	B	C	D	
操作前准备	仪表	10	操作者仪表、着装规范符合要求，洗手、戴口罩	2	1	0.5	0	
	环境		宽敞、明亮，温湿度适宜	2	1	0.5	0	
	用物		笔、记录单	1	0.5	0	0	
	评估		年龄、病情、意识、生命体征、体重、环境认知、肢体功能、平衡	3	2	1	0	
	说明		核对患者基本信息，解释操作目的，取得患者和照顾者的配合	2	1	0.5	0	
操作过程	辅助坐站转移	40	辅助站起： （1）方法一：①患者坐于床边或椅边，躯干挺直，双脚平放地面与肩同宽，患足稍后，膝位于足尖上方。②辅助者站于患侧，手放于患膝上方，患者Bobath握手，上肢前伸，躯干前倾，当患者双肩前移超过足尖和膝前时，辅助者向足跟方向按压固定患足，协助患者站起 （2）方法二：①患者坐于床边或椅边，躯干挺直，双脚平放地面与肩同宽，患足稍后，膝位于足尖上方。②辅助者面向患者，双腿前后分开，屈曲双膝，下蹲，腰背直立，将患侧上肢放在自己肩上或用上肢托住，一手置于患侧肩胛骨处，一手置于健侧骨盆后缘，双膝夹住患膝两侧（或是用自己的膝放在患膝内侧，足放在患足外侧，从内、外方向固定患侧下肢）。③站起时，患者身体前倾，重心转移双膝之间，双足不动。治疗者双手向前、向上引导，同时发出口令"起来"，顺势将患者托起。④站起后，用膝稍顶住患膝，防止"打软"，调整好站立位姿势，保持抬头、挺胸，双腿均匀负重	25	20	15	0~14	
			2. 辅助坐下：①患者背靠床（椅）站立，双下肢均匀负重；②辅助者面向患者，双手掌置于患者两肩后；患者Bobath握手，上肢前伸，躯干前倾，双膝前移，曲髋屈膝，慢慢向后、向下移动臀部和髋部，直到完全坐下，调整坐势，臀部均匀负重	15	10	5	0~4	

项目		分值	操作要求	评分等级及分值				实际得分
				A	B	C	D	
操作过程	独立坐站转移	30	独立站起： 　患者坐在床边或椅子边缘，双足平放地上与肩同宽，患足稍后，膝位于足尖上方；患者Bobath握手，上肢前伸，躯干前倾，使重心移到膝的前方，臀部抬离床面（椅面），双腿同时用力慢慢站起，立位时双腿均匀负重	15	10	5	0~4	
			独立坐下： 　患者背靠床（椅）站立，双下肢平均负重，Bobath握手，上肢前伸；患者躯干前倾，双膝前移，曲髋屈膝，慢慢向后、向下移动臀部和髋部，直到完全坐下	15	10	5	0~4	
	记录	5	观察患者有无不适症状；记录转移时间及患者的舒适及安全程度	5	4	3	0~2	
言语表达		5	思路清晰，言语表达流畅、准确，讲解到位	5	4	3	0~2	
动作规范		5	技术操作动作规范，准确到位，计划性强，规定的时间内完成，体现人文关怀	5	4	3	0~2	
提问		5		5	4	3	0~2	
总分		100						

（陈伟虹　李卉梅　李艳芬）

第十七节　偏瘫患者进食动作训练

一、偏瘫患者进食动作训练操作指引

【定义与目的】

1．定义：偏瘫患者因姿势控制、上肢功能异常导致不能自行进食时，医务人员经评估分析后，给予维持平稳的坐姿、拿起并握住食具、食物，将食物送到口中等系列动作训练的技术和方法。

2．目的：提高偏瘫患者进食的自理能力，减轻对照顾者的依赖，提高患者生活质量。

【应用范围】

脑卒中后偏瘫不能自行进食患者。

【禁忌证】

严重痴呆患者、疾病处于急性期患者、有误吸、呛咳等不能经口进食的患者。

【注意事项】

1．按照评估结果，找出导致不能完成进食的原因，针对性地制订进食训练计划。

2．如果患者不能坐在桌边，应帮助患者在进食期间从床上坐起或坐在床边。

3．借助自助具用患手进食时，健手固定食具；使用健手进食时，用带吸盘的碗或碗下垫湿毛巾、橡皮垫等，以免食具移动而导致食物撒到桌面。

4．进食训练应持之以恒的完成，要求照顾者做好监护和指导工作。

5．护士每日应观察进食动作完成情况，及时向主管治疗师和医生反馈。

【护理结局】

患者配合进食训练，进食自理能力得到提高。

【操作流程及要点说明】

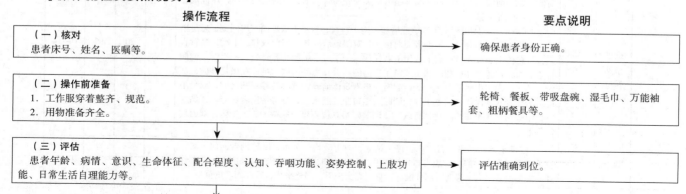

操作流程	要点说明
（一）核对 患者床号、姓名、医嘱等。	确保患者身份正确。
（二）操作前准备 1．工作服穿着整齐、规范。 2．用物准备齐全。	轮椅、餐板、带吸盘碗、湿毛巾、万能袖套、粗柄餐具等。
（三）评估 患者年龄、病情、意识、生命体征、配合程度、认知、吞咽功能、姿势控制、上肢功能、日常生活自理能力等。	评估准确到位。

（四）告知

患者及照顾者进食动作训练目的、方法及注意事项。

告知应全面细致，患者掌握操作目的及配合要点。

（五）实施

1. 坐位平衡能力差患者。

（1）患者坐轮椅，并放置轮椅餐板，将患臂置于餐板上，帮助患者伸直躯干，保持头部直立位，利于吞咽；

（2）加强坐位平衡训练。

2. 患侧上肢无主动运动者。

（1）指导患者进行"利手交换训练"，鼓励患者用健手持叉或筷子进食。

（2）餐具做好防滑措施。

3. 患侧上肢恢复部分分离运动者。

患手不能抓握叉子或勺子者，配置万能袖套或粗柄餐具，将餐具插入袖套内，再把袖套绑在患手上，以辅助进食。手指灵活差的患者使用加弹性铁片筷子。患手佩戴自助具进食时，健手固定食具。

4. 患侧上肢不能单独完成进食者。

用万能袖套将叉、勺固定于患手；将肘关节放置于较高的台面上以利于手到达嘴边；健侧上肢辅助患侧上肢送食品入口；用双手握杯子喝水。

①患侧上肢无主动运动者：

为了防止餐具移动，可使用带负压吸盘的碗，或餐具下垫湿毛巾、胶垫，起防滑作用。

②患侧上肢恢复部分分离运动者：

a. 鼓励患者用患手进食。

b. 粗柄餐具适用于仅具有粗大抓握功能的患者。

③患侧上肢不能单独完成进食者：健侧上肢辅助患侧进食。

（六）观察与记录

观察进食动作完成情况。记录执行的时间。

二、偏瘫患者进食动作训练操作评分标准

科室：　　　　姓名：　　　　考核时间：　　　　考核者：　　　　得分：

项目		分值	操作要求	评分等级及分值				实际得分
				A	B	C	D	
操作前准备	仪表	10	操作者仪表着装规范符合要求，洗手、戴口罩	2	1	0.5	0	
	环境		宽敞、明亮，温湿度适宜	2	1	0.5	0	
	用物		轮椅、餐板、带吸盘碗、湿毛巾、万能袖套、粗柄餐具、勺子、水杯、纸巾	1	0.5	0	0	
	说明		核对患者基本信息，解释操作目的，取得患者和照顾者的配合	2	1	0.5	0	
	评估		年龄、病史、意识、生命体征、配合程度、认知、吞咽功能、姿势控制、上肢功能、日常生活自理能力	3	2	1	0	
操作过程	坐位平衡能力差者	10	患者坐轮椅，并放置轮椅餐板，将患臂置于餐板上，帮助患者伸直躯干，保持头部直立位，指导患者将食物送于口中 加强坐位平衡训练	10	8	6	0~5	
	患侧无主动运动	15	指导患者进行"利手交换训练"，鼓励患者用健手持叉或筷子将食物送入口中	10	7	4	0~3	
			餐具做好防滑措施	5	4	3	0~2	
	患侧恢复部分分离运动者	25	患手不能抓握叉子或勺子者，为患者配置万能袖套或粗柄餐具，将餐具插入袖套内，再把袖套绑在患手上；也可先系好万能袖套再将餐勺插入袖套内，利用袖套的联动勺子的力量将食物送入口中	9	7	4	0~3	
			抓握力度或者手指关节活动受限的导致不能充分抓握勺子的患者，可加粗餐勺柄利于抓稳	7	4	3	0~2	
			手指灵活差的患者可对筷子进行改造，将两个筷子间加弹性铁片，利于抓稳完成进食	7	4	3	0~2	
			上述几种进食方法均要求健手固定食具，辅助完成进食	2	1	0.5	0	
	患侧不能单独完成进食者	20	用万能袖套将叉、勺固定于患手，将肘关节放置于较高的台面上以利于手到达嘴边	5	4	3	0~2	
			健侧上肢辅助患侧上肢送食品入口	8	6	4	0~3	
			用双手握杯子喝水	7	5	3	0~2	
	观察记录	5	观察患者有无不适症状 记录进食动作完成情况及时间	5	4	3	0~2	
言语表达		5	思路清晰，言语表达流畅、准确，讲解到位	5	4	3	0~2	
动作规范		5	技术操作动作规范，准确到位，计划性强，规定的时间内完成，体现人文关怀	5	4	3	0~2	
提问		5		5	4	3	0~2	
总分		100						

（陈伟虹　贾璐笛　李卉梅）

第十八节　偏瘫患者穿脱衣物训练

一、偏瘫患者穿脱衣物训练操作指引

【定义与目的】

1. 定义：指导偏瘫患者自行完成穿脱上衣，扣好纽扣；穿脱裤子，系好裤带；穿脱鞋袜，系好鞋带或魔术绑带的训练方法。

2. 目的：提高偏瘫患者穿脱衣裤的能力，减轻对照顾者的依赖，让患者获得尊严。

【应用范围】

脑卒中后不能自行穿脱衣物的患者。

【禁忌证】

严重痴呆患者、疾病处于急性期患者、坐位平衡功能障碍者。

【注意事项】

1. 选择宽松的开襟衫、套头衫，穿松紧口鞋或有尼龙搭扣的鞋，便于患者穿脱，必要时更换衣物，如将纽扣换成魔术贴、拉锁，不穿带拉链的衣服。

2. 照顾者做好监护和指导工作，选择稳定性好的凳子，防止跌倒。

3. 鼓励患者应持之以恒的完成，增强患者的信心。

【护理结局】

患者能配合穿脱衣物训练，穿脱衣裤自理能力得到提高。

【操作流程及要点说明】

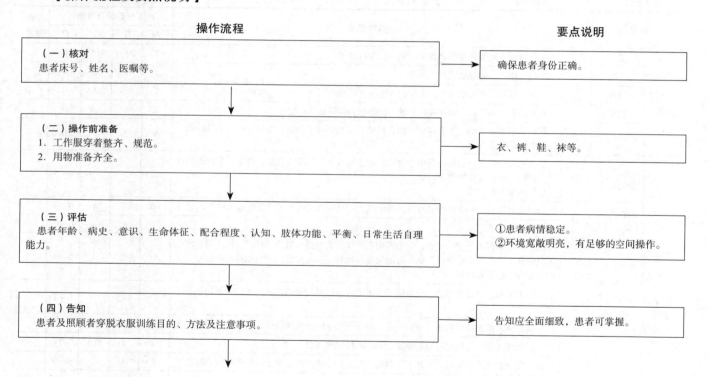

操作流程　　　　　　　　　　　　　　　　　　　　　要点说明

（一）核对
患者床号、姓名、医嘱等。　　　　　　　　　　　　确保患者身份正确。

（二）操作前准备
1. 工作服穿着整齐、规范。　　　　　　　　　　　　衣、裤、鞋、袜等。
2. 用物准备齐全。

（三）评估
患者年龄、病史、意识、生命体征、配合程度、认知、肢体功能、平衡、日常生活自理能力。　　　①患者病情稳定。
②环境宽敞明亮，有足够的空间操作。

（四）告知
患者及照顾者穿脱衣服训练目的、方法及注意事项。　　告知应全面细致，患者可掌握。

（五）实施

1. 穿脱上衣训练。

（1）穿脱开襟衣服。

①穿开襟衣服：患者坐位，双脚踏地与肩同宽，衣服内面朝上、衣领朝前平铺在双腿上，患侧袖子置于双腿间；患侧上肢穿入衣袖，用健手拉衬衣的近端袖口至患侧肩部，健手沿衣领将衣服从体后绕过，健侧上肢自近端袖口穿过，然后健手扣好纽扣。

②脱开襟衣服：患者坐位，双脚踏地与肩同宽，用健手依次解开纽扣后将患侧衬衣的近端袖口褪至患侧肩部以下，用臀部压住健侧衣袖，先脱下健侧衣袖，再脱下患侧衣袖。

（2）穿脱套头衫。

①穿套头衫：患者坐位，双脚踏地与肩同宽，套头衫放膝上，正面朝前、衣襟接近身体、领口位于膝部，健手抓住衣襟部，先将患侧上肢自袖口穿出，再将健侧上肢穿过袖口，然后将双袖口拉至肘部以上，健手抓住衣服后身，颈部前屈，将领口自头部穿过。

②脱套头衫：患者坐位，双脚踏地与肩同宽，颈部前屈，健手向上拉后衣领，将衣领从后边退出头部，再褪出健侧上肢和患侧上肢。

2. 穿脱裤子训练。

（1）坐位下穿、脱裤子。

①坐位下穿裤子：患者坐位，双脚踏地与肩同宽，将患侧下肢搭在健侧下肢上，健手将整理好的裤腿穿过患侧下肢，并拉至膝部上方，放下患肢，将另一侧裤腿穿过健侧下肢，起立，将裤子继续提至髋部及腰部，单手系好裤带（一般选择用松紧带的裤腰）。

②坐位下脱裤子：患者坐位，双脚踏地与肩同宽，起立，将裤子褪至臀部以下，坐位先脱健侧裤腿，再脱患侧裤腿。

（2）长坐位或仰卧位下穿、脱裤子。

①长坐位或仰卧位下穿裤子：患者坐床上，健手将裤子穿入患腿，并拉至膝部上方，将另一裤腿穿过健侧下肢，仰卧，骨盆交替抬离床面，健手将裤子提至髋部及腰部。

②长坐位或仰卧位下脱裤子：仰卧，骨盆交替抬离床面，健手将裤腰褪至臀部下，起床并坐于床边，先脱健侧裤腿；再脱患侧裤腿。

3. 穿脱袜子和鞋。

（1）坐位下穿脱鞋袜：患者取坐位，双脚踏地，与肩同宽，双手叉握将患腿抬起置于健腿上，用健手拇指、食指撑开袜口，为患足穿袜或鞋，放下患腿，全脚掌着地，重心转移至患侧，再将健侧下肢放在患腿上，穿好健侧袜或鞋。脱袜子和鞋时则顺序相反。

（2）长坐位下穿脱鞋袜：患者坐床上，双下肢屈曲，用健手将鞋袜穿上。脱袜子和鞋时则顺序相反。

①穿脱上衣顺序：先穿患侧，后穿健侧。先脱健侧，再脱患侧。

②穿脱裤子：

a. 坐位下穿脱裤子：适用于坐、站平衡良好患者。

b. 长坐位-仰卧位下穿、脱裤子：适用于站立平衡较差患者。

c. 穿脱顺序：先穿患侧，后穿健侧。先脱健侧，再脱患侧。

d. 对健侧用力导致患侧痉挛加重的患者，避免健手用力抓握患腿搭在健侧下肢的动作，尽可能保持患肩前伸并且伸肘。

③穿脱袜子和鞋：

a. 患者须具有良好的坐位平衡能力，方可练习穿脱鞋袜。

b. 长坐位下穿脱鞋袜：适用于平衡较差患者。

c. 对健侧用力导致患侧痉挛加重的患者，避免健手用力抓握患腿搭在健侧下肢的动作，尽可能保持患肩前伸并且伸肘。

（六）观察与记录

1. 观察患者训练情况。

2. 记录训练方法、效果。

二、偏瘫患者穿脱衣物训练操作评分标准

科室： 姓名： 考核时间： 考核者： 得分：

项目		分值	操作要求	评分等级及分值				实际得分
				A	B	C	D	
操作前准备	仪表	10	操作者仪表着装规范符合要求，洗手、戴口罩	2	1	0.5	0	
	环境		宽敞、明亮，温湿度适宜	2	1	0.5	0	
	用物		开襟上衣、套头衫、裤子、鞋、袜	1	0.5	0	0	
	说明		核对患者基本信息，解释操作目的，取得患者和照顾者的配合	2	1	0.5	0	
	评估		患者年龄、病史、意识、生命体征、配合程度、认知、肢体功能、平衡、日常生活自理能力	3	2	1	0	
操作过程	穿脱上衣	30	穿脱开襟衣服	穿开襟衣服：患者坐位，双脚踏地与肩同宽，衣服内面朝上、衣领朝前平铺在双腿上，患侧袖子置于双腿间；患侧上肢穿入衣袖，用健手拉衬衣的近端袖口至患侧肩部，健手沿衣领将衣服从体后绕过，健侧上肢自近端袖口穿过	9	7	4	0~3	
			脱开襟衣服：患者坐位，双脚踏地与肩同宽，用健手将患侧衬衣的近端袖口褪至患侧肩部以下，用臀部压住健侧衣袖，先脱下健侧衣袖，再脱下患侧衣袖	7	5	3	0~2	
			穿套头衫：患者坐位，双脚踏地与肩同宽，套头衫放膝上，正面朝前、衣襟接近身体、领口位于膝部，健手抓住衣襟部，先将患侧上肢自袖口穿出，再将健侧上肢穿过袖口，然后将双袖口拉至肘部以上，健手抓住衣服后身，颈部前屈，将领口自头部穿过	7	5	3	0~2	
			脱套头衫：患者坐位，双脚踏地与肩同宽，颈部前屈，健手向上拉后衣领，将衣领从后边褪出头部，再褪出健侧上肢和患侧上肢	7	5	3	0~2	

项目		分值	操作要求	评分等级及分值				实际得分
				A	B	C	D	
操作过程	穿脱裤子	20	坐位下穿脱裤子	坐位下穿裤子：患者坐位，双脚踏地，与肩同宽，将患侧下肢搭在健侧下肢上，健手将整理好的裤腿穿过患侧下肢，并拉至膝部上方，放下患肢，将另一侧裤腿穿过健侧下肢，起立，将裤子继续提至髋部及腰部 ||||| 5	4	3	0~2	
				坐位下脱裤子：患者坐位，双脚踏地，与肩同宽，起立，将裤子褪至臀部以下，坐位先脱健侧裤腿，再脱患侧裤腿	5	4	3	0~2	
			长坐位或仰卧位下穿脱裤子	长坐位或仰卧位下穿裤子：患者坐床上，健手将裤子穿入患腿，并拉至膝部上方，将另一裤腿穿过健侧下肢，仰卧，骨盆交替抬离床面，健手将裤子提至髋部及腰部	5	4	3	0~2	
				长坐位或仰卧位下脱裤子：仰卧，骨盆交替抬离床面，健手将裤腰褪至臀部下；起床并坐于床边；先脱健侧裤腿；再脱患侧裤腿	5	4	3	0~2	
	穿脱袜子	20	坐位下穿脱袜子	坐位下穿脱鞋袜：患者取坐位，双脚踏地，与肩同宽，双手叉握将患腿抬起置于健侧上，用健手拇指、食指撑开袜口，为患足穿袜或鞋，放下患腿，全脚掌着地，重心转移至患侧，再将健侧下肢放在患腿上，穿好健侧袜或鞋。脱袜子和鞋时则顺序相反	15	12	9	0~8	
				长坐位下穿脱鞋袜：患者坐床上，双下肢屈曲，用健手将鞋袜穿上。脱袜子和鞋时则顺序相反	5	4	3	0~2	
观察记录		5	1. 观察患者有无不适症状 2. 记录训练时间 |||| 5	4	3	0~2	
言语表达		5	思路清晰，言语表达流畅、准确，讲解到位 |||| 5	4	3	0~2	
动作规范		5	技术操作动作规范，准确到位，计划性强，规定的时间内完成，体现人文关怀 |||| 5	4	3	0~2	
提问		5	|||| 5	4	3	0~2	
总分		100						

（陈伟虹　贾璐笛　李卉梅）

第十九节　偏瘫患者个人卫生训练

一、偏瘫患者个人卫生训练操作指引

【定义与目的】

1. 定义：对于不能自行完成个人卫生的偏瘫患者，通过指导使患者参与或完成洗脸、洗手、刷牙、洗澡等自理活动的训练技术。

2. 目的：提高偏瘫患者自行完成个人卫生的能力，减轻对照顾者的依赖，提高患者生活质量。

【应用范围】

脑卒中后导致个人卫生不能完成或部分不能完成的患者。

【禁忌证】

严重痴呆患者；疾病处于急性期患者、皮肤有伤口创面患者。

【注意事项】

1. 训练前要评估患者坐位、站立平衡能力，上肢与手指的运动和感觉功能，并与患者实际生活环境相结合，制定合理、具体的训练措施；使用轮椅的患者，建议洗脸池离地高度为70~80cm，水池下方有足够的空间方便轮椅进出，以便患者贴近水池。

2. 训练时护理人员应在旁保护，落实安全防护措施。使用热水时，注意水温恒定，防止烫伤。转移时防止跌倒。洗澡时间不宜过长，以免发生意外。

3. 伴有肩关节半脱位的患者在进行训练时注意做好保护措施，可用肩带或同类辅助器具固定患肩。

【护理结局】
患者能参与或完成个人卫生训练，个人卫生自理能力得到逐步提高。

【操作流程及要点说明】

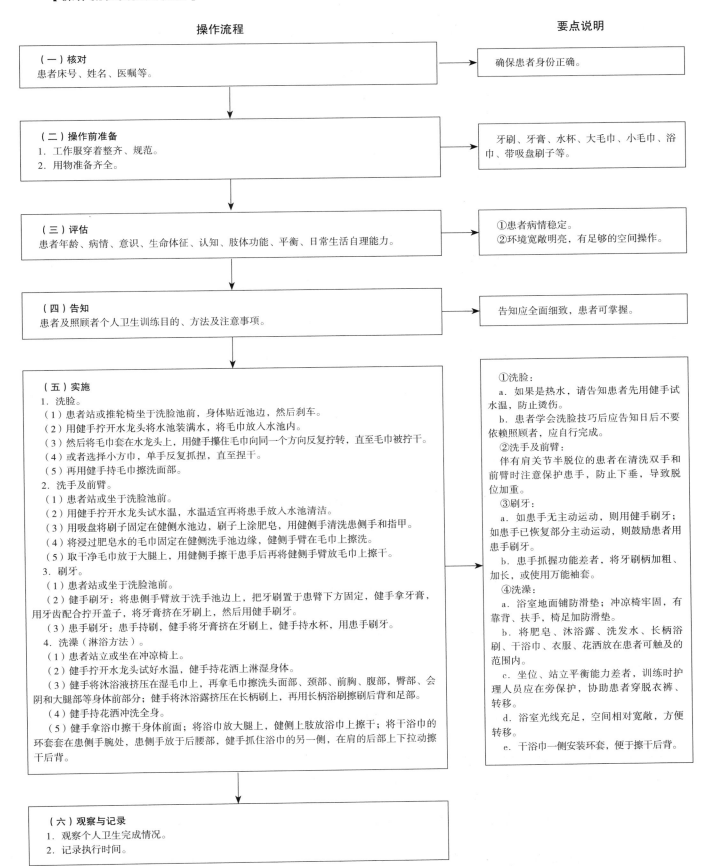

操作流程

（一）核对
患者床号、姓名、医嘱等。

（二）操作前准备
1. 工作服穿着整齐、规范。
2. 用物准备齐全。

（三）评估
患者年龄、病情、意识、生命体征、认知、肢体功能、平衡、日常生活自理能力。

（四）告知
患者及照顾者个人卫生训练目的、方法及注意事项。

（五）实施
1. 洗脸。
（1）患者站或推轮椅坐于洗脸池前，身体贴近池边，然后刹车。
（2）用健手拧开水龙头将水池装满水，将毛巾放入水池内。
（3）然后将毛巾套在水龙头上，用健手攥住毛巾向同一个方向反复拧转，直至毛巾被拧干。
（4）或者选择小方巾，单手反复抓捏，直至捏干。
（5）再用健手持毛巾擦洗面部。
2. 洗手及前臂。
（1）患者站或坐于洗脸池前。
（2）用健手拧开水龙头试水温，水温适宜再将患手放入水池清洁。
（3）用吸盘将刷子固定在健侧水池边，刷子上涂肥皂，用健侧手清洗患侧手和指甲。
（4）将浸过肥皂水的毛巾固定在健侧洗手池边缘，健侧手臂在毛巾上擦洗。
（5）取干净毛巾放于大腿上，用健侧手擦干患手后再将健侧手臂放毛巾上擦干。
3. 刷牙。
（1）患者站或坐于洗脸池前。
（2）健手刷牙：将患侧手臂放于洗手池边上，把牙刷置于患臂下方固定，健手拿牙膏，用牙齿配合拧开盖子，将牙膏挤在牙刷上，然后用健手刷牙。
（3）患手刷牙：患手持牙，健手将牙膏挤在牙刷上，健手持水杯，用患手刷牙。
4. 洗澡（淋浴方法）。
（1）患者站立或坐在冲凉椅上。
（2）健手拧开水龙头试好水温，健手持花洒上淋湿身体。
（3）健手将沐浴液挤压在湿毛巾上，再拿毛巾擦洗头面部、颈部、前胸、腹部、臀部、会阴和大腿部等身体前部分；健手将沐浴露挤压在长柄刷上，再用长柄浴刷擦刷后背和足部。
（4）健手持花洒冲洗全身。
（5）健手拿浴巾擦干身体前面；将浴巾放大腿上，健侧上肢放浴巾上擦干；将干浴巾的环套套在患侧手腕处，患侧手放于后腰部，健手抓住浴巾的另一侧，在肩的后部上下拉动擦干后背。

（六）观察与记录
1. 观察个人卫生完成情况。
2. 记录执行时间。

要点说明

确保患者身份正确。

牙刷、牙膏、水杯、大毛巾、小毛巾、浴巾、带吸盘刷子等。

①患者病情稳定。
②环境宽敞明亮，有足够的空间操作。

告知应全面细致，患者可掌握。

①洗脸：
a. 如果是热水，请告知患者先用健手试水温，防止烫伤。
b. 患者学会洗脸技巧后应告知日后不要依赖照顾者，应自行完成。
②洗手及前臂：
伴有肩关节半脱位的患者在清洗双手和前臂时注意保护患手，防止下垂，导致脱位加重。
③刷牙：
a. 如患手无主动运动，则用健手刷牙；如患手已恢复部分主动运动，则鼓励患者用患手刷牙。
b. 患手抓握功能差者，将牙刷柄加粗、加长，或使用万能袖套。
④洗澡：
a. 浴室地面铺防滑垫；冲凉椅牢固，有靠背、扶手，椅足加防滑垫。
b. 将肥皂、沐浴露、洗发水、长柄浴刷、干浴巾、衣服、花洒放在患者可触及的范围内。
c. 坐位、站立平衡能力差者，训练时护理人员应在旁保护，协助患者穿脱衣裤、转移。
d. 浴室光线充足，空间相对宽敞，方便转移。
e. 干浴巾一侧安装环套，便于擦干后背。

二、偏瘫患者个人卫生训练操作评分标准

科室：　　　　姓名：　　　　考核时间：　　　　考核者：　　　　得分：

项目		分值	操作要求	评分等级及分值				实际得分
				A	B	C	D	
操作前准备	仪表	10	操作者仪表着装规范符合要求，洗手	2	1	0.5	0	
	环境		宽敞、明亮，温湿度适宜	2	1	0.5	0	
	用物		牙刷、牙膏、水杯、大、小毛巾、浴巾、带吸盘刷子、肥皂、洗手液、冲凉椅、长柄浴刷	1	0.5	0	0	
	说明		核对患者基本信息，解释操作目的，取得患者和照顾者的配合	2	1	0.5	0	
	评估		患者年龄、病情、意识、生命体征、认知、肢体功能、平衡、日常生活自理能力	3	2	1	0	
操作过程	洗脸	10	患者站或推轮椅坐于洗脸池前，身体贴近池边，然后刹车	2	1.5	1	0	
			用健手拧开水龙头将水池装满水，将毛巾放入水池内	2	1.5	1	0	
			将毛巾套在水龙头上，用健手攥住毛巾向同一方向反复拧转，直至毛巾被拧干	2	1.5	1	0	
			或者选择小方巾，单手反复抓捏，直至捏干	2	1.5	1	0	
			用健手持毛巾擦洗面部	2	1.5	1	0	
	洗手及前臂	20	患者站或坐于洗脸池前	3	2	1	0	
			用健手拧开水龙头试水温，水温适宜再将患手放入水池清洁	5	3	2	0~1	
			用吸盘将刷子固定在健侧水池边，刷子上涂肥皂，清洗健侧手和指甲	5	3	2	0~1	
			将浸过肥皂水毛巾固定在健侧洗手池边缘，健侧手臂在毛巾上擦洗	4	3	2	0~1	
			取干净毛巾放于大腿上，把健侧手臂放毛巾上擦干	3	2	1	0	
	刷牙	20	患者站或坐于洗脸池前	5	3	2	0~1	
			健手刷牙：将患侧手臂放于洗手池边上，把牙刷置于患臂下方固定，健手拿牙膏，用牙齿配合拧开盖子，将牙膏挤在牙刷上，然后用健手刷牙	5	3	2	0~1	
			患手刷牙：患手持刷，健手将牙膏挤在牙刷上，健手持水杯，用患手刷牙	10	7	3	0~2	
	洗澡（淋浴方法）	20	患者站立或坐在冲凉椅上	2	1	0.5	0	
			健手拧开水龙头试好水温，健手持花洒上淋湿身体	3	2	1	0	
			健手将沐浴液挤压在湿毛巾上，再拿毛巾擦洗头面部、颈部、前胸、腹部、臀部、会阴和大腿部等身体前部分；健手将沐浴露挤压在长柄刷上，再用长柄浴刷擦刷后背和足部	5	3	2	0~1	
			健手持花洒冲洗全身	3	2	1	0	
			健手拿浴巾擦干身体前面；将浴巾放大腿上，健侧上肢放浴巾上擦干；将干浴巾的环套套在患侧手腕处，患侧手放于后腰部，健手抓住浴巾的另一侧，在肩的后部上下拉动擦干后背	7	5	3	0~2	
	观察记录	5	1. 观察患者有无不适症状 2. 记录体位及翻身时间	5	4	3	0~2	
言语表达		5	思路清晰，言语表达流畅、准确，讲解到位	5	4	3	0~2	
动作规范		5	技术操作动作规范，准确到位，计划性强，规定的时间内完成，体现人文关怀	5	4	3	0~2	
提问		5		5	4	3	0~2	
总分		100						

（陈伟虹　贾璐笛　李卉梅）

第二十节　体位排痰护理技术

一、体位排痰护理技术操作指引

【定义与目的】

1. 定义：利用重力原理，改变患者的体位，对人体肺部分泌物的重力引流，配合使用一些胸部手法治疗（如拍背、震颤等）及有效咳嗽，获得临床排痰效果的方法，并可通过X线胸片跟踪肺内分泌物的方法和动脉血气分析法，监测肺内分泌物的消除效果。

2. 目的：利用重力原理，改变患者的体位有利于分泌物的排出，从而有助于保持呼吸道通畅，改善肺通气，提高通气血流比值，防止或减轻肺部感染，减少反复感染，改善患者肺功能。

【应用范围】

1. 身体虚弱、高度疲劳、麻痹或有术后并发症而不能咳出肺内分泌物者。

2. 慢性气道阻塞、急性呼吸道感染以及急性肺脓肿。

3. 长期不能消除肺内分泌物，如支气管扩张、囊性纤维化。

【禁忌证】

1. 身体情况极度虚弱、无法耐受所需的体位、无力排出分泌物的患者。

2. 抗凝血治疗。

3. 胸廓或脊柱骨折、近期大咯血、严重骨质疏松、急性心肌梗死。

4. 颅内高压、严重高血压病、生命体征不稳定。

【注意事项】

1. 有效咳嗽训练一般情况下应安排在患者进餐前1～2h或餐后2h。持续鼻饲患者操作前30min应停止鼻饲。避免阵发性咳嗽，连续咳嗽3声后应注意平静呼吸片刻。有脑血管破裂、栓塞或血管瘤病史者应避免用力咳嗽。

2. 引流时间应安排在早晨清醒后，因为夜间支气管纤毛运动减弱，气道分泌物易于在睡眠时滞留。

3. 引流时让患者放松呼吸，避免过度换气或呼吸急促，引流体位不宜刻板照搬，必须采用患者既能接受，又易于排痰的体位。

4. 如果患者体位排痰5～10min仍未咳出分泌物，则进行下一个体位姿势，总时间不超过30～45min，一般上午、下午各一次。

5. 体位排痰过程中注意患者生命体征的变化，操作结束后让患者缓慢坐起并休息一会儿，留意患者是否出现直立性低血压的征兆。

6. 低氧血症并发症的防范处理：引流过程中注意观察患者有无咯血、发抖、头晕、出汗、疲劳等情况，如有上述症状应随时终止体位引流。

【护理结局】

1. 患者和照顾者正确掌握有效排痰和咳嗽的操作流程及技巧要点。

2. 患者痰液量、性质得到改善。

3. 肺部感染得到有效控制。

【操作流程和要点说明】

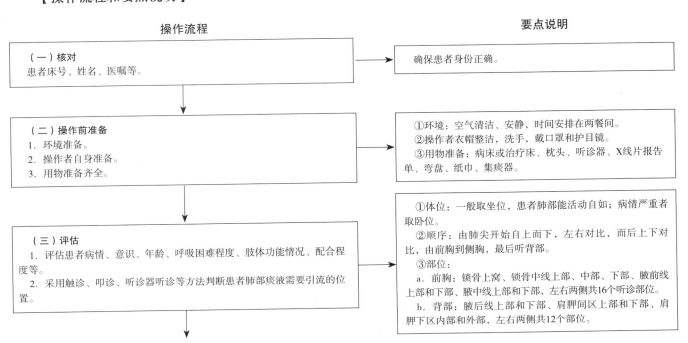

操作流程

（一）核对
患者床号、姓名、医嘱等。

要点说明

确保患者身份正确。

（二）操作前准备
1. 环境准备。
2. 操作者自身准备。
3. 用物准备齐全。

①环境：空气清洁、安静，时间安排在两餐间。
②操作者衣帽整洁，洗手，戴口罩和护目镜。
③用物准备：病床或治疗床、枕头、听诊器、X线片报告单、弯盘、纸巾、集痰器。

（三）评估
1. 评估患者病情、意识、年龄、呼吸困难程度、肢体功能情况、配合程度等。
2. 采用触诊、叩诊、听诊器听诊等方法判断患者肺部痰液需要引流的位置。

①体位：一般取坐位，患者肺部能活动自如；病情严重者取卧位。
②顺序：由肺尖开始自上而下，左右对比，而后上下对比，由前胸到侧胸，最后听背部。
③部位：
a. 前胸：锁骨上窝、锁骨中线上部、中部、下部、腋前线上部和下部、腋中线上部和下部，左右两侧共16个听诊部位。
b. 背部：腋后线上部和下部、肩胛间区上部和下部、肩胛下区内部和外部，左右两侧共12个部位。

（四）告知

向患者及照顾者说明体位引流的目的及注意事项，取得配合。

（五）实施

1. 体位引流。

（1）右肺上叶：患者取左侧卧位，腹部垫2个枕头（靠近胸前）；操作者叩击和震颤锁骨与肩胛骨之间的位置。

（2）左肺上叶尖端肺节：患者取右侧卧位，胸部依次叠加3个枕头；摇高床头45°；操作者叩击和震颤两侧上背部的肌肉。

（3）右肺中叶：患者左侧卧位，身体稍向后转，以枕头垫在左肩至左侧臀部之下，左膝屈曲，靠于右膝上；摇高床尾15°或床脚提高40cm；操作者叩击和震颤胸廓。

（4）左肺上叶前面肺节：患者取右侧卧位，其余同右肺中叶。

（5）右肺下叶：患者取左侧卧位，身体稍向前旋转，左腿屈曲，并以枕头垫在两腿之间；摇高床尾30°或床脚提高50~60cm；操作者叩击和震颤最下端肋骨最高部位。

（6）左肺下叶：患者取右侧卧位，腹部依次叠加3个枕头；摇高床尾45°；操作者叩击和震颤左侧胸部肋骨。

2. 辅助排痰。

（1）叩击：操作者手指并拢，掌心空虚成杯状，在患者病变肺段相应的部位进行有节奏地叩击（80~100次/min），运用腕关节摆动在引流部位上轮流轻叩，每一个部位2~5min。

（2）震颤：叩击拍打后，操作者用两只手按在病变部位并压紧，指导患者深呼吸，在深呼气时做快速、细小的胸壁颤摩振动，连续3~5次；再作叩击，重复2~3次，再嘱患者咳嗽以排痰。

（3）有效咳嗽：取坐位，身体前倾，头颈屈曲；先行5~6次深呼吸（吸气时腹肌上抬），于深吸气末屏气3s，然后张口连咳3声，咳嗽时腹肌用力，腹壁内缩；停止咳嗽，缩唇将余气尽量呼出；再缓慢深吸气，重复以上动作，连续做2~3次后，休息和正常呼吸几分钟后再重新开始。

（4）引流完毕，协助患者漱口，取舒适体位。

①体位引流：

a. 排痰前讲解体位引流的目的、方法，消除患者的紧张情绪，使患者能很好地配合，让患者全身放松，自然呼吸。

b. 将患者置于正确的体位排痰姿势，并且尽可能让患者舒适放松，应随时观察患者面色及表情。病变部位尽量在高处，使病变部位痰液向主支气管引流。

c. 根据病变部位采取不同姿势行体位引流。如病变在下叶、舌叶或中叶者，取头低足高略向健侧卧位；如病变位于上叶，则采取坐位或其他适当姿势，以利引流。

d. 引流过程中，可结合手法叩击等技巧，如有需要，应鼓励患者做有效咳嗽。

e. 若引流5~10min仍未咳出分泌物，则进行下一个体位姿势，总时间不超过45min，一般上午、下午各1次。

f. 引流过程中，应密切观察生命体征、血氧及患者反应，如有不适，应立即终止引流。

②辅助排痰：

a. 叩击：借助叩击机械原理，促使黏稠、浓痰脱离支气管壁，移出肺内液。不要叩裸露的皮肤。

b. 震颤：借助叩击机械原理，促使黏稠、浓痰脱离支气管壁，有助于纤毛系统清除分泌物。

c. 避免阵发性咳嗽，连续咳嗽3声后应注意平静呼吸片刻。有脑血管破裂、栓塞或血管瘤病史者应避免用力咳嗽。

（六）观察与记录

1. 观察评估已引流过的肺叶（段）上听诊呼吸音的变化。

2. 记录痰液潴留的部位，排出痰液的颜色、质感、数量及气味，必要时将痰液送检。

3. 观察患者对引流的忍受程度，血压、心率、血氧情况，呼吸模式，胸壁扩张的对称性等。

二、体位排痰护理技术操作评分标准

科室：　　　　　姓名：　　　　考核时间：　　　　考核者：　　　　　得分：

项目		分值	操作要求	评分等级及分值				实际得分
				A	B	C	D	
操作前准备	仪表	20	操作者仪表着装规范符合要求。洗手或消毒手，戴口罩	2	1	0.5	0	
	环境物品		安全、宽敞、明亮，有足够的空间。治疗床、检查报告单、听诊器、弯盘、纸巾	5	3	2	0~1	
	说明		核对患者基本信息，解释操作目的，取得配合	3	2	1	0	
	评估		评估患者意识、病情、生命体征、病变肺部位、配合程度、有无禁忌证	5	3	2	0~1	
	听诊		取听诊器，再次确认病变肺的痰液聚集情况等	5	3	2	0~1	

项目		分值	操作要求	评分等级及分值				实际得分
				A	B	C	D	
操作过程	引流体位	42	右肺上叶：患者取左侧卧位，腹部垫2个枕头（靠近胸前）；操作者叩击和震颤锁骨与肩胛骨之间的位置	7	5	3	0~2	
			左肺上叶的尖端肺节：患者取右侧卧位，胸部依次叠加3个枕头；摇高床头45°；操作者叩击和震颤两侧上背部的肌肉	7	5	3	0~2	
			右肺中叶：患者左侧卧位，身体稍向后转，以枕头垫在左肩至左侧臀部之下，左膝屈曲，靠于右膝上；摇高床尾15°或床脚提高40cm；操作者叩击和震颤胸廓	7	5	3	0~2	
			左肺上叶前面肺节：患者取右侧卧位，其余同右肺中叶	7	5	3	0~2	
			右肺下叶：患者取左侧卧位，身体稍向前旋转，右腿屈曲，并以枕头垫在两腿之间；摇高床尾30°或床脚提高50~60cm；操作者叩击和震颤最下端肋骨最高部位	7	5	3	0~2	
			左肺下叶：患者取右侧卧位，腹部依次叠加3个枕头；摇高床尾45°；操作者叩击和震颤左侧胸部肋骨	7	5	3	0~2	
	辅助排痰	18	叩击：操作者手指并拢，掌心空虚成杯状，在患者病变肺段相应的部位进行有节奏地叩击（80~100次/min），运用腕关节摆动在引流部位上轮流轻叩，每一个部位2~5min	5	4	3	0~2	
			震颤：叩击拍打后，操作者用两只手按在病变部位并压紧，指导患者深呼吸，在深呼气时做快速、细小的胸壁颤摩振动，连续3~5次；再作叩击，重复2~3次，再嘱患者咳嗽以排痰	5	4	3	0~2	
			有效咳嗽：取坐位，身体前倾，头颈屈曲；先行5~6次深呼吸（吸气时腹肌上抬），于深吸气末屏气3s，然后张口连咳3声，咳嗽时腹肌用力，腹壁内缩；停止咳嗽，缩唇将余气尽量呼出；再缓慢深吸气，重复以上动作，连续做2~3次后，休息和正常呼吸几分钟后再重新开始	5	4	3	0~2	
			引流完毕，协助患者漱口，取舒适体位	3	2	1	0	
言语表达		5	思路清晰，言语表达流畅、准确，解释到位	5	4	3	0~2	
动作规范		5	技术操作动作规范，准确到位，计划性强，规定的时间内完成，体现人文关怀	5	4	3	0~2	
提问		10		10	7	4	0~3	
总分		100						

（石慧　张春花　李卉梅　王旭豪）

第二十一节　偏瘫患者上肢运动控制训练

一、偏瘫患者上肢运动控制训练操作指引

【定义与目的】

1. 定义：为提高患者偏瘫侧上肢运动及控制功能而采用的一系列训练方法，如Bobath握手上抬并左右摆动、耸肩、患侧上肢负重、肘伸直下肩前屈训练等。

2. 目的：降低肌张力抗痉挛、纠正错误运动模式、促进分离运动、减轻或降低并发症、增强肌力、提高整个偏瘫侧上肢运动及控制能力。

【应用范围】

中枢神经系统损伤所致上肢存在运动及控制功能障碍的患者。

【禁忌证】

严重意识障碍、严重痴呆、疾病处于急性期、无训练动机、各种原因所致的关节不稳定未愈合、上肢严

重疼痛、急性肿胀等患者。

【注意事项】

1. 训练前应详细评估患者的功能情况，具体见护理评估项目等。

2. 训练前应先结合患者的护理评估结果并依据康复治疗师或康复医生的意见制订详细的训练计划并打印，选择合适的训练场地，在患者非治疗的时间内与患者或照顾者进行训练时间的预约。

3. 训练前应与患者、照顾者交谈，讲解训练的目的，方法、动作步骤、训练时间、频次、次数、潜在的安全风险以及需要配合的注意点，以取得患者或照顾者的理解和配合。

4. 训练动作应反复示范，讲解每个动作的注意点，直至患者和照顾者能达到规范掌握。

5. 训练时观察患者的实际操作能力，询问患者的主观感觉，心肺功能障碍者训练前应进行生命体征测量，结果异常则立即停止训练并告知医护人员。

6. 为使患者及照顾者达到规范掌握，应将训练计划单打印出张贴在患者床头，便于患者和照顾者随时查看。

7. 各项训练任务应在照顾者的监护下完成，护士应每天了解患者的训练任务有无落实，动作质量是否得到保证。

8. 告知患者及照顾者在训练过程中注意安全，避免发生意外；训练以微感疲劳为度。病情不稳定时或者训练感疼痛加重、肿胀等应停止训练并及时告知医务人员检查。

9. 应详细记录患者训练完成情况、主观感觉及照顾者帮助，必要时记录训练及训练前后生命体征测量值。

10. 护士应阶段性的对患者进行功能评估，依据功能进展情况及时调整训练计划。

11. 护士应与主管医生和治疗师及时沟通，汇报患者在病房训练的情况，确保团队训练目标保持一致。

【护理结局】

患者配合并安全有效地完成各项训练，未发生安全事故，偏瘫侧上肢运动及控制功能得到提高。

【操作流程及要点说明】

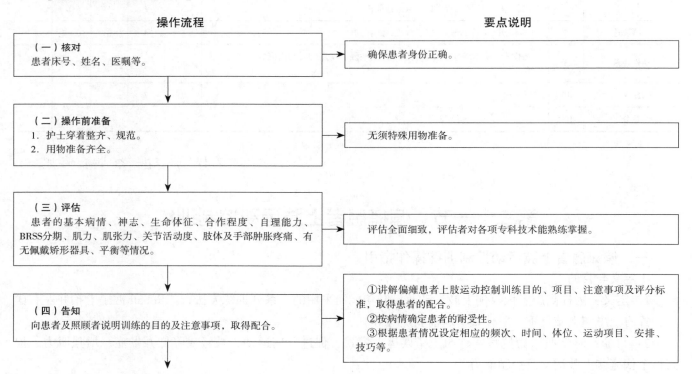

操作流程	要点说明
（一）核对 患者床号、姓名、医嘱等。	确保患者身份正确。
（二）操作前准备 1. 护士穿着整齐、规范。 2. 用物准备齐全。	无须特殊用物准备。
（三）评估 患者的基本病情、神志、生命体征、合作程度、自理能力、BRSS分期、肌力、肌张力、关节活动度、肢体及手部肿胀疼痛、有无佩戴矫形器具、平衡等情况。	评估全面细致，评估者对各项专科技术能熟练掌握。
（四）告知 向患者及照顾者说明训练的目的及注意事项，取得配合。	①讲解偏瘫患者上肢运动控制训练目的、项目、注意事项及评分标准，取得患者的配合。 ②按病情确定患者的耐受性。 ③根据患者情况设定相应的频次、时间、体位、运动项目、安排、技巧等。

（五）实施

1. Bobath握手、健侧上肢辅助患侧上肢上抬及左右摆动。

（1）根据患者病情选择舒适体位：卧位或坐位。

（2）Bobath握手：双手掌心相对，十指交叉握手，患侧拇指置于健手拇指之上。

（3）以健侧肢体带动患侧肢体做上肢的上举动作，做肩前屈运动，肘部保持伸直，后进行上抬及左右摆动。训练的频率和次数依据患者体力而定。

2. 耸肩。

（1）根据患者病情选择舒适体位：卧位或坐位。

（2）卧位训练时，两肩尽可能向耳朵方向上提，达到极限时停留片刻，肩部放松，如此反复。

（3）坐位训练时，两脚分开，与肩同宽，然后两肩尽可能向上提，达到极限时停留片刻，肩部放松下落，如此反复。

（4）训练的频率和次数依据患者体力而定。

3. 患侧上肢负重。

（1）根据患者情况或评价会意见选择前负重、侧方负重或者后负重。

（2）前负重：手掌打开手指伸展撑于平面，手指向前，肘部伸直，前臂旋后。通过身体重心的转移把力量转移至患侧上肢。

（3）后负重：手掌打开手指伸展撑于平面，手指向后，肘部伸直，前臂旋前。通过身体重心的转移把力量转移至患侧上肢。

（4）侧方负重：手掌打开手指伸展撑于平面，手指向侧边，肘部伸直，前臂中立位。通过身体重心的转移把力量转移至患侧上肢。

（5）正确执行负重动作：使患侧负重，输入感知觉。注意牵拉肌张力增高肌群、注意避免代偿，患肘保持直立，患手手掌打开，注意负重面需是硬板，训练的频率和次数依据患者体力而定。

4. 肘伸直下肩前屈抗阻训练。

（1）根据患者病情选择舒适体位：卧位或坐位。

（2）肘保持伸直，肩部缓慢上抬呈90°。

（3）肢体远端沙包抗阻：选择适合的沙袋，检查沙袋，将沙袋绑于肢体远端避开关节，避开骨折或者内固定处。

（4）肘关节伸直，保持肩在0°～90°指间后进行肩前屈抗阻训练动作，注意避免健侧代偿。

注意：训练的频率和次数依据患者体力而定。

5. 肩前屈90°伸肘抗阻训练。

（1）患者取仰卧位。

（2）正确示范肩关节前屈90°，肘关节做屈伸动作。

（3）保持肩关节前屈90°、肘关节伸直，后进行肘关节伸直及屈曲动作，注意避免健侧代偿。

（4）肢体远端沙包抗阻：选择适合的沙袋，检查沙袋，将沙袋绑于肢体远端避开关节，避开骨折或者内固定处。

（5）进行肘屈伸动作时，注意避免健侧代偿。

注意：训练的频率和次数依据患者体力而定。

（六）观察与记录

1. 观察和记录患者训练的时间、项目、频次及患者的主观感受。

2. 观察患者生命体征。

3. 若发生不适及时通知医生处理。

①Bobath握手、健侧上肢辅助患侧上肢上抬及左右摆动：

【卧位】a. 注意手法辅助将肩胛骨处于前伸位。

b. 肩关节半脱位患者上抬至90°左右即可，上抬前注意肩关节回位处理。

c. 正因疼痛受限患者在无痛范围内或轻度疼痛（可忍受范围内）进行训练。

d. 对于患侧肘关节控制较差的患者训练过程中辅助肘关节处于伸展位。

【坐位】a、b、c同卧位。

d. 训练过程中注意保持躯干及骨盆直立，避免代偿动作；双下肢接触地面，扩大支撑面积提高稳定性。

e. 训练过程中注意安全保护，避免跌倒示范次数及频率（次数根据患者情况而定）。

②耸肩：

【卧位】a. 卧位训练适用于坐位平衡较差，未达到2级水平的患者。

b. 训练开始时可给予快速拍打等肌肉兴奋刺激以诱发其主动肌的收缩，必要时可给予适当的阻力以训练肌肉力量。

【坐位】a. 坐位训练时双足着地，以提高稳定性。

b. 训练时注意保持躯干及骨盆直立，避免代偿动作。

c. 训练后期可视患者恢复情况给予适当的阻力以训练肌肉力量。

③患侧上肢负重：

a. 手部肿胀或肩手综合征患者不进行负重训练。

b. 负重过程中如患者反馈手腕部疼痛，减少负重的程度。

c. 负重过程中注意保持双足平放地上，通过身体重心的转移把力量转移至患侧上肢。

d. 避免负重过程中肘关节突然屈曲。

e. 能正确行负重动作：注意牵拉肌张力增高肌群、注意避免代偿，患肘保持直立，患手手掌打开，注意负重面需是硬板。

④肘伸直下肩前屈抗阻训练：

【卧位】a. 训练开始前注意手法辅助将肩胛骨处于前伸位。

b. 阻力加在肢体远端。

c. 训练过程中尽量保持肘关节伸展，对于无法上抬至90°的患者在不诱发异常模式的情况下尽量上抬即可。

d. 训练过程中注意缓慢进行，避免爆发力，并上抬至90°即可，避免超过90°后控制差，因重力影响突然失去控制拉伤肩关节。

e. 正确示范次数及频率，注意在无痛范围内进行。

【坐位】a、b、c同卧位。

d. 训练过程中注意保持躯干及骨盆直立，避免代偿动作；双下肢接触地面，扩大底面积提高稳定性。

e. 训练过程中注意安全保护，避免跌倒。

⑤肩前屈90°伸肘抗阻训练：

a. 训练开始前注意手法辅助将肩胛骨置于前伸位。

b. 训练早期可让患者抗肢体重力进行训练，随着患者功能的恢复可在肢体远端增加沙包进行抗阻训练。

c. 对于肩关节控制能力不足的患者给予一定的辅助，保持肩关节屈曲90°，训练过程中不出现外展代偿，可在肱三头肌处给予拍打刺激。

d. 正确示范次数及频率（根据病情而定），注意在无痛范围内进行。

二、偏瘫患者上肢运动控制训练操作评分标准

科室：　　　　　姓名：　　　　　考核时间：　　　　　考核者：　　　　　得分：

项目		分值	操作要求	评分等级及分值				实际得分
				A	B	C	D	
操作前准备	仪表	15	着装规范，洗手，戴口罩	2	1	0.5	0	
	环境		环境安静，光线充足，安全感	1	0.5	0	0	
	说明		讲解训练的目的、方法、取得配合	5	4	3	1	
	评估		患者的基本病情、神志、生命体征、合作程度、自理能力、BRSS分期、肌力、肌张力、关节活动度、肢体及手部肿胀疼痛、有无佩戴矫形器具、平衡等情况	7	5	4	0~3	
操作过程	Bobath握手、健侧上肢辅助患侧上肢上抬、左右摆动	15	根据患者病情选择舒适体位：卧位或坐位	3	2	1	0	
			Bobath握手：双手掌心相对，十指交叉握手，患侧拇指置于健手拇指之上	4	3	2	0~1	
			以健侧肢体带动患侧肢体作上肢的上举动作，做肩前屈运动，肘部保持伸直，后进行上抬或左右摆动	4	3	2	0~1	
			正确示范次数及频率，注意在无痛范围进行	4	3	2	0~1	
	耸肩	10	根据患者病情选择舒适体位：卧位或坐位	2	1	0.5	0	
			卧位训练时，两肩尽可能向耳朵方向上提达到极限时停留片刻，肩部放松，如此反复	3	2	1	0	
			立位训练时，两脚分开，与肩同宽，然后两肩尽可能向上提，达到极限时停留片刻，肩部放松下落，如此反复	3	2	1	0	
			正确示范次数及频率，注意在无痛范围进行	2	1	0.5	0	
	患侧上肢负重	15	根据患者情况或者评价会意见选择前负重、侧方负重或者后负重。通过身体重心的转移把力量转移至患侧上肢	3	2	1	0	
			前负重：手掌打开手指展撑于平面，手指向前，肘部伸直，前臂旋后。通过身体重心的转移把力量转移至患侧上肢	3	2	1	0	
			后负重：手掌打开手指展撑于平面，手指向后，肘部伸直，前臂旋前。通过身体重心的转移把力量转移至患侧上肢	3	2	1	0	
			侧方负重：手掌打开手指展撑于平面，手指向侧边，肘部伸直，前臂中立位。通过身体重心的转移把力量转移至患侧上肢	3	2	1	0	
			正确执行负重动作：使患侧负重，输入感知觉。注意牵拉肌张力增高肌群、注意避免代偿，患肘保持直立，患手手掌打开，注意负重面需是硬板。正确示范次数及频率，注意在无痛范围内进行	3	2	1	0	
	肘伸直下肩前屈抗阻训练	15	根据患者病情选择舒适体位：卧位或坐位	2	1	0.5	0	
			肘保持伸直，肩部缓慢上抬呈90°	3	2	1	0	
			肢体远端沙包抗阻：选择适合的沙袋，检查沙袋，将沙袋绑于肢体远端避开关节，避开骨折或者内固定处	5	4	3	0~2	
			肘关节伸直，保持肩在0°~90°指间后进行肩前屈抗阻训练动作，注意避免健侧代偿	5	4	3	0~2	
	肩前屈90°伸肘抗阻训练	15	患者取仰卧位	2	1	0.5	0	
			正确示范肩关节前屈90°，肘关节做屈伸动作	2	1	0.5	0	
			保持肩关节前屈90°、肘关节伸直，后进行肘关节伸直及屈曲动作，注意避免健侧代偿	3	2	1	0	
			肢体远端沙包抗阻：选择适合的沙袋，检查沙袋，将沙袋绑于肢体远端避开关节，避开骨折或者内固定处	4	3	2	0~1	
			保持肩关节前屈90°、肘关节伸直，后进行肘关节伸直及屈曲抗阻训练动作，注意避免健侧代偿	4	3	2	0~1	
言语表达		5	思路清晰，言语表达流畅、准确，解释到位	5	4	3	1	
动作规范		5	技术操作动作规范，准确到位，计划性强，规定的时间内完成，体现人文关怀	5	4	3	1	
提问		5		5	4	3	1	
总分		100						

（张春花　欧阳慧　王旭豪）

第二十二节　偏瘫患者下肢运动控制训练

一、偏瘫患者下肢运动控制训练操作指引

【定义与目的】

1．定义：为提高患者偏瘫侧下肢运动及控制功能的一系列护理训练方法，如桥式运动、下蹲训练、卧位屈髋屈膝摆动双膝、踝背伸训练、屈膝训练等。

2．目的：降低肌张力抗痉挛、纠正错误运动模式、促进分离运动、减轻或降低并发症、增强肌力、提高负重行走能力、提高整个偏瘫侧下肢运动及控制能力的目的。

【应用范围】

中枢神经系统损伤所致下肢存在运动及控制功能障碍的患者。

【禁忌证】

严重意识障碍、严重痴呆、疾病处于急性期、无训练动机、各种原因所致的关节不稳定未愈合、下肢严重疼痛、急性肿胀等患者。

【注意事项】

1．训练前应详细评估患者的功能情况，具体见护理评估项目等。

2．训练前应先结合患者的护理评估结果并依据康复治疗师或康复医生的意见制订详细的训练计划并打印出来，选择合适的训练场地，在患者非治疗的时间内与患者或照顾者进行训练时间的预约。

3．训练前应与患者、照顾者交谈，讲解训练的目的、方法、动作步骤、训练时间、频次、次数、潜在的安全风险以及需要配合的注意点，以取得患者或照顾者的理解和配合。

4．训练动作应反复示范，讲解每个动作的注意点，直至患者和照顾者能达到规范掌握。

5．训练时观察患者的实际操作能力，询问患者的主观感觉，心肺功能障碍者训练前应进行生命体征测量，结果异常则立即停止训练并告知医护人员。

6．为使患者及照顾者达到规范掌握，应将训练计划单打印后张贴在患者床头，便于患者和照顾者随时查看。

7．各项训练任务应在照顾者的监护下完成，护士应每天了解患者的训练任务有无落实，动作质量是否得到保证。

8．告知患者及照顾者在训练过程中注意安全，避免发生意外；训练以微感疲劳为度。病情不稳定时或者训练感疼痛加重、肿胀等应停止训练并及时告知医务人员检查。

9．应详细记录患者训练完成情况、主观感觉及照顾者帮助，必要时记录训练及训练前后生命体征测量值。

10．护士应阶段性的对患者进行功能评估，依据功能进展情况及时调整训练计划。

11．护士应与主管医生和治疗师及时沟通，汇报患者在病房训练的情况，确保团队训练目标保持一致。

【护理结局】

患者配合并安全有效地完成各项训练，未发生安全事故，偏瘫侧下肢运动及控制功能得到提高。

【操作流程及要点说明】

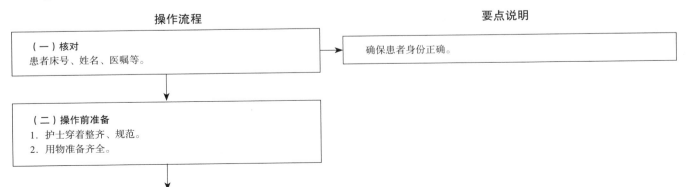

操作流程　　　　　　　　　　　　　　　　　　要点说明

（一）核对
患者床号、姓名、医嘱等。　　　　　　　　　　确保患者身份正确。

（二）操作前准备
1．护士穿着整齐、规范。
2．用物准备齐全。

（三）评估

患者的基本病情、神志、生命体征、合作程度、自理能力、BRSS分期、肌力、肌张力、关节活动度、肢体及足部肿胀疼痛、有无佩戴矫形器具、平衡等情况。

> 评估全面细致，评估者对各项专科技术能熟练掌握。

（四）告知

向患者及照顾者说明训练的目的及注意事项，取得配合。

> ①讲解偏瘫患者下肢运动控制训练目的、项目、注意事项及评分标准，取得患者的配合。
> ②按病情确定患者的耐受性。
> ③根据患者情况设定相应的频次、时间、体位、运动项目、安排、技巧等。

（五）实施

1. 桥式运动。

（1）被动桥式运动。

患者尚无力完成立膝、抬臀动作时，护士在患侧用一手固定患足，使其与健足平行平放床上，并用身体挡住患膝防其向外倒下，另一手再托住患者臀部助其抬离床面，维持3～10s再放下，反复做10次以上。

（2）主动桥式运动。

开始主动完成有困难时，可先做立膝、夹腿练习，增强患腿的控制能力和内收肌力。然后让患者独立完成桥式运动，每次抬臀维持3～10s，每次反复做10次以上，每天做3～4次。

（3）抗阻桥式运动。

当患者能独立完成桥式运动，并能抬臀维持5s以上时，可在腰腹部施加阻力做抗阻练习。

（4）加强桥式运动。

包括交替单桥运动，桥状床上踏步，桥状交替踢腿，桥状摇摆练习等。

2. 卧位屈髋屈膝摆动双膝。

（1）患者取仰卧位，双上肢平放在身体两侧。

（2）双下肢屈髋屈膝，双膝尽量靠拢，双足平放在床上，向两侧在最大控制范围内摆动，进行摆动双膝时注意控制躯干扭转，摆动至一侧时注意维持。

3. 下蹲训练。

（1）患者取站立位，双脚打开约与肩同宽，患者可面向床边，手扶床栏杆。

（2）进行屈髋屈膝下蹲。

（3）后再伸髋伸膝站立，动作缓慢，躯干保持直立。训练过程中注意安全保护，避免跌倒。

4. 屈膝训练。

（1）俯卧位屈膝训练。

①患者在床上取俯卧位。

②进行患膝屈伸练习。

③足跟尽量靠近大腿。

（2）坐位下屈膝训练。

①患者取坐位。

②双足不着地，进行患膝屈伸练习。

③也可双足着地，足跟往后滑动，进行膝屈伸控制练习。

5. 踝背伸训练。

（1）根据患者情况选择合适体位：坐位、仰卧位、站位。

（2）踝关节进行背伸训练，背伸至末端需维持5～10s。

（3）再将踝关节回至中立位保持5s。对于功能较好的患者可在肢体远端给予抗阻训练。

> ①桥式运动：
> a. 活动中注意保持充分的足部支撑，避免向两侧倾斜或倒下。
> b. 活动中注意避免憋气，可同时配合数数以避免。
> c. 正确示范次数及频率，注意在无痛范围内进行。
> ②卧位屈髋屈膝摆动双膝：
> a. 适合于卧位进行训练。
> b. 对于患侧下肢主动控制能力较差的患者，训练开始前可辅助下肢处于屈髋屈膝位，并在训练过程中在膝关节外侧处给予辅助，避免患侧下肢因重力突然跌落床面。
> c. 此动作也可演化为姿势保持训练，令患者保持屈髋屈膝位，在膝关节处逐渐减少辅助量，或在健侧膝关节施予一个向外侧的力，令患者抗阻内收以诱发患侧髋关节内收的肌肉活动。
> d. 正确示范次数及频率，注意在无痛范围内进行。
> ③下蹲训练：
> a. 屈髋屈膝（即下蹲）时尽量保持躯干直立，避免向患侧倾斜；双眼平视前方（勿低头看地）。
> b. 身体重心尽量处于中间或靠近患侧；伸髋伸膝时注意避免患侧膝关节突然过伸。
> c. 训练过程中注意安全保护，避免跌倒。
> d. 正确示范次数及频率，注意在无痛范围内进行。
> ④屈膝训练：
> a. 坐位时注意保持双足着地，提高稳定性。
> b. 训练过程中注意保持躯干及骨盆直立，避免代偿动作。
> c. 对于功能较好的患者可在肢体远端给予抗阻训练。
> d. 训练过程中注意安全保护，避免跌倒；正确示范次数及频率，注意在无痛范围内进行。
> ⑤踝背伸训练：
> a. 训练过程中注意保持躯干及骨盆直立，避免代偿动作；避免髋部出现外展外旋动作。
> b. 对于功能较好的患者可在肢体远端给予抗阻训练。
> c. 坐位时注意保持双足着地，提高稳定性。
> d. 训练过程中注意安全保护，避免跌倒。正确示范次数及频率，注意在无痛范围内进行。

（六）观察与记录

1. 观察患者训练的时间、项目、频次及患者的主观感受。

2. 观察患者生命体征。

3. 若发生不适及时通知医生处理。

二、偏瘫患者下肢运动控制训练操作评分标准

科室：　　　　姓名：　　　　考核时间：　　　　考核者：　　　　得分：

项目		分值	操作要求	评分等级及分值				实际得分
				A	B	C	D	
操作前准备	仪表	15	操作者仪表着装规范符合要求	1	0.5	0	0	
	环境		宽敞、明亮，有足够的空间	2	1	0.5	0	
	说明		核对患者基本信息，解释操作目的，取得配合	5	4	3	0~2	
	评估		患者的基本病情、神志、生命体征、合作程度、自理能力、BRSS分期、肌力、肌张力、关节活动度、肢体及足部肿胀疼痛、有无佩戴矫形器具、平衡等情况	7	5	4	0~3	
操作过程	桥式运动	17	被动桥式运动：患者尚无力完成立膝、抬臀动作时，护士在患侧用一手固定患足，使其与健足平行平放床上，并用身体挡住患膝以防其向外倒下，另一手再托住患者臀部助其抬离床面，维持3~10s再放下，反复做10次以上	5	4	3	0~2	
			主动桥式运动：开始主动完成有困难时，可先做立膝、夹腿练习，增强患腿的控制能力和内收肌力。然后让患者独立完成桥式运动，每次抬臀维持3~10s，每次反复做10次以上，每天做3~4次	4	3	2	0~1	
			抗阻桥式运动：当患者能独立完成桥式运动，并能抬臀维持5s以上时，可在腰腹部施加阻力做抗阻练习	3	2	1	0	
			加强桥式运动：包括交替单桥运动，桥状床上踏步，桥状交替踢腿，桥状摇摆练习等	5	4	3	0~2	
	卧位屈髋屈膝摆动双膝	10	患者取仰卧位，双上肢平放在身体两侧	2	1	0.5	0	
			双下肢屈髋屈膝，双膝尽量靠拢，双足平放在床上，向两侧尽最大控制范围摆动，进行摆动双膝时注意控制躯干扭转，摆动至一侧时注意维持	4	3	2	0~1	
			正确示范次数及频率，注意在无痛范围内进行	4	3	2	0~1	
	下蹲训练	15	患者取站立位，双脚打开约与肩同宽，患者可面向床边，手扶床栏杆	3	2	1	0	
			进行屈髋屈膝下蹲	4	3	2	0~1	
			再伸髋伸膝站立，动作缓慢，躯干保持直立。训练过程中注意安全保护，避免跌倒	6	4	3	0~2	
			正确示范次数及频率，注意在无痛范围内进行	2	1	0.5	0	
	屈膝练习	15	俯卧位屈膝训练：患者在床上取俯卧位，进行患膝屈伸练习，足跟尽量靠近大腿	5	4	3	0~2	
			坐位下屈膝训练：患者取坐位，双足不着地，进行患膝屈伸练习；也可双足着地，足跟往后滑动，进行膝屈伸控制练习	5	4	3	0~2	
			注意：训练过程中注意安全保护，避免跌倒；正确示范次数及频率，注意在无痛范围内进行	5	4	3	0~2	
	踝背伸训练	13	根据患者情况选择合适体位：坐位、仰卧位、站位	3	2	1	0	
			踝关节进行背伸训练，背伸至末端需维持5~10s	5	4	3	0~2	
			再将踝关节回至中立位保持5s。对于功能较好的患者可在肢体远端给予抗阻训练	5	4	3	0~2	
言语表达		5	思路清晰，言语表达流畅、准确，解释到位	5	4	3	0~2	
动作规范		5	技术操作动作规范，准确到位，计划性强，规定的时间内完成，体现人文关怀	5	4	3	0~2	
提问		5		5	4	3	0~2	
总分		100						

（张春花　欧阳慧　王旭豪）

第二十三节　偏瘫上肢三、四级训练

一、偏瘫上肢三、四级训练操作指引

【定义与目的】

1. 定义：根据偏瘫上肢功能测试香港版（Functional Test of Hemiplegic Upper Extremity-Hong Kong，FTHUE-HK）评估患者偏瘫上肢处于三级或者四级，制定的以促进分离运动功能，提高上肢运动及控制能力的一系列训练方法。

2．目的：用以达到建立正确的运动模式、促进分离运动、减轻或降低并发症、降低肌张力、增强肌力，提高整个偏瘫上肢运动及控制能力的目的。

【应用范围】

中枢神经系统损伤所致上肢存在运动及控制功能障碍的偏瘫患者，且患侧上肢经评估分期处于三级或四级。

【禁忌证】

严重意识障碍、严重痴呆、疾病处于急性期、无训练动机、各种原因所致的关节不稳定未愈合、上肢严重疼痛或者偏瘫功能分级评定未达到相应阶段。

【注意事项】

1．训练前应详细评估患者的功能情况，具体见护理评估项目等。

2．训练前应先结合患者的护理评估结果并依据康复治疗师或康复医生的意见制订详细的训练计划并打印出来，选择合适的训练场地，在患者非治疗的时间内与患者或照顾者进行训练时间的预约。

3．训练前应与患者、照顾者交谈，讲解训练的目的，方法、动作步骤、训练时间、频次、次数、潜在的安全风险以及需要配合的注意点，以取得患者或照顾者的理解和配合。

4．训练动作应反复示范，讲解每个动作的注意点，直至患者和照顾者能达到规范掌握。

5．训练时观察患者的实际操作能力，询问患者的主观感觉，心肺功能障碍者训练前应进行生命体征测量，结果异常则立即停止训练并告知医护人员。

6．为使患者及照顾者达到规范掌握，应将训练计划单打印后张贴在患者床头，便于患者和照顾者随时查看。

7．各项训练任务应在照顾者的监护下完成，护士应每天了解患者的训练任务有无落实，动作质量是否得到保证。

8．告知患者及照顾者在训练过程中注意安全，避免发生意外；训练以微感疲劳为度。病情不稳定时或者训练感疼痛加重、肿胀等应停止训练并及时告知医务人员检查。

9．应详细记录患者训练完成情况、主观感觉及照顾者帮助，必要时记录训练及训练前后生命体征测量值。

10．护士应阶段性的对患者进行功能评估，依据功能进展情况及时调整训练计划。

11．护士应与主管医生和治疗师及时沟通，汇报患者在病房训练的情况，确保团队训练目标保持一致。

【操作流程及要点说明】

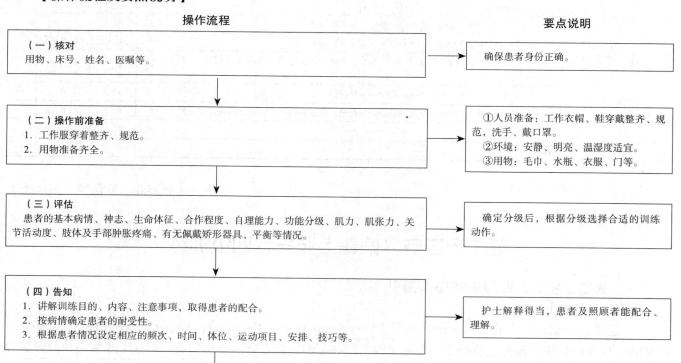

（五）实施

偏瘫患者上肢三级：

1. 敲肩活动。

（1）健手辅助患手敲患肩，需患手拇指碰肩膀。

（2）健手辅助患手敲健肩，需患手拇指碰肩膀。

2. 画圈活动。

健手辅助患手分别进行矢状面、冠状面、水平面画圈活动。

3. 毛巾活动。

将患手放在毛巾上，健手放在患手上，健手辅助患手借助毛巾在桌面上进行肘关节屈伸活动。

4. 杯子活动。

（1）患侧前臂呈旋前位，健手稳定患手抓握水杯，大拇指握杯底，放置桌面，向前、左、右方向推送。

（2）患侧前臂呈中立位，健手稳定患手抓握水杯，放置桌面，向前、左、右方向推送。

5. ADL活动。

（1）进行穿衣时，患侧上肢自行移动配合，自行穿进衣袖。

（2）开关门时，用患手推门。

偏瘫患者上肢四级：

1. 毛巾活动。

（1）患手放置毛巾上，向前、左、右方向擦桌。

（2）双手进行拧毛巾。

2. 杯子活动。

根据患侧上肢的控制情况，健侧进行辅助。

（1）患侧前臂呈旋前位，患手握住水杯，放置桌面，向前、后、左、右方向推送。

（2）患侧前臂呈中立位，患手握住水杯，放置桌面，向前、后、左、右方向推送。

3. ADL活动。

（1）进行进食、洗漱活动时，患手帮助稳定饭碗、毛巾和牙膏。

（2）穿衣时，患手自行穿进衣袖。

（3）尽量使用患手推门。

①根据患者手指张力情况选择Bobath握手。

②Bobath握手：双手掌心相对，十指交叉握手，患侧拇指置于健手拇指之上。

③训练完后，注意检查手指肿胀、血运等情况。

④循序渐进，逐渐加大难度，每个项目之间可休息。

⑤健手辅助患手姿势行毛巾运动时，健手主要稳定患手手腕处。

⑥训练水杯活动时，杯子内装常温水，不用太满，水杯最好为密封盖好，在推杯子时动作应缓慢且逐渐维持，较前几次要增加难度。

（六）观察与记录

1. 观察患者训练情况。

2. 观察患者生命体征。

3. 若发生不适及时通知医生处理。

4. 记录训练方法、时间、强度及效果。

二、偏瘫上肢三、四级训练操作评分标准

科室：　　　　姓名：　　　　考核时间：　　　　考核者：　　　　得分：

项目		分值	操作要求	评分等级及分值				实际得分
				A	B	C	D	
操作前准备	仪表	10	操作者仪表着装规范符合要求，洗手、戴口罩	2	1	0.5	0	
	环境		宽敞、明亮，温湿度适宜	2	1	0.5	0	
	用物		毛巾、水瓶、衣服、门等	1	0.5	0	0	
	说明		核对患者基本信息，解释操作目的，取得患者和照顾者的配合	2	1	0.5	0	
	评估		患者的基本病情、神志、生命体征、合作程度、自理能力、功能分级、肌力、肌张力、关节活动度、肢体及手部肿胀疼痛、有无佩戴矫形器具、平衡等情况	3	2	1	0	
操作过程	偏瘫上肢三级	45	敲肩活动：①健手辅助患手敲患肩，需患手拇指碰肩膀；②健手辅助患手敲健肩，需患手拇指碰肩膀	5	4	2	0	
			画圈活动：健手辅助患手分别进行矢状面、冠状面、水平面画圈活动	10	8	5	0～2	
			毛巾活动：①将患手放在毛巾上，健手放在患手上，健手辅助患手，向前方向、左方向、右方向擦桌；②将患手放在毛巾上，健手放在患手上，健手辅助患手借助毛巾在桌面上进行肘关节屈伸活动	10	8	5	0～2	
			水杯活动：①患侧前臂呈旋前位，健手稳定患手抓握水杯，大拇指握瓶底，放置桌面，向前、左、右方向推送；②患侧前臂呈中立位，健手稳定患手抓握水杯，放置桌面，向前、左、右方向推送	10	8	5	0～2	
			ADL活动：①进行穿衣时，患侧上肢自行移动配合/自行穿进衣袖；②开关门时，用患手推门	10	8	5	0～2	

项目		分值	操作要求	评分等级及分值				实际得分
				A	B	C	D	
操作过程	偏瘫上肢四期	30	毛巾活动：①患手放置毛巾上，向前、左、右方向擦桌；②双手进行拧毛巾	10	8	5	0~2	
			杯子活动：根据患侧上肢的控制情况，健侧进行辅助。①患侧前臂呈旋前位，患手握住水杯，放置桌面，向前、后、左、右方向推送；②患侧前臂呈中立位，患手握住水杯，放置桌面，向前、后、左、右方向推送	10	8	5	0~2	
			ADL活动：①进行进食、洗漱活动时，患手帮助稳定饭碗、毛巾、牙膏；②穿衣时，患手自行穿进衣袖；③尽量使用患手推门	10	8	5	0~2	
言语表达		5	思路清晰，言语表达流畅、准确，讲解到位	5	4	3	0~2	
动作规范		5	技术操作动作规范，准确到位，计划性强，规定的时间内完成，体现人文关怀	5	4	3	0~2	
提问		5		5	4	3	0~2	
总分		100						

（石慧　张春花　何爱群　李卉梅）

第二十四节　偏瘫上肢五、六、七级训练

一、偏瘫上肢五、六、七级训练操作指引

【定义与目的】

1. 定义：根据偏瘫上肢功能测试香港版（Functional Test of Hemiplegic Upper Extremity-Hong Kong, FTHUE-HK）评估患者偏瘫上肢处于五级或者六、七级，制定的以提高上肢及手指分离及精细活动、加快运动速度的一系列训练方法。

2. 目的：用以达到促进分离运动、提高精细活动及精准运动、促进上肢及手指的灵活性及协调性，提高运动速度目的。

【应用范围】

中枢神经系统损伤所致上肢存在运动及控制功能障碍的偏瘫患者，且患侧上肢经评估分级处于五、六、七级。

【禁忌证】

严重意识障碍、严重痴呆、疾病处于急性期、无训练动机、各种原因所致的关节不稳定未愈合、上肢严重疼痛等患者，或者偏瘫功能评定未达到相应阶段。

【注意事项】

1. 训练前应详细评估患者的功能情况，具体见护理评估项目等。

2. 训练前应先结合患者的护理评估结果并依据康复治疗师或康复医生的意见制订详细的训练计划并打印出来，选择合适的训练场地，在患者非治疗的时间内与患者或照顾者进行训练时间的预约。

3. 训练前应与患者、照顾者交谈，讲解训练的目的，方法、动作步骤、训练时间、频次、次数、潜在的安全风险以及需要配合的注意点，以取得患者或照顾者的理解和配合。

4. 训练动作应反复示范，讲解每个动作的注意点，直至患者和照顾者能达到规范掌握。

5. 训练时观察患者的实际操作能力，询问患者的主观感觉，心肺功能障碍者训练前应进行生命体征测量，结果异常则立即停止训练并告知医护人员。

6. 为使患者及照顾者达到规范掌握，应将训练计划单打印后张贴在患者床头，便于患者和照顾者随时查看。

7．各项训练任务应在照顾者的监护下完成，护士应每天了解患者的训练任务有无落实，动作质量是否得到保证。

8．告知患者及照顾者在训练过程中注意安全，避免发生意外；训练以微感疲劳为度。病情不稳定时或者训练感疼痛加重、肿胀等应停止训练并及时告知医务人员检查。

9．应详细记录患者训练完成情况、主观感觉及照顾者帮助，必要时记录训练及训练前后生命体征测量值。

10．护士应阶段性的对患者进行功能评估，依据功能进展情况及时调整训练计划。

11．护士应与主管医生和治疗师及时沟通，汇报患者在病房训练的情况，确保团队训练目标保持一致。

【护理结局】

1．患者配合并安全有效地完成各项训练，未发生安全事故。

2．偏瘫侧上肢及手的协调性、精细性、速度等功能均得到提高。

【操作流程及要点说明】

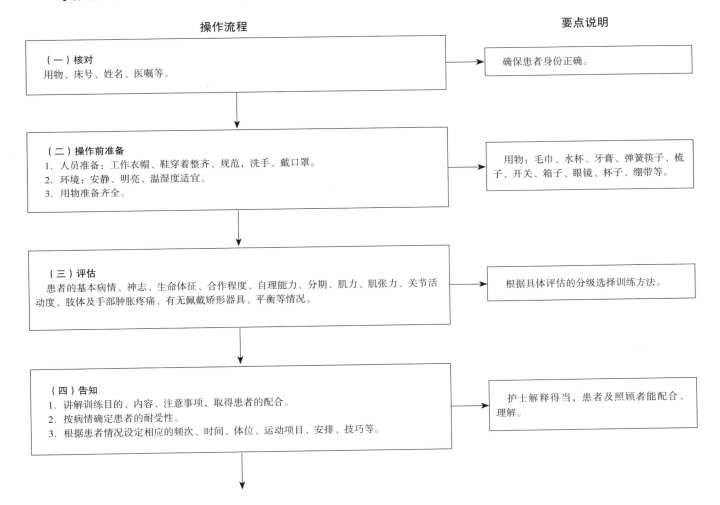

操作流程　　　　　　　　　　　　　　　　　　要点说明

（一）核对
用物、床号、姓名、医嘱等。

确保患者身份正确。

（二）操作前准备
1．人员准备：工作衣帽、鞋穿着整齐、规范，洗手、戴口罩。
2．环境：安静、明亮、温湿度适宜。
3．用物准备齐全。

用物：毛巾、水杯、牙膏、弹簧筷子、梳子、开关、箱子、眼镜、杯子、绷带等。

（三）评估
患者的基本病情、神志、生命体征、合作程度、自理能力、分期、肌力、肌张力、关节活动度、肢体及手部肿胀疼痛、有无佩戴矫形器具、平衡等情况。

根据具体评估的分级选择训练方法。

（四）告知
1．讲解训练目的、内容、注意事项，取得患者的配合。
2．按病情确定患者的耐受性。
3．根据患者情况设定相应的频次、时间、体位、运动项目、安排、技巧等。

护士解释得当，患者及照顾者能配合、理解。

（五）实施

偏瘫患者上肢五级：

1．牵伸活动。

根据患侧张力情况选择以下方法进行牵伸。

①站立位或者坐位下，上肢肘伸直，四指伸开撑于桌面，牵伸整个上肢。

②坐位下将手指打开放置桌面，牵伸手掌。

③如上肢伸肌张力高，可坐位下，肘屈曲放置桌面牵伸。

2．画圈活动。

患侧上肢自行分别进行矢状面、冠状面、水平面画圈活动。

3．拍肩活动。

患手拍对侧肩膀，需患手拇指碰肩膀。

4．毛巾活动。

①患手展开毛巾。

②患手依次将毛巾叠起。

5．水杯活动。

①将装有常温密封水杯放在桌面上，患侧肢体前后左右各向推水杯，之后打开手指。

②转移至指定位置，患手抓握水杯，可向上、向前放置在桌子上。

6．ADL活动。

①患手参与推眼镜。

②患手理头发。

③患手从口袋拿东西。

偏瘫患者上肢六级：

1．毛巾活动。

①患手放置毛巾上，分别向前、左、右方向擦桌。

②患手展开毛巾。

③患手依次将毛巾叠起。

2．水杯活动。

①患侧前臂先后呈旋前位，患手握住水杯，大拇指抓握杯底，放置桌面，向前、后、左、右方向推送。后患侧前臂呈中立位，重复以上动作。

②稳定水杯，水杯下方垫防滑巾，患侧上肢放置桌面，患手抓握水杯，进行向前方—原点—向左方—原点—向右方—原点方向倾斜。

③转移水杯至指定位置，水杯下方垫防滑巾，患手抓握水杯，分别向前、左、右方向放置。

3．ADL活动。

①使用患手进行开灯、关灯。

②梳洗时用患手扭开、推开牙膏盖。

③患手使用弹簧筷子进食。

④患手拿起梳子向前、左、右方向梳头。

偏瘫患者上肢七级：

1．甩手，数手指。

①患手向下方甩手。

②小拇指打开开始进行数数（1~10）至小拇指收起结束，左右交替。

2．绕肩—耳—额。

患手依次摸对侧肩—耳—额至同侧耳—肩，最后患侧上肢向前方向伸直打开。

3．拍打髂棘、腰部。

坐位，交替拍打髂棘和对侧腰部。

4．拳掌互换。

双上肢放置桌面，屈肘，双手握拳，进行两手交替伸手、握拳训练。

5．毛巾活动。

①患手展开毛巾。

②患手依次将毛巾叠起。

6．水杯活动。

①稳定水杯，水杯下方垫防滑巾，患侧上肢放置桌面，患手抓握水杯，进行向前方—原点—向左方—原点—向右方—原点方向倾斜。

②转移至指定位置，垫防滑巾，患手抓握水杯，分别向前、左、右方向放置。

7．倒水。

使用杯子双手轮流倒水。

8．系绷带。

打开绷带，分别系结再打开并卷好。

①牵伸注意患者坐位站立位平衡性，预防跌倒。

②所有训练项目尽可能患侧单手完成。

③循序渐进，逐渐加大难度，每个项目之间可休息。

④在七级训练时，所有训练项目不仅应关注患者训练完成的准确度，还应关注患者完成的速度及协调性。

⑤训练水杯活动时，杯子内装常温水，不用太满，水杯最好为密封盖好，在推杯子时动作应缓慢且逐渐维持，较前几次要增加难度。

（六）观察与记录

1．观察患者训练情况。

2．观察患者生命体征。

3．若发生不适及时通知医生处理。

4．记录训练方法、时间、强度及效果。

二、偏瘫上肢五、六、七级训练操作评分标准

科室：　　　　　姓名：　　　　　考核时间：　　　　　考核者：　　　　　得分：

项目		分值	操作要求	评分等级及分值				实际得分
				A	B	C	D	
操作前准备	仪表	10	操作者仪表着装规范符合要求，洗手、戴口罩	2	1	0.5	0	
	环境		宽敞、明亮，温湿度适宜	2	1	0.5	0	
	用物		毛巾、水杯、牙膏、弹簧筷子、梳子、开关、箱子、眼镜、杯子、绷带等	1	0.5	0	0	
	说明		核对患者基本信息，解释操作目的，取得患者和照顾者的配合	2	1	0.5	0	
	评估		患者生命体征、基本病情、上肢功能状态、矫形器具使用情况、言语沟通能力、配合程度等	3	2	1	0	
操作过程	偏瘫上肢五级	25	牵伸活动：根据患侧张力情况选择以下方法进行牵伸。①站立位或者坐位下，上肢肘伸直，四指伸开撑于桌面，牵伸整个上肢；②坐位下将手指打开放置桌面，牵伸手掌；③如上肢伸肌张力高，可坐位下，肘屈曲放置桌面牵伸	5	4	3	0~2	
			画圈活动：患侧上肢自行分别进行矢状面、冠状面、水平面画圈活动	3	2	1	0	
			拍肩活动：患手拍对侧肩膀，需患手拇指碰肩膀	2	1	0.5		
			毛巾活动：①患手展开毛巾；②患手依次将毛巾叠起	5	4	3	0~2	
			瓶子活动：①患侧肢体前后左右各向推瓶子，之后打开手指；②转移至指定位置，患手抓握水杯，可向上、向前放置箱子上	5	4	3	0~2	
			ADL活动：①患手参与推眼镜；②患手理头发；③患手从口袋拿东西等	5	4	3	0~2	
	偏瘫上肢六级	25	毛巾活动：①患手放置毛巾上，分别向前、左、右方向擦桌；②患手展开毛巾；③患手依次将毛巾叠起	8	6	4	0~2	
			瓶子活动：①患侧前臂先后呈旋前位，患手握住水杯，大拇指抓握瓶底，放置桌面，向前、后、左、右方向推送。后患侧前臂呈中立位，重复以上动作；②稳定瓶子各向倾斜，水杯下方垫防滑巾，患侧上肢放置桌面，进行向前方—原点—向左方—原点—向右方—原点方向倾斜；③转移瓶子至指定位置，水杯下方垫防滑巾，患手抓握水杯，分别向前、左、右方向放置	9	7	5	0~4	
			ADL活动：①使用患手进行开灯、关灯；②梳洗时用患手扭开、推开牙膏盖；③患手使用弹簧筷子进食；④患手拿起梳子向前、左、右方向梳头	8	6	4	0~2	
	偏瘫上肢七级	25	甩手/数手指：①患手向下方甩手；②小拇指打开开始进行数数（1~10）至小拇指收起结束，左右交替	3	2	1	0	
			绕肩—耳—额：患手依次摸对侧肩—耳—额至同侧耳—肩，向前伸打开	3	2	1	0	
			拍打髂棘、腰部：坐位，交替拍打髂棘和对侧腰部	3	2	1	0	
			拳掌互换：双上肢放置桌面，屈肘，双手握拳，两手交替伸手、握拳训练	3	2	1	0	
			毛巾活动：①患手展开毛巾；②患手依次将毛巾叠起	3	2	1	0	
			瓶子活动：①稳定瓶子各向倾斜，水杯下方垫防滑巾，患侧上肢放置桌面，患手握水杯，进行向前方—原点—向左方—原点—向右方—原点方向倾斜；②转移至指定位置，垫防滑巾，患手抓握水杯，分别向前、左、右方向放置	4	3	2	0~1	
			倒水：使用杯子双手轮流倒水	3	2	1	0	
			系绷带：打开绷带，分别系结再打开并卷好	3	2	1	0	
言语表达		5	思路清晰，言语表达流畅、准确，讲解到位	5	4	3	0~2	
动作规范		5	技术操作动作规范，准确到位，计划性强，规定的时间内完成，体现人文关怀	5	4	3	0~2	
提问		5		5	4	3	0~2	
总分		100						

（欧阳慧　张春花　何爱群　李卉梅）

第三章 骨科康复护理技术操作指引及评分标准

第一节 四肢骨折患者体位摆放

一、四肢骨折患者体位摆放操作指引

【定义与目的】

1. 定义：为维持四肢骨折患者正常的肢体功能，确保安全、舒适的需要，预防并发症发生而借助各类体位枕头和器具将患者受损的肢体摆放在合适位置的护理方法。

2. 目的：保持患肢功能位，增加患者的安全感；减轻患者的疲劳和肿痛症状；预防或减少肢体、关节僵直及挛缩的出现或加重；预防压疮、下肢深静脉血栓、肺炎等并发症的发生；促进患者舒适感，方便进行各种检查。

【应用范围】

适用于因各类骨折造成四肢关节肿痛、挛缩、畸形、活动受限的患者。

【禁忌证】

皮瓣手术后、骨筋膜室综合征、骨折断端不稳的患者尽可能不要抬高患肢。

【注意事项】

1. 护士为患者进行肢体摆放时动作要轻、稳、慢，不可拖拉肢体，以防擦伤皮肤或造成二次损伤；翻身后应调整好患者的体位，保持舒适与安全；观察敷料和管道是否有脱落；对于创面较大或正在使用外固定的患者，翻身后严禁患肢受压。

2. 肢体抬高应稍高于心脏水平为佳，以免增加动脉供血对心脏的压力。

3. 患者体位摆放，可因人、手术方式、方法不同而有所调整；同时应动静结合。

4. 皮瓣术后不要抬高或尽可能不抬高患肢，以免增加动脉供血压力，可悬吊肢体减轻皮瓣受压，注意不要悬吊太高，以离开床面即可。

5. 骨筋膜室综合征的患者，忌将患肢抬高，以免动脉压进一步降低，造成肢体血液灌注量减少，加重组织缺血缺氧。有筋膜室综合征先兆患者应注意检查原因，放低肢体，必要时放松包扎，并及时通知医师进行对症处理。

6. 患者的体位摆放间隔时间应根据病情及皮肤耐受、皮肤的完整情况而定，一般每2h更换一次，重点患者应班班交接。

7. 护士应根据人体力学原理移动患者，注意节力原则，避免护理人员自身伤害。

8. 患者肢体摆放也可借助相关辅助器具，如静态踝足矫形器、矫形鞋，尽可能确保在功能位。

【护理结局】

1. 患者感觉体位舒适。

2. 患者及陪护掌握体位摆放的方法和需要注意的问题。

3. 患者肢体肿胀、关节僵直及挛缩得到改善。

4. 患者未出现皮肤压伤及二次损伤发生。

5. 患者及照顾者能配合执行。

【操作流程及要点说明】

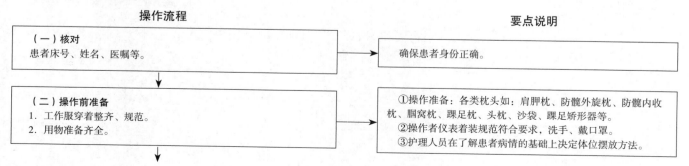

操作流程	要点说明
（一）核对 患者床号、姓名、医嘱等。	确保患者身份正确。
（二）操作前准备 1. 工作服穿着整齐、规范。 2. 用物准备齐全。	①操作准备：各类枕头如：肩胛枕、防髋外旋枕、防髋内收枕、腘窝枕、踝足枕、头枕、沙袋、踝足矫形器等。 ②操作者仪表着装规范符合要求，洗手、戴口罩。 ③护理人员在了解患者病情的基础上决定体位摆放方法。

（三）评估

1. 患者的基本病情。
2. 肢体的肌力、关节活动度、皮肤、感觉、肢体形态、肢端血运等。
3. 自理能力及所配置辅助器具，合作程度。
4. 环境安静、温湿度适宜，病房宽敞、明亮，床铺整洁、安全、无杂物。

①操作前先了解患者的诊断及病情。
②评估受损肢体，健侧可自主摆放。
③操作前应协助患者先穿戴好相应辅助器具。
④注意患者的保暖、安全及隐私的保护。

（四）告知

向患者解释，说明目的，取得配合。

患者对体位摆放操作目的及动作步骤、摆放方法熟悉，达到掌握。

（五）实施

1. 锁骨骨折：平卧硬板床，根据骨折类型将患侧肩胛骨用薄软枕稍垫高，保持肩外展稍前屈位，防止因平卧导致断端压力增加分离，或在躯干前侧锁骨骨折处加放合适体积、重量的沙袋，予以固定。
2. 肱骨外科颈骨折：仰卧位，肩部稍抬高，患肢下垫软枕使之与躯干平行放置，避免肩部前屈和后伸。
3. 上臂和前臂骨折：尽量取平卧或健侧卧位。患肢下垫软枕稍抬高，前臂呈外展40°，手指呈休息位。
4. 股骨骨折：抬高患肢，用薄软枕垫高下肢，使整条肢体处于同一水平位。
5. 胫腓骨骨折：取平卧位或健侧卧位，患侧下肢用软枕垫高，要求高于心脏水平，利于静脉回流。
6. 踝足部骨折：取平卧位或健侧卧位，患侧下肢用软枕垫高，足底用软枕顶住床尾挡板，将踝关节至于90°中立位。也可让患肢穿戴静态矫形器保持踝关节中立位。

①锁骨骨折：
a. 枕头大小合适，避免肩关节过度后伸。
b. 在医生指导下选择沙袋重量及使用时间。
②肱骨外科颈骨折：
a. 手和肘关节高于肩关节，肢体抬高的高度以不增加动脉供血的压力，即稍高于心脏水平为佳。
b. 上肢功能位。肩关节：外展45°～75°，前屈30°～45°，外旋15°～20°；肘关节：屈肘90°；其中最有效的活动范围60°～120°；屈肘利于伸肘；尺桡关节：前臂中立位，其最有效的活动范围是旋前、旋后各45°；腕关节：背屈20°～30°，并稍偏尺侧。
③股骨骨折：
股骨骨折未见肿胀，原则上不用抬高下肢高于心脏水平。
④胫腓骨骨折：
a. 枕垫高至膝上，膝关节保持伸展位或用腘窝枕保持膝关节轻度屈曲位，踝和膝关节高于髋关节，肢体抬高的高度以不增加动脉供血的压力即稍高于心脏水平为佳。
b. 膝关节功能位：膝稍屈曲10°～20°。
⑤踝足部骨折：
下肢抬高并保持中立位可防止足下垂、内翻、外翻畸形，消除肿胀和疼痛；如果患处没有肿痛，则不需要抬高患肢，仅将踝关节保持在中立位即可。

（六）观察与记录

1. 观察患者皮肤及肢端血运、感觉及运动情况。
2. 测量患者生命体征。
3. 询问患者舒适程度。
4. 记录摆放时间与体位。

二、四肢骨折患者体位摆放操作评分标准

科室：　　　　　姓名：　　　　　考核时间：　　　　　考核者：　　　　　得分：

项目		分值	操作要求	评分等级及分值				实际得分
				A	B	C	D	
操作前准备	仪表	15	操作者仪表着装规范符合要求	2	1	0.5	0	
	环境		宽敞、明亮，有足够的空间	2	1	0.5	0	
	用物		体位摆放所需的枕头、沙袋、矫形器等用物齐全	3	2	1	0	
	说明		核对患者基本信息，解释操作目的，取得配合	3	2	1	0	
	评估		患者的基本病情、肢体的肌力、关节活动度、皮肤、感觉、肢体形态、肢端血运等情况、自理能力及所配置辅助器具，合作程度	5	3	2	0～1	
操作过程	上肢骨折体位摆放	28	锁骨骨折：平卧硬板床，根据骨折类型将患侧肩胛骨用薄软枕稍垫高，保持肩外展稍前屈位，防止因平卧导致断端压力增加分离，或在躯干前侧锁骨骨折处加放合适体积、重量的沙袋，予以固定	10	8	6	0～5	
			肱骨外科颈骨折：仰卧位，肩部稍抬高，患肢下垫软枕使之与躯干平行放置，避免肩部前屈和后伸	8	6	4	0～3	
			上臂和前臂骨折：尽量取平卧或健侧卧位。患肢下垫软枕稍抬高，前臂呈外展40°位，手指呈休息位	10	8	6	0～4	

项目		分值	操作要求	评分等级及分值				实际得分
				A	B	C	D	
操作过程	下肢骨折体位摆放	22	股骨骨折：抬高患肢，用薄软枕垫高下肢，使整条肢体处于同一水平位	6	4	2	0~1	
			胫腓骨骨折：取平卧位或健侧卧位，患侧下肢用软枕垫高，要求高于心脏水平，利于静脉回流	10	8	6	0~5	
			踝足部骨折：取平卧位或健侧卧位，患侧下肢用软枕垫高，足底用软枕顶住床尾挡板，将踝关节至于90°中立位。也可让患肢穿戴静态矫形器保持踝关节中立位	6	4	2	0~1	
	说明各关节功能位	15	肩关节：外展45°~75°，前屈30°~45°，外旋15°~20°	5	3	2	0~1	
			肘关节：屈肘90°；其中最有效的活动范围60°~120°；屈肘利于伸肘	3	2	1	0	
			尺桡关节：前臂中立位，其最有效活动范围是旋前、旋后各45°	4	3	2	0~1	
			腕关节：背屈20°~30°，并稍偏尺侧	3	2	1	0	
言语表达		5	思路清晰，言语表达流畅、准确，解释到位	5	4	3	0~2	
动作规范		5	技术操作动作规范，准确到位，计划性强，规定的时间内完成，体现人文关怀	5	4	3	0~2	
提问		10		10	7	4	0~3	
总分		100						

（赖雪媛　李卉梅）

第二节　髋关节置换术后患者体位摆放

一、髋关节置换术后患者体位摆放操作指引

【定义与目的】

1. 定义：为防止髋关节置换术后假体脱落、促进患者舒适的需要而将肢体安置在合适体位的一种护理技术。

2. 目的：缓解患部疼痛，达到稳定关节、矫正畸形和改善关节功能，预防并发症及二次损伤的发生。

【应用范围】

适用于髋关节置换后及股骨颈骨折术后早期。

【禁忌证】

1. 患者意识烦躁无法配合者。

2. 低血压休克者无法执行此体位者。

【注意事项】

1. 体位摆放前加强心理疏导，认识体位摆放的作用和必要性，使其积极配合治疗与护理。

2. 并发症的预防：

（1）严禁髋关节内收、内旋及髋关节过度外展、屈曲（屈髋<45°），坐起时避免屈髋>90°。

（2）严禁患侧卧位，保持仰卧位及健侧卧位；健侧翻身时两腿间须放置枕头。

（3）不可交叉腿、盘腿或跷二郎腿；不坐矮于患者膝关节以下的凳子或软的沙发。

（4）避免下蹲、弯腰拾物；术后6~8周避免性生活。

（5）床上大小便时，应注意从健侧放入便盆，且便盆不宜过高。

（6）搬运过程中保持髋关节伸直位，专人扶托患肢，保持患肢外展中立位，避免只抓住患者双下肢及托起患者上部躯干将患者抬起，使患者臀部下垂，导致髋关节屈曲牵拉，造成假体脱位。

（7）患者上下床均应于患侧进行，下床时患肢先下，上床时健肢先上。

3. 操作过程注意患者生命体征情况，注意保暖，保护隐私。

【护理结局】

1. 体位舒适，髋部无疼痛，保持功能位。

2. 假体无松动、脱位；下肢各关节无僵硬、挛缩。

3. 无压疮及意外损伤的发生。

【操作流程及要点说明】

<table>
<tr><td align="center">操作流程</td><td align="center">要点说明</td></tr>
<tr><td>

（一）核对
患者床号、姓名、医嘱等。
</td><td>

确保识别方法、患者身份及医嘱正确。
</td></tr>
<tr><td>

（二）操作前准备
1. 工作服穿戴整齐、规范。
2. 用物准备齐全。
</td><td>

用物准备：枕头数个、梯形枕（三角枕）1个、防旋鞋或丁字鞋1双（如无可备顶脚枕1个）、髋枕或合适重量沙袋1个。
</td></tr>
<tr><td>

（三）评估
1. 患者目前病情是否适合操作。
2. 环境是否适合。
</td><td>

①评估患者病情、年龄、手术日期、手术切口、有无引流管、皮肤、感觉、疼痛、肢体形态、肢端血运、自理能力、肌力、关节活动度及合作程度等。
②环境宽敞明亮，有足够的空间操作；地面干爽、无潮湿及杂物。
</td></tr>
<tr><td>

（四）告知
体位摆放目的、方法，取得配合。
</td><td>

目的：缓解患部疼痛，达到稳定关节、矫正畸形和改善关节功能，预防并发症及二次损伤的发生。
</td></tr>
<tr><td>

（五）实施
1. 仰卧位。
（1）患肢外展中立位。
（2）防髋外旋位。
（3）踝关节中立位：患肢穿防旋鞋或丁字鞋；或足底放置顶脚枕，保持踝关节中立位。
2. 侧卧位。
（1）健侧卧位：患者胸前放置1个枕头、背部垫枕头，患侧稍屈髋屈膝（术后1～3天患侧肢体屈髋、应<45°，之后应>90°），两腿之间放置厚枕头，使患侧下肢与躯干呈同一水平线，避免患髋过度内收、内旋造成脱位。
（2）踝关节中立位：患肢穿防旋鞋或丁字鞋；或足底放置顶脚枕，保持踝关节中立位。
3. 坐位。
选择牢固、直背、有扶手的座椅，坐位时膝部应低于髋部，身体勿前倾，双腿之间距离与肩同宽。
</td><td>

①仰卧位：
a. 术后常规不抬高患肢。
b. 使用便盆时，需从健侧放入，患侧肢体与便盆在同一水平线上，女性患者可使用特制的女式尿壶，避免过多使用便盆，增加髋部运动，以免造成假体脱位。
c. 患肢保持外展中位；外展15°～30°，两腿间放置梯形枕或三角枕，并固定好，健侧根据患者配合程度决定是否固定。
d. 患侧髋关节处垫1个薄的髋枕，防止患髋外旋，根据情况是否加放沙袋，保持髋关节、踝关节处于中立位。
②侧卧位：
a. 忌患侧卧位。
b. 早期侧卧位时至少需两人协助，搬运过程中保持髋关节伸直位，专人扶托患肢，保持患肢外展中位，避免只抓住患者双下肢及托起患者上部躯干将患者抬起，使患者臀部下垂，导致髋关节屈曲牵拉，造成假体脱位。
c. 转换体位前应先放置厚枕头于两腿之间，保证侧卧时患肢与肩同宽，避免患侧肢体内收。
d. 如有引流管，翻身前应先妥善处置好。
③坐位：
a. 离床前先评估患者病情、生命体征、疼痛、髋部专科情况及有无头晕等。
b. 选择患侧离床；床上坐位时患肢与身体的角度>90°，患肢先伸直离床，注意应避免过度屈髋>45°。
c. 不宜久坐，每次<30min，避免交叉腿、盘腿坐、跷二郎腿、勿坐软沙发或矮椅。
</td></tr>
<tr><td>

（六）观察与记录
1. 观察患者体位摆放的情况。
2. 观察患者的生命体征。
3. 记录体位摆放的时间及摆放的体位。
</td><td></td></tr>
</table>

二、髋关节置换术后患者体位摆放操作评分标准

科室：　　　　　姓名：　　　　　考核时间：　　　　　考核者：　　　　　得分：

<table>
<tr><td colspan="2" rowspan="2" align="center">项目</td><td rowspan="2">分值</td><td rowspan="2" align="center">操作要求</td><td colspan="4" align="center">评分等级及分值</td><td rowspan="2" align="center">实际得分</td></tr>
<tr><td>A</td><td>B</td><td>C</td><td>D</td></tr>
<tr><td rowspan="5">操作前准备</td><td>仪表</td><td rowspan="5">10</td><td>操作者仪表着装规范符合要求，洗手、戴口罩</td><td>2</td><td>1</td><td>0.5</td><td>0</td><td></td></tr>
<tr><td>环境</td><td>宽敞、明亮，有足够的空间，病房无进行无菌操作</td><td>2</td><td>1</td><td>0.5</td><td>0</td><td></td></tr>
<tr><td>用物</td><td>枕头数个、梯形枕（三角枕）1个、防旋鞋或丁字鞋1双（如无可备顶脚枕1个）、髋枕或合适重量沙袋1个</td><td>1</td><td>0.5</td><td>0</td><td>0</td><td></td></tr>
<tr><td>说明</td><td>核对患者基本信息，解释操作目的，取得患者和照顾者的配合</td><td>2</td><td>1</td><td>0.5</td><td>0</td><td></td></tr>
<tr><td>评估</td><td>评估患者病情、年龄、手术日期、手术切口、有无引流管、皮肤、感觉、疼痛、肢体形态、肢端血运、自理能力、肌力、关节活动度及合作程度等</td><td>3</td><td>2</td><td>1</td><td>0</td><td></td></tr>
</table>

项目		分值	操作要求	评分等级及分值				实际得分
				A	B	C	D	
操作过程	仰卧位	30	患肢外展中立位：患肢保持外展中位位；外展15°～30°，两腿间放置梯形枕或三角枕，并固定好，健侧根据患者配合程度决定是否固定	10	7	5	0～4	
			防髋外旋位：患侧髋关节处垫1个薄的髋枕，防止患髋外旋，根据情况是否加放沙袋，保持髋关节、踝关节处于中立位	10	7	5	0～4	
			踝关节中立位：患肢穿防旋鞋或丁字鞋；或足底放置顶脚枕，保持踝关节中立位	10	7	5	0～4	
	健侧卧位	30	禁止患侧卧位	10	7	5	0～4	
			健侧卧位：患者胸前放置1个枕头、背部垫枕头，患侧稍屈髋屈膝（术后1～3天患肢体屈髋应<30°，之后应>90°），两腿之间放置厚枕头，使患侧下肢与躯干呈同一水平线，避免患髋过度内收、内旋造成脱位	10	7	5	0～4	
			踝关节中立位：患肢穿防旋鞋或丁字鞋；或足底放置顶脚枕，保持踝关节中立位	10	5	3	0～2	
	坐位	15	离床前先评估患者病情、生命体征、疼痛、头晕、髋部情况	5	4	2	0～1	
			选择患侧离床；床上坐位时患肢与身体的角度>90°，患肢先伸直离床，注意过程应避免过度屈髋>45°	5	4	2	0～1	
			选择牢固、直背、有扶手的座椅；坐位时膝部应低于髋部，身体勿前倾，双腿之间距离与肩同宽	2	1	0.5	0	
			不宜久坐，每次<30min，避免交叉腿、盘腿坐、跷二郎腿、勿坐软沙发或矮椅	3	2	1	0	
言语表达		5	思路清晰，言语表达流畅、准确，解释到位	5	4	3	0～2	
动作规范		5	技术操作动作规范，准确到位，计划性强，体现人文关怀	5	4	3	0～2	
提问		5		5	4	3	0～2	
总分		100						

（张意辉　肖立娟　彭柳丝）

第三节　截肢后患者体位摆放

一、截肢后患者体位摆放操作指引

【定义与目的】

1. 定义：护理人员为保持截肢后患者残肢功能，预防残肢屈曲畸形发生，利于假肢穿戴，而将患者残肢安置在一种合适的体位。

2. 目的：

（1）预防或减少残肢关节僵直及挛缩的出现。

（2）保持残肢功能位，减轻肿胀发生。

（3）利于后续假肢的安装穿戴。

【应用范围】

适用于四肢截肢的患者。

【禁忌证】

1. 残肢严重肿胀、发热，出现感染现象。

2. 残肢粉碎性骨折，且断端不稳。

【注意事项】

1. 在使用腋杖及助行器时，膝上截肢患者避免在站立位休息时将残肢跨在腋杖的腋横把上及助行架上。

2. 平卧位时，避免将软枕垫在残肢下方；避免在两腿间夹1个枕头；避免将残肢屈曲；避免在腰背部垫软枕。避免将残肢自床沿垂下；避免将残肢外展。

3. 下肢截肢患者在侧卧位时避免健侧肢体压住残肢；避免残肢外旋。

4. 坐轮椅时不可弯曲残肢；避免残肢跷二郎腿。

5. 当残肢出现严重外展或外旋位，护士在为患者摆体位时应被动将残肢放置在中立位后用沙包置于残肢外侧支撑。

6. 为患者摆体位时的注意事项：

（1）护士的动作要协调，轻、稳，不可拖拉，以防擦伤残肢皮肤，翻身后应调整好患者的体位，保持其舒适与安全。

（2）患者体位变换的间隔时间应根据病情及残肢皮肤耐受情况、皮肤的完整情况而定，局部皮肤出现红、肿、破溃等，应及时做好压疮的护理及床旁交班。

（3）为带有各种导管的截肢患者翻身时，应首先注意安置妥当各种导管，翻身后要检查导管有无脱落、移位、扭曲，保持其通畅。

（4）为手术后截肢的患者翻身时应注意先换药后翻身，检查敷料有无脱落、浸湿。

（5）护士在为患者翻身时要根据人体力学原理移动患者，注意节力原则，避免自身伤害。

【护理结局】

1. 患者体位舒适，残肢无关节僵直、挛缩发生。

2. 患者残肢肿痛改善，无二次损伤发生。

3. 患者及陪护掌握体位摆放的方法，依从性强。

4. 患者残肢始终处于中立功能位，利于假肢的穿戴。

【操作流程及要点说明】

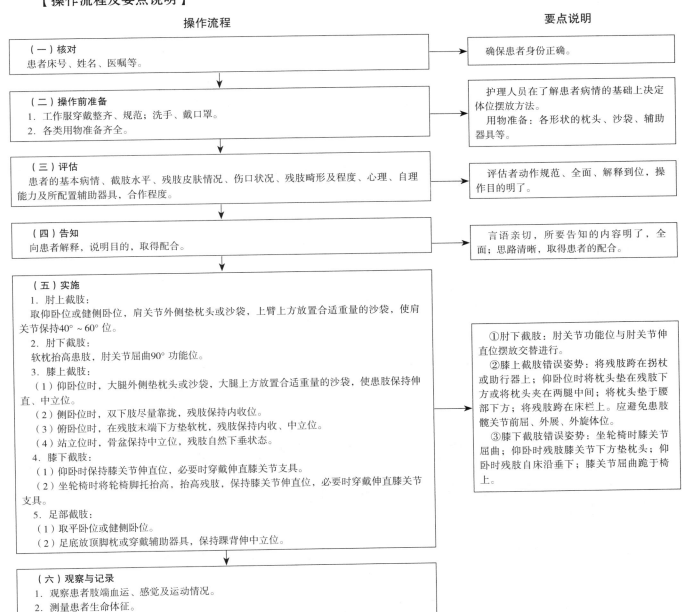

操作流程　　　　　　　　　　　　　　　　　　　　　　要点说明

（一）核对
患者床号、姓名、医嘱等。
→ 确保患者身份正确。

（二）操作前准备
1. 工作服穿戴整齐、规范；洗手、戴口罩。
2. 各类用物准备齐全。
→ 护理人员在了解患者病情的基础上决定体位摆放方法。
用物准备：各形状的枕头、沙袋、辅助器具等。

（三）评估
患者的基本病情、截肢水平、残肢皮肤情况、伤口状况、残肢畸形及程度、心理、自理能力及所配置辅助器具，合作程度。
→ 评估者动作规范、全面、解释到位，操作目的明了。

（四）告知
向患者解释，说明目的，取得配合。
→ 言语亲切，所要告知的内容明了，全面；思路清晰，取得患者的配合。

（五）实施
1. 肘上截肢：
取仰卧位或健侧卧位，肩关节外侧垫枕头或沙袋，上臂上方放置合适重量的沙袋，使肩关节保持40°～60°位。
2. 肘下截肢：
软枕抬高患肢，肘关节屈曲90°功能位。
3. 膝上截肢：
（1）仰卧位时，大腿外侧垫枕头或沙袋，大腿上方放置合适重量的沙袋，使患肢保持伸直、中立位。
（2）侧卧位时，双下肢尽量靠拢，残肢保持内收位。
（3）俯卧位时，在残肢末端下方垫软枕，残肢保持内收、中立位。
（4）站立位时，骨盆保持中立位，残肢自然下垂状态。
4. 膝下截肢：
（1）仰卧时保持膝关节伸直位，必要时穿戴伸直膝关节支具。
（2）坐轮椅时将轮椅脚托抬高，抬高残肢，保持膝关节伸直位，必要时穿戴伸直膝关节支具。
5. 足部截肢：
（1）取平卧位或健侧卧位。
（2）足底放顶脚枕或穿戴辅助器具，保持踝背伸中立位。
→ ①肘下截肢：肘关节功能位与肘关节伸直位摆放交替进行。
②膝上截肢错误姿势：将残肢跨在拐杖或助行器上；仰卧位时将枕头垫在残肢下方或将枕头夹在两腿中间；将枕头垫于腰部下方；将残肢跨在床栏上。应避免患肢髋关节前屈、外展、外旋体位。
③膝下截肢错误姿势：坐轮椅时膝关节屈曲；仰卧时残肢膝关节下方垫枕头；仰卧时残肢自床沿垂下；膝关节屈曲跪于椅上。

（六）观察与记录
1. 观察患者肢端血运、感觉及运动情况。
2. 测量患者生命体征。
3. 询问患者舒适程度。
4. 记录摆放时间与体位。

二、截肢术后患者体位摆放操作评分标准

科室：　　　　　姓名：　　　　　考核时间：　　　　　考核者：　　　　　得分：

项目		分值	操作要求	评分等级及分值				实际得分
				A	B	C	D	
操作前准备	仪表	15	操作者仪表着装规范符合要求	2	1	0	0	
	环境		宽敞、明亮，有足够的空间	2	1	0	0	
	告知		核对患者基本信息，解释操作目的，取得配合	3	2	1	0	
	评估		患者的基本病情、截肢水平、残肢皮肤情况、伤口状况、残肢畸形及程度、心理、自理能力及所配置辅助器具，合作程度	5	3	2	0~1	
	用物		枕头、沙袋、辅助器具	3	2	1	0	
操作过程	肘上截肢	15	取仰卧位或健侧卧位，肩关节外侧垫枕头或沙袋，上臂上方放置合适重量的沙袋，使肩关节保持中立位	15	10	5	0~4	
	肘下截肢	5	软枕抬高患肢，肘关节屈曲90°功能位	5	4	3	0~2	
	膝上截肢	25	仰卧位：大腿外侧垫枕头或沙袋，大腿上方放置合适重量的沙袋，使患肢保持伸直、中立位	5	4	3	0~2	
			侧卧位：双下肢尽量靠拢，残肢保持内收位	5	4	3	0~2	
			俯卧位：在残肢末端下方垫软枕，残肢保持内收、中立位	5	4	3	0~2	
			站立位：骨盆应保持中立位，残肢保持自然下垂状态	5	4	3	0~2	
			错误姿势：把残肢跨在拐杖或助行器上；仰卧位时将枕头垫在残肢下方或将枕头夹在两腿中间；将枕头垫于腰部下方；将残肢跨在床栏上。应避免患肢髋关节前屈、外展、外旋体位	5	4	3	0~2	
	膝下截肢	15	仰卧位：保持膝关节伸直位，必要时穿戴伸直膝关节支具	5	4	3	0~2	
			坐轮椅：将轮椅脚托抬高，抬高残肢，保持膝关节伸直位，必要时穿戴伸直膝关节支具	5	4	3	0~2	
			错误姿势：坐轮椅时膝关节屈曲；仰卧时残肢膝关节下方垫枕头；仰卧时残肢自床沿垂下；膝关节屈曲跪于椅上	5	4	3	0~2	
	足部截肢	5	平卧或健侧卧位，足底放顶脚枕或穿戴踝足矫形器，保持踝中立位	5	4	3	0~2	
言语表达		5	思路清晰，言语表达流畅、准确，解释到位	5	4	3	0~2	
动作规范		5	技术操作动作规范，准确到位，计划性强，规定的时间内完成，体现人文关怀	5	4	3	0~2	
提问		10		10	7	4	0~3	
总分		100						

（邓文清　李燕霞　崔月琴）

第四节　腰椎损伤患者体位摆放及姿势转换指导

一、腰椎损伤患者体位摆放及姿势转换指导操作指引

【定义与目的】

1. 定义：患者在卧床、起床、坐位、站立、行走、上下楼梯、拾物及从事各项家务劳动时为保持患者腰椎在同一水平，避免脊柱扭曲而造成病情加重或继发性损伤的发生而要求患者遵循的体位姿势。

2. 目的：

（1）预防或减少腰部扭曲加重病情，增加腰部力量。

（2）缓解患者疼痛。

（3）使腰部在各种体位姿势下始终能保持在同一水平。

【应用范围】

适用于腰椎骨折、腰椎间盘突出症、腰扭伤、腰椎滑脱、胸腰段脊髓损伤或者术后早期的患者。

【禁忌证】

卧床休息期间，切忌在床上坐起大便；切忌任何一切屈曲腰部的活动。

【注意事项】

1．急性期应卧于加垫子的硬板床上可减除腰椎的机械性负荷，并要求绝对卧床2周以上；同时床垫要平，以免腰部过度后伸，可在腰部另加一薄垫或令膝、髋稍屈曲，这样可使肌肉充分放松，并使腰椎间隙压力明显降低，减轻腰椎间盘后突，是腰椎间盘突出症患者的最佳体位。

2．卧床休息期间，一般建议右侧卧位，不会压迫心脏。同时切忌在床上坐起大便，因腰部过度前屈会加重椎间盘后突。

3．卧床休息要求患者严格遵循，在症状缓解一段时间后需佩戴腰围下床，也不能做任何屈腰动作。

4．起床一定要让躯干整体移动，从而减少了腰部屈曲、侧屈、侧转等动作，不致引起腰部疼痛或不适。如患者不能独立转移，可在照顾者帮助下以同样方式下床。

5．在进行起床、坐站、行走、拾物、家务劳动时应动作轻柔，避免弯腰。

6．进行各种体位姿势转换时应评估周围环境，避免跌倒摔伤造成二次损伤。

7．腰背疼痛加重或出现下肢麻木时应及时告知医护人员处理。

【护理结局】

1．患者腰部肌力得到很好的维护，患者腰部疼痛得到改善；未出现二次损伤。

2．患者及陪护掌握体位摆放的方法并能很好的依存。

【操作流程及要点说明】

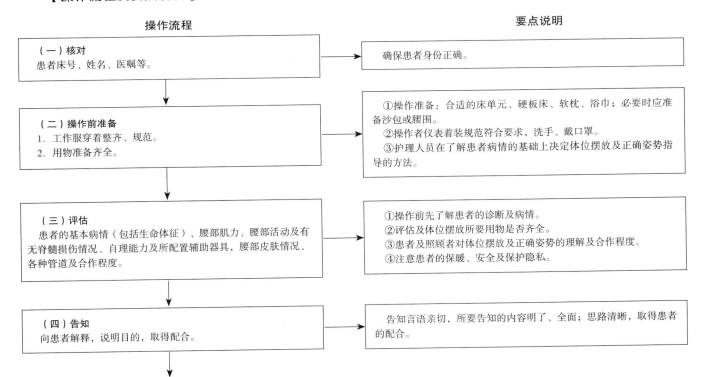

操作流程　　　　　　　　　　　　　　　　　　要点说明

（一）核对
患者床号、姓名、医嘱等。

确保患者身份正确。

（二）操作前准备
1．工作服穿着整齐、规范。
2．用物准备齐全。

①操作准备：合适的床单元、硬板床、软枕、浴巾；必要时应准备沙包或腰围。
②操作者仪表着装规范符合要求，洗手、戴口罩。
③护理人员在了解患者病情的基础上决定体位摆放及正确姿势指导的方法。

（三）评估
患者的基本病情（包括生命体征）、腰部肌力、腰部活动及有无脊髓损伤情况、自理能力及所配置辅助器具，腰部皮肤情况、各种管道及合作程度。

①操作前先了解患者的诊断及病情。
②评估及体位摆放所要用物是否齐全。
③患者及照顾者对体位摆放及正确姿势的理解及合作程度。
④注意患者的保暖、安全及保护隐私。

（四）告知
向患者解释，说明目的，取得配合。

告知言语亲切，所要告知的内容明了、全面；思路清晰，取得患者的配合。

（五）实施

1. 仰卧位：平卧硬板床，枕头与拳头同一高度，腰后部垫薄枕或软毛巾。

2. 侧卧位：右侧卧位，保持腰椎正常的生理曲度。在双上肢和双下肢之间各放置1个软枕，在其后背置硬枕，以稳定脊柱的受力。

3. 起床姿势：患者仰卧位，先将身体小心地向健侧侧卧，即健侧在下，两侧膝关节取半屈曲位，用位于上方的手抵住床板，同时用下方的肘关节将半屈的上身支起，以这2个支点用力，患者会较容易坐起，然后再手撑于床板，用臂力使身体离床，同时使半屈髋、膝关节移至床边，然后再用拐杖等支撑物支持站立。

4. 坐下姿势：先走到椅凳边，一足放到另一足后面，然后上身前倾，缓缓坐下。

5. 站起姿势：先将一足放在另一足的后面，轻轻用力蹬地，使上身离位而起，同时，上半身微向前倾，高低适中，并有一定后倾角的靠背，在腰部有3~5cm厚的依托物则更佳。

6. 坐的姿势：上身挺直、下颌微收、双下肢并拢。

7. 站立姿势：两眼平视，下颌稍内收，胸部挺起，腰背平直，小腿微收，两腿直立，两足距离与双肩宽度相等。

8. 步行姿势：表情自然，双目平视前方，头微昂，颈正直，胸部自然前上挺，腰部挺直，收小腹，臀部略向后突，双上臂自然的摆动，下肢举步有力。

9. 上下楼姿势：步态应全足踏实在楼梯上，不要只踏半只脚，膝关节应略屈曲，收小腹，臀部向内收，上身正直，速度适当，必要时用手扶着楼梯扶手。

10. 拾物姿势：重物，是先将身体向重物尽量靠拢，然后屈膝、屈髋，再用双手持物，伸膝伸髋，拾起物体。轻物，是先将身体向重物尽量靠拢，然后屈膝、屈髋，再用一侧手持物，伸膝伸髋，拾起物体。

11. 家务劳动姿势：淘米、洗菜、择菜、切菜、扫地、晾晒衣物等。

（六）观察与记录

1. 观察患者生命体征；询问患者在完成以上动作时有无不适。
2. 记录摆完成的时间。

①仰卧位：卧床休息期间，切忌在床上坐起大便，因腰部过度前屈会加重椎间盘后突。卧床休息要求患者严格长期坚持。在症状缓解一段时间后需佩带腰围下床，也不能作任何屈腰动作。如果患者因生活不便而不能坚持卧床休息，则会影响疗效。

②侧卧位：一般认为右侧卧位最好，因为右侧卧位不会压迫心脏，而且不会影响胃肠蠕动。

③起床姿势：起床时必须使躯干整体移动，从而减少了腰部屈曲、侧屈、侧转等动作，不致引起腰部疼痛或不适。如患者不能独立转移，可在照顾者帮助下以同样方式下床。

④坐下姿势：走到椅凳边时，一足放到使腰部处于相对松弛状态，减少劳损的机会，此外要坐在有靠背椅上，使腰骶部的肌肉不致疲劳。

⑤站起姿势：腰背尽量保持正直。对于腰椎损伤的患者除采取正确的坐姿外，正确的坐下及站起的动作更为重要，因不正确的动作常使该病复发。

⑥坐的姿势：应该选择合适的坐具。椅子最好有靠背和能够放手的扶手；为使腰骶部的肌肉不致疲劳，在腰后部有3~5cm厚的依托物则更佳。

⑦站立姿势：劳动中应采取的站立位置：膝关节微屈、臀大肌轻轻收缩，腹肌自然收缩。一旦发现在站立体位中有不良姿势应及时加以纠正，以免造成腰痛、腰肌紧张、甚至发生脊柱侧弯等症。

⑧步行姿势：步行后蹬着力点重在蹈趾关节内侧，利用足弓的杠杆作用推进身体前移，换步时肌肉微放松，膝关节勿过于弯曲，大腿不宜抬得过高。每个单步步幅依自己腿长及脚长而定，一般平均为70cm左右。行走时勿上下颤动和左右摇摆。

⑨上下楼姿势：防止踩空楼梯，上楼梯时不要过度屈腰。

⑩拾物姿势：主要依靠臀大肌及股四头肌的收缩力量，避免腰背肌受力，双膝处于半屈曲状态，使物体尽量接近身体，可减少腰背肌的负担，减少损伤的机会。

⑪家务劳动姿势：a. 洗小件物品如淘米、洗菜时，最好不要将盆直接放在地上，或放在太低的位置，而应放在齐腰的高度，这样可以避免腰部过度弯曲；b. 择菜等长时间劳作时，应将物品放在一个高度适当的台子上或坐在一个高低合适的凳子上择菜；c. 切菜、切肉时，应将所切的食物放在一个高度适当的台子上，切物品时应保持脊柱正直，不要左右歪斜、东倚西靠，尽可能不弯曲腰部；d. 扫地、拖地时，应将扫帚或拖布的把柄加长，以避免过度弯曲腰部，造成腰肌的劳损；e. 晾晒衣服或擦高处玻璃等劳动时，应在脚下垫个矮凳，避免腰部过度后伸而受伤。

二、腰椎损伤患者体位摆放及姿势转换指导操作评分标准

科室：　　　　姓名：　　　　考核时间：　　　　考核者：　　　　得分：

项目		分值	操作要求	评分等级及分值				实际得分
				A	B	C	D	
操作前准备	仪表	20	操作者仪表着装规范符合要求	1	0.5	0	0	
	环境		宽敞、明亮，有足够的空间	1	0.5	0	0	
	用物		合适的床单元、硬板床、软枕、浴巾，必要时应准备沙包或腰围	5	3	2	0~1	
	评估		患者的基本病情（包括生命体征）、肌力、痉挛情况、自理能力及所配置辅助器具，腰部皮肤情况、各种管道及合作程度	5	3	2	0~1	
	说明		核对患者基本信息，解释操作目的，取得配合	3	2	1	0	
	目的		①减轻疼痛，预防并发症；②维持腰部肌力，防止二次损伤；③让患者感到舒适	5	3	2	0~1	
操作过程	各种姿势	60	仰卧位：平卧硬板床，枕头与拳头同高度，腰部垫薄枕或毛巾	5	3	2	0~1	
			侧卧位：一般选择右侧卧位，保持腰椎正常生理曲度，在双上肢和双下肢之间各放置1个软枕，或在其后背放置硬枕，以稳定脊柱的受力	5	3	2	0~1	
			正确起床姿势：屈膝侧卧，用上方的手抵住床板，同时用下方的肘关节将半屈的上身支起坐起	6	4	2	0~1	
			坐下姿势：先走到椅凳边，一足放到另一足后面，然后上身微前倾，缓缓坐下	5	3	2	0~1	

项目		分值	操作要求	评分等级及分值				实际得分
				A	B	C	D	
操作过程	各种姿势	60	站起姿势：先将一足放在另一足的后面，轻轻用力蹬地，使上身离位而起，同时，上半身微向前倾，高低适中，并有一定后倾角的靠背，如在腰部有3～5cm厚的依托物则更佳	5	3	2	0～1	
			坐的姿势：上身挺直、下颌微收、双下肢并拢	5	3	2	0～1	
			站立的姿势：两眼平视，下颌稍内收，胸部挺起，腰背平直，小腿微收，两腿直立，两足距离与双肩宽度相等	5	3	2	0～1	
			步行姿势：表情自然，双目平视前方，头微昂，颈正直，胸部自然前上挺，腰部挺直，收小腹，臀部略向后突，双上臂自然的摆动，下肢举步有力	5	3	2	0～1	
			上下楼姿势：步态应全足踏实在楼梯上，不只踏半只脚，膝关节应略屈曲，收小腹，臀部向内收，上身正直，速度适当，必要时用手扶着楼梯扶手	5	3	2	0～1	
			拾物姿势：重物，是先将身体向重物尽量靠拢，然后屈膝、屈髋，再用双手持物，伸膝伸髋，拾起物体 轻物，是先将身体向重物尽量靠拢，然后屈膝、屈髋，再用一侧手持物，伸膝伸髋，拾起物体	6	4	2	0～1	
			家务劳动姿势：①洗小件物品如淘米、洗菜切菜时，将物件放在齐腰的高度；②择菜：应将物品放在一个高度适当的台子上或坐在一个高低合适的凳子上；③扫地、拖地时，将扫帚或拖布的把柄加长；④晾晒衣服或擦高处玻璃：在脚下垫个矮凳，避免腰部过度后伸受伤	8	5	3	0～2	
言语表达		5	思路清晰、言语表达流畅、准确，解释到位	5	4	3	0～2	
动作规范		5	技术操作动作规范，准确到位，计划性强，规定的时间内完成，体现人文关怀	5	4	3	0～2	
提问		10		10	7	4	0～3	
总分		100						

（李卉梅　张意辉　孙莉娜）

第五节　腰背部医疗体操指导

一、腰背部医疗体操指导操作指引

【定义与目的】

1. 定义：根据伤病的情况，为达到预防、治疗腰背部病症，促进康复的目的而专门编排的系列动作或功能练习的一种护理方法。

2. 目的：

（1）提高和增加腰背部肌肉力量。

（2）保持腰椎的稳定性、柔韧性，维持腰背部功能，缓解患者疼痛。

（3）恢复及增进腰椎的活动功能，防止腰椎关节的僵硬，提高神经系统的调节功能，增强循环、呼吸系统的代谢能力，促进炎症消退。

【应用范围】

适用于腰椎间盘退行性病变，腰肌劳损的患者。

【禁忌证】

重度腰椎间盘突出伴有马尾症状；腰椎肿瘤、结核等；重度腰椎体骨质疏松；急性腰扭伤、椎体骨折早期、急性疼痛。

【注意事项】

1. 锻炼的强度和幅度因人而异，以锻炼后不疼痛或者原有疼痛不加重为宜。

2. 腰椎向前滑脱或椎管狭窄的患者，避免过度做腰部向后的运动。

3. 腰椎陈旧性、压缩性骨折患者不宜做腰椎前屈运动；外伤引起腰椎不稳定者，屈髋角度不宜超过90°。

4. 腰背部出现急性疼痛且骨折早期，不宜做腰背部医疗体操。

【护理结局】

1．患者腰部肌力得到很好的维护，未出现二次损伤。

2．患者腰部疼痛得到改善。

3．患者及陪护掌握医疗体操的方法并能很好的依存。

【操作流程及要点说明】

操作流程	要点说明

（一）核对
患者床号、姓名、医嘱等。

→ 确保患者身份正确。

（二）操作前准备
1．工作服穿着整齐、规范。
2．用物准备齐全。

→ ①操作准备：合适的床单元、硬板床、软枕、浴巾，必要时应准备沙包或腰围。
②操作者仪表着装规范符合要求，洗手、戴口罩。
③护理人员在了解患者病情的基础上决定指导的动作方法。

（三）评估
患者的基本病情（包括生命体征）、腰部肌力、腰部活动及有无脊髓损伤情况、自理能力及所配置辅助器具，腰部皮肤情况、各种管道及合作程度。

→ ①操作前先了解患者的诊断及病情。
②评估操作所要用物是否齐全。
③患者及照顾者对腰背部医疗体操的动作理解及合作程度。
④床单元及床垫稳定性及软硬度良好，确保安全。

（四）告知
患者及照顾者操作的目的、步骤及注意事项，取得患者的配合。

（五）实施
1．增强腰椎周围肌群力量的练习。
（1）仰卧位挺胸：仰卧于床上，抬起胸部和肩部，吸气—放下—呼气。
（2）半桥式运动：双腿伸直并拢抬起臀部，吸气—放下—呼气。
（3）桥式运动：仰卧于床上，双腿屈曲，抬起臀部同时挺胸挺腰，吸气—放下—呼气。
（4）抬头挺胸：仰卧位下用双臂撑起上身，抬头，臀部不离开床面。
（5）挺身运动：俯卧，抬起上身，两臂及两腿伸直。
（6）飞燕：俯卧，抬起上身、两臂及两腿，两腿伸直。
2．增强腹肌的力量练习。
（1）抬单腿：仰卧位下，膝部伸直，轮流抬起一腿并放下。
（2）抬双腿：仰卧位下，双腿伸直并拢抬起，呼气，放下时呼气。
（3）仰卧起坐：仰卧位抬头坐起或手触脚尖。
3．增强臀部及下肢肌群的力量练习。
（1）俯卧抬腿：俯卧位，两腿伸直，轮流抬高（臀大肌）。
（2）侧卧抬腿：侧卧位，一腿伸直尽量抬高，先自左侧卧，再向右侧卧（臀中肌）。
（3）靠墙下蹲：背靠墙站立，向前走30cm，在收紧腹肌的同时，缓慢屈膝45°，保持5s，再缓慢回到站立（股二头肌）。
4．增强腰背活动度的练习。
（1）上肢平举：双手前平举、侧平举后放下。
（2）屈伸运动：双手叉腰，先弓背后挺胸，弓背时两肘向前，挺胸时两肘向后。
（3）侧弯运动：双手叉腰，向左弯腰，左手垂直向下；右手沿胸壁向上滑移，还原，两次交替进行。
（4）抱膝弯腰：平卧位，左小腿拉向胸部，还原，两侧交替。
（5）弯腰转体：双手侧平举，两腿伸直分开，弯腰以右手触摸左足，左手右手举还原，两侧交替。
（6）前抬腿：站立位，双足分开，与肩同宽，双手叉腰，拇指在前，左腿抬起向前踢，尽量抬高伸直，还原，两侧交替。
（7）后伸腿：站立位，双足分开，与肩同宽，双手垂于体侧，左腿尽量直腿后伸，同时双臂上扬，头尽量后仰，还原，双侧交替进行。
（8）弓步运动：直立，左腿尽量向前迈一步成一弓步，双手扶在左膝上，双臂伸直，两周肘弯曲，上身随之向下摆动，贴近左膝，还原，两侧交替进行。

→ ①每个姿势保持10～15s，可重复3～5次；但锻炼的强度和幅度因人而异，以锻炼后不疼痛或原有疼痛不加重为宜。
②腰椎向前滑脱或椎管狭窄的患者，避免过度做腰部向后的运动。
③腰椎陈旧性、压缩性骨折患者不宜做腰椎前屈运动。
④外伤引起腰椎不稳定者，屈髋角度不宜超过90°。
⑤腰背部出现急性疼痛且骨折早期，不宜做腰背部医疗体操。

（六）观察与记录
1．观察患者面色及动作完成质量。
2．测量患者生命体征。
3．询问患者疲劳程度。
4．记录练习的时间、频次。

二、腰部医疗体操指导操作评分标准

科室：　　　　姓名：　　　　考核时间：　　　　考核者：　　　　得分：

项目		分值	操作要求	评分等级及分值				实际得分
				A	B	C	D	
操作前准备	仪表	10	操作者仪表着装规范符合要求	1	0.5	0	0	
	环境		宽敞、明亮，有足够的空间	1	0.5	0	0	
	用物		病床、硬板床垫、软枕	1	0.5	0	0	
	评估		患者的基本病情、肌力、腰部活动及皮肤情况、自理能力及合作程度	4	3	2	0~1	
	说明		核对患者基本信息，解释操作目的，取得配合	3	2	1	0	
	目的	5	提高和增加腰背部肌肉力量	1	0.5	0	0	
			保持腰椎的稳定性、柔韧性，维持腰背部功能，缓解患者疼痛	2	1	0.5	0	
			恢复及增进腰椎的活动功能，防止腰椎关节的僵硬，提高神经系统的调节功能，增强循环、呼吸系统的代谢能力，促进炎症消退	2	1	0.5	0	
操作过程	增强腰椎周围肌群力量的练习	20	挺胸：仰卧于床上，抬起胸部和肩部，吸气—放下—呼气	3	2	1	0	
			半桥式：双腿伸直并拢抬起臀部，吸气—放下—呼气	3	2	1	0	
			桥式：仰卧于床上，双腿屈曲，抬起臀部同时挺胸挺腰，吸气—放下—呼气	3	2	1	0	
			抬头挺胸：仰卧位下用双臂撑起上身，抬头，臀部不离开床面	3	2	1	0	
			挺身运动：俯卧，抬起上身，两臂及两腿伸直	3	2	1	0	
			飞燕：俯卧，抬起上身、两臂及两腿，两腿伸直	5	3	2	0~1	
	增强腹肌的力量练习	9	抬单腿：仰卧位下，膝部伸直，轮流抬起一腿并放下	3	2	1	0	
			抬双腿：仰卧位下，双腿伸直并拢抬起，呼气，放下时呼气	3	2	1	0	
			仰卧起坐：仰卧位抬头坐起或手触脚尖	3	2	1	0	
	增强臀部及下肢肌群力量练习	11	俯卧抬腿：俯卧位，两腿伸直，轮流抬高（臀大肌）	3	2	1	0	
			侧卧抬腿：侧卧位，一腿伸直尽量抬高，先自左侧卧，再向右侧卧（臀中肌）	3	2	1	0	
			靠墙下蹲：背靠墙站立，向前走30cm，在收紧腹肌的同时，缓慢屈膝45°，保持5s，再缓慢回到站立（股二头肌）	5	3	2	0~1	
	增强腰背活动度的练习	27	上肢平举：双手前平举、侧平举后放下	3	2	1	0	
			屈伸运动：双手叉腰，先弓背后挺胸，弓背时两肘向前，挺胸时两肘向后	3	2	1	0	
			侧弯运动：双手叉腰，向左弯腰，左手垂直向下；右手沿胸壁向上滑移，还原，两次交替进行	3	2	1	0	
			抱膝弯腰：平卧位，左小腿拉向胸部，还原，两侧交替	3	2	1	0	
			弯腰转体：双手侧平举，两腿伸直分开，弯腰以右手触摸左足，左手右手举还原，两侧交替	4	3	2	0~1	
			前抬腿：站立位，双足分开，与肩同宽，双手叉腰，拇指在前，左腿抬起向前踢，尽量抬高伸直，还原，两侧交替	3	2	1	0	
			后伸腿：站立位，双足分开，与肩同宽，双手垂于体侧，左腿尽量直腿后伸，同时双臂上扬，头尽量后仰，还原，双侧交替进行	3	2	1	0	
			弓步运动：直立，左腿尽量向前迈一步成一弓步，双手扶在左膝上，双臂伸直，两周肘弯曲，上身随之向下摆动，贴近左膝，还原，两侧交替进行	5	4	3	0~1	
	频次	3	每个姿势保持10~15s，每个动作重复3~5次，以运动次日不感疲劳为宜	3	2	1	0	
言语表达		5	思路清晰，言语表达流畅、准确，解释到位	5	4	3	0~2	
动作规范		5	技术操作动作规范，准确到位，计划性强，规定的时间内完成，体现人文关怀	5	4	3	0~2	
提问		5		5	4	3	0~2	
总分		100						

（李卉梅　方璐　黄友梅）

第六节　腰围佩戴及使用指导

一、腰围佩戴及使用指导操作指引

【定义与目的】

1. 定义：帮助因腰部损伤导致肌肉力量不足，支撑和保护腰部稳定性的一种辅助器具，常分为软性腰围和硬性腰围两种。

2. 目的：支持、固定、保护腰部；限制腰部活动，辅助稳定病变关节；减轻腰椎负荷；减轻疼痛，利于骨折愈合；减轻腰背肌肉劳损；预防和矫正脊柱畸形等作用。

【应用范围】

腰椎间盘突出症、腰椎管狭窄患者；腰椎骨折、腰椎滑脱、腰椎手术后患者；患腰肌损伤者、腰部疼痛以及其他需限制腰部活动或矫形者。

【禁忌证】

严重心肺疾病的者；合并呼吸窘迫者。

【注意事项】

1. 腰围的规格要与自身腰的长度、周径相适应，其上缘须至下肋弓，下缘至髂嵴下。腰围后侧不宜过分前凸，以平坦或略向前凸为宜，保持腰椎生理弯曲。

2. 不可使用过窄的腰围，以免腰椎过度前凸，也不要使用过短的腰围，以免腹部过紧。

3. 一般可先试戴30min，以不产生不适感为宜。

4. 在医护人员的指导下依据病情掌握佩戴腰围时间，在腰部症状较重时，应坚持佩戴腰围，在症状逐渐消退、体征逐渐变为阴性以后，应遵医嘱逐渐去掉腰围，开始逐渐恢复腰部正常活动，以自身肌肉力量加强对腰椎的支撑和保护作用，一般整个使用时间以4～6周为宜，避免对腰围的过度依赖。

5. 佩戴腰围同时应遵医嘱加强腰背肌功能锻炼，加强脊柱的稳定性，防止和减轻腰肌的萎缩，运动量以腰腿部无不适为度。

6. 使用硬腰围期间应定期检查皮肤，特别是骨突处部位，防止皮肤受压破损，卧床休息时不宜佩戴腰围。

【护理结局】

1. 掌握腰围的正确使用方法。

2. 无继发性损伤及并发症发生，局部皮肤完好。

3. 腰部功能得到较好维持和恢复。

【操作流程及要点说明】

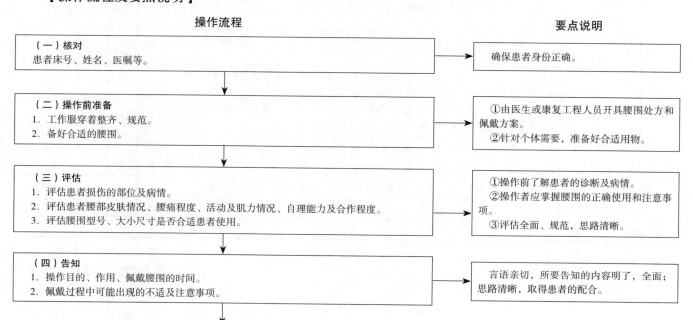

操作流程	要点说明
（一）核对 患者床号、姓名、医嘱等。	确保患者身份正确。
（二）操作前准备 1. 工作服穿着整齐、规范。 2. 备好合适的腰围。	①由医生或康复工程人员开具腰围处方和佩戴方案。 ②针对个体需要，准备好合适用物。
（三）评估 1. 评估患者损伤的部位及病情。 2. 评估患者腰部皮肤情况、腰痛程度、活动及肌力情况、自理能力及合作程度。 3. 评估腰围型号、大小尺寸是否合适患者使用。	①操作前了解患者的诊断及病情。 ②操作者应掌握腰围的正确使用和注意事项。 ③评估全面、规范，思路清晰。
（四）告知 1. 操作目的、作用、佩戴腰围的时间。 2. 佩戴过程中可能出现的不适及注意事项。	言语亲切，所要告知的内容明了，全面；思路清晰，取得患者的配合。

（五）实施

1. 硬腰围。

（1）穿戴方法：

①患者先取侧卧位，将支具后叶置于躯干后面。

②再取平卧位，将支具前叶置于胸腹部，使支具前后叶边缘在腋中线重叠，前叶边缘外露，先系紧中间的扣带，再系紧两边的扣带。

（2）卸下方法：

患者先取平卧位，按与佩戴相反的顺序取下系紧两边的扣带，再取下支具前叶及后叶。

2. 软腰围。

（1）穿戴方法：

①卧位穿戴法：患者取侧卧，将腰围平整塞入腰背部，腰围上缘固定下肋弓，下缘固定髂棘下，再翻向另一侧，拉出腰围，平卧，双手同时拉腰围两侧至腹部前方固定，再将两侧侧托带向外侧拉紧并固定于腹部前方。

②坐立位穿戴法：取坐立位，抬头、挺胸、收腹，将腰围上缘固定下肋弓，下缘固定髂棘下，腰围两侧平行伸至腹部前方进行固定，再将两侧侧托带向外侧拉紧并固定于腹部前方。

（2）卸下方法：

在卧位或坐立位下按与佩戴相反的顺序取下。

①佩戴腰围前应检查腰围上下、前后面位置。

②腰椎损伤者体位转换时，脊柱应保持在同一轴线上。

③术后患者佩戴腰围应在卧位下穿戴、取下腰围。

④在卧位下佩戴或取下腰围时，应在侧卧90°时进行，脊柱无侧屈、扭转。

⑤腰围佩戴松紧度适宜，可伸入一指为宜。

⑥腰围正中线对准脊柱。

⑦使用硬腰围期间应定期检查皮肤，特别是骨突处的部位，防止受压破损。

⑧佩戴腰围30min内不宜大量进食，以免导致胃部不适。

⑨如患者有诉说不适症状，应该立即告知医生或者护士。

（六）观察与记录

1. 观察患者佩戴的情况；观察患者腰部受压皮肤情况。

2. 若发生不适及时通知医生处理。

3. 记录佩戴的方法、时间及效果。

二、腰围佩戴及使用指导操作评分标准

科室：　　　　　姓名：　　　　　考核时间：　　　　　考核者：　　　　　得分：

项目		分值	操作要求	评分等级及分值				实际得分
				A	B	C	D	
操作前准备	仪表	10	操作者仪表着装规范符合要求	1	0.5	0	0	
	环境		宽敞、明亮，有足够的空间	1	0.5	0	0	
	用物		适合的腰围	1	0.5	0	0	
	评估		患者的基本病情、损伤部位、腰部皮肤情况、腰痛程度、活动及肌力、自理能力及合作程度、腰围型号及大小尺寸是否合适	5	4	3	0～2	
	说明		核对患者基本信息，解释操作目的，取得配合	2	1	0.5	0	
操作过程	检查	15	腰围上下、前后位置；规格应与患者体型相适应，一般上至下肋弓，下至髂峰下，后侧不宜过分前凸，前方也不宜束扎过紧，应保持腰良好的生理曲度	15	10	6	0～5	
	腰围佩戴方法	20（硬腰围）	穿戴方法：①患者先取侧卧位，将支具后叶置于躯干后面 ②再取平卧位，将支具前叶置于胸腹部，使支具前后叶边缘在腋中线重叠，前叶边缘外露，先系紧中间扣带，再系紧两边的扣带	15	10	6	0～5	
			卸下方法：患者先取平卧位，按与佩戴相反的顺序取下系紧两边的扣带，再取下支具前叶及后叶	5	4	3	0～2	
		20（软腰围）	穿戴方法：①卧位穿戴法：患者取侧卧，将腰围平整塞入腰背部，腰围上缘固定下肋弓，下缘固定髂棘下，再翻向另一侧，拉出腰围，平卧，双手同时拉腰围两侧至腹部前方固定，再将两侧侧托带向外侧拉紧并固定于腹部前方 ②坐立位穿戴法：取坐立位，抬头、挺胸、收腹，将腰围上缘固定下肋弓，下缘固定髂棘下，腰围两侧平行伸至腹部前方进行固定，再将两侧侧托带向外侧拉紧并固定于腹部前方	15	10	6	0～5	
			卸下方法：在卧位或坐立位下按与佩戴相反的顺序取下	5	4	3	0～2	
	评价	15	腰围佩戴松紧度适宜，可伸入一指为宜	5	4	3	0～2	
			腰围正中线对准脊柱	5	4	3	0～2	
			佩戴或取下腰围时，脊柱无侧屈、扭转	5	4	3	0～2	
言语表达		5	思路清晰，言语表达流畅、准确，解释到位	5	4	3	0～2	
动作规范		5	技术操作动作规范，准确到位，计划性强，规定的时间内完成，体现人文关怀	5	4	3	0～2	
提问		10		10	7	4	0～2	
总分		100						

（何征　邓文清　谢娇成　曾小梅）

第七节　假肢穿戴及使用指导

一、假肢穿戴及使用指导操作指引

【定义与目的】

1. 定义：用于替代整体或部分缺失、缺陷肢体的体外使用装置。指导截肢患者完成这种体外装置的穿脱及使用训练方法称之为假肢穿戴的使用护理技术。

2. 目的：

（1）患者能正确穿戴及使用假肢，掌握假肢及配件的保养和维护。

（2）通过补缺、代偿的作用，增强患者残存肢体功能，使患者能最大限度地恢复日常生活自理能力。

（3）预防失用性肌萎缩、缓解患肢痛，尽早恢复、代偿肢体功能。

（4）上肢肢体残缺者最大程度获得上肢和手的使用功能，下肢残缺者最大程度获得下肢平衡、行走等功能。

【应用范围】

适用于截肢后肢体缺损患者；先天性疾病所引起的肢体缺失患者。

【禁忌证】

严重心、脑血管疾病；残端皮肤反复感染经久不愈者；脑损伤植物状态者；闭塞性脉管炎坏死平面不清者、视力严重障碍患者。

【注意事项】

1. 对患者做好充分解释，给予心理支持，使患者在心理上能够接受假肢，积极进行假肢使用训练。

2. 指导患者穿戴及使用假肢前应评估假肢的类型，与治疗师充分沟通，了解其使用说明及注意事项，再对患者进行假肢穿戴及使用指导。

3. 预防各项并发症，如残肢皮肤损伤、残肢肌肉萎缩、残肢肿胀或脂肪沉积等；指导患者每日坚持进行残肢塑形并保持残肢皮肤清洁，随时检查残肢皮肤变化，如发现异常应及时处理，在残肢皮肤伤口治疗期间尽量不穿或减少穿戴假肢直至痊愈。

4. 做好安全宣传教育，预防跌倒等意外发生。

【护理结局】

1. 患者能正确穿戴及使用假肢，掌握假肢及配件的保养和维护。

2. 患者能使用假肢参与日常生活活动，能最大程度获得上肢或下肢功能。

3. 患者无各项并发症发生。

【操作流程及要点说明】

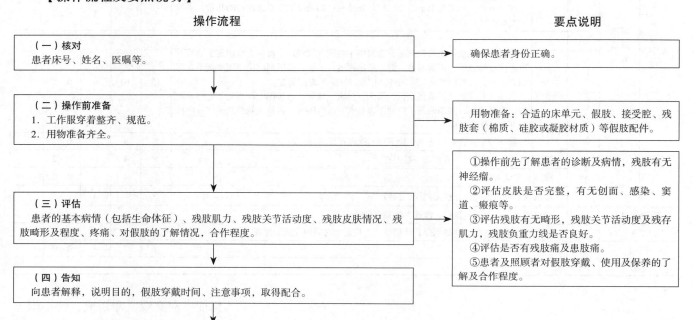

操作流程	要点说明
（一）核对 患者床号、姓名、医嘱等。	确保患者身份正确。
（二）操作前准备 1. 工作服穿着整齐、规范。 2. 用物准备齐全。	用物准备：合适的床单元、假肢、接受腔、残肢套（棉质、硅胶或凝胶材质）等假肢配件。
（三）评估 患者的基本病情（包括生命体征）、残肢肌力、残肢关节活动度、残肢皮肤情况、残肢畸形及程度、疼痛、对假肢的了解情况，合作程度。	①操作前先了解患者的诊断及病情，残肢有无神经瘤。 ②评估皮肤是否完整，有无创面、感染、窦道、瘢痕等。 ③评估残肢有无畸形，残肢关节活动度及残存肌力，残肢负重力线是否良好。 ④评估是否有残肢痛及患肢痛。 ⑤患者及照顾者对假肢穿戴、使用及保养的了解及合作程度。
（四）告知 向患者解释，说明目的，假肢穿戴时间、注意事项，取得配合。	

（五）实施

1. 假肢穿戴指导。

（1）指导患者认识假肢及配件，了解其用途。

（2）取坐位，暴露残肢，保持残肢的清洁、干燥。

（3）残肢穿戴棉质残肢套，再套上内衬套；残肢穿戴硅胶或凝胶残肢套，将套内空气排除；如果上肢使用肌电假肢则不需穿戴残肢套。

（4）将残肢放入假肢接受腔内，接受腔应紧贴残肢，松紧合适。

（5）检查假肢穿戴是否正确，有无不适。

2. 上肢假肢的使用指导。

（1）上臂假肢：指导患者控制患侧肩关节及假肢的肘关节、前臂、机械手。

（2）前臂假肢：指导患者前臂肌肉收缩的控制和机械手的使用，开手时只能使用牵引锁拉动，不要硬扳拇指和四指。

（3）肌电假手：练习假手的开、闭、取物及放物功能。

（4）指导患者穿戴假肢进行日常生活活动，如进食、洗漱、穿衣等。

3. 下肢假肢的使用指导。

（1）指导患者在有保护的情况下进行适当的站立及步行练习，步行时眼睛平视前方。

（2）指导患者日常生活活动，如坐站转换、如厕、拾物等。

4. 假肢保养与维护指导。

（1）残肢套与接受腔：每日用清水或中性洗涤液清洗残肢套及接受腔内部，平铺自然风干；避免尖锐、粗糙物体划伤及撕裂，避免高温暴晒、烘烤及强力拉伸；注意观察接受腔是否出现裂纹；观察接受腔是否变松，接受腔穿戴一定时间后有时会出现残肢萎缩现象，应与治疗师联系进行调整，如无法穿戴时需要更换接受腔。

（2）连接件：观察假肢活动时是否有异常声音，假肢关节及结合部分是否出现松动，及时上润滑油及维修。

（3）装饰外套：装饰套不能接触墨水、油污、油漆等，清洗时可用肥皂或洗衣粉洗涤，禁止用汽油清洗；应谨防锐器划破手套；应放在清洁、阴凉干燥处保存。

5. 穿戴假肢后的健康教育。

（1）保持适当的体重，体重变化一般不超过3kg。

（2）防止残肢肌肉萎缩，以免影响接受腔适配。

（3）坚持残肢塑性，避免残肢肿胀或脂肪沉积。

（4）做好残肢护理，保持残肢皮肤清洁、完整，避免潮湿。

（5）注意不可随意更换鞋跟高度不同的鞋子，以免影响假肢对线。

①假肢穿戴：

a. 上肢假肢一般由手部装置、关节铰链、连接件、接受腔、固定牵引装置和操纵系统组成；下肢假肢一般由接受腔、假脚及踝关节、膝关节、连接部件、对线装置及悬吊装置组成。

b. 残肢套应注意穿戴平整，不能有皱褶。

c. 穿戴肌电假肢要注意必需保证假肢接受腔内的表面电极与皮肤具有良好的接触。

d. 穿戴假肢后应观察以下内容：残肢与接受腔的松紧是否合适，有无紧密接触，有无压迫及疼痛，患者站立重心向患侧转移观察有无疼痛；观察假肢的悬吊能力，是否出现上下窜动；观察假肢是否有对线不良，患者站立时有无身体前、后倾倒的感觉；患者站立位时双下肢是否等长，足底是否与地面完全接触，膝关节是否稳定；坐位时接受腔是否有脱出现象，双膝关节屈曲90°时假肢侧膝部比健侧高出不能超过1cm，小腿是否垂直；观察患者步态是否异常。

②上肢假肢的使用：

使用上肢假肢时，前臂屈曲90°锁定时，前臂负重不能超过1kg，手掌处负重不能超过1kg。

③下肢假肢的使用：

初装下肢假肢患者、残肢较短患者、髋离断患者或体弱患者建议使用拐杖等辅助器具辅助步行，早期在治疗师的指导下在平衡杠内进行站立及步行训练，保证安全。

④假肢保养与维护：

a. 假肢保养注意观察接受腔是否出现裂纹，及时寻求专业人员维修或更换，防止损伤皮肤。

b. 硅胶材质的手套和残肢套不能接触40°以上的物品，禁忌与高温热源接触；装饰手套内有钢丝或填充材料露出时，尽早寻求专业维修。

c. 假手钩取不得超过5kg，握取不超过1kg的物品。

（六）观察与记录

1. 观察患者穿戴方法及使用假肢动作完成质量。

2. 观察是否出现疼痛不适。

3. 观察患者是否掌握假肢保养及维护的要点及注意事项。

4. 观察患者生命体征的变化。

5. 记录指导时间、内容及效果反馈。

二、假肢穿戴及使用指导操作评分标准

科室：　　　　姓名：　　　　考核时间：　　　　考核者：　　　　得分：

项目		分值	操作要求	评分等级及分值				实际得分
				A	B	C	D	
操作前准备	仪表	10	操作者仪表着装规范，符合要求	1	0.5	0	0	
	环境		宽敞、明亮，有足够的空间	1	0.5	0	0	
	用物		床单元、假肢、接受腔、残肢套以及假肢配件	2	1	0.5	0	
	评估		患者的基本病情、残肢肌力、残肢关节活动度、残肢皮肤情况、残肢畸形及程度、疼痛、对假肢的了解情况，合作程度	5	3	2	0~1	
	说明		核对患者基本信息，解释操作目的，取得配合	1	0.5	0	0	

项目		分值	操作要求	评分等级及分值				实际得分
				A	B	C	D	
操作过程	假肢穿戴指导	25	指导患者认识假肢及配件，了解其用途	5	4	3	0～2	
			清洗残肢，擦干，取坐位，暴露残肢	5	4	3	0～2	
			残肢穿戴棉质残肢套，再套上内衬套；残肢穿戴硅胶或凝胶残肢套，将套内空气排除	5	4	3	0～2	
			将残肢放入假肢接受腔内，接受腔应紧贴残肢，松紧合适	5	4	3	0～2	
			检查假肢穿戴是否正确，有无不适	5	4	3	0～2	
	上肢假肢使用指导	10	上臂假肢：指导患者控制患侧肩关节及假肢的肘关节、前臂、机械手	2	1	0.5	0	
			前臂假肢：指导患者前臂肌肉收缩的控制和机械手的使用，开手时只能使用牵引锁拉动，不要硬扳拇指和四指	2	1	0.5	0	
			肌电假手：练习假手的开、闭、取物及放物功能	2	1	0.5	0	
			指导患者穿戴假肢进行日常生活活动，如进食、洗漱、穿衣等	4	3	1	0	
	下肢假肢使用指导	10	指导患者在有保护的情况下进行适当的站立及步行练习，步行时眼睛平视前方	4	3	1	0	
			指导患者日常生活活动，如坐站转换、如厕、拾物等	6	4	2	0～1	
	假肢保养与维护指导	15	残肢套与接受腔：每日用清水或中性洗涤液清洗残肢套及接受腔内部，平铺自然风干；避免尖锐、粗糙物体划伤及撕裂，避免高温暴晒、烘烤及强力拉伸；注意观察接受腔是否出现裂纹；观察接受腔是否变松	5	4	3	0～2	
			连接件：观察假肢活动时是否有异常声音，假肢关节及结合部分是否出现松动，及时上润滑油及维修	5	4	3	0～2	
			装饰外套：装饰套不能接触墨水、油污、油漆等，清洗时可用肥皂或洗衣粉洗涤，禁止用汽油清洗；应谨防锐器划破手套；应放在清洁、阴凉干燥处保存，硅胶材质的手套或残肢套应避免接触40°以上的物品	5	4	3	0～2	
	穿戴假肢后的健康教育	15	保持适当的体重：体重变化一般不超过3kg，不可随意更换鞋跟高度不同的鞋子，以免影响假肢对线	5	4	3	0～2	
			防止残肢肌肉萎缩：坚持残肢塑性，避免残肢肿胀或脂肪沉积；以免影响接受腔适配	5	4	3	0～2	
			做好残肢护理：保持残肢皮肤清洁、完整，避免潮湿	5	4	3	0～2	
言语表达		5	思路清晰，言语表达流畅、准确，解释到位	5	4	3	0～2	
动作规范		5	技术操作动作规范，准确到位，计划性强，规定的时间内完成，体现人文关怀	5	4	3	0～2	
提问		5		5	4	3	0～2	
总分		100						

（何征　李燕霞　崔月琴）

第八节　截肢患者残肢塑形护理技术

一、截肢患者残肢塑形护理技术操作指引

【定义与目的】

1. 定义：为了装配假肢与接受腔适配而对截肢后的残肢进行塑形所采取的护理方法。

2. 目的：

（1）保持残肢皮肤清洁，完好。

（2）避免残肢肿胀或脂肪沉积。

（3）保证残肢与接受腔的精确吻合。

【应用范围】

适用于截肢后准备装配假肢的患者。

【禁忌证】

1. 残肢皮肤湿疹、磨破、感染、小水疱、过敏性皮炎者不宜进行残肢塑形。

2. 残肢有伤口、创面及严重肿痛者不宜进行残肢塑形。

【注意事项】

1. 当残肢皮肤发生湿疹、水疱、囊肿、皮炎以及残端变色、肿胀等异常时，应及时治疗，以防止残端感染。

2. 指导患者做好接受腔、残肢袜套的清洁卫生。

3. 正确使用弹力绷带包扎，松紧适宜，以利于残肢塑形。

4. 操作前做好患者的心理护理，操作时动作规范，解释到位，体现人文关怀。

【护理结局】

1. 患者残肢皮肤完好，与假肢接受腔适配。

2. 患者残肢无肿胀及脂肪沉积。

3. 患者掌握残肢的自我护理、绷带包扎方法及接受腔的清洁保养。

【操作流程及要点说明】

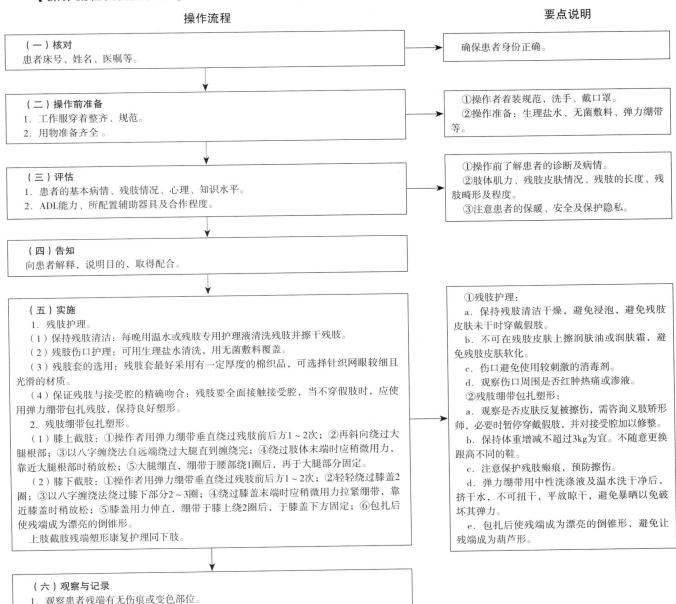

操作流程

（一）核对
患者床号、姓名、医嘱等。

（二）操作前准备
1. 工作服穿着整齐、规范。
2. 用物准备齐全。

（三）评估
1. 患者的基本病情、残肢情况、心理、知识水平。
2. ADL能力、所配置辅助器具及合作程度。

（四）告知
向患者解释，说明目的，取得配合。

（五）实施
1. 残肢护理。
（1）保持残肢清洁：每晚用温水或残肢专用护理液清洗残肢并擦干残肢。
（2）残肢伤口护理：可用生理盐水清洗，用无菌敷料覆盖。
（3）残肢套的选用：残肢套最好采用有一定厚度的棉织品，可选择针织网眼较细且光滑的材质。
（4）保证残肢与接受腔的精确吻合：残肢要全面接触接受腔，当不穿假肢时，应使用弹力绷带包扎残肢，保持良好塑形。
2. 残肢绷带包扎塑形。
（1）膝上截肢：①操作者用弹力绷带垂直绕过残肢前后方1~2次；②再斜向绕过大腿根部；③以八字缠绕法自远端绕过大腿直到缠绕完；④绕过肢体末端时应稍微用力，靠近大腿根部时稍放松；⑤大腿绷直，绷带于腰部绕1圈后，再于大腿部分固定。
（2）膝下截肢：①操作者用弹力绷带垂直绕过残肢前后方1~2次；②轻轻绕过膝盖2圈；③以八字缠绕法绕过膝下部分2~3圈；④绕过膝盖末端时应稍微用力拉紧绷带，靠近膝盖时稍放松；⑤膝盖用力伸直，绷带于膝上绕2圈后，于膝盖下方固定；⑥包扎后使残端成为漂亮的倒锥形。
上肢截肢残端塑形康复护理同下肢。

（六）观察与记录
1. 观察患者残端有无伤痕或变色部位。
2. 测量患者残肢肌围度。
3. 必要时记录残肢皮肤及肿胀情况。

要点说明

确保患者身份正确。

①操作者着装规范，洗手、戴口罩。
②操作准备：生理盐水、无菌敷料、弹力绷带等。

①操作前了解患者的诊断及病情。
②肢体肌力、残肢皮肤情况、残肢的长度、残肢畸形及程度。
③注意患者的保暖、安全及保护隐私。

①残肢护理：
a. 保持残肢清洁干燥，避免浸泡，避免残肢皮肤未干时穿戴假肢。
b. 不可在残肢皮肤上擦润肤油或润肤霜，避免残肢皮肤软化。
c. 伤口避免使用较刺激的消毒剂。
d. 观察伤口周围是否红肿热痛或渗液。
②残肢绷带包扎塑形：
a. 观察是否皮肤反复被擦伤，需咨询义肢矫形师，必要时暂停穿戴假肢，并对接受腔加以修整。
b. 保持体重增减不超过3kg为宜。不随意更换跟高不同的鞋。
c. 注意保护残肢瘢痕，预防擦伤。
d. 弹力绷带用中性洗涤液及温水洗干净后，挤干水，不可扭干，平放晾干，避免暴晒以免破坏其弹力。
e. 包扎后使残端成为漂亮的倒锥形，避免让残端成为葫芦形。

二、截肢患者残肢塑形护理技术操作评分标准

科室：　　　　　姓名：　　　　　考核时间：　　　　　考核者：　　　　　得分：

项目		分值	操作要求	评分等级及分值				实际得分
				A	B	C	D	
操作前准备	仪表	10	操作者仪表着装规范符合要求	1	0.5	0	0	
	环境		宽敞、明亮，有足够的空间	1	0.5	0	0	
	说明		核对患者基本信息，解释操作目的，取得配合	3	2	1	0	
	评估		患者的基本病情、肌力、残肢皮肤情况、残肢的长度、残肢畸形及程度、心理、知识水平、自理能力及所配置辅助器具，合作程度	5	3	2	0~1	
	用物		弹力绷带					
操作过程	残肢护理	30	保持残肢清洁：每晚用温水或残肢专用护理液清洗残肢，避免浸泡，避免残肢皮肤未干时穿戴假肢，保持残肢清洁干燥	5	4	3	0~1	
			残肢皮肤护理：不可在残肢皮肤上擦油或润肤霜，避免残肢皮肤软化	5	4	3	0~1	
			残肢伤口护理：①按照伤口换药的方法进行换药并包扎；②观察残肢皮肤是否存在反复被擦伤，如有需咨询义肢矫形师，必要时暂停穿戴假肢，并对接受腔加以修整	10	8	5	0~4	
			残肢套的选用：残肢套最好采用有一定厚度的棉织品，可选择针织网眼较细且光滑的材质	5	4	3	0~2	
			保证残肢与接受腔的精确吻合：残肢要全面接触接受腔，当不穿假肢时，应使用弹性绷带包扎残肢，保持良好塑形。保持体重增减不超过3kg为宜。不随意更换跟高不同的鞋	5	4	3	0~2	
	残肢绷带包扎塑形	30	膝上截肢：①垂直绕过残肢前后方1~2次；②斜向绕过大腿根部；③以八字缠绕法自远端绕过大腿直到缠绕完；④绕过肢体末端时应稍微用力，靠近大腿根部时稍放松；⑤大腿绷直，绷带于腰部绕1圈后，再于大腿部分固定；⑥包扎后使残端成为漂亮的倒锥形，避免让残端成为葫芦形	13	9	5	0~4	
			膝下截肢：①垂直绕过残肢前后方1~2次；②轻轻绕过膝盖2圈；③以八字缠绕法绕过膝下部分2~3圈；④绕过膝盖末端时应稍微用力拉紧绷带，靠近膝盖时稍放松；⑤膝盖用力伸直，绷带于膝上绕2圈后，于膝盖下方固定	13	9	5	0~4	
			弹力绷带的清洗：用中性洗涤液及温水洗干净后，挤干水，不可扭干，平放晾干，避免暴晒以免破坏其弹力	4	3	2	0~1	
言语表达		5	思路清晰，言语表达流畅、准确，解释到位	5	4	2	0~1	
动作规范		5	技术操作动作规范，准确到位，计划性强，规定的时间内完成，体现人文关怀	5	4	2	0~1	
提问		10		10	7	3	0~2	
总分		100						

（邓文清　李燕霞　崔月琴）

第四章　手外伤康复护理技术操作指引及评分标准

第一节　感觉功能评估（浅感觉检查）

一、感觉功能评估（浅感觉检查）操作指引

【定义与目的】

1. 定义：为明确周围神经损伤患者感觉功能障碍的程度而进行的一项评估技术。浅感觉包括皮肤及黏膜的触觉、痛觉、温度觉和压觉；受外界环境的理化刺激产生，感受器大多浅表，位于皮肤内。

2. 目的：帮助发现患者有无感觉障碍及感觉障碍的分布、性质、程度；帮助提供保护措施，预防继发性损伤；帮助制定感觉训练和治疗计划和方案。

【应用范围】

周围神经病变、切割伤、烧伤等；缺血性或营养代谢障碍：糖尿病、多发性神经炎等。

【禁忌证】

意识丧失或精神不能控制者。

【注意事项】

1. 向受检者介绍检查的目的和方法，以取得其充分合作。

2. 在安静、温度适宜的室内进行，患者保持放松、舒适的体位，检查时应充分暴露检查部位。

3. 以随机、无规律的时间间隔给予感觉刺激。

4. 应根据各种疾病或创伤的感觉障碍特点选择重点的感觉检查方法、部位，皮肤增厚、瘢痕、老茧部位的感觉有所下降，检查中应注意区别。

5. 疑有感觉障碍应从感觉减退区向正常区检查，过敏者则从正常区向过敏区检查。

6. 患者在回答问题时，检查者忌用暗示性提问。

7. 采用左右、近远端对比的原则；感觉的首次评定与再次评定应由同一检查者完成。

【护理结局】

评估过程顺利，能获知感觉障碍存在的部位；无继发性损伤发生。

【操作流程及要点说明】

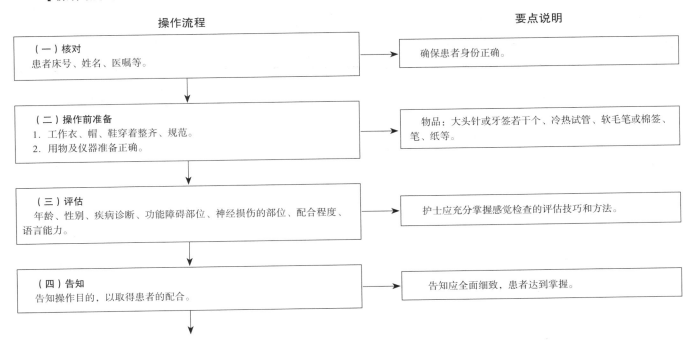

操作流程	要点说明
（一）核对 患者床号、姓名、医嘱等。	确保患者身份正确。
（二）操作前准备 1. 工作衣、帽、鞋穿着整齐、规范。 2. 用物及仪器准备正确。	物品：大头针或牙签若干个、冷热试管、软毛笔或棉签、笔、纸等。
（三）评估 年龄、性别、疾病诊断、功能障碍部位、神经损伤的部位、配合程度、语言能力。	护士应充分掌握感觉检查的评估技巧和方法。
（四）告知 告知操作目的，以取得患者的配合。	告知应全面细致，患者达到掌握。

（五）实施

1. 触觉检查：让患者指出存在感觉障碍的皮肤区域，然后让患者闭眼，用棉签头或者软毛笔对其体表的不同部位依次接触，询问患者有无感觉，并且在两侧对称的部位进行对比。

2. 痛觉检查：让患者闭眼，用大头针或者牙签轻轻刺激患者皮肤，询问患者有无痛觉。

3. 压觉检查：让患者闭眼，检查者用大拇指或笔使劲按压肌肉或者肌腱请患者指出按压的部位及感觉。

4. 温度觉检查：温度觉包括冷觉和温觉。冷觉用装有5～10℃的冷水试管，温觉用40～50℃的温水试管。让患者闭眼，冷热交替接触患者的皮肤，嘱患者说出冷或热的感觉。

①刺激的动作要轻，刺激不应过频，检查四肢时刺激的方向应与长轴平行，检查顺序为面部、颈部、上肢、躯干、下肢。

②先检查面部、上肢、下肢，然后进行上下、左右对比，确定刺激的强弱。对痛觉减退的患者从障碍区向正常的部位检查，痛觉敏感的从正常向障碍的部位检查，确定异常感觉范围的大小。

③压觉检查从有障碍的部位到正常的部位。

④选用的管径要小。管底面积与皮肤接触不要过大，接触时间以2～3s为宜，注意检查部位两侧对比。

（六）观察与记录

1. 观察患者生命体征。
2. 记录时间、评定人、感觉异常存在的部位、感觉障碍程度。

二、感觉功能评估（浅感觉检查）操作评分标准

科室：　　　　　姓名：　　　　考核时间：　　　　考核者：　　　　得分：

项目		分值	操作要求	A	B	C	D	实际得分
操作前准备	仪表	20	操作者仪表着装规范符合要求	2	1.5	1	0	
	环境		宽敞、明亮，有足够的空间	2	1.5	1	0	
	用物		棉花、软毛笔、棉签、大头针、叩诊锤、冷热试管、笔和纸	5	4	3	0～2	
	说明		核对患者基本信息，解释操作目的，取得患者和照顾者的配合	6	4	2	0	
	评估		年龄、性别、疾病诊断、功能障碍部位、神经损伤的程度，配合程度，语言能力	5	4	3	0～2	
操作过程	适用症	5	周围神经病变、外伤等	5	4	3	0～2	
	定义	5	浅感觉：包括皮肤及黏膜的痛、温、触觉和压觉，受外界环境的理化刺激而产生，感受器大多浅表，位于皮肤内	5	4	3	0～2	
	触觉检查	10	步骤：让患者指出存在感觉障碍的皮肤区域，然后让患者闭眼，检查者用棉签或软毛笔对其体表的不同部位依次接触，询问患者有无感觉，并且在两侧对称的部位进行比较	7	5	3	0～2	
			注意：刺激的动作要轻，刺激不应过频。检查四肢时刺激的方向应与长轴平行，检查胸腹部的方向应与肋骨平行。检查顺序为面部、颈部、上肢、躯干、下肢	3	2	1	0	
	痛觉检查	10	步骤：让患者闭眼，检查者用大头针或者牙签轻轻刺激皮肤，询问患者有无疼痛感觉	7	5	3	0～2	
			注意：先检查面部、上肢、下肢，然后进行上下和左右的比较，确定刺激的强弱。对痛觉减退的患者要从障碍的部位向正常的部位检查，而对痛觉过敏的患者要从正常的部位向有障碍的部位检查，这样容易确定异常感觉范围的大小	3	2	1	0	
	压觉检查	5	步骤：让患者闭眼，检查者用大拇指使劲地去按压肌肉或肌腱，请患者指出按压部位及感觉	3	2	1	0	
			注意：压觉检查常从有障碍的部位到正常的部位	2	1.5	1	0	
	温度觉检查	10	步骤：包括冷觉和温觉。冷觉用装有5～10℃的冷水试管，温觉用40～50℃的温水试管。在患者闭眼的情况下交替接触患者的皮肤，嘱患者说出冷或热的感觉	7	5	3	0～2	
			注意：选用的试管管径要小。管底面积与皮肤接触面不要过大，接触时间以2～3s为宜，检查者两侧部位要对比	3	2	1	0	
记录		5	感觉异常存在的部位，感觉障碍达到的程度，评定时间，评定人	5	4	3	0～2	
注意事项		10	在安静、温度适宜的室内进行，患者保持放松、舒适的体位	1	0.5	0	0	
			充分暴露检查部位	1	0.5	0	0	
			以随机、无规律的时间间隔给予感觉刺激	1	0.5	0	0	
			皮肤增厚、瘢痕、老茧部位的感觉有所下降，注意区别	1	0.5	0	0	
			疑有感觉障碍应从感觉减退区向正常区检查，过敏者则从正常区移向过敏区	2	1	0.5	0	
			应根据疾病或创伤的感觉障碍特点选择感觉检查方法	2	1	0.5	0	
			多次检查由同一个人进行，必须避免暗示性提问	1	0.5	0	0	
			注意左右、远近部分对比	1	0.5	0	0	

项目	分值	操作要求	评分等级及分值				实际得分
			A	B	C	D	
言语表达	5	思路清晰，言语表达流畅、准确、和蔼，讲解到位	5	4	3	0~1	
动作规范	5	技术操作动作规范，准确到位，计划性强，规定的时间内完成，体现人文关怀	5	4	3	0~1	
提问	10		10	7	4	0~1	
总分	100						

（唐帮坤　罗燕）

第二节　感觉脱敏训练

一、感觉脱敏训练操作指引

【定义与目的】

1. 定义：通过系列措施降低感觉过敏皮肤区域的敏感性，从而让患者获得舒适的一种护理技术。感觉过敏是手外伤后患者对损伤区或其附件的非痛性刺激常出现疼痛反应。

2. 目的：增强患者对异常感觉区对触觉的耐受力，使患者学习抑制不适的感觉，去感知有内涵的感觉冲动，从而使患者获得舒适。

【应用范围】

1. 神经瘤。

2. 感觉过敏的残肢。

3. 感觉过敏的瘢痕。

4. 神经损伤后的触痛。

【禁忌证】

开放伤口或受伤区感染。

【注意事项】

1. 训练时环境安静，避免嘈杂环境。

2. 接受感觉训练的患者必须意识清晰，训练前充分向患者说明训练的目的和训练的方法，以取得患者的充分配合。

3. 训练时指导者要耐心、细致。

4. 避免皮肤破损，伤口感染等继发损伤。

【护理结局】

1. 患者能掌握感觉脱敏练习的方法。

2. 感觉过敏区域皮肤无继发性损伤。

3. 达到脱敏的目的。

【操作流程及要点说明】

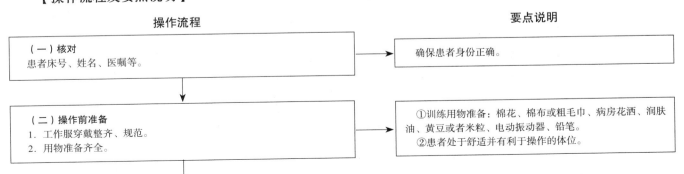

操作流程　　　　　　　　　　　　　　　　　要点说明

（一）核对
患者床号、姓名、医嘱等。　　　　　　　　　确保患者身份正确。

（二）操作前准备
1. 工作服穿戴整齐、规范。
2. 用物准备齐全。
　　①训练用物准备：棉花、棉布或粗毛巾、病房花洒、润肤油、黄豆或者米粒、电动振动器、铅笔。
　　②患者处于舒适并有利于操作的体位。

（三）评估

1. 全面、准确获取患者基本信息和病情信息。
2. 让患者指出感觉敏感的区域。

→

①患者基本情况包括：年龄、性别。
②病情信息包括：疾病诊断、主要功能障碍等。
③评估时应充分暴露被评估部位。

（四）告知

告知患者及照顾者脱敏训练目的、方法及注意事项。

→

取得患者及照顾者的配合。

（五）实施步骤

1. 用棉花摩擦敏感区，每天5次，每次1～2min。当患者适应后，改用棉布或质地较粗糙的毛巾摩擦敏感区，然后使用分级脱敏训练。
2. 先用水龙头花洒的水冲洗感觉敏感区15～30min，开始慢速，然后逐步加快，使患者逐渐适应水的冲击。
3. 涂油后，做环形按摩10min。
4. 让患者触摸不同的物品如黄沙、米粒、圆珠、黄豆等练习，每次5～10min。
5. 振动，使用电动震动器震动局部皮肤，每次5～10min，以巩固患者的脱敏。
6. 叩击，如用铅笔端叩击敏感区以增加耐受力每次5～10min。假如存在痛性神经瘤患者，则需要手术切除神经瘤。

→

①向患者讲解感觉脱敏的意义。
②告知患者感觉脱敏训练的注意事项，如：避免皮肤破损、伤口感染等继发损伤。
③告知患者训练过程的长久性，避免出现倦怠。
④告知患者感觉训练的时间、频率、次数等。
⑤感觉再训练流程：毛织品→豆类→振动→叩击。
⑥脱敏训练应该从轻微、能够耐受的刺激开始，再过渡到下一个能耐受的刺激。
⑦脱敏治疗应该尽早加入生活、工作相关的训练。
⑧可以结合物理因子治疗方法，如：超声波治疗、经皮神经电刺激、石蜡疗法等。

（六）观察与记录

1. 观察患者训练情况。
2. 若发生不适及时通知医生处理。
3. 记录训练方法、频次、强度及效果。

→

①及时记录患者情况。
②及时反馈患者主观感受，并检查患者掌握情况。

二、感觉脱敏训练操作评分标准

科室：　　　　　姓名：　　　　　考核时间：　　　　　考核者：　　　　　得分：

项目		分值	操作要求	评分等级及分值				实际得分
				A	B	C	D	
操作前准备	仪表	15	操作者仪表着装规范符合要求，洗手、戴口罩	2	1	0.5	0	
	环境		宽敞、明亮，有足够的空间操作	2	1	0.5	0	
	用物		棉花、棉布或粗毛巾、病房花洒（接自来水）、润肤油、黄豆或者米粒、电动振动器、铅笔等	4	3	2	0～1	
	说明		核对患者基本信息，解释操作目的，取得患者和照顾者的配合	3	2	1	0	
	评估		年龄、性别、疾病诊断、感觉障碍部位、神经损伤的程度、配合程度、语言能力等	4	3	2	0～1	
操作过程	具体实施	55	充分暴露感觉过敏部位	3	2	1	0	
			让患者指出感觉敏感的区域	2	1	0.5	0	
			用棉花摩擦敏感区，每天5次，每次1～2min。当患者适应后，改用棉布或质地较粗糙的毛巾摩擦敏感区，然后使用分级脱敏训练	10	7	4	0～3	
			用水龙头花洒的水冲洗感觉敏感区15～30min，开始慢速，然后逐步加快，使患者逐渐适应水的冲击	10	7	4	0～3	
			涂油后，做环形按摩10min	10	7	4	0～3	
			让患者触摸不同的物品如黄沙、米粒、圆珠、黄豆等练习	10	7	4	0～3	
			用电动震动器震动局部皮肤，每次5～10min，以巩固患者的脱敏	5	3	2	0～1	
			用铅笔端叩击敏感区以增强耐受力，每次5～10min，最后达到正常	5	3	2	0～1	
观察与记录		5	患者训练情况、生命体征、训练方法、频次、强度及效果	5	4	3	0～2	
注意事项		10	感觉障碍区皮肤存在创面、水疱、伤口等不能行感觉训练	3	2	1	0	
			训练时环境安静，避免嘈杂环境	3	2	1	0	
			接受脱敏训练的患者必须意识清醒，训练前充分向患者说明训练的目的和方法，以取得患者的充分配合	4	3	2	0～1	
言语表达		5	思路清晰，言语表达流畅、准确、和蔼，讲解到位	5	4	3	0～2	
动作规范		5	技术操作动作规范，准确到位，计划性强，规定的时间内完成，体现人文关怀	5	4	3	0～2	
提问		5		5	4	3	0～2	
总分		100						

（唐帮坤　罗燕）

第三节　感觉减退、感觉缺失再训练

一、感觉减退、感觉缺失再训练操作指引

【定义与目的】

1. 定义：为恢复或减轻患者感觉减退、缺失障碍的程度，促进功能的提高而使用的系列护理技术。

2. 目的：为提高患者感觉区域的触辨觉即触觉感悟，避免因感觉障碍导致的继发性损伤出现。

【应用范围】

各种原因引起的外周神经损伤导致皮肤感觉障碍的患者。

【禁忌证】

开放伤口或受伤区感染。

【注意事项】

1. 训练时环境安静，避免嘈杂环境。

2. 接受感觉训练的患者必须意识清晰，训练前充分向患者说明训练的目的和训练的方法，以取得患者的充分配合。

3. 训练时指导者要耐心、细致。

4. 训练时要防止声音及视觉干扰，感觉减退训练过程中建议患者闭眼练习。

5. 避免皮肤破损，伤口感染等继发损伤。

【护理结局】

1. 感觉障碍患者建立自我保护意识。

2. 患者能掌握感觉再训练的方法。

3. 受训练区域皮肤无继发性损伤。

4. 感觉减退和缺失能得到逐步恢复。

【操作流程及要点说明】

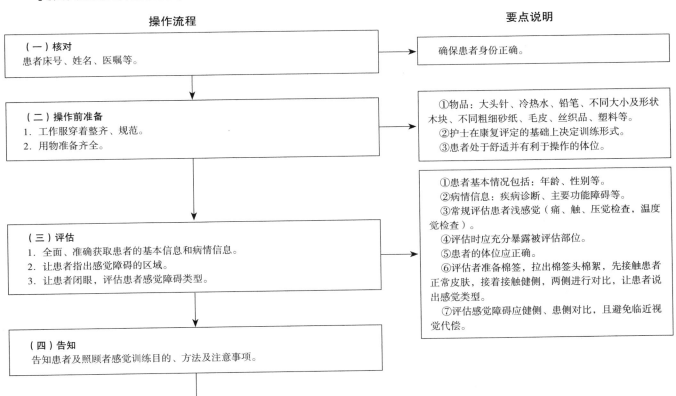

操作流程　　　　　　　　　　　　　　　　　　　　　要点说明

（一）核对
患者床号、姓名、医嘱等。

确保患者身份正确。

（二）操作前准备
1. 工作服穿着整齐、规范。
2. 用物准备齐全。

①物品：大头针、冷热水、铅笔、不同大小及形状木块、不同粗细砂纸、毛皮、丝织品、塑料等。
②护士在康复评定的基础上决定训练形式。
③患者处于舒适并有利于操作的体位。

（三）评估
1. 全面、准确获取患者的基本信息和病情信息。
2. 让患者指出感觉障碍的区域。
3. 让患者闭眼，评估患者感觉障碍类型。

①患者基本情况包括：年龄、性别等。
②病情信息：疾病诊断、主要功能障碍等。
③常规评估患者浅感觉（痛、触、压觉检查，温度觉检查）。
④评估时应充分暴露被评估部位。
⑤患者的体位应正确。
⑥评估者准备棉签，拉出棉签头棉絮，先接触患者正常皮肤，接着接触健侧，两侧进行对比，让患者说出感觉类型。
⑦评估感觉障碍应健侧、患侧对比，且避免临近视觉代偿。

（四）告知
告知患者及照顾者感觉训练目的、方法及注意事项。

（五）实施

1．感觉再训练——保护觉。

（1）用针刺、冷、热、深压刺激被训练区，让患者去体会每一种感觉的特点。

（2）让患者睁眼学习。

（3）让患者按闭眼—睁眼—闭眼的过程反复训练直至重新建立感觉信息处理系统，恢复原有的保护觉。

2．感觉再训练——定位觉。

（1）用指尖或橡皮头敲击患者的掌侧，让患者用健手食指指出敲击的部位。

（2）回答不正确时让患者睁眼学习。

（3）让患者按闭眼—睁眼—闭眼的过程反复训练直至重新建立感觉信息处理系统，恢复原有的定位觉。

3．感觉再训练——形状觉。

（1）让患者闭眼触摸不同大小、形状的木块并进行描述、比较。

（2）回答不正确时让患者睁眼再感觉学习一次。

（3）让患者按闭眼—睁眼—闭眼的过程反复训练。

（4）逐步恢复后再嘱患者触摸粗细相差极大砂纸。

（5）再触摸粗细差别较小的砂纸。

4．感觉再训练——织物觉。

（1）让患者闭眼触摸和感受不同织物如毛皮、丝织品、羊毛、塑料等物件。

（2）回答不正确时让患者睁眼再感觉学习一次。

（3）让患者按闭眼—睁眼—闭眼的过程反复训练。

（4）若患者能准确说出不同织物名称，感觉训练即可结束。

①向患者讲解感觉训练的意义和注意事项，如：避免皮肤破损、伤口感染等继发损伤。

②告知患者训练过程的长久性，避免出现倦怠。

③告知患者感觉训练的时间、频率、次数等，每日3～4次，每次10min。

④护理指导者应仔细、全面告知患者训练方法。

⑤护理指导者应动作缓慢，便于患者接受。

⑥感觉再训练流程：保护觉→定位觉→形状觉→织物觉，逐步递进，顺序不能倒错。

（六）观察与记录

1．记录患者训练方法、频次、强度及效果。

2．观察患者生命体征，若发生不适及时通知医生处理。

二、感觉减退、感觉缺失再训练操作评分标准

科室：　　　　姓名：　　　　考核时间：　　　　考核者：　　　　得分：

项目		分值	操作要求	评分等级及分值				实际得分
				A	B	C	D	
操作前准备	仪表	20	操作者仪表着装规范符合要求，洗手、戴口罩	2	1.5	1	0	
	环境		宽敞、明亮，有足够的空间	2	1.5	1	0	
	用物		大头针、冷热水、铅笔、不同大小及形状木块、不同粗细砂纸、毛皮、丝织品、塑料等	5	4	3	0～2	
	说明		核对患者基本信息，解释操作目的，取得患者和照顾者的配合	5	4	3	0～2	
	评估		年龄、性别、疾病诊断、功能障碍部位、神经损伤的程度、配合程度、语言能力	6	5	4	0～3	
操作过程	保护觉	10	①用针刺、冷、热、深压刺激被训练区，让患者去体会每一种感觉的特点 ②让患者按睁眼学习 ③让患者按闭眼—睁眼—闭眼的过程反复训练 ④使患者重新建立感觉信息处理系统，恢复原有的保护觉	10	7	4	0～3	
	定位觉	10	①用指尖或橡皮头敲击患者的掌侧，让患者用健手食指指出敲击的部位 ②回答不正确时让患者睁眼学习 ③让患者按闭眼—睁眼—闭眼的过程反复训练 ④使患者重新建立感觉信息处理系统，恢复原有的定位觉	10	7	4	0～3	
	形状觉	10	①让患者闭眼触摸不同大小、形状的木块并进行描述、比较 ②回答不正确时让患者睁眼再感觉学习一次 ③让患者按闭眼—睁眼—闭眼的过程反复训练 ④逐步恢复后再嘱患者触摸粗细相差极大砂纸 ⑤再触摸粗细差别较小的砂纸	10	7	4	0～3	
	织物觉	10	①让患者闭眼触摸和感受不同织物如毛皮、丝织品、羊毛、塑料等物件 ②回答不正确时让患者睁眼再感觉学习一次 ③让患者按闭眼—睁眼—闭眼的过程反复训练 ④若患者能准确说出不同织物名称，感觉训练即可结束	10	7	4	0～3	
观察与记录		10	患者训练情况、生命体征、训练方法、频次、强度及效果	10	7	4	0～3	
注意事项		10	①障碍区皮肤存在创面、水疱、伤口等不能行感觉训练	3	2	1	0	
			②时环境安静，避免嘈杂环境及视觉干扰，感觉减退训练过程中建议患者闭眼练习	3	2	1	0	
			③感觉训练的患者必须意识清醒，训练前充分向患者说明训练的目的和方法，以取得患者的充分配合	4	3	2	0～1	

项目	分值	操作要求	评分等级及分值				实际得分
			A	B	C	D	
言语表达	5	思路清晰，言语表达流畅、准确、和蔼，讲解到位	5	4	3	0~2	
动作规范	5	技术操作动作规范，准确到位，计划性强，规定的时间内完成，体现人文关怀	5	4	3	0~2	
提问	10		10	7	4	0~3	
总分	100						

（唐帮坤　罗燕）

第四节　手外伤患者瘢痕按摩护理

一、手外伤患者瘢痕按摩护理操作指引

【原理与目的】

1．原理：通过对瘢痕施加适当的压力，使局部毛细血管受压萎缩，数量减少，内皮细胞破碎等，从而使瘢痕组织局部缺血、缺氧，而导致瘢痕软化，粘连减轻，预防关节挛缩和畸形的护理技术。

2．目的：促进瘢痕软化，减轻粘连，预防关节挛缩和畸形等。

【应用范围】

增生性瘢痕：适用于各种原因所致的瘢痕，包括外科手术后的瘢痕和烧伤后的增生性瘢痕。

【禁忌证】

1．治疗部位有感染性创面：此时压力不利于创面的愈合，甚至会导致感染扩散。

2．脉管炎急性发作：因压力加重局部缺血，使症状加重，甚至造成坏死。

3．下肢深静脉血栓：压力有使血栓脱落的危险，脱落栓子可能导致肺栓塞或脑栓塞。

【注意事项】

1．瘢痕按摩的心理顾虑。

（1）心理护理：告知患者瘢痕按摩的必要性，消除其悲观抑郁的心情，帮助训练的同时，不失时机地给予患者鼓励，不仅能提高患者锻炼的兴趣，还可以增强其信心，使患者逐步自理，不再依赖他人。

（2）开展康复教育，指导患者掌握自己瘢痕按摩时的要点及注意事项。

2．视局部创面及瘢痕状况选择合适部位（方法）及按摩力量大小。

3．局部重复按摩过长时间容易导致水疱、皮肤破损，应予避免。

4．应从瘢痕周围或头尾端开始，逐渐向中间位置按摩。

5．适宜配合压力治疗、支具、理疗、牵伸等其他方法共同使用。

【护理结局】

1．患者掌握瘢痕按摩的方法。

2．无并发症发生。

3．抑制瘢痕增生，瘢痕软化，改善关节挛缩和畸形。

【操作流程及要点说明】

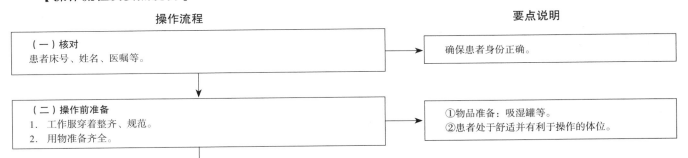

操作流程	要点说明
（一）核对 患者床号、姓名、医嘱等。	确保患者身份正确。
（二）操作前准备 1．工作服穿着整齐、规范。 2．用物准备齐全。	①物品准备：吸湿罐等。 ②患者处于舒适并有利于操作的体位。

（三）评估

1. 患者的病情是否适合使用瘢痕按摩。
2. 检查吸湿罐，确保处于备用状态。
3. 环境是否适合。

①护士评估患者，了解患者基本病情及瘢痕情况。
②康复医师开出瘢痕按摩处方，根据需要，确定按摩瘢痕的范围、增生程度、粘连情况，皮肤情况等。
③检查吸湿罐大小是否合适。
④环境宽敞、明亮，有足够的空间操作。

（四）告知

选择合适的吸湿罐，讲解瘢痕按摩的目的、作用、方法，取得配合。

（五）实施

1. 徒手按摩。
（1）前后按摩：顺着瘢痕方向，前后缓慢推动，至末端维持5s。
（2）左右按摩：垂直瘢痕方向，左右缓慢推动，至末端维持5s。
（3）垂直挤压：垂直瘢痕方向，相对挤压缓慢推动，至末端维持5s。
（4）划圈运动：按住瘢痕周围皮肤，缓慢做划圈运动5s。
（5）由近向远推动：按住瘢痕周围皮肤，由近端向远端推动，然后伤者相应肌肉主动做向近端活动的运动。
2. 吸湿罐按摩。
将吸湿罐吸在瘢痕组织部位，垂直方向用手按2～3s，然后左右、前后晃动抽吸瘢痕组织。

①徒手按摩：
a. 注意力度、频率、时间及强度。
b. 按摩后注意检查皮肤情况，避免皮肤出现水疱、皮肤破损等。
c. 力度以皮肤发白为准，避免过轻、过重。
d. 按摩部位缓慢移动。
②吸湿罐按摩：
a. 注意力度、频率、时间及强度。
b. 按摩后注意检查皮肤情况，避免皮肤的破损。
c. 按摩部位缓慢移动。

（六）观察和记录

1. 患者训练情况。
2. 生命体征。
3. 按摩方法、频次。
4. 强度及效果。

二、手外伤患者瘢痕按摩护理操作评分标准

科室：　　　　姓名：　　　　考核时间：　　　　考核者：　　　　得分：

项目		分值	操作要求	评分等级及分值				实际得分
				A	B	C	D	
操作前准备	仪表	15	操作者仪表着装规范符合要求，洗手、戴口罩	2	1	0.5	0	
	环境		宽敞、明亮，有足够的空间	2	1	0.5	0	
	用物		备齐手消毒液、吸湿罐等，用物齐全、干净	2	1	0.5	0	
	说明		向患者解释，瘢痕按摩的原理、目的、作用，取得配合	4	3	2	0～1	
	评估		手部瘢痕部位、面积、柔软度、颜色及有无创面	5	4	3	0～2	
瘢痕按摩指导	徒手按摩	40	前后按摩：顺着瘢痕方向，前后缓慢推动，至末端维持5s	8	6	4	0～3	
			左右按摩：垂直瘢痕方向，左右缓慢推动，至末端维持5s	8	6	4	0～3	
			垂直挤压：垂直瘢痕方向，相对挤压缓慢推动，至末端维持5s	8	6	4	0～3	
			划圈运动：按住瘢痕周围皮肤，缓慢做划圈运动	8	6	4	0～3	
			由近向远推动：按住瘢痕周围皮肤，由近端向远端推动，然后伤者相应肌肉主动做向近端活动的运动	8	6	4	0～3	
	吸湿罐按摩	15	将吸湿罐吸在瘢痕组织部位，垂直方向用手按2～3s，然后左右、前后晃动抽吸瘢痕组织	15	10	5	0～4	
	注意事项	10	视局部创面及瘢痕状况选择合适部位（方法）及按摩力量大小	2	1	0.5	0	
			局部重复按摩过长时间容易导致皮肤破损，应予避免	3	2	1	0	
			应从瘢痕周围或头尾端开始，逐渐向中间位置按摩	3	2	1	0	
			适宜配合压力治疗、支具、理疗、牵伸等其他方法共同使用	2	1	0.5	0	
言语表达		5	思路清晰，言语表达流畅、准确，讲解到位	5	4	3	0～1	
动作规范		5	技术操作动作规范，准确到位，计划性强，规定的时间内完成，体现人文关怀	5	4	3	0～1	
提问		10		10	7	4	0～1	
总分		100						

（唐帮坤　罗燕）

第五节　手部肌腱滑动护理

一、手部肌腱滑动护理操作指引

【定义与目的】

1. 定义：通过系列动作使前臂、手部受损肌腱获得最大限度的活动的护理技术。
2. 目的：促进肌腱愈合、防止或减轻术后粘连，改善关节活动度。

【应用范围】

手外伤肌腱粘连患者。

【禁忌证】

肌肉、肌腱、韧带、关节囊或皮肤手术后初期；部分骨折早期；肌肉、肌腱、韧带撕裂早期。

【注意事项】

1. 操作前向患者解释操作目的、作用及注意事项，取得患者配合。
2. 操作中避免憋气，避免引起疼痛。
3. 拆除外部固定后方可执行。
4. 在医生或者治疗师的指导下完成此项练习。
5. 根据病情如选择勾指、弹指等动作配合完成肌腱滑动时，应注意力度和频率得当；以免造成肌腱二次断裂。

【护理结局】

1. 患者掌握肌腱滑动训练方法。
2. 无继发性损伤发生。
3. 患者粘连的肌腱得到缓解。

【操作流程及要点说明】

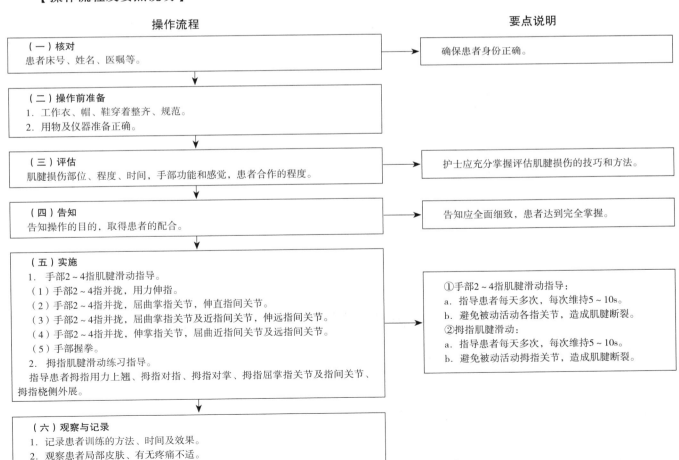

操作流程	要点说明
（一）核对 患者床号、姓名、医嘱等。	确保患者身份正确。
（二）操作前准备 1. 工作衣、帽、鞋穿着整齐、规范。 2. 用物及仪器准备正确。	
（三）评估 肌腱损伤部位、程度、时间，手部功能和感觉，患者合作的程度。	护士应充分掌握评估肌腱损伤的技巧和方法。
（四）告知 告知操作的目的，取得患者的配合。	告知应全面细致，患者达到完全掌握。
（五）实施 1. 手部2~4指肌腱滑动指导。 （1）手部2~4指并拢，用力伸指。 （2）手部2~4指并拢，屈曲掌指关节，伸直指间关节。 （3）手部2~4指并拢，屈曲掌指关节及近指间关节，伸远指间关节。 （4）手部2~4指并拢，伸掌指关节，屈曲近指间关节及远指间关节。 （5）手部握拳。 2. 拇指肌腱滑动练习指导。 指导患者拇指用力上翘、拇指对指、拇指对掌、拇指屈掌指关节及指间关节、拇指桡侧外展。	①手部2~4指肌腱滑动指导： a. 指导患者每天多次，每次维持5~10s。 b. 避免被动活动各指关节，造成肌腱断裂。 ②拇指肌腱滑动： a. 指导患者每天多次，每次维持5~10s。 b. 避免被动活动拇指关节，造成肌腱断裂。
（六）观察与记录 1. 记录患者训练的方法、时间及效果。 2. 观察患者局部皮肤、有无疼痛不适。	

二、手外伤肌腱滑动护理操作评分标准

科室：　　　　姓名：　　　　考核时间：　　　　考核者：　　　　得分：

项目		分值	操作要求	评分等级及分值				实际得分
				A	B	C	D	
操作前准备	仪表	10	操作者仪表着装规范符合要求，洗手、戴口罩	1	0.5	0	0	
	环境		宽敞、明亮，有足够的空间	1	0.5	0	0	
	用物		手消毒剂	2	2	0.5	0	
	说明		核对患者基本信息，解释操作目的，取得患者和照顾者的配合	3	2	1	0	
	评估		评估患者的手部功能情况	3	2	1	0	
操作过程	手部2～4指肌腱滑动指导	35	手部2～4指并拢，用力伸指	6	5	3	0～2	
			手部2～4指并拢，屈曲掌指关节，伸直指间关节	6	5	3	0～2	
			手部2～4指并拢，屈曲掌指关节及近指间关节，伸远指间关节	6	5	3	0～2	
			手部2～4指并拢，伸掌指关节，屈曲近指间关节及远指间关节	6	5	3	0～2	
			手部握拳	6	5	3	0～2	
			频次：每天多次，每次维持5～10s	5	4	3	0～2	
	拇指肌腱滑动练习指导	30	拇指用力上翘	5	4	3	0～2	
			拇指对指	5	4	3	0～2	
			拇指对掌	5	4	3	0～2	
			拇指屈掌指关节及指间关节	5	4	3	0～2	
			拇指桡侧外展	5	4	3	0～2	
			频次：每天多次，每次维持5～10s	5	4	3	0～2	
	注意事项	10	①操作前向患者解释操作目的、作用及注意事项，取得患者配合 ②操作中避免憋气，避免引起疼痛 ③拆除外部固定后方可执行 ④在医生或者治疗师的指导下完成此项练习 ⑤可以考虑勾指、弹指等其他方法共同使用 ⑥避免造成肌腱二次断裂	10	8	5	0～3	
言语表达		5	思路清晰，言语表达流畅、准确，讲解到位	5	4	3	0～2	
动作规范		5	技术操作动作规范，准确到位，计划性强，规定的时间内完成，体现人文关怀	5	4	3	0～2	
提问		5		5	4	3	0～2	
总分		100						

（唐帮坤　罗燕）

第六节　手外伤患者关节活动度评估

一、手外伤患者关节活动度评估操作指引

【定义与目的】

1. 定义：测量手部各关节运动时所通过的运动弧度，并与健侧对比，来判断关节活动障碍程度的一种评估技术。

2. 目的：

（1）发现关节活动范围障碍的程度。

（2）根据临床表现，大致分析关节活动障碍的原因。

（3）为选择康复治疗方案提供参考。

（4）作为评价康复治疗效果的手段。

【应用范围】

关节水肿和疼痛、肌肉挛缩、关节囊及周围组织炎症粘连、皮肤瘢痕、截肢等均应进行ROM测量。

【禁忌证】

1. 新鲜骨折、关节脱位或骨折未愈合。

2. 关节处于急性炎症期。

3. 软组织损伤如：肌腱、肌肉或韧带损伤。

4. 异位骨化、骨化性肌炎（不能进行被动关节活动度评估）。

5. 关节或关节周围炎症或感染。

6. 关节血肿，尤其是肘、髋或膝关节血肿。

【注意事项】

1. 操作前向患者解释操作目的、作用及注意事项，取得患者配合。

2. 受检者充分暴露受检部位，以便检查。

3. 选择合适的测量尺。

4. 读取量角器刻度上刻度时，刻度应与视线同高。

5. 操作时应保持患者正确的体位。

6. 操作规范，找好轴心，固定好固定臂，准确读出移动臂读数。

7. 同一患者应由专人进行测量，每次测量体位相同，先测关节主动活动范围，后测被动活动范围，两侧应对比。

8. 避免在运动、按摩及其他康复治疗后立即进行检查。

【护理结局】

1. 获取被测量关节活动范围正确的数值。

2. 未发生继发性损伤。

【操作流程及要点说明】

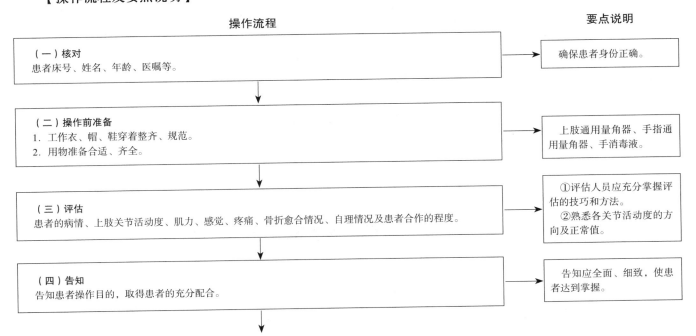

操作流程	要点说明
（一）核对 患者床号、姓名、年龄、医嘱等。	确保患者身份正确。
（二）操作前准备 1. 工作衣、帽、鞋穿着整齐、规范。 2. 用物准备合适、齐全。	上肢通用量角器、手指通用量角器、手消毒液。
（三）评估 患者的病情、上肢关节活动度、肌力、感觉、疼痛、骨折愈合情况、自理情况及患者合作的程度。	①评估人员应充分掌握评估的技巧和方法。 ②熟悉各关节活动度的方向及正常值。
（四）告知 告知患者操作目的，取得患者的充分配合。	告知应全面、细致，使患者达到掌握。

（五）实施

1. 肩关节ROM评估。

（1）屈、伸：坐位或立位，臂置于体侧，手掌面向躯干，将角度尺中心置于肩峰，固定臂与腋中线平行，移动臂与肱骨纵轴平行，屈曲或伸展至最大范围。

（2）外展、内收：坐位或立位，臂置于体侧，前臂旋后，掌心向前，将角度尺中心置于肩峰，固定臂与躯干纵轴相平行，移动臂与肱骨纵轴平行，外展至肩关节最大范围；测量内收时，肩关节屈曲20°~45°，前臂旋前，掌心向后，内收至最大范围。

（3）内、外旋：坐位或仰卧位，肩关节外展90°，肘关节屈曲90°，前臂旋前，将角度尺中心置于尺骨鹰嘴，固定臂与躯干面垂直，移动臂为尺骨纵轴，内旋或外旋至最大范围。

2. 肘关节ROM评估。

屈、伸：坐位或仰卧位，臂紧靠躯干，肘关节伸展，将角度尺中心置于肱骨外上髁，固定臂与肱骨纵轴平行，移动臂与桡骨纵轴平行，屈曲或伸展肘关节至最大范围。

3. 前臂旋转ROM评估。

旋前、旋后：坐位，上臂紧靠躯干，肘关节屈曲90°，前臂中立位，将角度尺中心置于尺骨茎突外侧，固定臂垂直于地面，移动臂为桡骨茎突和尺骨茎突的连线，前臂旋前或旋后至最大范围。

4. 腕关节ROM评估。

（1）掌屈、背伸：坐位，肩关节适当外展，肘关节屈曲90°，前臂中立位，将角度尺中心置于桡骨茎突，固定臂与桡骨纵轴平行，移动臂与第2掌骨纵轴平行，掌屈或背伸至最大范围。

（2）桡偏、尺偏：坐位，肘关节屈曲90°，前臂旋前，将角度尺中心置于腕关节背侧中点，固定臂为前臂纵轴，移动臂为第3掌骨纵轴，腕关节桡偏或尺偏至最大范围。

5. 拇指ROM评估。

（1）腕掌关节屈曲：坐位，前臂、手放于桌面，前臂旋后，腕关节中立位，将角度尺中心置于拇指MP桡侧第1掌骨基底部和大多角骨的结合部，固定臂为与桡骨骨纵轴平行，移动臂为与第1掌骨纵轴平行，屈曲腕掌关节至最大范围。

（2）MP屈曲：体位同上，拇指指间关节无屈曲、伸展，将轴心对准掌指关节背侧，固定臂为第1掌骨纵轴，移动臂为近节指骨纵轴，屈曲MP至最大范围。

（3）IP屈曲：体位同上，拇指MP无屈曲、伸展，将角度尺中心置于拇指IP背侧，固定臂为拇指近节指骨纵轴，移动臂为拇指末节指骨纵轴，屈曲拇指IP至最大范围。

（4）桡侧外展：体位同上，将角度尺中心置于腕掌关节，固定臂为食指纵轴，移动臂为拇指纵轴，拇指向桡侧方向活动至最大范围。

（5）掌侧外展：体位同上，将角度尺中心置于腕掌关节，固定臂为食指纵轴，移动臂为拇指纵轴，拇指沿垂直手掌方向活动至最大范围。

（6）尺侧内收：体位同上，将角度尺中心置于腕掌关节，固定臂为食指纵轴，移动臂为拇指纵轴，拇指尽可能地向食指纵轴靠近。

6. 四指ROM评估。

（1）MP屈曲：坐位，前臂、手放于桌面，前臂、腕关节中立位，被检手指无内收、外展，将角度尺中心置于相应掌指关节背侧，固定臂为相应掌骨纵轴，移动臂为近节指骨纵轴，屈曲相应手指（2~5指）MP至最大范围。

（2）PIP屈曲：坐位，前臂、手放于桌面，前臂、腕关节中立位，被检手指无内收、外展，将角度尺中心置于相应近指骨间关节背侧，固定臂为近节指骨纵轴，移动臂为中节指骨纵轴，屈曲相应手指（2~5指）MP至最大范围。

（3）DIP屈曲：坐位，前臂、手放于桌面，前臂、腕关节中立位，被检手指无内收、外展，将角度尺中心置于相应远节指骨间关节背侧，固定臂为中节指骨纵轴，移动臂为远节指骨纵轴，屈曲相应手指（2~5指）MP至最大范围。

①肩关节：
a. 屈曲：0°~180°。
b. 伸展：0°~50°。
c. 外展：0°~180°。
d. 内收：0°~45°。
e. 内旋：0°~45°。
f. 外旋：0°~45°。
②肘关节：
a. 屈曲：0°~150°。
b. 伸展：-10°~0°。
③前臂：
a. 旋前：0°~90°。
b. 旋后：0°~90°。
④腕关节：
a. 掌屈：0°~90°。
b. 背伸：0°~70°。
c. 桡偏：0°~25°。
d. 尺偏：0°~55°。
⑤腕掌关节：
屈曲：0°~15°。
⑥拇指：
a. MP屈曲：0°~60°。
b. IP屈曲：0°~80°。
c. 桡侧外展：0°~60°。
d. 掌侧外展：0°~90°。
e. 尺侧内收：0°。
⑦四指：
a. MP：屈曲0°~90°。
b. PIP：伸展0°~100°。
c. DIP：外展0°~80°。

（六）观察与记录

1. 观察患者在评估过程中有无不适，如疼痛，若不适应立即停止评估，必要时及时通知医生处理。
2. 记录所评估关节的活动度。

①受检者充分暴露受检部位，以便检查；检查者及患者体位均应正确。

②操作规范，找好轴心，固定好固定臂，准确读出移动臂读数。

③同一患者应由专人进行测量，每次测量体位相同，先测关节主动活动范围，后测被动活动范围，两侧应对比。

④避免在运动、按摩及其他康复治疗后立即进行检查。

二、手外伤患者关节活动度评估操作评分标准

科室： 姓名： 考核时间： 考核者： 得分：

项目		分值	操作要求			评分等级及分值				实际得分
						A	B	C	D	
操作前准备	仪表	10	操作者仪表着装规范符合要求，洗手、戴口罩			1	0	0	0	
	环境		宽敞、明亮，有足够的空间			1	0	0	0	
	用物		上肢通用量角器、手指通用量角器、手消毒剂等			2	1	0	0	
	说明		核对患者基本信息，解释操作目的，取得患者和照顾者的配合			2	1	0.5	0	
	评估		患者的病情、上肢关节活动度、肌力、感觉、疼痛、骨折愈合情况，自理情况及患者合作的程度			4	3	2	0~1	
操作过程	适应证	3	关节水肿和疼痛、肌肉挛缩、关节囊及周围组织炎症粘连、皮肤瘢痕、截肢等均应进行ROM测量			3	2	1	0	
	禁忌证	4	①新鲜骨折、关节脱位或骨折未愈合 ②关节处于急性炎症期 ③软组织损伤如：肌腱、肌肉或韧带损伤 ④异位骨化、骨化性肌炎（不能进行被动关节活动度评估） ⑤关节或关节周围炎症或感染 ⑥关节血肿，尤其是肘、髋或膝关节血肿			4	3	2	0~1	
	肩关节	13	屈、伸：坐位或立位，臂置于体侧，手掌面向躯干，将角度尺中心置于肩峰，固定臂与腋中线平行，移动臂与肱骨纵轴平行，屈曲或伸展至最大范围	前屈：0°~180° 后伸：0°~50°		4	3	2	0~1	
			外展、内收：坐位或立位，臂置于体侧，前臂旋后，掌心向前，将角度尺中心置于肩峰，固定臂与躯干纵轴相平行，移动臂与肱骨纵轴平行，外展至肩关节最大范围；测量内收时，肩关节屈曲20°~45°，前臂旋前，掌心向后，内收至最大范围	外展：0°~180° 内收：0°~45°		4	3	2	0~1	
			内、外旋：坐位或仰卧位，肩关节外展90°，肘关节屈曲90°，前臂旋前，将角度尺中心置于尺骨鹰嘴，固定臂与躯干面垂直，移动臂与尺骨纵轴，内旋或外旋至最大范围	内外旋： 0°~90°		5	3	2	0~1	
	肘关节	5	屈伸：坐位或仰卧位，臂紧靠躯干，肘关节伸展，将角度尺中心置于肱骨外上髁，固定臂与肱骨纵轴平行，移动臂与桡骨纵轴平行，屈曲或伸展肘关节至最大范围	屈：0°~150° 伸：-10°~0°		5	4	3	0~2	
	前臂	5	旋前、旋后：坐位，上臂紧靠躯干，肘关节屈曲90°，前臂中立位，将角度尺中心置于尺骨茎突外侧，固定臂垂直于地面，移动臂为桡骨茎突和尺骨茎突的连线，前臂旋前或旋后至最大范围	旋前、旋后： 0°~90°		5	4	3	0~2	
	腕关节	5	掌屈、背伸：坐位，肩关节适当外展，肘关节屈曲90°，前臂中立位，将角度尺中心置于桡骨茎突，固定臂与桡骨纵轴平行，移动臂与第2掌骨纵轴平行，掌屈或背伸至最大范围	掌屈：0°~90° 背伸：0°~70°		2	1	0.5	0	
			桡偏、尺偏：坐位，肘关节屈曲90°，前臂旋前，将角度尺中心置于腕关节背侧中点，固定臂为前臂纵轴，移动臂为第3掌骨纵轴，腕关节桡偏或尺偏至最大范围	桡偏：0°~25° 尺偏：0°~55°		3	2	1	0	
	拇指	24	腕掌关节屈曲：坐位，前臂、手放于桌面，前臂旋后，腕关节中立位，将角度尺中心置于拇指MP桡侧第1掌骨基底部和大多角骨的结合部，固定臂为与桡骨纵轴平行，移动臂为与第1掌骨纵轴平行，屈曲腕掌关节至最大范围	屈曲：0°~15°		4	3	2	0~1	
			MP屈曲：体位同上，拇指指间关节无屈曲、伸展，将轴心对准掌指关节背侧，固定臂为第1掌骨纵轴，移动臂为近节指骨纵轴，屈曲MP至最大范围	屈曲：0°~60°		4	3	2	0~1	
			IP屈曲：体位同上，拇指MP无屈曲、伸展，将角度尺中心置于拇指IP背侧，固定臂为拇指近节指骨纵轴，移动臂为拇指末节指骨纵轴，屈曲拇指IP至最大范围	屈曲：0°~80°		4	3	2	0~1	
			桡侧外展：体位同上，将角度尺中心置于腕掌关节，固定臂为食指纵轴，移动臂为拇指纵轴，拇指向桡侧方向活动至最大范围	外展：0°~60°		4	3	2	0~1	
			掌侧外展：体位同上，将角度尺中心置于腕掌关节，固定臂为食指纵轴，移动臂为拇指纵轴，拇指沿垂直手掌方向活动至最大范围	外展：0°~90°		4	3	2	0~1	
			尺侧内收：体位同上，将角度尺中心置于腕掌关节，固定臂为食指纵轴，移动臂为拇指纵轴，拇指尽可能地向食指纵轴靠近	内收：0°		4	3	2	0~1	

项目		分值	操作要求		评分等级及分值				实际得分
					A	B	C	D	
操作过程	四指	12	MP屈曲：坐位，前臂、手放于桌面，前臂、腕关节中立位，被检手指无内收、外展，将角度尺中心置于相应掌指关节背侧，固定臂为相应掌骨纵轴，移动臂为近节指骨纵轴，屈曲相应手指（2~5指）MP至最大范围	屈曲：0°~90°	4	3	2	0~1	
			PIP屈曲：坐位，前臂、手放于桌面，前臂、腕关节中立位，被检手指无内收、外展，将角度尺中心置于相应近指骨间关节背侧，固定臂为近节指骨纵轴，移动臂为中节指骨纵轴，屈曲相应手指（2~5指）MP至最大范围	屈曲：0°~100°	4	3	2	0~1	
			DIP屈曲：坐位，前臂、手放于桌面，前臂、腕关节中立位，被检手指无内收、外展，将角度尺中心置于相应远节指骨间关节背侧，固定臂为中节指骨纵轴，移动臂为远节指骨纵轴，屈曲相应手指（2~5指）MP至最大范围	屈曲：0°~80°	4	3	2	0~1	
	注意事项	4	①操作前向患者解释操作目的、作用及注意事项，取得患者配合 ②受检者充分暴露受检部位，以便检查 ③选择合适的测量尺 ④读取量角器刻度上刻度时，刻度应与视线同高 ⑤检查者及患者体位均应正确 ⑥操作规范，找好轴心，固定好固定臂，准确读出移动臂读数 ⑦同一患者应由专人进行测量，每次测量体位相同，先测关节主动活动范围，后测被动活动范围，两侧应对比 ⑧避免在运动、按摩及其他康复治疗后立即进行检查 ⑨应进行双侧对比		4	3	2	0~1	
言语表达		5	思路清晰，言语表达流畅、准确，讲解到位		5	3	2	0~1	
动作规范		5	技术操作动作规范，准确到位，计划性强，规定的时间内完成，体现人文关怀		5	3	2	0~1	
提问		5			5	3	2	0~1	
总分		100							

（谭丽凤　罗燕）

第七节　手外伤患者关节活动度训练

一、手外伤患者关节活动度训练操作指引

【定义与目的】

1. 定义：通过系列主动、被动或者抗阻运动改善手外伤患者肩、肘、腕及各指受限关节活动范围，提高手部功能的训练方法。

2. 目的：关节活动度训练的目的是使挛缩与粘连的纤维组织延长，维持或增加关节活动范围，以利于患者完成功能性活动。

【应用范围】

各种原因引起关节挛缩、僵硬致关节活动受限的疾病，如：骨折内固定术后、断指再植及手外伤后、烧伤、类风湿性关节炎、肌肉拉裂伤及肌腱断裂术后引起的手部关节活动受限等。

【禁忌证】

部分骨折早期；肌肉、肌腱、韧带撕裂早期或肌肉、肌腱、韧带、关节囊修复手术后早期；深静脉血栓；关节旁的异位骨化；心血管疾病不稳定期；高热、剧痛等情况。

【注意事项】

1. 训练前向患者解释训练目的、作用、原则及注意事项，取得患者配合。

2. 训练前结合患者的放射检查结果，在医生或治疗师的指导下，根据骨折愈合情况选择合适的训练方法，避免造成二次损伤。

3. 训练前全面评估患者，制定个性化训练措施。

4. 训练前要对患者进行宣教，让患者了解治疗、训练的方法，对训练过程中出现的疼痛有提前准备。

5. 训练时要循序渐进，由轻到重，由大关节到小关节，由近端到远端，避免引起或加重疼痛。

6．训练后应及时记录患者的生命体征、肢体的皮温、颜色、关节活动度、疼痛或运动质量的改变。评定治疗反应，必要时修改治疗方案。

7．如果训练时出现疼痛，训练结束后疼痛持续加重，请告知患者要适当调整训练的强度或者暂停训练；特别是在肢体出现发绀、苍白、皮肤温度降低，感觉减退、不能自主活动时应及时告知医师和护士，以免发生不良后果。

【护理结局】

1．患者掌握关节活动度训练方法。

2．患者上肢受限关节活动度得到改善且无并发症发生。

【操作流程及要点说明】

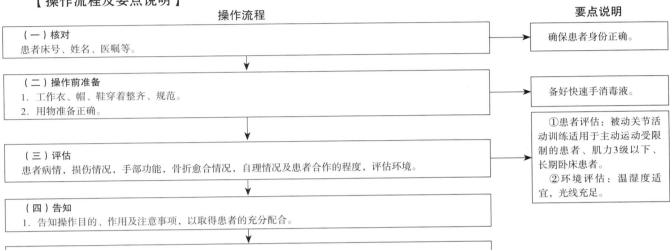

操作流程	要点说明
（一）核对 患者床号、姓名、医嘱等。	确保患者身份正确。
（二）操作前准备 1．工作衣、帽、鞋穿着整齐、规范。 2．用物准备正确。	备好快速手消毒液。
（三）评估 患者病情，损伤情况，手部功能，骨折愈合情况，自理情况及患者合作的程度，评估环境。	①患者评估：被动关节活动训练适用于主动运动受制的患者、肌力3级以下、长期卧床患者。 ②环境评估：温湿度适宜，光线充足。
（四）告知 1．告知操作目的、作用及注意事项，以取得患者的充分配合。	

（五）实施

1．肩关节被动训练指导。

①前屈：仰卧位，患者双上肢自然放于体侧，训练者立于患侧，一手握住患侧腕关节处，另一手握住肘关节稍上方，然后缓慢将患侧上肢沿矢状面向上前屈（以患者开始出现疼痛或疼痛开始加重时停止），保持5～10s后缓慢将肢体放下，相同的训练再重复一次。

②后伸：健侧卧位，训练者立于患侧，一手握住肘关节稍上方，另一手固定肩胛骨，然后缓慢将患侧上肢沿矢状面向后伸展（以患者开始出现疼痛或疼痛开始加重时停止），保持5～10s后缓慢将肢体放下，相同的训练再重复一次。

③外展：仰卧位，训练者立于患侧，一手握住患侧腕关节处，另一手握住肘关节稍上方，然后缓慢将患侧上肢沿额状面外展（以患者开始出现疼痛或疼痛开始加重时停止），保持5～10s后缓慢将肢体放下，相同的训练再重复一次。

④水平外展、内收：仰卧位（肩位于床沿），训练者立于患侧身体及外展的上肢之间，一手握住患侧腕关节处，另一手握住肘关节稍上方，然后缓慢将患侧上肢沿水平面先做外展后内收（以患者开始出现疼痛或疼痛开始加重时停止），保持5～10s后缓慢将肢体放下，相同的训练再重复一次。

⑤内、外旋：仰卧位，患侧肩关节外展90°，肘关节屈曲90°，训练者立于患侧，一手固定肘关节，另一手握住腕关节，以肘关节为轴，将患侧前臂沿肱骨干轴线向头、向足方向运动，使肩关节外旋或内旋（以患者开始出现疼痛或疼痛开始加重时停止），保持5～10s后缓慢将肢体放松，相同的训练再重复一次。

2．肘关节被动训练指导。

屈曲、伸展：仰卧位，训练者立于患侧，一手握住患侧腕关节处，另一手固定肘关节，在完成肘关节屈曲的同时前臂旋后，完成肘关节伸展的同时前臂旋前（以患者开始出现疼痛或疼痛开始加重时停止），保持5～10s后缓慢将肢体放松，相同的训练再重复一次。

3．前臂旋转被动训练指导。

旋前（旋后）：仰卧位，训练者立于患侧，患侧肩关节外展位，使肘关节屈曲90°，一手托住肘后部，另一手握住前臂远端，沿前臂骨干轴线完成旋前、旋后动作（以患者开始出现疼痛或疼痛开始加重时停止），保持5～10s后缓慢将肢体放松，相同的训练再重复一次。

4．腕关节被动训练指导。

掌屈、背伸、尺偏、桡偏：仰卧位，肘关节处于屈曲位，训练者一手握住患侧前臂远端，另一手握住患侧手指，做腕关节屈曲、伸展、尺偏、桡偏动作（以患者开始出现疼痛或疼痛开始加重时停止），保持5～10s后缓慢将肢体放松，相同的训练再重复一次。

5．掌指关节被动训练指导。

屈曲、伸展、外展、内收：仰卧位，训练者一手握住患手掌部，另一手活动手指，分别做掌指关节屈曲、伸展、外展、内收动作（以患者开始出现疼痛或疼痛开始加重时停止），保持5～10s后缓慢将肢体放松，相同的训练再重复一次。

6．指间关节被动训练指导。

屈曲、伸展：仰卧位，训练者一手握住患手掌部，另一手活动手指，分别做近侧和远侧指骨间关节屈曲、伸展动作（以患者开始出现疼痛或疼痛开始加重时停止），保持5～10s后缓慢将肢体放松，相同的训练再重复一次。

①由大关节到小关节，由近端到远端，由轻到重，以促进血液循环，维持和改善关节功能。

②一手固定患肩，另一手固定患手肘关节，循序渐进行关节活动练习。

③操作中避免憋气，避免引起或加重疼痛，造成二次损伤。

④从一个关节开始，逐渐过渡到多关节训练，逐步用患肢参与日常生活，行功能练习。

⑤每一动作每日3组，每组10次，每次至末端时保持5～10s。

⑥运动中随时询问患者的主观感受。

⑦运动中随时观察患者的面色，如：有无面色苍白、发绀等情况，如果出现此情况，立即停止训练，及时报告医生处理。

⑧避免引起或者加重患者疼痛，避免二次损伤。

⑨在进行前臂旋转运动时，一定明确前臂是否有骨折，根据骨折情况选择是否进行被动运动。

⑩切勿暴力。

二、手外伤患者关节活动度训练操作评分标准

科室：　　　　　姓名：　　　　　考核时间：　　　　　考核者：　　　　　得分：

项目		分值	操作要求	评分等级及分值				实际得分
				A	B	C	D	
操作前准备	仪表	10	操作者仪表着装规范符合要求，洗手、戴口罩	1	0.5	0	0	
	环境		宽敞、明亮，有足够的空间	1	0.5	0	0	
	用物		手消毒剂	2	1	0.5	0	
	说明		核对患者基本信息，解释操作目的，取得患者和照顾者的配合	2	1	0.5	0	
	评估		损伤情况，手部功能，骨折愈合情况，手部感觉，自理情况及患者合作的程度	4	3	2	0~1	
操作过程	肩关节	35	前屈：仰卧位，患者双上肢自然放于体侧，训练者立于患侧，一手握住患侧腕关节处，另一手握住肘关节稍上方，然后缓慢将患侧上肢沿矢状面向上前屈（以患者开始出现疼痛或疼痛开始加重时停止），保持5~10s后缓慢将肢体放下，相同的训练再重复一次	7	5	3	0~2	
			后伸：健侧卧位，训练者立于患侧，一手握住肘关节稍上方，另一手固定肩胛骨，然后缓慢将患侧上肢沿矢状面向后伸展（以患者开始出现疼痛或疼痛开始加重时停止），保持5~10s后缓慢将肢体放下，相同的训练再重复一次	7	5	3	0~2	
			外展：仰卧位，训练者立于患侧，一手握住患侧腕关节处，另一手握住肘关节稍上方，然后缓慢将患侧上肢沿额状面外展（以患者开始出现疼痛或疼痛开始加重时停止），保持5~10s后缓慢将肢体放下，相同的训练再重复一次	7	5	3	0~2	
			水平外展、内收：仰卧位（肩位于床沿），训练者立于患侧身体及外展的上肢之间，一手握住患侧腕关节处，另一手握住肘关节稍上方，然后缓慢将患侧上肢沿水平面先做外展后内收（以患者开始出现疼痛或疼痛开始加重时停止），保持5~10s后缓慢将肢体放下，相同的训练再重复一次	7	5	3	0~2	
			内、外旋：仰卧位，患侧肩关节外展90°，肘关节屈曲90°，训练者立于患侧，一手固定肘关节，另一手握住腕关节，以肘关节为轴，将患侧前臂沿肱骨干轴线向头、向足方向运动，使肩关节外旋或内旋（以患者开始出现疼痛或疼痛开始加重时停止），保持5~10s后缓慢将肢体放松，相同的训练再重复一次	7	5	3	0~2	
	肘关节	7	屈曲、伸展：仰卧位，训练者立于患侧，一手握住患侧腕关节处，另一手固定肘关节，在完成肘关节屈曲的同时前臂旋后，完成肘关节伸展的同时前臂旋前（以患者开始出现疼痛或疼痛开始加重时停止），保持5~10s后缓慢将肢体放松，相同的训练再重复一次	7	5	3	0~2	
	前臂旋转	8	旋前（旋后）：仰卧位，训练者立于患侧，患侧肩关节外展位，使肘关节屈曲90°，一手托住肘后部，另一手握住前臂远端，沿前臂骨干轴线完成旋前、旋后动作（以患者开始出现疼痛或疼痛开始加重时停止），保持5~10s后缓慢将肢体放松，相同的训练再重复一次	8	5	3	0~2	
	腕关节	7	掌屈、背伸、尺偏、桡偏：仰卧位，肘关节处于屈曲位，训练者一手握住患侧前臂远端，另一手握住患侧手指，做腕关节屈曲、伸展、尺偏、桡偏动作（以患者开始出现疼痛或疼痛开始加重时停止），保持5~10s后缓慢将肢体放松，相同的训练再重复一次	7	5	3	0~2	
	掌指关节	8	屈曲、伸展、外展、内收：仰卧位，训练者一手握住患手掌部，另一手活动手指，分别做掌指关节屈曲、伸展、外展、内收动作（以患者开始出现疼痛或疼痛开始加重时停止），保持5~10s后缓慢将肢体放松，相同的训练再重复一次	8	5	3	0~2	
	指间关节	5	屈曲、伸展：仰卧位，训练者一手握住患手掌部，另一手活动手指，分别做近侧和远侧指骨间关节屈曲、伸展动作（以患者开始出现疼痛或疼痛开始加重时停止），保持5~10s后缓慢将肢体放松，相同的训练再重复一次	5	3	2	0~1	
言语表达		5	思路清晰，言语表达流畅、准确，讲解到位	5	3	2	0~1	
动作规范		5	技术操作动作规范，准确到位，计划性强，规定的时间内完成，体现人文关怀	5	3	2	0~1	
提问		10		10	7	4	0~3	
总分		100						

（谭丽凤　罗燕）

— o 142

第八节　手外伤患者肌力评估

一、手外伤患者肌力评估操作指引

【定义与目的】

1. 定义：利用徒手或运用器械对手外伤患者上肢肌肉收缩功能进行评定的护理技术。

2. 目的：判断患者肌力下降的程度及范围，为制定康复护理训练计划提供依据并检验康复治疗及护理效果。

【应用范围】

手外伤、骨折、周围神经损伤、肌腱损伤等患者。

【禁忌证】

1. 局部炎症，局部严重疼痛。

2. 关节腔积液，关节不稳，急性扭伤。

3. 严重心脏病或高血压。

【注意事项】

1. 检查前应取得患者的配合，并做简单的预试活动。

2. 选择适合的测试时机，锻炼后、饱餐后或疲劳时不宜做肌力测试。

3. 采取正确检查顺序，一般先做三级的检查，能够完成三级动作再继续做四、五级检查；不能达到三级则做二级检查，不能达到再逐级下降检查，不必要所有级别均进行评定，以减少患者的体力消耗。

4. 采取标准姿势和体位，并固定可能产生代偿动作的部位。

5. 应先检查健侧后患侧，先抗重力后抗阻力，两侧对比。

6. 正确施加阻力，抗阻力必须使用同一强度，阻力应加在肌肉附着的远端。

7. 中枢神经系统受损所致痉挛性瘫痪者不宜做此检查，疼痛、骨折、关节活动严重受限、创伤未愈合等影响检查结果的不适用该检查。

8. 老年人及有心血管系统疾病患者慎用肌力测试。

【护理结局】

1. 患者肌力评估结果准确。

2. 未发生继发性损伤。

【操作流程及要点说明】

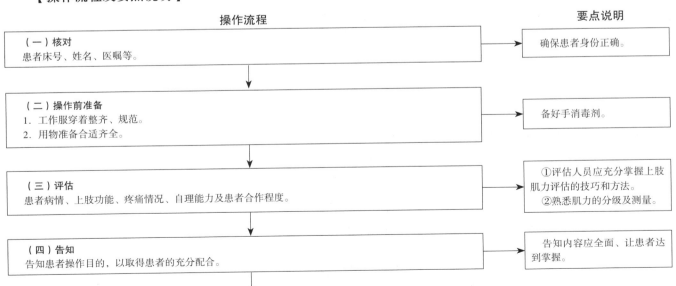

操作流程	要点说明
（一）核对 患者床号、姓名、医嘱等。	确保患者身份正确。
（二）操作前准备 1. 工作服穿着整齐、规范。 2. 用物准备合适齐全。	备好手消毒剂。
（三）评估 患者病情、上肢功能、疼痛情况、自理能力及患者合作程度。	①评估人员应充分掌握上肢肌力评估的技巧和方法。 ②熟悉肌力的分级及测量。
（四）告知 告知患者操作目的，以取得患者的充分配合。	告知内容应全面、让患者达到掌握。

1. 肩周围肌群肌力。

（1）屈曲：坐位，上肢自然下垂，肘关节轻度屈曲，前臂旋前位（手掌朝下），完成肩关节屈曲动作，检查者一手固定其肩胛骨，另一手在肘关节处施加阻力。

（2）伸展：坐位，上肢内收、内旋（手掌向上）完成肩关节伸展动作，检查者一手固定其肩胛骨，另一手于肘关节处施加阻力。

（3）外展：坐位，上肢自然下垂，肘关节轻度屈曲，（手掌朝下），完成外展动作，检查者一手固定其肩胛骨，另一手于肘关节附近施加阻力。

（4）水平外展：俯卧位，肩关节外展90°，上臂置于台面，前臂于台边缘处下垂，嘱其上臂尽力上抬做水平位外展，检查者一手固定其肩胛骨，另一手于肘关节近端施以阻力。

（5）水平内收：仰卧位，肩关节外展90°，肘关节屈曲90°，检查者一手固定其躯干，另一手于其肘关节内侧施以阻力，嘱被检上肢尽力水平内收。

（6）外旋：俯卧位，肩关节外展90°，上臂置于台面，前臂于台边缘自然下垂，检查者一手固定其肩胛骨，另一手于腕关节近端施加阻力，嘱被检侧前臂用力向前、上方抬起以完成肩关节外旋。

（7）内旋：俯卧位，肩关节外展90°置于台面，前臂于台边缘自然下垂，检查者一手固定其肩胛骨，另一手于腕关节近端施加阻力，嘱被检侧前臂用力向后、上方抬起以完成肩关节内旋。

2. 肘屈伸肌群肌力。

（1）屈曲：坐位，上肢自然下垂于体侧，检查肱二头肌时前臂旋后，检查肱肌时前臂旋前，检查肱桡肌时前臂于中立位，检查者一手固定其上臂，另一手于腕关节近端施以阻力。

（2）伸展：仰卧位，肩关节屈曲90°，肘关节屈曲，检查者一手固定其上臂，嘱其尽力伸肘，另一手于腕关节近端施加阻力。

3. 前臂旋前、旋后肌群肌力。

（1）旋前：坐位，双侧上肢于体侧自然下垂，肘关节屈曲90°，前臂置于旋后位，手指放松，检查者一手固定其上臂，另一手对其桡骨远端掌侧及尺骨背侧施加阻力，嘱其尽力完成掌心向下的旋转运动。

（2）旋后：坐位，上肢于体侧自然下垂，肘关节屈曲90°，前臂置于旋前位，手指放松，检查者一手托住其肘关节，另一手施阻力于其前臂远端桡骨背侧肌尺骨掌侧。

4. 腕屈伸肌群肌力。

（1）屈曲：坐位或卧位，前臂旋后，手指放松，嘱其屈曲腕关节，检查者一手固定前臂，另一手施加阻力（检查桡侧腕屈肌，阻力施于第二掌骨底部，向背侧、尺侧用力，检查尺侧腕屈肌，阻力施加于第五掌骨底部，向背侧、桡侧用力）。

（2）伸展：坐位或卧位，前臂旋前，手指肌肉放松，嘱患者伸展，检查者一手固定前臂，另一手检查桡侧腕长、短伸肌时阻力施加于第二、第三掌骨背侧（向屈曲、尺偏用力），检查尺侧腕伸肌时阻力施加于第五掌骨背面（向屈曲、桡偏用力）。

5. 握力、捏力。

（1）握力：坐位，检查者伸出与患者患侧手相反的手与患者握手，指示患者用力紧握检查者的手（避免握住检查者手部掌骨，以免患者握力过大，引起剧烈疼痛）。

（2）捏力：坐位，检查者伸出食指，指示患者用患侧手拇指与食指（也可进行侧捏）或拇指与患手指紧捏检查者的食指，完成对指捏力测试。

①检查前应取得患者的配合，并做简单的预试活动。

②选择适合懂得测试时机，锻炼后、饱餐后或疲劳时不宜作肌力测试。

③采取正确检查顺序，一般先做3级的检查，能够完成3级动作再继续做4、5级检查；不能达到3级则做2级检查，不能达到再逐级下降检查；（不必要所有级别均进行评定，以减少患者的体力消耗。）如：患者达到3级肌力则不必进行2级肌力检查，以此类推。

④采取标准姿势和体位，并固定可能产生代偿动作的部位。

⑤应先检查健侧后患侧，先抗重力后抗阻力，两侧对比。

⑥正确施加阻力，抗阻力必须使用同一强度，阻力应加在肌肉附着的远端。

⑦中枢神经系统受损所致痉挛性瘫痪者不宜做此检查，疼痛、骨折、关节活动严重受限，创伤未愈合等影响检查结果的不适用该检查。

⑧老年人及有心血管系统疾病患者慎用肌力测试。

（六）观察与记录

1. 观察患者有无不适。
2. 观察患者生命体征。
3. 若发生不适及时通知医生处理。
4. 记录患者上肢肌力测量结果。

二、手外伤患者肌力评估操作评分标准

科室：　　　　　姓名：　　　　考核时间：　　　　　考核者：　　　　　得分：

项目		分值	操作要求	评分等级及分值				实际得分
				A	B	C	D	
操作前准备	仪表	10	操作者仪表着装规范符合要求，洗手、戴口罩	2	0.5	0	0	
	环境		宽敞、明亮，有足够的空间	2	0.5	0	0	
	说明		核对患者基本信息，解释操作目的，取得患者和照顾者的配合	3	2	1	0	
	评估		生命体征、上肢功能、疼痛情况、自理能力及患者合作程度	3	2	1	0	

项目		分值	操作要求	评分等级及分值				实际得分
				A	B	C	D	
操作过程	肩周围肌群肌力	35	屈曲：坐位，上肢自然下垂，肘关节轻度屈曲，前臂旋前位（手掌朝下），完成肩关节屈曲动作，检查者一手固定其肩胛骨，另一手在肘关节处施加阻力	5	3	2	0~1	
			伸展：坐位，上肢内收、内旋（手掌向上）完成肩关节伸展动作，检查者一手固定其肩胛骨，另一手于肘关节处施加阻力	5	3	2	0~1	
			外展：坐位，上肢自然下垂，肘关节轻度屈曲，（手掌朝下），完成外展动作，检查者一手固定其肩胛骨，另一手于肘关节附近施加阻力	5	3	2	0~1	
			水平外展：俯卧位，肩关节外展90°，上臂置于台面，前臂于台边缘处下垂，嘱其上臂尽力上抬做水平位外展，检查者一手固定其肩胛骨，另一手于肘关节近端施以阻力	5	3	2	0~1	
			水平内收：仰卧位，肩关节外展90°，肘关节屈曲90°，检查者一手固定其躯干，另一手于其肘关节内侧施以阻力，嘱被检上肢尽力水平内收	5	3	2	0~1	
			外旋：俯卧位，肩关节外展90°，上臂置于台面，前臂于台边缘自然下垂，检查者一手固定其肩胛骨，另一手于腕关节近端施加阻力，嘱被检侧前臂用力向前、上方抬起以完成肩关节外旋	5	3	2	0~1	
			内旋：俯卧位，上臂外展90°置于台面，前臂于台边自然下垂，检查者一手固定其肩胛骨，另一手于腕关节近端施加阻力，嘱被检侧前臂用力向后、上方抬起以完成肩关节内旋	5	3	2	0~1	
	肘屈伸肌群肌力	5	屈曲：坐位，两上肢自然下垂于体侧，检查肱二头肌时前臂旋后，检查肱肌时前臂旋前，检查肱桡肌时前臂于中立位，检查者一手固定其上臂，另一手于腕关节近端施以阻力	2.5	2	1	0	
			伸展：仰卧位，肩关节屈曲90°，肘关节屈曲，检查者一手固定其上臂，嘱其尽力伸肘，另一手于腕关节近端施加阻力	2.5	2	1	0	
	前臂旋前、旋后肌群肌力	7	旋前：坐位，双侧上肢于体侧自然下垂，肘关节屈曲90°，前臂置于旋后位，手指放松，检查者一手固定其上臂，嘱其尽力完成掌心向下的旋转运动，另一手对其桡骨远端掌侧及尺骨背侧施加阻力	3	2	1	0	
			旋后：坐位，上肢于体侧自然下垂，肘关节屈曲90°，前臂置于旋前位，手指放松，检查者一手托住其肘关节，另一手施阻力于其前臂远端桡骨背侧肌尺骨掌侧	4	3	2	0~1	
	腕屈伸肌群肌力	8	屈曲：坐位或卧位，前臂旋后，手指放松，嘱其屈曲腕关节，检查者一手固定前臂，另一手施加阻力（检查桡侧腕屈肌，阻力施于第二掌骨底部，向背侧、尺侧用力，检查尺侧腕屈肌，阻力施加于第五掌骨底部，向背侧、桡侧用力）	4	3	2	0~1	
			伸展：坐位或卧位，前臂旋前，手指肌肉放松，嘱被检侧伸展，检查者一手固定前臂，另一手检查桡侧腕长、短伸肌时阻力施加于第二、第三掌骨背侧（向屈曲、尺偏用力），检查尺侧腕伸肌时阻力施加于第五掌骨背面（向屈曲、桡偏用力）	4	3	2	0~1	
	握力、捏力	5	握力：坐位，检查者伸出与患者患侧手相反的手与患者握手，指示患者用力紧握检查者的手（避免握住检查者手掌骨，以免患者握力过大，引起剧烈疼痛），注意与健侧对比	2.5	2	1	0	
			捏力：坐位，检查者伸出食指，指示患者用患侧手拇指与食指（也可进行侧捏）或拇指与患手指紧捏检查者的食指，完成对指捏力测试，注意与健侧对比	2.5	2	1	0	
	注意事项	10	①检查前应取得患者的配合，并做简单的预试活动 ②锻炼后、饱餐后或疲劳时不宜做肌力测试 ③采取正确检查顺序，一般先做3级的检查，能够完成3级的动作再继续做4、5级的检查；不能达到3级则做2级检查，不能达到再逐级下降检查，不必要所有级别均进行评定，以减少患者的体力消耗 ④采取标准姿势和体位，并固定可能产生代偿动作的部位 ⑤应先检查健侧后患侧，先抗重力后抗阻力，两侧对比 ⑥抗阻力必须使用同一强度，阻力应加在肌肉附着的远端 ⑦中枢神经系统受损所致痉挛性瘫痪者不宜做此检查，疼痛、骨折、关节活动严重受限，创伤未愈合等影响检查结果的不适用该检查 ⑧老年人及有心血管系统疾病患者慎用肌力测试	10	8	5	0~4	
言语表达		5	思路清晰，言语表达流畅、准确，讲解到位	5	4	3	0~2	
动作规范		5	技术操作动作规范，准确到位，计划性强，规定的时间内完成，体现人文关怀	5	4	3	0~2	
提问		10		10	7	4	0~3	
总分		100						

（谭丽凤　罗燕）

第九节　手外伤患者肌力训练

一、手外伤患者肌力训练操作指引

【定义与目的】

1. 定义：运用各种康复训练方法，逐步增强肌力，改善机体运动功能，预防各种手外伤疾病及术后的肌肉萎缩、促进肌肉功能恢复的康复训练技术。

2. 目的：

（1）防止手外伤患者失用性肌萎缩，特别是当手部因内外固定活动减少所引起的肌萎缩。

（2）增强手部肌力，改善手的灵活性、协调性。

（3）提高因手部肌力不足导致的日常生活自理能力下降的功能。

【应用范围】

失用性肌萎缩、肌源性肌萎缩、神经源性肌萎缩、关节源性肌无力或者其他原因引起的肌肉功能障碍等。

【禁忌证】

各种原因所致的关节不稳，骨折未愈合、未行内外固定、骨关节肿瘤等患者；严重心肺功能不全患者。

【注意事项】

1. 训练前向患者解释训练目的、作用及注意事项，取得患者配合。

2. 训练前结合患者的放射检查结果，在医生或治疗师的指导下，根据骨折愈合情况选择合适的训练方法，避免二次损伤。

3. 合理选择训练方法：训练前应先评估训练部位的关节活动范围和肌力是否受限及其程度，并根据肌力现有等级选择训练的方法。

4. 合理调整运动强度：应根据患者的状况随时调整训练的强度、时间等，记录患者的训练情况。

5. 避免过度训练：肌力训练时应该在无痛的前提下进行。以训练后第2天不感到疲劳和疼痛为宜，次日晨的酸痛或疲劳增加说明运动量过大。

6. 训练前进行准备活动和放松活动，将需要运动的肌肉、韧带、关节和心血管系统预热，避免突然运动导致适应障碍和并发症。

7. 注意心血管反应：运动时心血管将有不同程度的应激反应。特别是等长抗较大阻力运动时，具有明显的升血压反应，加之等长运动伴有憋气，对心血管造成额外的负荷。因此，有高血压、冠心病或其他心血管疾病者应禁忌在等长抗阻运动时过分用力或憋气。

8. 遵循肌力训练的原则：阻力原则、超长负荷原则、训练次数宜多原则、训练至疲劳但不过度疲劳原则、训练不引起疼痛或加重疼痛，循序渐进，由少到多原则等。

【护理结局】

1. 患者肌肉力量增强。

2. 患者及照顾者掌握肌力训练的目的和相关注意事项。

3. 无继发性损伤的发生。

【操作流程及要点说明】

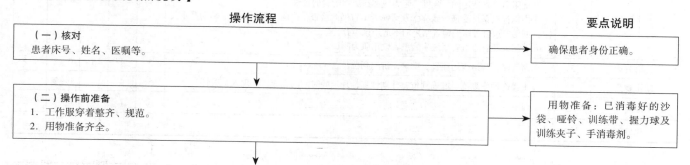

<table>
<tr><td align="center">操作流程</td><td></td><td align="center">要点说明</td></tr>
<tr><td>（一）核对
患者床号、姓名、医嘱等。</td><td></td><td>确保患者身份正确。</td></tr>
<tr><td>（二）操作前准备
1. 工作服穿着整齐、规范。
2. 用物准备齐全。</td><td></td><td>用物准备：已消毒好的沙袋、哑铃、训练带、握力球及训练夹子、手消毒剂。</td></tr>
</table>

（三）评估

患者病情、上肢功能、疼痛情况、自理能力及患者合作程度。

具体评估：患手关节活动度、肌力、灵活性、协调性、握力、捏力、皮肤伤口、疼痛、感觉、有无骨折、骨痂愈合情况、日常生活自理能力等。

（四）告知

告知患者操作目的，以取得患者的配合。

（五）实施

1. 肩周围肌群肌力。

（1）耸肩练习：站立位，双上肢自然下垂，双肩同时用力向上提起，保持肩部肌肉"紧绷"，保持5～10s。

（2）耸肩抗阻练习：站立位，双上肢自然下垂，将合适重量沙袋置于患侧肩部，双肩同时用力向上提起，每次至末端保持5～10s。

（3）哑铃抗阻练习：①站立位，患侧手紧握哑铃，可做哑铃前平举、侧平举、水平内收及外展练习；②坐立位，患侧手紧握哑铃，向上推举哑铃或侧平举哑铃，每次至末端保持5～10s。

2. 肘屈伸肌群肌力。

（1）静力收缩：仰卧位，指导患者用健手放在上臂肌上，用力收缩上臂肌肉，当肌肉"紧绷"时，每次保持5～10s。

（2）沙袋抗阻练习：坐位或站位，上臂稍前屈，将沙袋绑于前臂远端，肘屈曲，上臂肌肉"紧绷"时，每次保持5～10s。

（3）哑铃抗阻练习：①站位，患侧手紧握哑铃，上臂稍前屈，肘屈伸，上臂肌肉"紧绷"时，每次保持5～10s；②坐位，双下肢分开，患侧手紧握哑铃，前臂固定在同侧大腿上，肘屈伸弯举哑铃，上臂肌肉"紧绷"时，每次保持5～10s。

（4）训练带抗阻练习：训练带套在床尾，两端打结，训练者靠近床尾坐床缘，将训练带套在患侧前臂，肘关节屈伸，上臂肌肉"紧绷"时，每次保持5～10s。

3. 前臂旋前、旋后肌群肌力。

哑铃抗阻练习：坐位，患侧手紧握哑铃，前臂置于床头柜上，腕关节与柜缘垂直，前臂旋前（或旋后），前臂肌肉"紧绷"时，每次保持5～10s。

4. 腕屈伸、桡偏、尺偏肌群肌力。

（1）静力收缩：指导患者用健手放在前臂肌上，用力收缩前臂肌肉，当肌肉"紧绷"时，每次保持5～10s。

（2）哑铃抗阻练习：坐位，患侧手紧握哑铃，前臂置于床头柜上，腕关节与柜缘垂直，腕关节掌屈、背伸或桡偏、尺偏行抗阻肌力练习。

（3）训练带抗阻练习：①坐位，训练带套在床尾，两端打结，训练者靠近床尾坐床缘，将训练带套在患侧手掌，腕关节掌屈、背伸肌力练习，进行桡偏、尺偏练习时需要健手握住训练带的一端进行抗阻肌力练习；②坐位，前臂置于桌上，腕、手悬空于桌缘，将训练带两端打结，一端固定在桌下，一端平铺于患侧手掌，手心朝上（下），腕掌屈（背伸）行腕掌屈（背伸）肌力练习。

5. 握力、捏力练习。

（1）握力练习：患手握小球，尽力将小球握"凹陷"至最大程度，保持5～10s。

（2）捏力练习：①拇指与食指可行对指捏力、侧捏力练习；②拇指与食指、中指行三指捏力练习；③病情稳定，拇指与患指行对指捏力练习，将训练夹子捏到最大程度时，保持5～10s。

①护士在指导患者进行肌力训练前，必须充分征求治疗师或医生的意见。

②患者肌力必须在三级以上方可使用哑铃、沙袋及训练带进行抗阻训练。

③在进行沙袋训练时要指导患者绑在衣服外面，并避开骨折部位，松紧适宜，重量合适。

③在进行哑铃训练时，必须充分评估患者手部是否具备良好的抓握能力，避免因抓握不稳砸伤自己。

④在使用训练带训练时，应根据骨折愈合的情况来选择不同颜色、适合自身力量的训练带；避免绑扎过紧勒住皮肤，造成损伤或血运障碍；此外使用训练带时要均匀分布力量，避免某一部位压力过大，引起力量不均衡。

⑤根据患者手部握力、捏力大小及骨折愈合的情况选择合适力度的训练球及训练夹子进行训练。

⑥频次：每日3组，每组10次，每次至末端时保持5～10s。

（六）观察与记录

1. 观察患者训练情况。

2. 观察患者生命体征。

3. 若发生不适时通知医生处理。

4. 记录训练方法、时间、强度及效果。

二、手外伤患者肌力训练操作评分标准

科室：　　　　　姓名：　　　　　考核时间：　　　　　考核者：　　　　　得分：

项目		分值	操作要求	评分等级及分值				实际得分
				A	B	C	D	
操作前准备	仪表	10	操作者仪表着装规范符合要求，洗手、戴口罩	1	0.5	0	0	
	环境		宽敞、明亮，有足够的空间	1	0.5	0	0	
	用物		备好沙袋、哑铃、训练带、握力球及训练夹子、手消毒剂等	2	1	0	0	
	说明		核对患者基本信息，解释操作目的，取得患者和照顾者的配合	3	2	1	0	
	评估		病情、上肢功能、疼痛情况、自理能力及患者合作程度	3	2	1	0	

项目		分值	操作要求	评分等级及分值				实际得分
				A	B	C	D	
操作过程	肩周围肌群肌力	15	耸肩练习：站立位，双上肢自然下垂，双肩同时用力向上提起，保持肩部肌肉"紧绷"，保持5~10s，每日3组，每组10次	5	4	3	0~2	
			耸肩抗阻练习：站立位，双上肢自然下垂，将合适重量沙袋置于患侧肩部，双肩同时用力向上提起，至末端保持5~10s，每日3组，每组10次	5	4	3	0~2	
			哑铃抗阻练习：①站立位，患侧手紧握哑铃，可做哑铃前平举、侧平举、水平内收及外展练习；②坐立位，患侧手紧握哑铃，向上推举哑铃或侧平举哑铃（侧平举时腰部与大腿紧贴），至末端保持5~10s，每日3组，每组10次	5	4	3	0~2	
	肘屈伸肌群肌力	20	静力收缩：仰卧位，指导患者用健手放在上臂肌上，用力收缩上臂肌肉，当肌肉"紧绷"时，保持5~10s，每日3组，每组10次	5	4	3	0~2	
			沙袋抗阻练习：坐位或站位，上臂稍前屈，将沙袋绑于前臂远端，肘屈曲，上臂肌肉"紧绷"时，保持5~10s，每日3组，每组10次	5	4	3	0~2	
			哑铃抗阻练习：①站位，患侧手紧握哑铃，上臂稍前屈，肘屈伸，上臂肌肉"紧绷"时，保持5~10s，每日可多次练习；②坐位，双下肢分开，患侧手紧握哑铃，前臂固定在同侧大腿上，肘屈伸弯举哑铃，上臂肌肉"紧绷"时，保持5~10s，每日3组，每组10次	5	4	3	0~2	
			训练带抗阻练习：训练带套在床尾，两端打结，训练者靠近床尾坐床缘，将训练带套在患侧前臂，肘关节屈伸，上臂肌肉"紧绷"时，保持5~10s，每日3组，每组10次。	5	4	3	0~2	
	前臂旋前、旋后肌群肌力	5	哑铃抗阻练习：坐位，患侧手紧握哑铃，前臂置于床头柜上，腕关节与柜缘垂直，前臂旋前（或旋后），前臂肌肉"紧绷"时，保持5~10s，每日3组，每组10次	5	4	3	0~2	
	腕屈伸、桡偏、尺偏肌群肌力	15	静力收缩：指导患者用健手放在前臂肌上，用力收缩前臂肌肉，当肌肉"紧绷"时，保持5~10s，每日3组，每组10次	5	4	3	0~2	
			哑铃抗阻练习：坐位，患侧手紧握哑铃，前臂置于床头柜上，腕关节与柜缘垂直，腕关节掌屈、背伸或桡偏、尺偏行抗阻肌力练习，至末端时保持5~10s，每日3组，每组10次	5	4	3	0~2	
			训练带抗阻练习：①坐位，训练带套在床尾，两端打结，训练者靠近床尾坐床缘，将训练带套在患侧手掌，腕关节掌屈、背伸肌力练习，进行桡偏、尺偏练习时需要健手握住训练带的一端进行抗阻肌力练习；②坐位，前臂置于桌上，腕、手悬空于桌缘，将训练带两端打结，一端固定在桌下，一端平铺于患侧手掌，手心朝上（下），腕掌屈（背伸）行腕掌屈（背伸）肌力练习，至末端时保持5~10s，每日3组，每组10次	5	4	3	0~2	
	握力捏力	5	握力练习：患手握小球，尽力将小球握"凹陷"至最大程度，保持5~10s，每日3组，每组10次	2.5	2	1	0	
			捏力练习：①拇指与食指可行对指捏力、侧捏力练习；②拇指与食指、中指行三指捏力练习；③病情稳定，拇指与患指行对指捏力练习，将训练夹子捏到最大程度时，保持5~10s，每日3组，每组10次	2.5	2	1	0	
	注意事项	10	阻力原则	2	1	0.5	0	
			超常负荷原则	2	1	0.5	0	
			训练次数宜多原则	2	1	0.5	0	
			训练至疲劳但不过度疲劳原则	2	1	0.5	0	
			训练不引起疼痛或加剧疼痛，循序渐进，由少到多原则	2	1	0.5	0	
言语表达		5	思路清晰，言语表达流畅、准确，讲解到位	5	4	3	0~2	
动作规范		5	技术操作动作规范，准确到位，计划性强，规定的时间内完成，体现人文关怀	5	4	3	0~2	
提问		10		10	7	4	0~3	
总分		100						

（谭丽凤　罗燕）

第十节 手外伤患者各类训练器材的选择及使用

一、手外伤患者各类训练器材的选择及使用操作指引

【定义与目的】

1．定义：根据患者手部功能障碍程度选择合适训练器材并指导患者正确使用以改善患上肢及手功能的护理技术。

2．目的：增强患者手部肌力、改善关节活动度、促进感觉恢复、提高灵活性、松解瘢痕粘连。

【应用范围】

处于病情稳定的手外伤患者。

【禁忌证】

关节旁的异位骨化；心血管疾病不稳定期，肌肉、肌腱、韧带、关节囊或皮肤手术后初期；部分骨折早期；肌肉、肌腱、韧带撕裂早期。

【注意事项】

1．操作者应熟悉各训练器材的名称、分类、作用及使用方法、注意事项。

2．根据患者功能障碍情况选择合适的训练器材。

3．操作前查看患者的放射检查结果，结合骨折愈合情况选择合适种类及重量的训练器材。

4．使用前应告知患者练习目的及重要性，取得患者的配合。

5．沙袋、哑铃、训练带一定要在医生或者治疗师指导下方可执行。

6．沙袋使用时要注意绑在患者衣服外面，避免磨损皮肤，绑的位置是要避免骨折部位及骨折的远心端，注意松紧度，过松容易造成二次损伤，过紧影响血液循环，骨折不稳定、急性期暂不使用，使用完沙袋后要及时检查皮肤情况，避免引起皮肤破损。

7．哑铃使用时患者须具备良好的抓握功能，使用后将哑铃放置于合适位置，避免造成误伤。

8．训练带使用时一定要找好固定位置，放置于肢体上的训练带要均匀摊开，避免受力不匀造成皮肤损伤或血运障碍。

9．当患者有基础病，如：高血压或其他心血管等疾病时，必须在医生或治疗师的指导下进行，且训练前后必须测量生命体征。

10．使用前应由护士示范训练的动作、频率及持续的时间，操作示范时要正确，避免错误的引导。

11．使用完各项训练器材后要检查肢体情况，疼痛、有无持续加重或肢体发绀、苍白、皮肤温度降低、感觉减退、不能自主活动或被动活动时疼痛，如有以上等情况，及时告知医师，以避免不良后果发生。

12．护士根据患者手部残存功能选择不同类型的训练球体。

【护理结局】

1．患者掌握各类训练器材的训练方法并能配合使用。

2．患者使用期间无继发性损伤发生。

3．经使用各类训练器材后，患者的功能可得到较好的改善。

【操作流程及要点说明】

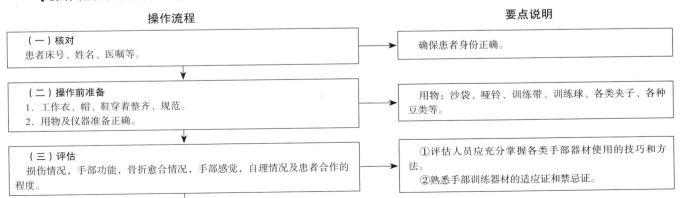

操作流程	要点说明
（一）核对 患者床号、姓名、医嘱等。	确保患者身份正确。
（二）操作前准备 1．工作衣、帽、鞋穿着整齐、规范。 2．用物及仪器准备正确。	用物：沙袋、哑铃、训练带、训练球、各类夹子、各种豆类等。
（三）评估 损伤情况，手部功能，骨折愈合情况，手部感觉，自理情况及患者合作的程度。	①评估人员应充分掌握各类手部器材使用的技巧和方法。 ②熟悉手部训练器材的适应证和禁忌证。

（四）告知

告知操作的目的，取得患者的配合。 → 告知内容全面、让患者达到掌握。

（五）实施

1. 沙袋。

（1）根据患者肌力情况，选择重量合适并已消毒好的沙袋绑在远离骨折部位的患肢近心端的衣服外面，松紧以能伸进一个手指为宜。告知患者作用、训练频次、注意事项。

（2）分类：1kg、1.5kg、2kg、3kg、4kg等沙袋。

（3）作用：进行四肢抗阻肌力练习。

2. 哑铃。

（1）根据患者肌力情况，选择合适并已消毒好的哑铃握在手中，进行上肢抗阻肌力练习。告知患者作用、训练频次、注意事项。

（2）分类：0.45～4.05kg（1～9磅）哑铃。

（3）作用：上肢抗阻肌力、关节活动练习。

3. 橡胶类（训练带）。

（1）根据患者肌力情况，选择合适并已消毒好的训练带，进行四肢抗阻肌力练习。绑在床沿、门把等能固定的地方练习，也可利用自身重力设计动作进行练习，告知患者作用、训练频次、注意事项。

（2）分类：黄色（较小力度）、红色（小力度）、绿色（中等力度）、蓝色（大力度）。

（3）作用：改善关节活动及四肢抗阻肌力练习。

4. 训练小球。

（1）根据患者握力选择合适并已消毒好的小球用患手进行抓、握、捏、挤、压、推、揉、滚等练习。

（2）分类：A球、B球、C球、D球。

（3）作用：行手部握力练习。

5. 各类训练夹。

（1）根据患者捏力选择合适并已消毒好的夹子，用患指慢慢捏住夹子的尾端进行练习。

（2）分类：大、小普通铁夹子，大、中、小普通塑料夹子等。

（3）作用：行手部捏力练习：对指捏、侧捏、三指捏或拇指与环、小指捏力练习。

6. 各类训练豆。

（1）将已消毒好的豆子倒入保鲜盒内，指导患者将患手伸进盒内抓握豆子，抓握力度和方向根据感觉障碍的程度而定。

（2）分类：黄豆、绿豆、扁豆、西米。

（3）作用：持筷捡豆行手部灵活性练习；手部抓豆行感觉练习。

7. 吸湿罐。

（1）将吸湿罐吸在瘢痕组织部位。

（2）垂直方向用手按2～3s，然后左右、前后晃动抽吸瘢痕组织。

8. 魔术贴。

闭眼，用正反两面交替轻轻摩擦感觉障碍皮肤，然后进行描述。

①沙袋：

a. 每日练习3组，每组10次，每次至末端保持5～10s。

b. 适用肌力在3级以上患者。

c. 根据医生或者治疗师的意见选择合适重量的沙袋。

d. 依据骨折愈合情况确定训练的强度。

②哑铃：

a. 每日练习3组，每组10次，每次至末端保持5～10s。

b. 适用上肢肌力在3级以上患者，具有良好抓握功能的患者。

c. 根据医生或者治疗师的意见选择合适重量的哑铃。

d. 依据骨折愈合情况确定训练的强度。

③橡胶类（训练带）：

a. 每日练习3组，每组10次，每次至末端保持5～10s。

b. 适用上肢肌力在3级以上患者，具有良好抓握功能的患者。

c. 根据医生或者治疗师的意见选择合适不同颜色的训练带。

d. 结合患者的骨折愈合情况。

e. 注意训练带固定端应牢固。

④训练小球：

a. 每日练习3组，每组10次，每次至末端保持5～10s。

b. 结合患者的骨折愈合情况选择合适的小球，如：A球适用于可以握空心拳，握力较小的患者；B球适用于可以半握拳，握力较小并伴有感觉障碍的患者；C球适用于握力较大，掌骨及指骨骨折早期禁用；D球适用于握力接近正常并伴有感觉障碍的患者，掌骨及指骨骨折早期禁用。

⑤训练夹：

a. 每日练习3组，每组10次，每次至末端保持5～10s。

b. 结合患者的骨折愈合情况选择合适力量的夹子。

⑥训练豆：

a. 每日练习多次，每次至末端保持5～10min。

b. 感觉练习时建议穿戴薄膜手套。

c. 手部有创面、水疱、感染等禁止行此项练习。

d. 行此项操作练感觉时避免出现皮肤破损。

⑦吸湿罐：

a. 每日练习多次，每次练习5～10min。

b. 注意观察瘢痕组织皮肤。

c. 适用瘢痕与局部组织粘连患者。

⑧魔术贴：

a. 每日练习多次，每次练习5～10min。

b. 避免皮肤出现水疱、破损。

（六）观察与记录

1. 观察患者有无掌握训练步骤。

2. 观察患者生命体征；发生不适及时通知医生处理。

3. 记录患者使用训练器材的种类、训练时间和强度。

二、手外伤患者各类训练器材的选择及使用操作评分标准

科室：　　　　姓名：　　　　考核时间：　　　　考核者：　　　　得分：

项目		分值	操作要求	评分等级及分值				实际得分
				A	B	C	D	
操作前准备	仪表	10	操作者仪表着装规范符合要求	1	0.5	0	0	
	环境		宽敞、明亮，有足够的空间	1	0.5	0	0	
	用物		备齐消毒好的沙袋、哑铃、训练带、各类小球、训练夹子、各类豆子（备一次性筷子1双）、吸湿罐、魔术贴，用物齐全	2	1	0.5	0	
	说明		核对患者基本信息，解释操作目的，取得患者和照顾者的配合	3	2	1	0	
	评估		损伤情况，手部功能，骨折愈合情况，手部感觉，自理情况及患者合作的程度	3	2	1	0	

（续表）

项目		分值	操作要求	评分等级及分值				实际得分
				A	B	C	D	
操作过程	沙袋	10	分类：1kg、1.5kg、2kg、3kg、4kg沙袋	1	0.5	0	0	
			适用：病情稳定、肌力在3级以上的患者、骨折愈合良好的患者	2	1	0	0	
			部位：避开损伤部位，绑在骨折断端的近心端	2	1	0.5	0	
			作用：进行四肢抗阻肌力练习	1	0.5	0	0	
			使用：根据医生及治疗师意见将重量合适并已经消毒好的沙袋绑在患肢衣服外面，松紧以能伸进一个手指为宜	2	1	0.5	0	
			频次：每日练习3组，每组10次，每次至末端保持5~10s	2	1	0.5	0	
	哑铃	8	分类：0.45~4.05kg（1~9磅）哑铃。	1	0.5	0	0	
			适用：病情稳定、手部抓握功能良好、上肢肌力在3级以上的患者。	2	1	0.5	0	
			作用：可行上肢抗阻肌力和肩肘关节活动、增加肺活量和全身体力耐力练习。	2	1	0.5	0	
			使用：根据医生及治疗师意见将重量合适并已经消毒好的哑铃抓握在手中，进行屈伸等各方向运动	2	1	0.5	0	
			频次：每日练习3组，每组10次，每次至末端保持5~10s	1	0.5	0	0	
	橡胶类（训练带）	8	分类：黄色（较小力度）、红色（小力度）、绿色（中等力度）、蓝色（大力度）	1	0.5	0	0	
			适用：用于上肢关节活动受限或四肢肌力下降的患者	2	1	0.5	0	
			作用：四肢抗阻肌力练习等	2	1	0.5	0	
			使用：根据医生及治疗师意见将力量合适并已经消毒好的训练带进行各关节活动或抗阻肌力练习。因训练带使用方法众多，如：绑在床沿、门把等能固定的地方进行练习，也可利用自身力量设计动作进行练习	2	1	0.5	0	
			频次：每日练习3组，每组10次，每次至末端保持5~10s	1	0.5	0	0	
	训练小球	8	分类：A球、B球、C球、D球	1	0.5	0	0	
			适用：用于病情稳定、手握力低下、骨折愈合良好的患者	2	1	0.5	0	
			作用：行手部握力练习，B球亦可行感觉练习	2	1	0.5	0	
			使用：选择适合并已消毒好的小球用患手进行抓、握、捏、挤、压、推、揉、滚等练习	2	1	0.5	0	
			频次：每日练习3组，每组10次，每次至末端保持5~10s	1	0.5	0	0	
	各类训练夹	8	分类：大、小普通铁夹子，大、中、小普通塑料夹子	1	0.5	0	0	
			适用：用于病情稳定、手捏力低下、骨折愈合良好的患者	2	1	0.5	0	
			作用：行手部捏力练习：对指捏、侧捏、三指捏或拇指与环、小指捏力练习	2	1	0.5	0	
			使用：选择适合并已消毒好的夹子用患手拇指与各指慢慢捏住夹子的尾端进行练习	2	1	0.5	0	
			频次：每日练习3组，每组10次，每次至末端保持5~10s	1	0.5	0	0	
	各类训练豆	8	分类：黄豆、绿豆、扁豆、西米等	1	0.5	0	0	
			适用：手部灵活性差或存在感觉障碍的患者	2	1	0.5	0	
			作用：持筷捡豆行手部灵活性练习；手部抓豆行感觉练习	2	1	0.5	0	
			使用：将已消毒好的豆子倒入保鲜盒子内，指导患者将患手伸进盒内抓握豆子，抓握力度和方向根据感觉障碍的程度而定	2	1	0.5	0	
			频次：每日练习多次，每次至末端保持5~10min	1	0.5	0	0	
	吸湿罐	6	适用：瘢痕与局部组织粘连的患者	2	1	0.5	0	
			使用：将吸湿罐吸在瘢痕组织部位，垂直方向用手按2~3s，然后左右、前后晃动抽吸瘢痕组织	2	1	0.5	0	
			频次：每日练习多次，每次练习5~10min	2	1	0.5	0	
	魔术贴	6	作用：利用正反粗细不同的两面行感觉练习	2	1	0.5	0	
			使用：闭眼，用正反两面交替轻轻摩擦感觉障碍皮肤进行感觉练习	2	1	0.5	0	
			频次：每日多次，每次约10min	2	1	0.5	0	

项目		分值	操作要求	评分等级及分值				实际得分
				A	B	C	D	
操作过程	注意事项	8	①使用沙包时必须要结合患者骨折生长情况，当骨折不稳定或急性期，禁止使用 ②当患者有基础病，如高血压、心血管等疾病时，必须在医生或治疗师的指导下进行，且训练前后必须测量生命体征 ③使用前应告知患者练习目的及重要性、需检查肢体的皮肤情况，并指导患者将沙包绑在衣服的外面，松紧适应，避免造成患者血运不畅或滑脱损伤皮肤或二次骨折 ④使用前应由护士示范正的练习方法，告知患者练习的动作、频率及持续的时间 ⑤使用沙包后要及时检查患肢皮肤 ⑥哑铃练习完后，应将其放置在安全的位置，避免砸伤自己或他人 ⑦当骨折断端出现疼痛、红肿时应停止训练，且及时告知护士及医生	8	5	3	0~2	
言语表达		5	思路清晰，言语表达流畅、准确，讲解到位	5	4	3	0~2	
动作规范		5	技术操作动作规范，准确到位，计划性强，规定的时间内完成，体现人文关怀	5	4	3	0~2	
提问		10		10	7	4	0~3	
总分		100						

（罗燕　王蓉）

第十一节　手外伤患者自我功能练习护理指导

一、手外伤患者自我功能练习护理指导操作指引

【定义与目的】

1. 定义：为维持并增强手部功能，预防因手外伤术后制动等各种因素导致的功能受限而采取的系列训练动作进行手部锻炼的方法。

2. 目的：改善患者手部关节活动度、肌力、手的灵活性、协调性；减轻手部肿胀及疼痛。

【应用范围】

腕部离断、手部骨折、神经、肌腱、软组织损伤等。

【禁忌证】

腕部离断术后早期、肌腱损伤固定期、创面未愈合等。

【注意事项】

1. 各项自我功能锻炼应在医生、治疗师或者护士的正确指导下方可进行。

2. 告知患者自我功能练习的重要性，指导患者掌握自我功能锻炼的动作要点、训练强度、时间、频次及注意事项。

3. 佩戴各类支具的患者，必须在卸除支具后方可进行功能锻炼，特别是佩戴动态矫形支具的患者。

4. 进行自我功能练习时动作应缓慢，力度应适中，不可使用暴力，避免引起疼痛或再次损伤。

【护理结局】

1. 患者掌握手部损伤后自我功能锻炼方法。

2. 无继发性损伤发生。

3. 手部关节活动度及灵活性、协调性得到改善，肿胀、疼痛减轻。

【操作流程及要点说明】

操作流程	要点说明

（一）核对
患者床号、姓名、医嘱等。

→ 确保患者身份正确。

（二）操作前准备
工作服穿着整齐、规范。

（三）评估
患者的基本病情，手部肌力，关节活动度、肌力及自理能力，所配置辅助器具、支具，合作程度。

（四）告知
告知训练的目的、注意事项。

→ 告知应全面、细致，患者达到掌握。

（五）实施

1. 掌指关节练习。
（1）增加屈曲：患者主动屈曲掌指关节或患手握拳，健手手掌放在其上掌指关节处，将近端指间关节向掌侧缓慢屈曲。
（2）增加伸直：患者主动伸掌指关节或患手四肢并拢，健手四指放在其手指掌侧，拇指放在背侧将手掌缓慢向上抬起至最大范围；这两个动作可交替进行。

2. 指间关节练习。
（1）增加屈曲：患者主动抓拳或屈曲指间关节，健手手掌放在中远指节指骨上，缓慢向下压至2～4指指腹靠近手心。
（2）增加伸直：患者主动伸指或手指伸直，健手拇指放在患侧手背面，其余四指握住患手掌面缓慢用力向上抬起患侧手掌；这两个动作交替进行。

3. 手部握力练习。
根据患者损伤的情况选择合适的握力球，将握力球放置在患手掌中心，五指略分开置于握力球上并向下用力抓握。

4. 手部捏力练习。
利用训练夹，拇指与食指（或者中指）用力打开夹子。

5. 拇指内收练习。
健手的手指握住患手拇指，缓慢用力向外牵拉，反之向内训练。

6. 拇指外展练习。
（1）利用橡皮筋放在患手拇指指腹或指间处。
（2）健手手指向对抗手指方向牵拉橡皮筋，两个动作交替进行。

→ ①根据患者骨折愈合情况选择合适的练习方法；避免暴力造成二次损伤。
②训练中避免憋气，避免过度训练。
③指导患者每天可多次训练，每个动作维持10s，重复10次为1组，共做3组。
④选择握力球级训练夹子时要先评估患者握力、捏力，根据患者握力、捏力情况选择合适的力量的握力球及训练夹子。
⑤使用各项训练器材后要检查皮肤情况，避免引起皮肤破损。

（六）观察与记录
1. 观察患者训练情况。
2. 观察患者生命体征。
3. 若发生不适及时通知医生处理。
4. 记录训练方法、时间、强度及效果。

二、手外伤患者自我功能练习护理指导操作评分标准

科室：　　　　姓名：　　　　考核时间：　　　　考核者：　　　　得分：

项目		分值	操作要求	评分等级及分值				实际得分
				A	B	C	D	
操作前准备	仪表	15	操作者仪表着装规范符合要求，洗手、戴口罩	2	1	0.5	0	
	环境		宽敞、明亮，有足够的空间	2	1	0.5	0	
	用物		手消毒剂	3	2	1	0	
	说明		核对患者基本信息，解释操作目的，取得患者和照顾者的配合	3	2	1	0	
	评估		患者的基本病情，手部肌力，关节活动、肌力及自理能力，所配置辅助器具、支具，合作程度	5	4	3	0～2	

项目		分值	操作要求	评分等级及分值				实际得分
				A	B	C	D	
操作过程	掌指关节练习	12	增加屈伸：患侧手握拳，健手放在其上，手掌放在掌指关节处，将近端指关节向掌侧缓慢屈曲；增加伸直	5	3	2	0~1	
			增加伸直：患者主动伸掌指关节或患手四肢并拢，健手四指放在其手指掌侧，拇指放在背侧将手掌缓慢向上抬起至最大范围；这两个动作可交替进行	5	3	2	0~1	
			注意：这两个动作交替进行。维持10s，重复10次为1组，共做3组	2	1	0.5	0	
	指间关节练习	13	增加屈曲：患者主动抓拳或屈曲指间关节，健手手掌放在中远节指骨上，缓慢向下压至2~4指指腹靠近手心	5	3	2	0~1	
			增加伸直：患者主动伸指或手指伸直，健手拇指放在患侧手背面，其余四指握住患手掌面缓慢用力向上抬起患侧手掌；这两个动作交替进行	5	3	2	0~1	
			注意：这两个动作交替进行。维持10s，重复10次为1组，共做3组	3	2	1	0	
	手部握力练习	15	根据患者损伤的情况选择合适的握力球，将握力球放置在患手掌中心，五指略分开置于握力球上并向下用力抓握	4	3	2	0~1	
			也可挤压橡皮球或按压球增加受伤区域肌肉的力量	4	3	2	0~1	
			如果完成上述动作比较困难，可以在水中挤压1个海绵或毛巾	4	3	2	0~1	
			注意：重复20次为1组，1天可以做几组	3	2	1	0	
	手部捏力练习	8	利用训练夹，拇指与食指（或者中指）用力打开夹子	5	4	3	0~2	
			注意：维持10s，重复10次为1组，共做3组	3	2	1	0	
	拇指内收练习	7	健手的手指握住患手拇指，缓慢用力向外牵拉，反之向内训练	5	4	3	0~2	
			注意：维持10s，重复10次为1组，共做3组	2	1	0.5	0	
	拇指外展练习	10	利用橡皮筋放在患手拇指指腹或指间处	4	3	2	0~1	
			健手手指向对抗手指方向牵拉橡皮筋，两个动作交替进行	4	3	2	0~1	
			注意：维持10s，重复10次为1组，共做3组	2	1	0.5	0	
言语表达		5	思路清晰，言语表达流畅、准确，讲解到位	5	4	3	0~2	
动作规范		5	技术操作动作规范，准确到位，计划性强，规定的时间内完成，体现人文关怀	5	4	3	0~2	
提问		10		10	7	4	0~3	
总分		100						

（罗燕　王蓉）

第五章 烧烫伤康复护理技术操作指引及评分标准

第一节 烧烫伤康复期患者护理评估

一、烧烫伤康复期患者护理评估操作指引

【定义与目的】

1. 定义：护理人员对烧烫伤患者在渡过疾病救治早期后的功能状态及潜在能力，通过相关资料的收集、整理并与正常标准进行比较、分析，做出正确判断的护理技术。

2. 目的：了解患者目前身体残存的功能以及对康复的期望值，根据评估结果制定康复护理方案。

【应用范围】

烧烫伤康复期的患者。

【禁忌证】

疾病的急性期患者，烧烫伤后伴有意识障碍的患者。

【注意事项】

1. 评定项目既要全面，又要有针对性，根据患者的病情选择适当的评定方法。

2. 评定前要向患者及照顾者说明评定的目的和方法，以取得积极的配合。

3. 评定的时间要尽量短，动作迅速，不引起患者的疲劳。

4. 为保证评定的准确性，对同一患者的评定由一人从始至终地进行。

5. 当患者提出疼痛、疲劳时，要改变体位，休息或改日再进行。

6. 检查肌力时先测健侧后测患侧，先抗重力后抗阻力，两侧对比。

7. 抗阻力必须使用同一强度，阻力应加在被测关节的远端。

8. 检查关节活动需充分暴露检查部位，以便检查。

9. 检查关节活动时，先测关节的主动活动度数，再测被动活动度数；检查者和患者的体位均要正确，操作规范，轴心必须对准标志点或关节中心，关节活动时固定好固定臂，以防其移动，并准确读出移动臂所示的度数。

10. 避免在运动、按摩或其他康复训练后立即检查。

11. 在感觉评定时为防止视觉干扰，患者应闭眼，检查过程中切忌带有暗示性的提问。

12. 感觉检查应从感觉障碍的部位向正常部位进行，也可从肢体的远端向近端进行，注意双侧对比、远近对比。

13. 进行ADL评估时，要求患者完成具体的动作，而不是采用询问完成评估。

【护理结局】

1. 评估过程顺利，患者能配合，没有发生二次损伤。

2. 评估全面，获得准确的护理资料。

【操作流程及要点说明】

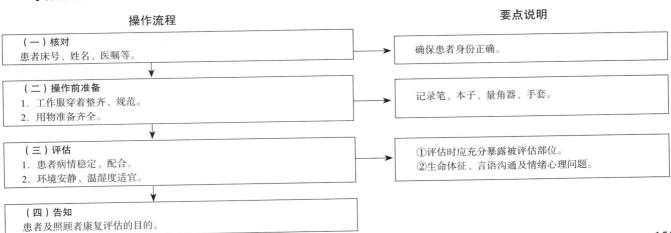

操作流程	要点说明
（一）核对 患者床号、姓名、医嘱等。	确保患者身份正确。
（二）操作前准备 1. 工作服穿着整齐、规范。 2. 用物准备齐全。	记录笔、本子、量角器、手套。
（三）评估 1. 患者病情稳定、配合。 2. 环境安静、温湿度适宜。	①评估时应充分暴露被评估部位。 ②生命体征、言语沟通及情绪心理问题。
（四）告知 患者及照顾者康复评估的目的。	

（五）实施

1．查看。

（1）充分暴露损伤部位（注意保护患者隐私）。

（2）精神状态、营养状况、烧伤部位、面积、深度、残余创面、水疱及渗出、瘢痕情况、全身皮肤清洁度、五官有无缺失、小口畸形及眼睑外翻情况；肢体形态（含畸形、缺失、肿胀、萎缩）、体位、有无留置各种管道。

（3）在检查的同时闻创面、皮肤等有无异味散发。

2．检测。

（1）充分暴露被检查部位（注意保护患者隐私）。

（2）完成对患者受限关节的测量并给出正确的数值（常见受限关节如下：颈、肩、肘、腕、手、躯干、髋、膝、踝、趾）。

（3）完成对患者异常肌群肌力的徒手测量并给出正确的数值（含肩部、上臂、前臂、握力、捏力、髋部、大腿、小腿、足踝等肌群）。

（4）完成对患者坐位及站位平衡的评估并给出正确的分级。

（5）完成对皮肤感觉的评估并判断感觉障碍的种类。

（6）利用量表完成对患者ADL评估，要求患者示范能否完成穿脱上衣、穿脱裤子、穿脱鞋袜、扣扣子、拉链，用勺进食、持筷进食、使用刀叉、倒水服药、床上活动、体位转移、室内整理、开关使用、坐站平衡、行走能力、上下楼梯、社交活动、洗脸刷牙、整洁修饰、入浴洗澡、用厕处理等动作步骤并给出准确的分值判断。

3．询问。

（1）一般情况：性别、年龄、睡眠、饮食、食欲、进食方式、嗜好、大小便、既往史、遗传史、过敏史、疾病史、文化程度、婚姻状况、职业情况等。

（2）心理社会情况：患者目前的心理状态、住院顾虑、住院费用支付情况、陪护照顾情况。

（3）患者及照顾者对烧伤疾病知识的了解程度。

（4）患者或照顾者对预后的期望等情况。

（5）有无瘢痕疼痛、瘙痒。

①查看：

a．查看是通过眼睛所观察患者获得的资料，对于找出护理问题有一定的辅助作用。

b．瘢痕：护士使用温哥华瘢痕量表进行测评；或者参考治疗师评估结果。

②检测是包括检查和测量：

a．ROM：护士必须知晓四肢关节活动范围及正常活动方向。

b．肌力：护士必须知晓徒手肌力评估的方法。

c．平衡：护士必须知晓平衡评估的方法。

d．感觉：护士必须知晓感觉评估的方法。

e．ADL：采用ADL评估量表。

③询问：

询问是通过与患者进行言语交流所获得的资料，要求护士询问的话语要清晰，通俗易懂，表达到位，态度温和。

（六）观察与记录

1．技术操作动作规范、到位。

2．各类数据收集完成，记录准确。

二、烧烫伤康复期患者护理评估操作评分标准

科室：　　　　　姓名：　　　　　考核时间：　　　　　考核者：　　　　　得分：

项目		分值	操作要求	评分等级及分值				实际得分
				A	B	C	D	
操作前准备	仪表	10	操作者仪表着装规范符合要求	2	1	0.5	0	
	环境		宽敞、明亮、有足够的空间	2	1	0.5	0	
	用物		记录笔、本子、量角器、手套等	1	0.5	0	0	
	说明		核对患者基本信息，解释操作目的，取得配合	2	1	0.5	0	
	评估		患者的生命体征、言语交流能力、心理情绪状况等	3	2	1	0	
操作过程	查看	20	充分暴露损伤部位（注意保护患者隐私）	2	1	0.5	0	
			精神状态、营养状况、烧烫伤部位、面积、深度、残余创面、水疱及渗出、瘢痕情况、全身皮肤的清洁度、五官有无缺失、小口畸形及眼睑外翻情况；肢体形态（含畸形、缺失、肿胀、萎缩）、体位、有无留置各种管道	15	10	5	0～4	
			在检查的同时闻创面、皮肤等有无异味散发	3	2	1	0	
	检测	35	充分暴露被检查部位（注意保护患者隐私）及生命体征	2	1	0.5	0	
			完成对患者受限关节的测量并给出正确的数值（常见受限关节如下：颈、肩、肘、腕、手、躯干、髋、膝、踝、趾）	7	5	3	0～1	
			完成对患者异常肌群肌力的徒手测量并给出正确的数值（含肩部、上臂、前臂、握力、捏力、髋部、大腿、小腿、足踝等肌群）	7	5	3	0～1	
			完成对患者坐位及站位平衡的评估并给出正确的分级	4	3	2	0	
			完成对皮肤感觉的评估并判断感觉障碍的种类	4	3	2	0	
			利用量表完成对患者ADL评估，要求患者示范能否完成穿脱上衣、穿脱裤子、穿脱鞋袜、扣扣拉链，用勺进食、持筷进食、使用刀叉、倒水服药、床上活动、体位转移、室内整理、开关使用、坐站平衡、行走能力、上下楼梯、社交活动、洗脸刷牙、整洁修饰、入浴洗澡、用厕处理等动作步骤并给出准确的分值判断	11	7	5	0～4	

项目		分值	操作要求	评分等级及分值				实际得分
				A	B	C	D	
操作过程	询问	15	一般情况：性别、年龄、睡眠、饮食、食欲、进食方式、嗜好、大小便、既往史、遗传史、过敏史、疾病史、文化程度、婚姻状况、职业情况等	4	3	2	0	
			心理社会情况：患者目前的心理状态、住院顾虑、住院费用支付情况、陪护照顾情况	3	2	1	0	
			患者及照顾者对烧烫伤疾病知识的了解程度	2	1	0.5	0	
			患者或照顾者对预后的期望等情况	2	1	0.5	0	
			有无瘢痕疼痛、瘙痒	2	1	0.5	0	
			有无使用辅助器具、压力用品、矫形器具用品、瘢痕治疗的药物	2	1	0.5	0	
	记录	5	每完成一项评估均进行数据及结果的记录，要求准确	5	4	3	0～2	
言语表达		5	思路清晰，言语表达流畅、准确，解释到位	5	4	3	0～2	
动作规范		5	技术操作动作规范，准确到位，计划性强，规定的时间内完成，体现人文关怀	5	4	3	0～2	
提问		5		5	4	3	0～2	
总分		100						

（陈海瑜　徐彦子　曹小霞　徐钊）

第二节　促进烧烫伤患者背部创面干燥的护理

一、促进烧烫伤患者背部创面干燥的护理操作指引

【定义与目的】

1. 定义：护士利用各类护理用具对烧烫伤患者实施体位摆放暴露背部创面并用电吹风吹干或用烤灯照射创面促进渗液干燥的护理方法。

2. 目的：避免背部创面受压，促进残余创面的修复、预防感染、使患者清洁舒适。

【应用范围】

腰背部存在残余创面渗液较多的烧烫伤患者。

【禁忌证】

患者处于感冒发烧期间，严重肺部感染及生命体征不稳定期间。

【注意事项】

1. 接触患者的各类体位枕头备齐，要求枕头面套为优质纯棉制品，且应经过消毒处理；如枕头被渗液污染应及时更换。

2. 背部应避免棉垫等厚层敷料覆盖，仅需一层薄的无菌纱布包扎固定即可，应充分暴露创面。

3. 摆放体位前应将床栏拉起，避免肢体直接接触金属栏杆，防止压伤皮肤。

4. 体位摆放应尽可能左右交替侧卧，避免侧卧不充分导致创面受压，每2h内要翻身1次。

5. 用电吹风为患者烘干创面时应保持一定距离，避免过热烫伤皮肤或者加重创面损伤。

6. 除了暴露腰背部创面外，其他部位应盖好被子，防止着凉。

7. 侧卧时经评估患者四肢活动能力如果能活动应指导患者适当活动手足，避免完全静卧不动，导致关节挛缩僵硬。

8. 接触患者肢体时应戴无菌手套，避免患者感染。

【护理结局】

1. 患者感觉清洁、舒适。

2. 残余创面得到修复，无感染发生。

3. 皮肤瘙痒减轻。

【操作流程及要点说明】

操作流程	要点说明
（一）核对 患者床号、姓名、医嘱等。	确保患者身份正确。
（二）操作前准备 1. 工作服穿着整齐、规范。 2. 用物准备齐全。	操作用物准备：体位枕、电吹风、烤灯、干洁床上用品、中单、病员服、无菌手套。
（三）评估 全身活动能力，背部创面部位、大小、渗液量、瘢痕增生情况。	①评估时应充分暴露被评估部位。 ②评估渗液的情况。
（四）告知 患者及照顾者操作的目的、方法及注意事项。	
（五）实施 1. 护士摇平患者床面，双手戴无菌手套。 2. 协助医生换药。 3. 协助更换干洁床上用品；协助患者更换干洁的患者衣服，要求上衣从前面穿，暴露后背。 4. 摇高床头15°～30°，床尾10°～15°。 5. 协助患者侧卧，躯干与床面尽量保持在80°～90°，双下肢呈迈步状；用软枕将屈曲的上侧下肢垫高，保持舒适；用软枕支撑患者前胸部，双上肢可自由放置。 6. 充分暴露患者背部的创面，禁止压住患者的创面。 7. 根据天气情况，用被子盖好患者的身体，除背部创面外。 8. 渗液较多者使用电吹风在距创面约30cm的位置用低、中挡的热风吹干。 9. 也可使用烤灯在距创面约60cm位置照射30min。 10. 协助患者每1.5～2h更换侧卧位。	①接触患者的各类体位的枕头应备齐全，应为优质纯棉制品，且应经过消毒处理；如枕头被渗液污染应及时更换。 ②背部应避免敷料覆盖，充分暴露创面。 ③摆放体位前应将床栏拉起，避免肢体直接接触金属栏杆，防止压伤皮肤。 ④体位摆放应尽可能左右交替侧卧，避免侧卧不充分而导致创面受压，每1～2h内要翻身。 ⑤用电吹风为患者烘干创面时应保持一定距离，避免过热烫伤皮肤或者加重创面损伤。 ⑥除了暴露腰背部创面外，其他部位应盖好被子，防止着凉。 ⑦患者侧卧时经评估者四肢如果能活动应指导患者适当活动手足，避免完全静卧不动，导致关节挛缩僵硬。 ⑧接触患者肢体时应戴无菌手套，避免感染。 ⑨创面渗液多时要更换敷料及床单。
（六）观察与记录 1. 观察创面渗液的情况。 2. 询问患者有无体位及疼痛不适。 3. 记录操作情况。	

二、促进烧烫伤患者背部创面干燥的护理操作评分标准

科室：　　　　　姓名：　　　　　考核时间：　　　　　考核者：　　　　　得分：

项目		分值	操作要求	评分等级及分值				实际得分
				A	B	C	D	
操作前准备	仪表	10	操作者仪表、着装规范符合要求；洗手、消毒手、戴口罩	2	1	0.5	0	
	环境		宽敞、明亮，有足够的空间	2	1	0.5	0	
	用物		消毒处理的各类体位枕头、干洁床上用品、中单、病员服、无菌手套、电吹风或烤灯	1	0.5	0	0	
	说明		核对患者信息，解释操作目的、方式，取得配合	2	1	0.5	0	
	评估		全身活动能力，背部创面部位、大小、渗液量、瘢痕增生情况	3	2	1	0	
操作过程	具体实施	55	摇平床面，双手戴无菌手套	3	2	1	0	
			协助医生换药	3	2	1	0	
			协助更换干洁床上用品	3	2	1	0	
			协助更换干洁的患者衣服，要求上衣从前面穿，暴露后背	3	2	1	0	
			协助患者侧卧超过90°，双下肢呈迈步状；用软枕将屈曲的上侧下肢垫高，保持舒适姿势；用软枕支撑患者前胸部，双上肢可自由放置	8	6	4	0～2	
			充分暴露患者背部的创面，禁止压住患者的创面	8	6	4	0～2	
			根据天气情况，用被子盖好患者的身体（除背部创面外）	3	2	1	0	
			渗液较多者使用电吹风在距创面约30cm的位置用低、中挡的热风吹干	8	6	4	0～2	
			渗液较多者也可使用烤灯在距创面约60cm的位置照射30min	8	6	4	0～2	
			协助患者每1.5～2h更换侧卧位	8	6	4	0～2	

（续表）

项目		分值	操作要求	评分等级及分值 A	B	C	D	实际得分
操作过程	观察	5	观察操作中患者反应	5	3	2	0~1	
	注意事项	5	创面渗液多时要及时更换敷料及床单位	2	1	0.5	0	
			防止烫伤和坠床	3	2	1	0	
	整理	5	再次整理床单位，必要时更换清洁床单；协助患者取舒适体位	2	1	0.5	0	
			将使用后物品妥善处理，无用物遗留在病房	3	2	1	0	
	记录	5	洗手，在执行单签名	5	3	1	0	
言语表达		5	思路清晰，言语表达流畅、准确，解释到位	5	3	1	0	
动作规范		5	技术操作动作规范、准确到位、计划性强、规定的时间内完成，体现人文关怀	5	3	1	0	
提问		5		10	5	2	0	
总分		100						

（徐钊　曹小霞）

第三节　烧烫伤患者瘢痕水疱护理

一、烧烫伤患者瘢痕水疱护理操作指引

【定义与目的】

1. 定义：为避免瘢痕皮肤感染发生，护士利用注射器抽吸或用棉签按压烧烫伤患者瘢痕水疱疱液的护理操作方法。

2. 目的：减轻患者疼痛，避免形成新的创面，预防感染。

【应用范围】

活动、牵拉后导致烧烫伤瘢痕皮肤出现的水疱。

【禁忌证】

无。

【注意事项】

1. 严格遵循无菌技术操作的原则。

2. 抽吸疱液时，一定要固定好注射器，避免针头刺入患者皮肤损伤处。

3. 根据水疱大小选择不同针头和注射器。

【护理结局】

1. 患者能掌握水疱自我护理方法，并配合操作。

2. 患者未形成新的创面或在出现新水疱前得到及时护理，未再出现感染。

【操作流程及要点说明】

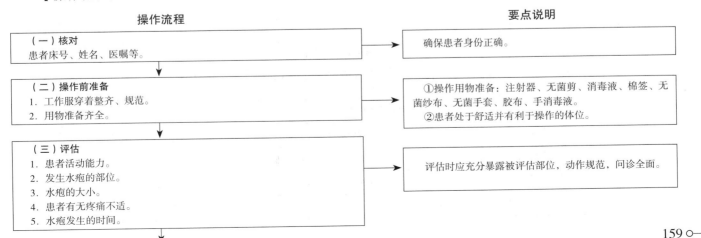

操作流程 / 要点说明

（一）核对
患者床号、姓名、医嘱等。
→ 确保患者身份正确。

（二）操作前准备
1. 工作服穿着整齐、规范。
2. 用物准备齐全。
→ ①操作用物准备：注射器、无菌剪、消毒液、棉签、无菌纱布、无菌手套、胶布、手消毒液。
②患者处于舒适并有利于操作的体位。

（三）评估
1. 患者活动能力。
2. 发生水疱的部位。
3. 水疱的大小。
4. 患者有无疼痛不适。
5. 水疱发生的时间。
→ 评估时应充分暴露被评估部位，动作规范，问诊全面。

（四）告知
患者及照顾者解释瘢痕水疱护理操作的目的、方法及注意事项。

→ 告知时，应言语亲切，简单明了，解释到位，充分取得患者的配合。

（五）实施
1. 护士双手戴手套。
2. 协助患者取舒适体位。
3. 75%酒精消毒水疱周围皮肤。
4. 评估水疱的大小，选择合适的注射器。
5. 针头斜面向下从水疱低垂部位轻轻刺入抽吸疱液。
6. 水疱过大也可在水疱低垂处用无菌剪刀轻轻剪开疱皮，用无菌棉签压出疱液。
7. 局部消毒后示水疱大小及周围有无创面选择是否要用纱布覆盖包扎。
8. 再次整理床单位，必要时更换清洁床单；协助患者取舒适体位。
9. 将使用后物品妥善处理，无用物遗留在病房。
10. 脱手套，洗手、消毒手。

→ ①小水疱指的是直径在0.5cm以内的水疱。大水疱指的是直径大于0.5cm的水疱（小水疱无须处理，应向患者做好解释）。
②针头斜面向下，避免针尖斜面与水疱表皮贴合，利于抽出疱液。
③疱液抽出后，水疱内仍会出现新疱液，加压可预防疱液出现，利于表皮与基底贴合，加快愈合。
④抽取水疱后敷料保持干洁、固定，浸湿及时更换。

（六）观察与记录
1. 操作中观察患者局部瘢痕皮肤的变化。
2. 询问患者有无疼痛不适。
3. 观察疱液的颜色和抽血的量。
4. 记录患者水疱部位、大小、处理方法。

二、烧烫伤患者瘢痕水疱护理操作评分标准

科室：　　　　　姓名：　　　　　考核时间：　　　　　考核者：　　　　　得分：

项目		分值	操作要求	评分等级及分值				实际得分
				A	B	C	D	
操作前准备	仪表	10	操作者仪表、着装规范符合要求；洗手、消毒手，戴口罩	2	1	0.5	0	
	环境		宽敞、明亮，有足够的空间	2	1	0.5	0	
	用物		根据评估情况准备注射器、无菌剪、消毒液、棉签、无菌纱布、胶布、无菌手套等	1	0.5	0	0	
	说明		核对患者基本信息，解释操作目的、方式，取得配合	2	1	0.5	0	
	评估		患者活动能力及水疱的大小（小水疱无须处理，应向患者做好解释）、部位、是否破溃	3	2	1	0	
操作过程	具体实施	40	护士双手戴手套	5	4	3	0~2	
			协助患者取舒适体位	6	4	3	0~2	
			75%酒精消毒水疱周围皮肤	5	4	3	0~2	
			评估水疱的大小，选择合适的注射器	6	4	3	0~2	
			针头斜面向下从水疱低垂部位轻轻刺入抽吸疱液	6	4	3	0~2	
			水疱过大也可在水疱低位处用无菌剪刀轻轻剪开疱皮，用无菌棉签压出疱液	6	4	3	0~2	
			局部消毒后纱布覆盖包扎	6	4	3	0~2	
	整理	10	脱手套，洗手、消毒手	2	1	0.5	0	
			再次整理床单位，必要时更换清洁床单；协助患者取舒适体位	4	3	2	0~1	
			将使用后物品妥善处理，无用物遗留在病房	4	3	2	0~1	
	观察	5	观察操作中患者瘢痕皮肤的变化，患者是否疼痛不适	5	4	3	0~2	
	宣教	10	敷料保持干洁、固定，浸湿及时更换	10	7	4	0~3	
	记录	10	洗手、记录	10	7	4	0~3	
言语表达		5	思路清晰，言语表达流畅、准确，解释到位	5	3	1	0	
动作规范		5	技术操作动作规范，准确到位，计划性强，规定的时间内完成，体现人文关怀	5	3	1	0	
提问		5		5	3	1	0	
总分		100						

（徐钊　陈海瑜　曹小霞）

第四节　烧烫伤患者瘢痕皮肤清洁护理

一、烧烫伤患者瘢痕皮肤清洁护理操作指引

【定义与目的】

1. 定义：护士利用眼科镊、无菌剪刀等对瘢痕皮肤上的死皮进行剪除和清理的护理方法。
2. 目的：促进残余创面的修复、预防感染、减轻瘙痒、使患者清洁舒适、利于穿戴压力用品等。

【应用范围】

深二度及以下的患者，瘢痕皮肤存在痂皮、皮屑。

【禁忌证】

无。

【注意事项】

1. 患者浸浴时水温不宜过高，保持在38°～42°；时间不宜过长，一般30min为宜。
2. 创面存在感染时可使用高锰酸钾溶于水后浸浴。
3. 使用棉签搓擦皮肤时，避免力度过大或搓擦时间过长引起皮肤损伤或水疱生成。
4. 创面周围的死皮要做好评估，避免将创面上的新生上皮剪除，影响创面愈合。
5. 涂油时避免在皮肤表面摩擦时间过长，以免引起水疱。
6. 润肤油以中性温和配方为主，避免刺激皮肤。
7. 清理皮屑时不要强行撕扯以免引起出血形成新的创面。

【护理结局】

1. 患者感觉清洁、舒适。
2. 残余创面得到修复；无感染发生。
3. 皮肤瘙痒减轻。

【操作流程及要点说明】

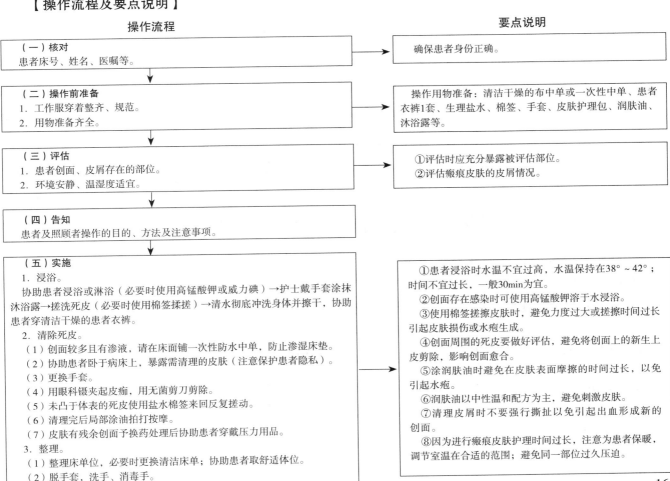

操作流程	要点说明
（一）核对 患者床号、姓名、医嘱等。	确保患者身份正确。
（二）操作前准备 1. 工作服穿着整齐、规范。 2. 用物准备齐全。	操作用物准备：清洁干燥的布中单或一次性中单、患者衣裤1套、生理盐水、棉签、手套、皮肤护理包、润肤油、沐浴露等。
（三）评估 1. 患者创面、皮屑存在的部位。 2. 环境安静、温湿度适宜。	①评估时应充分暴露被评估部位。 ②评估瘢痕皮肤的皮屑情况。
（四）告知 患者及照顾者操作的目的、方法及注意事项。	
（五）实施 1. 浸浴。 　协助患者浸浴或淋浴（必要时使用高锰酸钾或威力碘）→护士戴手套涂抹沐浴露→搓洗死皮（必要时使用棉签揉搓）→清水彻底冲洗身体并擦干，协助患者穿清洁干燥的患者衣裤。 2. 清除死皮。 （1）创面较多且有渗液，请在床面铺一次性防水中单，防止渗湿床垫。 （2）协助患者卧于病床上，暴露需清理的皮肤（注意保护患者隐私）。 （3）更换手套。 （4）用眼科镊夹起皮痂，用无菌剪刀剪除。 （5）未凸于体表的死皮使用盐水棉签来回反复搓动。 （6）清理完后局部涂油拍打按摩。 （7）皮肤有残余创面予换药处理后协助患者穿戴压力用品。 3. 整理。 （1）整理床单位，必要时更换清洁床单；协助患者取舒适体位。 （2）脱手套，洗手、消毒手。	①患者浸浴时水温不宜过高，水温保持在38°～42°；时间不宜过长，一般30min为宜。 ②创面存在感染时可使用高锰酸钾溶于水浸浴。 ③使用棉签搓擦皮肤时，避免力度过大或搓擦时间过长引起皮肤损伤或水疱生成。 ④创面周围的死皮要做好评估，避免将创面上的新生上皮剪除，影响创面愈合。 ⑤涂润肤油时避免在皮肤表面摩擦的时间过长，以免引起水疱。 ⑥润肤油以中性温和配方为主，避免刺激皮肤。 ⑦清理皮屑时不要强行撕扯以免引起出血形成新的创面。 ⑧因为进行瘢痕皮肤护理时间过长，注意为患者保暖，调节室温在合适的范围；避免同一部位过久压迫。

（六）观察与记录

1. 观察皮肤有无出血的新创面。
2. 患者体位有无不适。
3. 记录操作情况。

二、烧烫伤患者瘢痕皮肤清洁护理操作评分标准

科室：　　　　　姓名：　　　　　考核时间：　　　　　考核者：　　　　　得分：

项目		分值	操作要求	评分等级及分值				实际得分
				A	B	C	D	
操作前准备	仪表	10	操作者仪表、着装规范符合要求；洗手、消毒手，戴口罩	2	1	0.5	0	
	环境		宽敞、明亮，有足够的空间	2	1	0.5	0	
	用物		清洁干燥的布中单或一次性中单、患者衣裤1套、生理盐水、棉签、手套、皮肤护理包、润肤油、沐浴露等	1	0.5	0	0	
	说明		核对患者基本信息，解释操作目的、方式，取得配合	2	1	0.5	0	
	评估		患者活动能力及全身瘢痕皮肤状况，残余创面分布部位	3	2	1	0	
操作过程	浸浴	25	协助患者浸浴或淋浴（必要时使用高锰酸钾或威力碘消毒剂）→护士戴手套涂抹沐浴露→搓洗死皮（必要时使用棉签揉搓）→清水彻底冲洗身体	25	20	15	0~10	
	清理死皮	40	创面较多且有渗液，请在床面铺一次性防水中单，防止渗湿床垫	5	4	3	0~2	
			协助患者卧于病床上，暴露需清理的皮肤（注意保护患者隐私）	5	4	3	0~2	
			更换手套	2	1	0.5	0	
			用眼科镊夹起皮痂，用无菌剪刀剪除	10	7	4	0~3	
			未凸于体表的死皮使用盐水棉签搓动	8	6	4	0~2	
			清理完后局部涂油拍打按摩	5	4	3	0~2	
			皮肤有残余创面予换药处理后协助患者穿戴压力用品	5	4	3	0~2	
	整理、记录	10	再次整理床单位，必要时更换清洁床单；协助患者取舒适体位	5	3	1	0	
			脱手套，洗手、消毒手，记录	5	3	1	0	
言语表达		5	思路清晰，言语表达流畅、准确，解释到位	5	3	1	0	
动作规范		5	技术操作动作规范，准确到位，计划性强，规定的时间内完成，体现人文关怀	5	3	1	0	
提问		5		5	3	1	0	
总分		100						

（徐钏　曹小霞）

第五节　头皮烧烫伤患者清洁护理

一、头皮烧烫伤患者清洁护理操作指引

【定义与目的】

1. 定义：护士通过剃除患者头发后暴露残余创面，方便换药并使患者清洁舒适，利于患者穿戴压力头套的护理方法。

2. 目的：促进残余创面的修复、预防感染、使患者清洁舒适、利于穿戴压力用品等。

【应用范围】

所有头皮烧烫伤及利用头部供皮患者。

【禁忌证】

头皮严重感染患者。

【注意事项】

1. 剃头用具要锋利，并处于清洁消毒好的状态，避免创面感染。
2. 剃除头发时应动作轻柔，技术熟练，避免误伤头皮。
3. 清理头皮皮痂时不要强行撕扯以免引起出血形成新的创面。
4. 做好防护措施，避免头发茬误入患者眼睛。
5. 剃除头发时尽量让患者保持坐位，特殊情况也可在卧位下进行。
6. 操作完毕做好清理工作，避免头发茬落在衣领内造成患者不适。
7. 观察操作中患者面部变化，询问患者是否存在不适。
8. 水温合适，避免烫伤。

【护理结局】

1. 患者感觉清洁、舒适。
2. 头皮残余创面得到修复。
3. 无感染发生。
4. 照顾者能掌握患者头皮护理的方法。

【操作流程及要点说明】

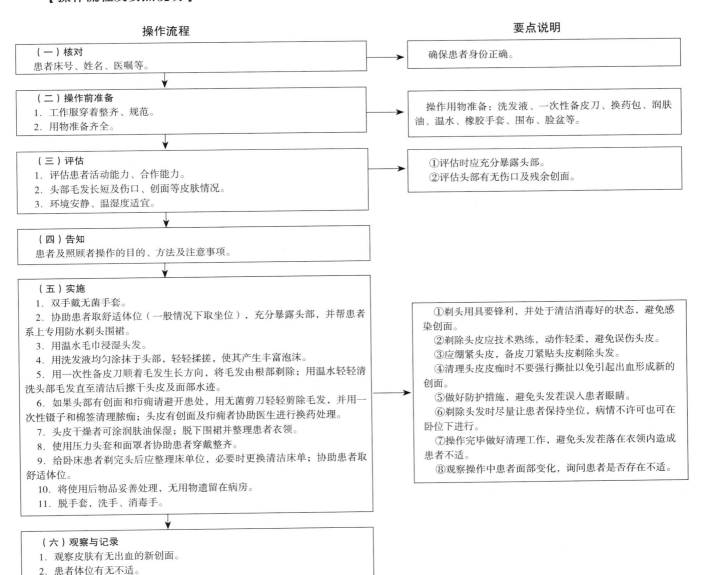

操作流程

（一）核对
患者床号、姓名、医嘱等。

（二）操作前准备
1. 工作服穿着整齐、规范。
2. 用物准备齐全。

（三）评估
1. 评估患者活动能力、合作能力。
2. 头部毛发长短及伤口、创面等皮肤情况。
3. 环境安静、温湿度适宜。

（四）告知
患者及照顾者操作的目的、方法及注意事项。

（五）实施
1. 双手戴无菌手套。
2. 协助患者取舒适体位（一般情况下取坐位），充分暴露头部，并帮患者系上专用防水剃头围裙。
3. 用温水毛巾浸湿头发。
4. 用洗发液均匀涂抹于头部，轻轻揉搓，使其产生丰富泡沫。
5. 用一次性备皮刀顺着毛发生长方向，将毛发由根部剃除；用温水轻轻清洗头部毛发直至清洁后擦干头皮及面部水迹。
6. 如果头部有创面和疖痂请避开患处，用无菌剪刀轻轻剪除毛发，并用一次性镊子和棉签清理脓痂；头皮有创面及疖痂者协助医生进行换药处理。
7. 头皮干燥者可涂润肤油保湿；脱下围裙并整理患者衣领。
8. 使用压力头套和面罩者协助患者穿戴整齐。
9. 给卧床患者剃完头后应整理床单位，必要时更换清洁床单；协助患者取舒适体位。
10. 将使用后物品妥善处理，无用物遗留在病房。
11. 脱手套，洗手、消毒手。

（六）观察与记录
1. 观察皮肤有无出血的新创面。
2. 患者体位有无不适。
3. 记录操作情况。

要点说明

确保患者身份正确。

操作用物准备：洗发液、一次性备皮刀、换药包、润肤油、温水、橡胶手套、围布、脸盆等。

①评估时应充分暴露头部。
②评估头部有无伤口及残余创面。

①剃头用具要锋利，并处于清洁消毒好的状态，避免感染创面。
②剃除头皮应技术熟练，动作轻柔，避免误伤头皮。
③应绷紧头皮，备皮刀紧贴头皮剃除头发。
④清理头皮皮痂时不要强行撕扯以免引起出血形成新的创面。
⑤做好防护措施，避免头发茬误入患者眼睛。
⑥剃除头发时尽量让患者保持坐位，病情不许可也可在卧位下进行。
⑦操作完毕做好清理工作，避免头发茬落在衣领内造成患者不适。
⑧观察操作中患者面部变化，询问患者是否存在不适。

二、头皮烧烫伤患者清洁护理操作评分标准

科室：　　　　姓名：　　　　考核时间：　　　　考核者：　　　　得分：

项目		分值	操作要求	评分等级及分值				实际得分
				A	B	C	D	
操作前准备	仪表	10	操作者仪表、着装规范符合要求；洗手、消毒手，戴口罩	2	1	0.5	0	
	环境		宽敞、明亮，有足够的空间	2	1	0.5	0	
	用物		洗发液、一次性备皮刀、换药包、润肤油、温水、橡胶手套、围布、脸盆等	1	0.5	0	0	
	说明		核对患者基本信息，解释操作目的、方式，取得配合	2	1	0.5	0	
	评估		评估患者活动能力、头部毛发长短及伤口、创面等皮肤情况	3	2	1	0	
操作过程	具体实施	55	手戴橡胶手套	5	4	3	0~2	
			协助患者取得舒适体位，充分暴露头部，并帮患者系上专用防水剃头围裙	5	4	3	0~2	
			用温水毛巾浸湿头发	5	4	3	0~2	
			用洗发液均匀涂抹于头部，轻轻揉搓，使其产生丰富泡沫	5	4	3	0~2	
			用一次性备皮刀顺着毛发生长方向，将毛发由根部剃除；用温水轻轻清洗头部毛发直至清洁后擦干头皮及面部水迹	13	9	5	0~1	
			如果头部有创面和疖痈请避开患处，用无菌剪刀轻轻剪除毛发，并用一次性镊子和棉签清理脓痂；头皮有创面及疖痈者协助医生进行换药处理	12	8	4	0~3	
			头皮干燥者可涂润肤油保湿。使用压力头套和面罩者协助患者穿戴整齐	10	7	5	0~4	
			脱下围裙并整理患者衣领	5	3	1	0	
	注意事项	10	应绷紧头皮，备皮刀紧贴头皮剃除头发，操作中询问患者是否存在不适	10	7	5	0~4	
	整理	5	卧床患者剃完头应协助整理床单位，必要时更换清洁床单；协助患者取舒适体位	2	1	0.5	0	
			将使用后物品妥善处理，无用物遗留在病房	3	2	1	0	
	记录	5	洗手，记录	5	3	1	0	
言语表达		5	思路清晰，言语表达流畅、准确，解释到位	5	3	1	0	
动作规范		5	技术操作动作规范，准确到位，计划性强，规定的时间内完成，体现人文关怀	5	3	1	0	
提问		5		5	3	1	0	
总分		100						

（徐钊　曹小霞）

第六节　烧烫伤患者结膜囊冲洗

一、烧烫伤患者结膜囊冲洗操作指引

【定义与目的】

1. 定义：护士利用注射器抽吸冲洗液体，在去掉钢针后冲洗烧烫伤患者眼皮和眼球之间间隙（也称结膜囊），使眼内外保持清洁的护理操作技术。

2. 目的：预防眼部感染，保持眼部清洁、舒适。

【应用范围】

结膜炎、眼部异物、眼部损伤、眼睑外翻。

【禁忌证】

眼球穿孔伤或眼球裂伤者、躁动不安不能配合的患者。

【注意事项】

1. 一般冲洗液不可直射角膜，冲洗时，冲力要适宜，冲洗距离一般以3~5cm为宜，太近易污染注射器

及针头碰伤眼球，过远冲力太大，致使溶液飞溅，可先把水冲在眼睑的皮肤上，然后慢慢地移向结膜囊，以减少对眼结膜的刺激。

2. 冲洗液温度要适宜（可用手背试温），冬季要加温（32～37℃）。冲洗液温度太高或太低都会刺激患者眼睛。

3. 患者分泌物较多时可增加冲洗液量。

4. 冲洗时要注意患者的主观感受，一旦出现不良反应，及时处理。

5. 如为不合作或刺激症状重的患者，可先表面麻醉，再作冲洗；眼部暴露不满意者可用手分开上下眼睑后冲洗，必要时翻转眼睑。

6. 眼球穿孔伤或眼球裂伤者严禁洗眼，以免造成眼球内容物进一步脱出，或把细菌及异物带入眼球内。

7. 若要用药水冲洗，请医生诊断病情以后，决定用什么药治疗，才能冲洗。千万不要随便乱用药物，否则不仅眼病治不好，有时还会使眼病加重。

8. 当眼部不适时，及时告知医护人员处理，避免使用手直接揉眼。

9. 当患者眼睑外翻不能闭合时，使用油纱布覆盖。

【护理结局】

1. 患者能了解结膜囊操作方法并配合。

2. 患者眼部保持清洁，无异物，感染得到控制。

3. 患者掌握保持眼部清洁方法。

【操作流程及要点说明】

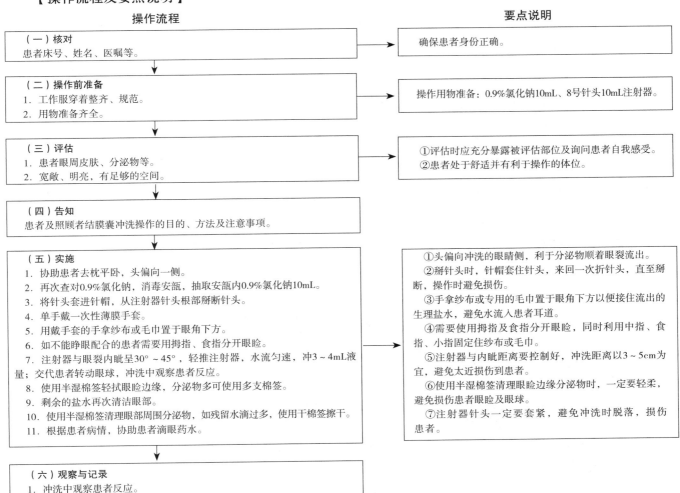

操作流程

（一）核对
患者床号、姓名、医嘱等。

要点说明
确保患者身份正确。

（二）操作前准备
1. 工作服穿着整齐、规范。
2. 用物准备齐全。

操作用物准备：0.9%氯化钠10mL、8号针头10mL注射器。

（三）评估
1. 患者眼周皮肤、分泌物等。
2. 宽敞、明亮，有足够的空间。

①评估时应充分暴露被评估部位及询问患者自我感受。
②患者处于舒适并有利于操作的体位。

（四）告知
患者及照顾者结膜囊冲洗操作的目的、方法及注意事项。

（五）实施
1. 协助患者去枕平卧，头偏向一侧。
2. 再次查对0.9%氯化钠，消毒安瓿，抽取安瓿内0.9%氯化钠10mL。
3. 将针头套进针帽，从注射器针头根部掰断针头。
4. 单手戴一次性薄膜手套。
5. 用戴手套的手拿纱布或毛巾置于眼角下方。
6. 如不能睁眼配合的患者需要用拇指、食指分开眼睑。
7. 注射器与眼裂内眦呈30°～45°，轻推注射器，水流匀速，冲3～4mL液量；交代患者转动眼球，冲洗中观察患者反应。
8. 使用半湿棉签轻拭眼睑边缘，分泌物多可使用多支棉签。
9. 剩余的盐水再次清洁眼部。
10. 使用半湿棉签清理眼部周围分泌物，如残留水滴过多，使用干棉签擦干。
11. 根据患者病情，协助患者滴眼药水。

①头偏向冲洗的眼睛侧，利于分泌物顺着眼裂流出。
②掰针头时，针帽套住针头，来回一次折针头，直至掰断，操作时避免损伤。
③手拿纱布或专用的毛巾置于眼角下方以便接住流出的生理盐水，避免水流入患者耳道。
④需要使用拇指及食指分开眼睑，同时利用中指、食指、小指固定住纱布或毛巾。
⑤注射器与内眦距离要控制好，冲洗距离以3～5cm为宜，避免太近损伤到患者。
⑥使用半湿棉签清理眼睑边缘分泌物时，一定要轻柔，避免损伤患者眼睑及眼球。
⑦注射器针头一定要套紧，避免冲洗时脱落，损伤患者。

（六）观察与记录
1. 冲洗中观察患者反应。
2. 冲洗后观察分泌物是否已冲洗干净。
3. 观察患者眼部是否有损伤。
4. 询问患者眼部的感受。
5. 记录冲洗时间、冲洗频次、眼部分泌物情况。

二、烧烫伤患者结膜囊冲洗操作评分标准

科室：　　　　姓名：　　　　考核时间：　　　　考核者：　　　　得分：

项目		分值	操作要求	评分等级及分值				实际得分
				A	B	C	D	
操作前准备	仪表	10	操作者仪表、着装规范符合要求；洗手、消毒手，戴口罩	2	1	0.5	0	
	环境		宽敞、明亮，有足够的空间	2	1	0.5	0	
	物品		0.9%氯化钠10mL 2支、8号针头10mL注射器、棉签、薄膜手套、纱布、砂轮、酒精、手消毒液等	1	0.5	0	0	
	说明		核对患者基本信息，解释操作目的，取得配合	2	1	0.5	0	
	评估		评估患者的眼周皮肤、分泌物	3	2	1	0	
操作过程	具体实施	60	携用物至病床边	2	1	0.5	0	
			协助患者去枕平卧头偏向一侧	3	2	1	0	
			再次查对0.9%氯化钠，消毒安瓿，抽取0.9%氯化钠10mL，手法正确	3	2	1	0	
			将针头套进针帽，从注射器针头根部掰断针头	2	1	0.5	0	
			单手戴一次性薄膜手套	2	1	0.5	0	
			用戴手套的手拿纱布或毛巾置于眼角下方	3	2	1	0	
			如不能睁眼配合患者需要用拇指、食指分开眼睑	7	5	3	0~2	
			注射器与眼裂内眦呈30°~45°，轻推注射器，水流匀速，冲3~4 mL液量；交代患者转动眼球，冲洗中观察患者反应	10	7	4	0~3	
			使用半湿棉签轻拭结膜边缘，分泌物多可使用多支棉签	6	4	2	0~1	
			剩余的盐水再次清洁眼部	7	5	3	0~2	
			使用半湿棉签清理眼部周围分泌物，如残留水滴过多，使用干棉签擦干	10	7	4	0~3	
			根据患者病情，协助患者滴眼药水	5	3	2	0~1	
	宣教	5	注意平时眼部卫生，不可用手揉、搓眼睛等	5	3	2	0~1	
	整理	5	脱手套，洗手、消毒手	2	1	0.5	0	
			再次整理床单位，必要时更换清洁床单；协助患者取舒适体位	2	1	0.5	0	
			将使用后物品妥善处理，无用物遗留在病房	1	0.5	0	0	
	记录	5	洗手，记录	5	4	3	0~2	
言语表达		5	思路清晰，言语表达流畅、准确，解释到位	5	4	3	0~2	
动作规范		5	技术操作动作规范，准确到位，计划性强，规定的时间内完成，体现人文关怀	5	4	3	0~2	
提问		5		5	4	3	0~2	
总分		100						

（陈海瑜　曹小霞）

第七节　口部及鼻部烧烫伤患者护理

一、口部及鼻部烧烫伤患者护理操作指引

【定义与目的】

1. 定义：利用棉签或者棉球通过对口部和鼻部烧烫伤患者进行清洁护理，促进患者舒适预防感染的护理方法。

2. 目的：促进口部及鼻部残余创面的修复、预防感染、保持呼吸顺畅、使患者外形整洁干净。

【应用范围】

所有口鼻部烧烫伤伴有残余创面的患者。

【禁忌证】

无。

【注意事项】

1. 注意棉签不宜太湿，用棉签由鼻孔内向外轻轻环形转动时动作轻柔，避免损伤鼻部黏膜。

2. 进行鼻部护理时注意不要将棉签插入鼻腔过深，以免损伤鼻腔深部组织。

3. 进行口部护理时，应评估患者的吞咽功能，防止棉签过湿造成患者误吸，同时应取下活动假牙。

4. 棉花与棉杆应紧密缠绕，防止棉花脱落至鼻腔或者口腔造成不良后果。

5. 接触患者残余创面的镊子及剪刀应进行消毒灭菌处理。

6. 患者鼻部三角区有疖痈应避免挤压。

【护理结局】

1. 患者感觉清洁、舒适。

2. 口鼻部残余创面得到修复。

3. 无感染发生。

4. 患者照顾者能掌握口鼻部的护理方法。

【操作流程及要点说明】

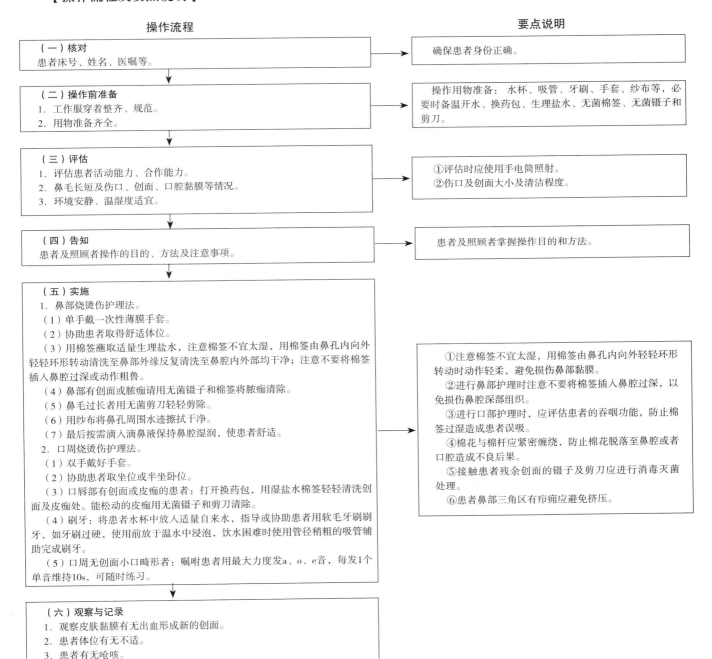

操作流程　　　　　　　　　　　　　　　　　　要点说明

（一）核对
患者床号、姓名、医嘱等。

确保患者身份正确。

（二）操作前准备
1. 工作服穿着整齐、规范。
2. 用物准备齐全。

操作用物准备：水杯、吸管、牙刷、手套、纱布等，必要时备温开水、换药包、生理盐水、无菌棉签、无菌镊子和剪刀。

（三）评估
1. 评估患者活动能力、合作能力。
2. 鼻毛长短及伤口、创面、口腔黏膜等情况。
3. 环境安静、温湿度适宜。

①评估时应使用手电筒照射。
②伤口及创面大小及清洁程度。

（四）告知
患者及照顾者操作的目的、方法及注意事项。

患者及照顾者掌握操作目的和方法。

（五）实施
1. 鼻部烧烫伤护理法。
（1）单手戴一次性薄膜手套。
（2）协助患者取得舒适体位。
（3）用棉签蘸取适量生理盐水，注意棉签不宜太湿，用棉签由鼻孔内向外轻轻环形转动清洗至鼻部外缘反复清洗至鼻腔内外部均干净；注意不要将棉签插入鼻腔过深或动作粗鲁。
（4）鼻部有创面或脓痂请用无菌镊子和棉签将脓痂清除。
（5）鼻毛过长者用无菌剪刀轻轻剪除。
（6）用纱布将鼻孔周围水迹擦拭干净。
（7）最后按需滴入滴鼻液保持鼻腔湿润，使患者舒适。
2. 口周烧烫伤护理法。
（1）双手戴好手套。
（2）协助患者取坐位或半坐卧位。
（3）口唇部有创面或皮痂的患者：打开换药包，用湿盐水棉签轻轻清洗创面及皮痂处。能松动的皮痂用无菌镊子和剪刀清除。
（4）刷牙：将患者水杯中放入适量自来水，指导或协助患者用软毛牙刷刷牙，如牙刷过硬，使用前放于温水中浸泡，饮水困难时使用管径稍粗的吸管辅助完成刷牙。
（5）口周无创面小口畸形者：嘱咐患者用最大力度发a、o、e音，每发1个单音维持10s，可随时练习。

①注意棉签不宜太湿，用棉签由鼻孔内向外轻轻环形转动时动作轻柔，避免损伤鼻部黏膜。
②进行鼻部护理时注意不要将棉签插入鼻腔过深，以免损伤鼻腔深部组织。
③进行口部护理时，应评估患者的吞咽功能，防止棉签过湿造成患者误吸。
④棉花与棉杆应紧密缠绕，防止棉花脱落至鼻腔或者口腔造成不良后果。
⑤接触患者残余创面的镊子及剪刀应进行消毒灭菌处理。
⑥患者鼻部三角区有疖痈应避免挤压。

（六）观察与记录
1. 观察皮肤黏膜有无出血形成新的创面。
2. 患者体位有无不适。
3. 患者有无呛咳。
4. 记录操作情况。

二、口部及鼻部烧烫伤患者护理操作评分标准

科室：　　　　　姓名：　　　　　考核时间：　　　　　考核者：　　　　　得分：

项目		分值	操作要求	评分等级及分值				实际得分
				A	B	C	D	
操作前准备	仪表	10	操作者仪表、着装规范符合要求；洗手、消毒手，戴口罩	2	1	0.5	0	
	环境		宽敞、明亮，有足够的空间	2	1	0.5	0	
	用物		水杯、吸管、牙刷、手套、纱布等，必要时备温开水、换药包、生理盐水、棉签、无菌镊子和剪刀	1	0.5	0	0	
	说明		核对患者信息，解释操作目的、方式，取得配合	2	1	0.5	0	
	评估		口腔黏膜及周围皮肤有无红肿、溃疡、出血及瘢痕增生情况；评估患者张口、闭口能否完成；有无小口畸形等	3	2	1	0	
操作过程	鼻部烧烫伤护理	30	单手戴一次性薄膜手套	2	1	0.5	0	
			协助患者取得舒适体位	3	2	1	0	
			用棉签蘸取适量生理盐水，注意棉签不宜太湿，用棉签由鼻孔由内向外轻轻环形转动清洗至鼻部外缘，反复清洗至鼻腔内外部均干净；注意不要将棉签插入鼻腔过深或动作粗鲁	8	6	4	0～2	
			鼻部有创面或脓痂请用无菌镊子和棉签将脓痂清除	5	4	3	0～2	
			鼻毛过长者用无菌剪刀轻轻剪除	2	1	0.5	0	
			用纱布将鼻孔周围水迹擦拭干净	2	1	0.5	0	
			最后按需滴入滴鼻液保持鼻腔湿润，使患者舒适	3	2	1	0	
	口周烧烫伤护理	30	双手戴好手套	3	2	1	0	
			协助患者取坐位或半坐卧位	3	2	1	0	
			口唇部有创面或皮痂的患者：用湿盐水棉签轻轻清洗创面及皮痂处。能松动的皮痂用无菌镊子和剪刀清除	8	6	4	0～2	
			刷牙：将患者水杯中放入适量自来水，指导或协助患者用软毛牙刷刷牙，如牙刷过硬，使用前放于温水中浸泡，饮水困难时使用管径稍粗的吸管辅助完成刷牙	8	6	4	0～2	
			口周无创面小口畸形者：嘱咐患者用最大力度发a、o、e音，每发1个单音维持10s，可随时练习	8	6	4	0～2	
	观察	10	观察操作中患者反应，口腔和鼻腔黏膜有无出血	5	4	3	0～2	
			再次整理床单位，必要时更换清洁床单；协助患者取舒适体位	3	2	1	0	
			将使用后物品妥善处理，无用物遗留在病房	2	1	0.5	0	
	记录	5	洗手、记录	5	3	2	0～1	
言语表达		5	思路清晰，言语表达流畅、准确，解释到位	5	3	2	0～1	
动作规范		5	技术操作动作规范，准确到位，计划性强，规定的时间内完成，体现人文关怀	5	3	2	0～1	
提问		5		5	3	2	0～1	
总分		100						

（徐钊　曹小霞）

第八节　耳部烧烫伤患者护理

一、耳部烧烫伤患者护理操作指引

【定义与目的】

1. 定义：护士利用棉球对耳部烧烫伤患者进行清洁护理，促进患者舒适，预防感染的护理方法。

2. 目的：促进耳部残余创面的修复、预防感染、使患者外形整洁干净。

【应用范围】

所有耳部烧烫伤伴有残余创面的患者。

【禁忌证】

耳道严重感染的患者。

【注意事项】

1. 注意棉签不宜太湿，用棉签由外耳郭轻轻环形转动，动作轻柔，避免损伤耳部黏膜。

2. 进行耳部护理时注意不要将棉签插入耳道过深，以免损伤耳道深部组织。

3. 棉花与棉杆应紧密缠绕，防止棉花脱落至耳道造成不良后果。

4. 接触患者残余创面的镊子及剪刀应进行消毒灭菌处理。

5. 患者耳道出血或者有渗液流出，禁止堵塞耳道。

6. 患者外耳道有明显残余创面时，禁止用挖耳勺给患者掏耵聍。

【护理结局】

1. 患者感觉清洁、舒适。

2. 耳部残余创面得到修复；无感染发生。

3. 患者照顾者能掌握耳道护理的方法。

【操作流程及要点说明】

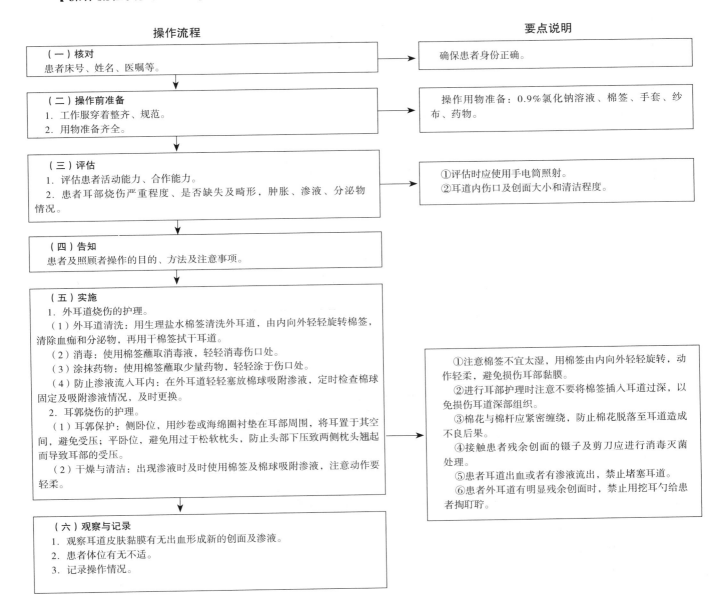

169

二、耳部烧烫伤患者护理操作评分标准

科室：　　　　　姓名：　　　　　考核时间：　　　　　考核者：　　　　　得分：

项目		分值	操作要求	评分等级及分值				实际得分
				A	B	C	D	
操作前准备	仪表	10	操作者仪表、着装规范符合要求，洗手，戴口罩，戴手套	2	1	0.5	0	
	环境		宽敞、明亮，有足够的空间	2	1	0.5	0	
	用物		0.9%氯化钠溶液、棉签、手套、纱布、药物	1	0.5	0	0	
	说明		核对患者基本信息；向患者解释原因：耳部烧烫伤后，渗液较多及出现局部肿胀，使耳道堵塞；说明目的：避免耳道堵塞及渗液流入耳道，保持耳部清洁、干燥；介绍护理方式，取得配合	2	1	0.5	0	
	评估		耳部烧烫伤严重程度、是否缺失及畸形、肿胀、渗液、分泌物情况	3	2	1	0	
操作过程	外耳道烧伤的护理	40	外耳道清洗：用盐水棉签清洗外耳道，由内向外轻轻旋转棉签，清除血痂和分泌物，再用干棉签拭干耳道	8	6	4	0~2	
			消毒：使用棉签蘸取消毒液，轻轻消毒伤口处	8	6	4	0~2	
			涂抹药物：使用棉签蘸取少量药物，轻轻涂于伤口处	8	6	4	0~2	
			防止渗液流入耳内：在外耳道轻轻塞放棉球吸附渗液。定时检查棉球固定及吸附渗液情况，及时更换	8	6	4	0~2	
			注意事项：棉签头要紧，防止棉花脱落入耳道内；清洗时不要将棉签插入过深，避免损伤鼓膜；避免消毒液及盐水流入耳道	8	6	4	0~2	
	耳郭烧伤的护理	20	耳郭保护：侧卧位，用纱卷或海绵圈衬垫在耳部周围，将耳置于其空间，避免受压；平卧位，避免用过于松软枕头，防止头部下压而两侧枕头翘起而导致耳部的受压	10	7	4	0~1	
			干燥与清洁：出现渗液时及时使用棉签及棉球吸附渗液，注意动作要轻柔	10	7	4	0~1	
	观察	5	观察护理中患者反应，交代患者如不适及时告知；观察耳部皮肤、伤口、创面及瘢痕情况	5	4	3	0~2	
	整理	5	床单位整理；协助患者取合适体位；污物分类、妥善处置	5	4	3	0~2	
	记录	5	洗手、记录	5	4	3	0~2	
言语表达		5	思路清晰，言语表达流畅、准确，解释到位	5	4	3	0~2	
动作规范		5	技术操作动作规范，准确到位，计划性强，规定的时间内完成，体现人文关怀	5	4	3	0~2	
提问		5		5	4	3	0~2	
总分		100						

（陈海瑜　曹小霞）

第九节　烧烫伤患者瘢痕瘙痒护理

一、烧烫伤患者瘢痕瘙痒护理操作指引

【定义与目的】

1. 定义：护士指导患者或照顾者采用减低室温、冰敷患处、在患处涂抹润肤油、拍打身体、转移注意力等系列护理措施减轻烧烫伤患者瘢痕皮肤瘙痒的护理方法。

2. 目的：减轻瘢痕瘙痒，使患者舒适愉悦，增加对康复的信心。

【应用范围】

瘢痕皮肤瘙痒的患者。

【禁忌证】

无。

【注意事项】

1. 拍打力度均匀，应避开有创面的地方。

2. 采用冰敷时应避免长期停留在一个部位，防止冻伤。

3．告知患者不要抓挠瘙痒皮肤。特别是要修剪指甲防止抓破皮肤。

4．告知患者尽可能穿优质纯棉面料的衣服，特别是贴身衣服。

5．避免在太阳下停留过久，室温保持在20℃或以下，瘙痒症状会缓解一些。

【护理结局】

1．瘢痕瘙痒减轻。

2．患者感觉舒适。

3．患者心理变得愉悦。

4．患者及照顾者对康复治疗依存性增加。

【操作流程及要点说明】

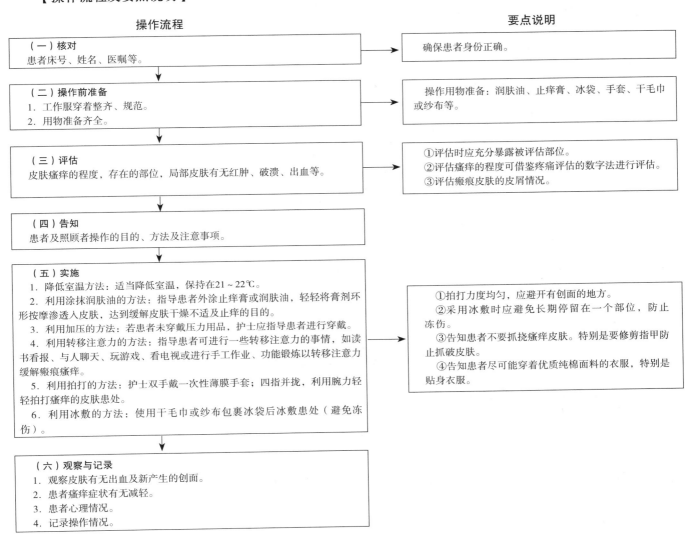

二、烧烫伤患者瘢痕瘙痒护理操作评分标准

科室：　　　　　姓名：　　　　　考核时间：　　　　　考核者：　　　　　得分：

项目		分值	操作要求	评分等级及分值				实际得分
				A	B	C	D	
操作前准备	仪表	10	操作者仪表、着装规范符合要求；洗手、消毒手，戴口罩	2	1	0.5	0	
	环境		宽敞、明亮，有足够的空间	2	1	0.5	0	
	用物		根据评估情况准备润肤油、止痒膏、冰袋、手套、干毛巾或纱布等	1	0.5	0	0	
	说明		核对患者基本信息，解释操作目的、方式，取得配合	2	1	0.5	0	
	评估		皮肤瘙痒的程度，局部皮肤有无红肿、破溃、出血等	3	2	1	0	

项目		分值	操作要求	评分等级及分值				实际得分
				A	B	C	D	
操作过程	降低室温方法	10	指导患者适当降低室温，保持在21～22℃	10	7	4	0～1	
	利用涂抹润肤油的方法	13	指导患者外涂止痒膏或润肤油，轻轻将膏剂环形按摩渗透入皮肤，达到缓解皮肤干燥不适及止痒的目的	13	10	7	0～4	
	利用加压的方法	10	若患者未穿戴压力用品，护士应指导患者进行穿戴，通过加压缓解瘢痕瘙痒	10	7	4	0～1	
	利用转移注意力的方法	12	指导患者可做一些转移注意力的事情，如读书看报、与人聊天、玩游戏、看电视或进行手工作业、功能锻炼以转移注意力缓解瘢痕瘙痒	12	8	4	0～1	
	利用拍打的方法	10	护士双手戴一次性薄膜手套；四指并拢，利用腕力轻轻拍打瘙痒的皮肤患处	10	7	4	0～1	
	利用冰敷的方法	10	使用干毛巾或纱布包裹冰袋后冰敷患处（避免冻伤）	10	7	4	0～1	
观察		5	观察患者局部瘢痕皮肤变化，询问患者感受	3	2	1	0	
			再次整理床单位，必要时更换清洁床单；协助患者取舒适体位；将使用后物品妥善处理，无用物遗留在病房	2	1	0.5	0	
洗手记录		5	脱手套、洗手，记录	5	3	1	0	
言语表达		5	思路清晰，言语表达流畅、准确，解释到位	5	3	1	0	
动作规范		5	技术操作动作规范，准确到位，计划性强，规定的时间内完成，体现人文关怀	5	3	1	0	
提问		5		5	3	1	0	
总分		100						

（徐钊　曹小霞）

第十节　烧烫伤患者体位摆放

一、烧烫伤患者体位摆放操作指引

【定义与目的】

1. 定义：为维持烧烫伤患者关节活动范围，预防肢体瘢痕挛缩，将患者肢体摆放在功能位的一种护理方法。

2. 目的：对抗瘢痕增生，防止瘢痕挛缩，维持正常关节活动范围，减轻水肿，减少疼痛。

【应用范围】

深Ⅱ度以上的烧伤，特别是各关节部位出现瘢痕挛缩。

【禁忌证】

处于休克期，生命体征不稳定患者。

【注意事项】

1. 若患者肢体活动能力逐步恢复，不主张将肢体始终固定在一个体位上，要鼓励患者尽量进行关节各个方向的活动。

2. 患者睡眠和卧床休息时护士可嘱咐患者将肢体按要求进行摆放。

3. 创面未愈合的关节部位，不应过度牵伸，以免影响创面的修复。

【护理结局】

1. 患者掌握烧烫伤体位摆放的方法。

2. 维持或增加关节活动范围。

3. 未引起因关节部位的瘢痕增生导致关节挛缩畸形。

【操作流程及要点说明】

操作流程	要点说明

（一）核对
患者床号、姓名、医嘱等。

→ 确保患者身份正确。

（二）操作前准备
1. 工作服穿着整齐、规范。
2. 用物准备齐全。

→ ①操作用物准备：纱布卷、各种枕头，包括：头枕、肩后枕、腋窝枕、翻身枕、手枕、腿间枕、顶足枕、三脚架等，如有条件可应用矫形器，效果更好。
②患者处于舒适并有利于操作的体位。

（三）评估
1. 评估患者的烧伤部位、面积、创面、瘢痕情况、四肢肌力、关节活动、肢体形态及所配置的矫形器等。
2. 环境安静、房间温湿度适宜。

→ ①评估时应充分暴露被评估部位。
②检查各关节的活动度及瘢痕增生情况。

（四）告知
患者及照顾者烧伤体位摆放的目的、方法及注意事项。

（五）实施
1. 局部烧烫伤的体位摆放。
（1）颈部烧烫伤：去枕并在肩后垫1个小薄枕；后部或两侧烧烫伤：头保持中立位。
（2）腋部、胸部、背部、上臂烧烫伤：肩关节充分置于伸展位，外展45°～90°。
（3）肘部、上肢烧烫伤，掌侧烧烫伤：肘关节应置于伸展位，背侧烧烫伤：肘关节应屈曲70°～90°。
（4）手腕部烧烫伤、手背烧烫伤：腕关节背伸，MP关节屈曲，PIP、DIP关节伸直，拇指对掌位，即处于保护位（此种体位需要保护位矫形器进行摆放）；手掌烧烫伤：腕关节应背伸15°～30°，指关节伸直，拇指呈伸展位，各指间放置纱布卷（有条件使用矫形器）。
（5）臀部及会阴烧烫伤：应保持伸直位，双下肢充分外展。
（6）下肢烧烫伤、下肢前部烧烫伤：应用三脚架将膝关节屈曲置于15°～30°位；下肢后部烧烫伤：膝关节保持伸直位，必要时用夹板伸直位固定。
（7）踝部烧烫伤：膝关节应保持中立位，踝关节背伸90°（有条件使用踝足矫形器）。
2. 全身烧烫伤平卧位的体位摆放。
（1）颈部去枕平卧或在肩后垫1个小薄枕。
（2）肩关节置于充分外展45°～90°。
（3）肘关节屈伸交替进行。
（4）腕关节轻度背伸，虎口开大，拇指处于对掌位，各指蹼微分，掌指、指间关节轻度屈曲，即功能位。
（5）双下肢与肩同宽，保持中立位。
（6）双膝下垫一小薄枕。
（7）双踝保持中立位。
3. 全身烧烫伤侧卧位的体位摆放。
（1）头部垫1个枕头，保持头部中立位。
（2）背部垫翻身枕。
（3）下方肩部充分外展至45°～90°。
（4）上侧的腋下放置1个枕头，打开腋下。
（5）上方下肢垫1个枕头，不能把2个肢体重叠放置。
（6）双膝稍屈曲。
（7）双踝尽量保持中立位。

→ ①局部烧伤：
a. 如不能按要求摆放，则摆放于功能位，最终应依据患者的病情去执行各种体位。
b. 若患者肢体活动能力逐步恢复，要鼓励患者尽量进行关节各个方向的活动，患者睡眠和卧床休息时将患者肢体按要求摆放。
c. 创面未愈合的关节部位，不应过度牵伸，以免影响创面的修复。
②全身烧烫伤平卧位：
a. 平卧位的时间不应超过2h，避免压疮等并发症。
b. 其余注意事项同局部烧伤体位摆放。
③全身烧烫伤侧卧位：
注意事项同烧伤平卧位体位摆放。

（六）观察与记录
1. 观察患者卧位摆放是否到位。
2. 观察患者生命体征及局部受压皮肤。
3. 若发生不适及时通知医生处理。
4. 记录摆放的方法、频次、强度及效果。

二、烧烫伤患者体位摆放操作评分标准

科室：　　　　姓名：　　　　考核时间：　　　　考核者：　　　　得分：

项目		分值	操作要求	评分等级及分值				实际得分
				A	B	C	D	
操作前准备	仪表	10	操作者仪表、着装规范符合要求	2	1	0.5	0	
	环境		宽敞、明亮，有足够的空间	2	1	0.5	0	
	物品		体位摆放所需枕头、纱布卷等用物齐全	1	0.5	0	0	
	说明		核对患者基本信息，解释操作目的，取得配合	2	1	0.5	0	
	评估		患者的基本病情、肢体的肌力、关节活动度、皮肤状况、肢体形态等情况及所配置辅助器具，合作程度	3	2	1	0	
操作过程	局部烧烫伤的体位摆放	35	颈部烧烫伤、前部烧烫伤：去枕并在肩后垫1个小薄枕；后部或两侧烧烫伤：头保持中立位	5	4	3	0~2	
			腋部、胸部、背部、上臂烧烫伤：肩关节充分置于伸展位，外展45°~90°	5	4	3	0~2	
			肘部、上肢烧烫伤，掌侧烧烫伤：肘关节应置于伸展位，背侧烧烫伤：肘关节应屈曲70°~90°	5	4	3	0~2	
			手部烧烫伤、手背烧烫伤：腕关节背伸，MP关节屈曲，PIP、DIP关节伸直，拇指对掌位，即处于保护位（此种体位需要保护位矫形器进行摆放）手掌烧烫伤：腕关节应背伸15°~30°，指关节伸直，拇指呈伸展位，各指间放置纱布卷（有条件使用矫形器）	5	4	3	0~2	
			臀部及会阴烧烫伤：髋部应保持伸直位，双下肢充分外展	5	4	3	0~2	
			下肢烧烫伤、下肢前部烧烫伤：应用三脚架将膝关节屈曲置于15°~30°；下肢后部烧烫伤：膝关节保持伸直位，必要时用夹板伸直位固定	5	4	3	0~2	
			踝部烧烫伤：踝关节应保持中立位，踝关节背伸90°。有条件使用踝足矫形器	5	4	3	0~2	
	全身烧烫伤平卧位的体位摆放	20	颈部去枕平卧或在肩后垫1个小薄枕，肩关节置于充分外展45°~90°	4	3	2	1	
			肘关节屈伸交替进行	4	3	2	1	
			腕关节轻度背伸，虎口张开，拇指处于对掌位，各指蹼微分，掌指、指间关节轻度屈曲，即功能位	4	3	2	1	
			双下肢与肩同宽，保持中立位，双膝下垫1个小薄枕	4	3	2	1	
			双踝保持中立位	4	3	2	1	
	全身烧烫伤侧卧位的体位摆放	20	头部垫1个枕头，保持头部侧卧	4	3	2	1	
			背部垫翻身枕，下方肩部充分外展至45°~90°	4	3	2	1	
			上侧的腋下放置腋窝枕，打开腋下	4	3	2	1	
			上方下肢垫1个枕头，不能把2个肢体重叠放置	4	3	2	1	
			双膝稍屈曲；双踝尽量保持中立位	4	3	2	1	
言语表达		5	思路清晰，言语表达流畅、准确，解释到位	5	4	3	0~2	
动作规范		5	技术操作动作规范，准确到位，计划性强，规定的时间内完成，体现人文关怀	5	4	3	0~2	
提问		5		5	4	3	0~2	
总分		100						

（曹小霞　郭秀兰　陈海瑜）

第十一节　烧烫伤患者日常生活活动能力训练

一、烧烫伤患者日常生活活动能力训练操作指引

【定义与目的】

1. 定义：为了维持生存及适应周围环境的需要，护士对烧烫伤患者进行衣食住行及个人卫生等自理活动进行指导训练的护理技术。

2．目的：

（1）建立或维持患者基本ADL，调动或发掘身体潜能，使其将活动依赖减至最低限度。

（2）改善患者躯体功能如灵活性、协调性，增加活动能力，使其能独自或借助最少的帮助，完成各种体位转移，在社区内进行日常活动。

（3）对不能独立完成日常活动的患者，通过评估，找出存在的主要问题及解决问题的具体办法，决定实施何种帮助或借助活动辅助器具达到完成自理的目的。

【应用范围】

烧烫伤后稳定期四肢肌力达3+级以上、全身各关节活动中度或轻度受限、单纯烧烫伤不含并发症〔骨折、截肢（指）、神经损伤等〕，ADL不能自理的患者。

【禁忌证】

疾病的急性期患者，烧烫伤后伴有意识障碍的患者。

【注意事项】

1．动作训练由简到繁，由粗到精。

2．先恢复患者的运动功能，使用肌肉力量和关节活动均能达到一定水平方可进行ADL训练。

3．所有的训练动作，应配合实际生活场地来学习和指导。

4．要有周密的训练计划，并根据患者动作恢复的情况及时做出调整。

5．无论是康复治疗师、康复护士和照顾者所采用的训练方案应该保持一致，避免太大的差异，让患者无从适应。

【护理结局】

1．减少患者日常生活活动对他人的依赖。

2．患者恢复自理能力，能独立或借助辅助器具完成自我护理的过程。

【操作流程及要点说明】

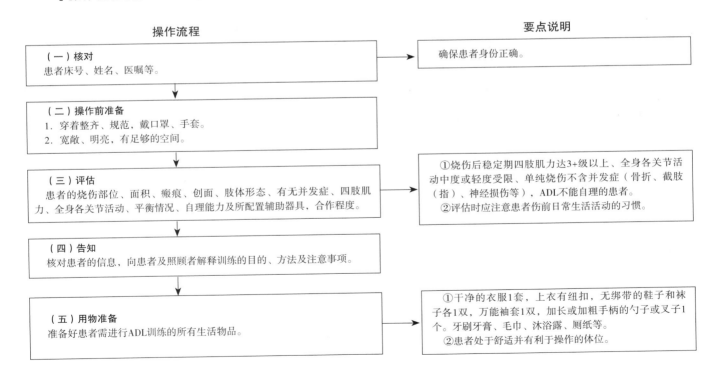

操作流程	要点说明
（一）核对 患者床号、姓名、医嘱等。	确保患者身份正确。
（二）操作前准备 1．穿着整齐、规范，戴口罩、手套。 2．宽敞、明亮，有足够的空间。	
（三）评估 患者的烧伤部位、面积、瘢痕、创面、肢体形态、有无并发症、四肢肌力、全身各关节活动、平衡情况、自理能力及所配置辅助器具，合作程度。	①烧伤后稳定期四肢肌力达3+级以上、全身各关节活动中度或轻度受限、单纯烧伤不含并发症（骨折、截肢（指）、神经损伤等），ADL不能自理的患者。 ②评估时应注意患者伤前日常生活活动的习惯。
（四）告知 核对患者的信息，向患者及照顾者解释训练的目的、方法及注意事项。	
（五）用物准备 准备好患者需进行ADL训练的所有生活物品。	①干净的衣服1套，上衣有纽扣，无绑带的鞋子和袜子各1双，万能袖套1双，加长或加粗手柄的勺子或叉子1个。牙刷牙膏、毛巾、沐浴露、厕纸等。 ②患者处于舒适并有利于操作的体位。

（六）实施

1．衣。

（1）一侧上肢功能受限的患者穿衣服：患者取坐位或站位，先将衣袖套进患手并拉至肩关节以上；健手拉衣领至健侧，健手随即穿入另一衣袖。

（2）双侧上肢功能受限患者：患者取坐位或站位，先将衣袖套进功能差手并拉至肘关节以上，将另一边衣服从背后拉到对侧，随即穿入衣袖，再将双侧衣袖穿到肩部，双手整理衣服。

（3）脱衣服：患者取坐位或站位，对于一侧受限的先脱肢体受限侧衣袖，然后脱另一侧。双侧受限，双手抓住衣角上方，双肩关节充分后伸，将衣领脱至肩关节以下，双上肢同时抖动，将衣服脱下。

（4）穿裤子：患者坐于床上，先将双足伸至裤腿内，将裤腰穿至踝关节以上，患者平卧于床上，双髋膝关节屈曲尽最大可能贴近腹部，双踝背伸，双手抓住裤腰将裤子穿上。

（5）脱裤子：不能站立的患者，取床上平卧位，将双侧裤腰脱至臀部以下，双髋膝关节屈曲尽最大可能贴近腹部，将裤腰脱至膝关节以下，抖动双下肢将裤子脱下；能站立的患者取站位，双手将裤腰拉至臀部以下，取坐位，再将裤子脱出。

（6）扣扣子：先将扣眼对准扣子，固定好衣服，将扣子插入扣眼，然后从扣眼另一侧拉出。

（7）穿、脱鞋：坐位，将脚穿进鞋内，然后将一侧下肢放在另一侧大腿上，提鞋帮穿上鞋子，如不能完成以上动作者，可借助辅助器提帮。

（8）穿袜子：选择宽松棉袜，坐位，套入脚即可。

2．食。

如不能完成抓握、侧捏者，可选用万能袖套，根据患者功能插入加长或加粗手柄的勺子或叉子进食；如能完成抓握、侧捏，不能完成前臂旋后者，根据患者功能使用加粗加长勺柄的勺子或叉子，先可尝试手掌朝下，拇指与其余指夹住勺子进食，再过渡到手掌朝上正常进食。

3．住。

（1）床上坐起练习：患者利用杠杆原理，臀部为支点，先将下肢抬高，快速放下同时躯干抬起。或先将身体平移至功能较好的一侧，侧身，双小腿移至床沿，以同侧肘为支点支起上半身，另一侧手协助撑起身体。

（2）坐站转移：患者坐在床边，双足着地，臀部尽量移至床沿，双下肢与肩同宽，双膝尽量屈曲至90°以上，躯干前后摆动，利用惯性站起。

4．行。

（1）行走：要求患者穿防滑舒适的鞋子，不能穿拖鞋，双上肢自由摆动，双下肢屈髋屈膝往前迈步，姿势动作尽量往正常靠拢。

（2）上下楼梯：上楼梯，一手扶住栏杆，先迈功能较好的一侧肢体，再迈功能较差的一侧肢体；下楼梯，一手扶住栏杆，先迈功能较差的一侧肢体，再迈功能较好的一侧肢体。

5．个人卫生。

（1）刷牙：如不能完成前臂旋后者，根据患者功能使用加粗加长柄的牙刷，先可尝试手掌朝下，拇指与其余指夹住牙刷刷牙，左右手交替刷。

（2）洗脸：选择小方巾，单手或双手挤压即可挤出大部分水，抓住毛巾擦拭脸部。

（3）刮须和梳头：均可将刮须刀、梳子的手柄部分加粗加长便于抓握。

（4）洗澡：备好洗澡椅，取坐位，脱下衣物，坐稳；调节好水温，用温和的沐浴露清洗身体上的污垢，勿用力搓，以免产生水疱及创面，背部使用长毛巾，双手抓住两端拉锯式轻擦。

（5）如厕处理：选择坐位马桶，便后擦拭肛门，可指导患者将纸缠绕在手掌上进行擦拭或者双手夹紧纸团从会阴前方低头、翘臀擦拭肛门。

（七）记录

记录指导时间以及患者理解、掌握程度。

①衣：

a．动作训练由简到繁，由粗到精。

b．先恢复患者的运动功能，使用肌肉力量和关节活动功能均能达到一定水平方可进行ADL训练。

c．所有的训练动作，应配合实际生活场地来学习和指导。

d．要有周密的训练计划，并根据患者动作恢复的情况及时做出调整。

e．无论是康复治疗师、康复护士和照顾者所采用的训练方案应该保持一致，避免差异太大而让患者无所适从。

②食：

a．使用筷子前应先训练患者拇指对指功能及手指侧捏。

b．可使用纱布包缠勺柄增加摩擦。

③住：

如躯干控制稳定性差及平衡能力不能达3级者，必须要有陪护在。

④行：

a．上下楼梯前应练习扶栏下蹲、坐矮凳，改善髋膝踝关节活动度，并加强下肢肌力练习。

b．如站立平衡不能达3级，行走不稳定者，必须要有陪护在旁监护。

⑤个人卫生：

a．烧伤患者一般刷同侧牙容易，对侧牙较难刷，这时可交换另一手刷另一侧牙。

b．个人洗澡尽量选择淋浴，方便清除皮肤死皮、污垢，减少感染。选择中性沐浴露及质地柔软的长毛巾。

c．洗澡时间控制在30min内，水温38～42℃。下肢受伤患者应坐在洗澡椅上淋浴。

d．对于髋膝踝功能差不能下蹲90°者，可使用加高坐便椅，可下蹲者使用马桶。

二、烧烫伤患者日常生活活动能力训练操作评分标准

科室：　　　　　姓名：　　　　　考核时间：　　　　　考核者：　　　　　得分：

项目		分值	操作要求	评分等级及分值 A	B	C	D	实际得分
操作前准备	仪表	10	操作者仪表、着装规范符合要求	2	1	0.5	0	
	环境		宽敞、明亮，有足够的空间	2	1	0.5	0	
	用物		干净的衣服1套，上衣有纽扣，无绑带的鞋子和袜子各1双，万能袖套1双，加长或加粗手柄的勺子或叉子1个。牙刷、牙膏、毛巾、沐浴露、厕纸等	1	0.5	0	0	
	说明		核对患者基本信息，讲解训练的目的、方法，取得配合	2	1	0.5	0	
	评估		患者的烧烫伤部位、面积、瘢痕、创面、肢体形态、有无并发症、四肢肌力、全身各关节活动、平衡情况、自理能力及所配置辅助器具，合作程度	3	2	1	0	
操作过程	穿衣、裤、鞋、袜	30	一侧上肢功能受限的患者穿衣服：患者取坐位或站位，先将衣袖套进患手并拉至肩关节以上；健手拉衣领至健侧，健手随即穿入另一侧衣袖	5	4	3	0~2	
			双侧上肢功能受限患者：患者取坐位或站位，先将衣袖套进功能差手并拉至肘关节以上，将另一侧衣服从背后拉到对侧，随即穿入衣袖，再将双侧衣袖穿到肩部，双手整理衣服	5	4	3	0~2	
			脱衣服：患者取坐位或站位，对于一侧受限的肢体先脱受限侧衣袖，然后脱另一侧。双侧受限，双手抓住衣角上方，双肩关节充分后伸，将衣领脱至肩关节以下，双上肢同时抖动，将衣服脱下	4	3	2	0~1	
			穿裤子：患者坐于床上，先将双足伸至裤腿内，将裤腰穿至踝关节以上，患者平卧于床上，双髋膝关节屈曲尽最大可能贴近腹部，双踝背伸，双手抓住裤腰将裤子穿上	5	4	3	0~2	
			脱裤子：不能站立的患者，取床上平卧位，将双侧裤腰脱至臀部以下，双髋膝关节屈曲尽最大可能贴近腹部，将裤腰脱至膝关节以下，抖动双下肢将裤子脱下；能站立的患者取站位，双手将裤腰拉至臀部以下，取坐位，再将裤子脱出	4	3	2	0~1	
			扣扣子：先将扣眼对准扣子，固定好衣服，将扣子插入扣眼，然后从扣眼另一侧拉出	3	2	1	0	
			穿、脱鞋：坐位，将脚穿进鞋内，然后将一侧下肢放在另一侧大腿上，提鞋带穿上鞋子，如不能完成以上动作者，可借助辅助器提上鞋带	2	1	0.5	0	
			穿袜子：选择宽松棉袜，坐位，套入脚即可	2	1	0.5	0	
	进食	5	如不能完成抓握、侧捏者，可选用万能袖套，根据患者功能插入加长或加粗手柄的勺子或叉子进食；如能完成抓握、侧捏，不能完成前臂旋后者，根据患者功能使用加粗加长勺柄的勺子或叉子，可先尝试手掌朝下，拇指与其余指夹住勺子进食，再过渡到手掌朝上正常进食	5	4	3	0~2	
	居住	10	床上坐起练习：患者利用杠杆原理，臀部为支点，先将下肢抬高，快速放下同时躯干抬起。或先将身体平移致功能较好的一侧，侧身，双小腿移至床沿，以同侧肘为支点支起上半身，另一侧手协助撑起身体（如不能一人完成，必须要有陪护在旁协助或监护）	5	4	3	0~2	
			坐站转移：患者坐在床边，双足着地，臀部尽量移至床沿，双下肢与肩同宽，双膝尽量屈曲至90°以上，躯干前后摆动，利用惯性站起。（必须要有陪护在旁协助或监护）	5	4	3	0~2	
	行走和上下楼梯	10	行走：要求患者穿防滑舒适的鞋子，不能穿拖鞋，双上肢自由摆动，双下肢屈髋屈膝往前迈步，姿势动作尽量往正常靠拢（如行走不稳定者，必须要有陪护在旁监护）	5	4	3	0~2	
			上下楼梯：上楼梯，一手扶住栏杆，先迈功能较好的一侧肢体，再迈功能较差的一侧肢体；下楼梯，一手扶住栏杆，先迈功能较差的一侧肢体，再迈功能较好的一侧肢体	5	4	3	0~2	
	个人卫生	20	刷牙：如不能完成前臂旋后者，根据患者功能使用加粗、加长勺柄的牙刷，可先尝试手掌朝下，拇指与其余指夹住牙刷刷牙，左右手交替刷	5	4	3	0~2	
			洗脸：选择小方巾，单手或双手挤压即可挤出大部分水，抓住毛巾擦拭脸部	5	4	3	0~2	
			刮须和梳头：均可将刮须刀、梳子的手柄部分加粗、加长而便于抓握	2	1	0.5	0	
			洗澡：备好洗澡椅，取坐位，脱下衣物，坐稳；调节好水温，用温和的沐浴露清洗身体上的污垢，勿用力搓，以免产生水疱及创面，背部使用长毛巾，双手抓住两端拉锯式轻擦	5	4	3	0~2	
			如厕处理：选择坐位马桶，便后擦拭肛门，可指导患者将纸缠绕在手掌上进行擦拭或者双手夹紧纸团从会阴前方低头、翘臀擦拭肛门	3	2	1	0	
言语表达		5	思路清晰，言语表达流畅、准确，解释到位	5	3	2	0~2	
动作规范		5	技术操作动作规范，准确到位，计划性强，规定的时间内完成，体现人文关怀	5	3	2	0~2	
提问		5		5	3	2	0~2	
总分		100						

（郭秀兰　曹小霞　徐钊　陈海瑜）

第六章 常用康复护理技术操作指引及评分标准

第一节 轮椅的选择和使用指导

一、轮椅的选择和使用指导操作指引

【定义与目的】

1. 定义：轮椅是指带有行走轮子的座椅，是行走困难或无行走能力者的主要代步工具，是帮助此类患者完成移动、外出活动、社交、生活自理的辅助器具。日常生活中常用的轮椅有普通轮椅、电动轮椅、高靠背轮椅、站立轮椅、坐便轮椅、运动轮椅和儿童轮椅等。

2. 目的：提高患者独立生活能力，扩大躯体活动范围；提升参加社会能力，为回归家庭和社会打基础。

【应用范围】

脊髓损伤的截瘫、四肢瘫，脑卒中和颅脑损伤的偏瘫、脑瘫，骨关节疾病、下肢骨折及手术后无法行步的患者，年老体弱或行动不便者。

【禁忌证】

臀部受压处的Ⅲ期、Ⅳ期压疮、骨盆骨折未愈合者或其他疾病引起不适合使用轮椅者。

【注意事项】

1. 轮椅使用的心理护理：

（1）告知患者使用轮椅的必要性和重要性，消除患者悲观抑郁的心理，使患者逐渐接受轮椅。

（2）患者开始使用时，要及时给予指导，对其训练情况给予点评，取得进步时及时给予肯定和鼓励，帮助患者树立信心，使患者逐步适应轮椅。

（3）转变患者由替代护理过渡至主动护理的观念，达到轮椅上日常生活活动自理，使患者熟练操控轮椅。

2. 轮椅使用的安全告知：

（1）告知轮椅选择的基本原则：使用方便，位置稳定，舒适，压力分布均匀，安全实用。

（2）根据压力分布情况，合理选择适当的坐垫，定时减压，以防压疮发生。

（3）患者自行使用轮椅时确保坐姿正确，操控轮椅时保持平稳，务必掌握轮椅操作要领，注意安全。

（4）辅助者使用轮椅时要注意患者的体位是否正确，有无佩戴安全系带，同时要注意驱动轮椅速度宜缓慢，时刻观察周围环境和患者情况，以免发生意外。

3. 皮肤护理：长时间坐轮椅臀部易产生压疮，应定时抬高臀部减压，使用软垫固定保护。

4. 进行健康教育，指导患者掌握自己使用轮椅时的要领及注意事项，以防跌倒等意外事件发生。

【护理结局】

患者掌握轮椅的选择、检查及保养，轮椅的使用技能；无并发症发生及跌倒等意外发生。

【操作流程及要点说明】

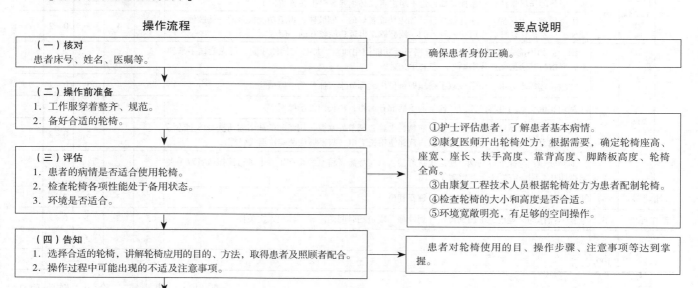

操作流程	要点说明
（一）核对 患者床号、姓名、医嘱等。	确保患者身份正确。
（二）操作前准备 1. 工作服穿着整齐、规范。 2. 备好合适的轮椅。	①护士评估患者，了解患者基本病情。 ②康复医师开出轮椅处方，根据需要，确定轮椅座高、座宽、座长、扶手高度、靠背高度、脚踏板高度、轮椅全高。 ③由康复工程技术人员根据轮椅处方为患者配制轮椅。 ④检查轮椅的大小和高度是否合适。 ⑤环境宽敞明亮，有足够的空间操作。
（三）评估 1. 患者的病情是否适合使用轮椅。 2. 检查轮椅各项性能处于备用状态。 3. 环境是否适合。	
（四）告知 1. 选择合适的轮椅，讲解轮椅应用的目的、方法，取得患者及照顾者配合。 2. 操作过程中可能出现的不适及注意事项。	患者对轮椅使用的目的、操作步骤、注意事项等达到掌握。

（五）实施

1. 轮椅的选择。
（1）座位宽度：患者坐上轮椅后，双大腿与扶手之间应有2.5～4cm间隙，约2指宽。
（2）座位长度：正确的长度是患者坐下之后，坐垫的前缘离膝后6.5cm，约4指宽。
（3）座位高度：患者坐下时足跟至腘窝的距离，再增加4cm，在放置踏板时，板面至少离地面5cm。
（4）扶手高度：在双臂内收情况下，前臂放置在扶手背上，肘关节屈曲约90°为正常。
（5）靠背高度：靠背的上缘应在腋下10cm左右，约手掌宽。
（6）脚踏板高度：板面至少离地5cm。
（7）轮椅全高：为手推把上至地面的高度，一般为93cm。

2. 轮椅的打开和收起。
（1）轮椅的打开：双手掌分别放在座位两边的横杆上（扶手下方），同时向下用力即可打开。
（2）轮椅的收起：先将脚踏板翻起，然后双手握住坐垫中央两端，同时向上提起。

3. 轮椅的驱动。
（1）平地驱动：①操纵前先将刹车松开，身体向后坐下，眼看前方，双上肢后伸，稍屈肘，双手紧握轮环的后半部。推动时，上身前倾，双上肢同时向前推并伸直肘关节，当肘完全伸直后，放开轮环，如此反复进行。②对一侧肢体功能正常，另一侧功能障碍的患者，如偏瘫，一侧上下肢骨折等，可以利用健侧上下肢同时操纵轮椅。
（2）转大圈：双手紧握轮环，如果向左侧转，指导患者左右手均用力推动轮环，但右侧手推动的力度要大于左侧即可完成向左转圈；反之则向右侧转。
（3）转小圈：双手紧握轮环，如果向左侧转小圈，指导患者左握住轮环不用力，用右侧手推动轮环即可完成向左侧转圈；反之则向右侧转。
（4）上斜坡：保持身体前倾，重心前移，其他方法同平地推轮椅。
（5）下斜坡：上身后仰，靠在轮椅靠背上，双手轻握轮环控制下行速度。
（6）过障碍：患者需要掌握大轮平衡技术，这种技术应在专业治疗师的指导和保护下进行，以免发生意外。

4. 轮椅上的减压。
（1）自我减压。
①双手支撑减压法：患者双手放在轮椅扶手上或两侧大轮上，支撑身体使躯干上抬，让臀部离开坐垫而减压。
②左右交替减压法：不能用手支撑身体者，可将躯干前屈侧倾，使一侧臀部离开坐垫，持续片刻后，换另一侧臀部抬起，交替地给左右臀部减压。
（2）辅助下减压。
部分患者由于损伤严重、体重过重、并发症等原因不能进行自我减压，需要照顾者帮助减压。方法为照顾者站在轮椅后方，患者双臂交叉放于胸前，照顾者双手从患者双腋下穿过，抓住患者的前臂，照顾者双臂紧贴患者胸壁，伸直髋部，利用躯干和下肢的力量抬起患者，让患者臀部离开坐垫而减压。

5. 轮椅的保养。
（1）清洁：轮椅脏了，可以用水清洗，然后应立即擦干。
（2）上油：除了刹车及旋转控制器不能上油以外其他衔接部位处皆可上油。
（3）充气：凡充气的配件如充气轮胎或减压用气垫，应随时检查，太胀或漏气其避震或减压效果都会下降。
（4）脚踏板的检查：主要检查脚踏板的高度及角度。
（5）刹车系统的检查：刹车也是较易磨损故障的零件，应常检查，故障即应维修。
（6）基本结构的检查：轮椅或骨架扭曲，或靠背座底之布料松弛，皆应维修或淘汰。
（7）配件的检查：包括坐垫、椅背、椅底、背垫及减压材料的维修或淘汰。

①轮椅的选择：
轮椅的大小不合适会增加患者使用的难度和安全风险，同时让患者感觉不舒适；故护士应告知选择一台合适患者的轮椅的重要性。
②轮椅的打开与收起：
在打开和收拢时，注意用力均匀，手指不要放在坐垫与轮椅侧挡板交接的缝隙中，防止夹伤。
③轮椅的驱动：
a. 躯干：臀部紧贴后靠背，坐姿端正、双眼平视。上身稍向前倾，双手握住轮椅扶手，肘关节保持屈曲。
b. 下肢：双膝关节屈曲；髋与膝部处于同一高度；双足平行、双足间距与骨盆同宽。
c. 偏瘫驱动轮椅的方法：先将健侧脚踏板翻起，健足放在地上，健手推住轮椅，推动时健足在地上向前踏步，与健手配合，将轮椅向前移动。
d. 上斜坡：照顾者推送轮椅时应从后方匀速用力朝目标方向推进。
e. 下斜坡：对于坡度大的斜坡时，照顾者推送轮椅时应反方向呈"Z"形慢速下。
f. 过障碍：照顾者双手握住手柄，一只脚放在后倾杆上，后倾时双手向下按压，同时脚向下踏迈过障碍即可。
④轮椅上的减压：
a. 指导患者每30min减压一次，每次减压30s。
b. 减压时确保轮椅刹车系统处于闭合状态。
c. 减压时确保轮椅的大轮和小轮方向在一条直线上。
d. 脊髓损伤患者因不同节段损伤残留功能不同需使用不同的减压技术。
e. 辅助下减压时应注意不能将患者重量放在腋部以免造成肩部损伤。
f. 如照顾者力量或身高不足无法完成抱起动作，可将患者轮椅后倾数秒，通过改变受力点位置来完成减压。
⑤轮椅的保养：
a. 指导患者要定期保养，每次使用前应检查轮椅的性能，确保在完好状态。
b. 衔接部位可上机油，约1个月上油一次；如水浸湿衔接部位，应立即擦干上油。
c. 因脚踏板的高度及角度可调式，在长期承载患者下肢重量，容易松脱移位，应常常检查其是否在最适当高度及角度，以使其适合支撑双足且不造成臀部后方或双腿前方之压力。
d. 刹车系统应常检查螺丝有无松动、生锈。配件中的坐垫、背垫及减压材料、椅背、椅底的材料都可能因长时间使用而破损或变形，使得效果变差或造成不舒服，应维修或淘汰。

（六）观察与记录

1. 观察患者训练情况。
2. 观察患者生命体征。
3. 若发生不适及时通知医生处理。
4. 记录训练方法、时间、强度及效果。

二、轮椅的选择和使用指导操作评分标准

科室：　　　　　姓名：　　　　　考核时间：　　　　　考核者：　　　　　得分：

项目		分值	操作要求	评分等级及分值				实际得分
				A	B	C	D	
操作前准备	仪表	10	操作者仪表、着装规范符合要求，洗手、戴口罩	2	1	0.5	0	
	环境		宽敞、明亮，有足够的空间操作轮椅	2	1	0.5	0	
	用物		普通轮椅1台	1	0.5	0	0	
	说明		核对患者基本信息，解释操作目的，取得患者和照顾者的配合	2	1	0.5	0	
	评估		检查车轮、车体、轮圈钢丝、刹机、坐垫有无缺损、断裂、松脱，是否固定	3	2	1	0	
操作过程	基本结构	20	逐一介绍轮椅的坐垫、靠背、车轮（大轮、轮环、小轮）、扶手、脚踏板、刹机、手柄、后倾杆所在的部位	5	4	3	0~2	
	轮椅的选择		座位宽度：患者坐上轮椅后，双大腿与扶手之间应有2.5~4cm间隙，约2指宽	3	2	1	0	
			座位长度：正确的长度是患者坐下之后，坐垫的前缘离膝后6.5cm，约4指宽	3	2	1	0	
			靠背高度：靠背的上缘应在腋下10cm左右，约手掌宽	3	2	1	0	
			扶手高度：在双臂内收情况下，前臂放置在扶手背上，肘关节屈曲约90°为正常	3	2	1	0	
			脚踏板高度：板面至少离地5cm	3	2	1	0	
	轮椅的打开和收起	5	轮椅的打开：双手掌分别放在座位两边的横杆上（扶手下方），同时向下用力即可打开	2.5	2	1	0	
			轮椅的收起：先将脚踏板翻起，然后双手握住坐垫中央两端，同时向上提起	2.5	2	1	0	
	轮椅的驱动	30	平地驱动：①操纵前先将刹车松开，身体向后坐下，眼看前方，双上肢后伸，稍屈肘，双手紧握轮环的后半部。推动时，上身前倾，双上肢同时向前推并伸直肘关节，当肘完全伸直后，放开轮环，如此反复进行②对一侧肢体功能正常，另一侧功能障碍的患者，如偏瘫、一侧上下肢骨折等，可以利用健侧上下肢同时操纵轮椅	8	6	4	0~3	
			转大圈：双手紧握轮环，如果向左侧转，指导患者左右手均用力推动轮环，但右侧手推动的力度要大于左侧即可完成向左侧转圈；反之则向右侧转	5	4	3	0~2	
			转小圈：双手紧握轮环，如果向左侧转小圈，指导患者左手握住轮环不用力，用右侧手推动轮环即可完成向左侧转圈；反之则向右侧转	5	4	3	0~2	
			上斜坡：保持身体前倾，重心前移，其他方法同平地推轮椅	5	4	3	0~2	
			下斜坡：上身后仰，靠在轮椅靠背上，双手轻握轮环控制下行速度	6	4	2	0~2	
	轮椅上的减压	10	要求：每30min减压一次，每次减压30s	2	1	0.5	0	
			方法：包括自我减压和辅助下减压	2	1	0.5	0	
			①双手支撑减压：患者双手放在轮椅扶手上或两侧大轮上，支撑身体使躯干上抬，让臀部离开坐垫而减压	2	1	0.5	0	
			②左右交替减压：不能用手支撑身体者，可将躯干前屈侧倾，使一侧臀部离开坐垫，持续片刻后，换另一侧臀部抬起，交替地给左右臀部减压	2	1	0.5	0	
			③辅助下减压：照顾者站在轮椅后方，患者双臂交叉放于胸前，照顾者双手从患者双腋下穿过，抓住患者的前臂，照顾者双臂紧贴患者胸壁，伸直髋部，利用躯干和下肢的力量抬起患者，让患者臀部离开坐垫而减压	2	1	0.5	0	
	轮椅的保养	10	清洁：轮椅脏了，可以用水清洗，然后应立即擦干 上油：除了刹车及旋转控制器不能上油以外其他衔接部位处皆可上油	2	1	0	0	
			充气：凡充气的配件如充气轮胎或减压用气垫，应随时检查，太胀或漏气其避震或减压效果都会下降 脚踏板的检查：主要检查脚踏板的高度及角度	2	1	0	0	
			刹车系统的检查：刹车也是较易磨损故障的零件，应常检查，故障即应维修 基本结构的检查：轮椅或骨架扭曲，或靠背座底之布料松弛，皆应维修或淘汰	4	2	1	0	
			配件的检查：坐垫、椅背、椅底、背垫及减压材料的维修或淘汰	2	1	0	0	
言语表达		5	思路清晰，言语表达流畅、准确，讲解到位	5	4	3	0~2	
动作规范		5	技术操作动作规范，准确到位，计划性强，规定的时间内完成，体现人文关怀	5	4	3	0~2	
提问		5		5	4	3	0~2	
总分		100						

（谢粟梅　申海燕）

第二节　双腋拐使用指导

一、双腋拐使用指导操作指引

【定义与目的】

1．定义：为提高患者的步行能力，扩大躯体活动空间，护士指导患者正确使用腋拐的护理技术。

2．目的：辅助人体支持体重、保持平衡和行走，预防及纠正不良步行姿势。

【应用范围】

主要适用于步态不稳、下肢缩短、一侧下肢不能支撑或步态不平衡的患者；如瘫痪、单侧下肢骨折、下肢肌肉功能损伤和肌力偏弱的患者。

【禁忌证】

老年痴呆、认知低下，视力低下、生命体征不稳定、双上肢肌力弱、无法完成双腿站立平衡、双下肢骨折早期、不能独立使用腋拐的患者。

【注意事项】

1．使用前需进行康复专科评估：

（1）患者情况：病情、年龄、身高、体重、关节活动度、平衡能力、肌力情况、下肢的负重能力、自理能力、感觉、疼痛及合作程度等。

（2）心理：对使用腋拐行走的反应和合作程度。

（3）知识：对腋拐相关知识的认知能力。

2．训练时的注意事项及防范处理：

（1）加强心理疏导，对需要使用腋拐的患者，首先消除其对腋拐的紧张、恐惧心理，使其正确认识使用腋拐的作用和必要性，建立起恢复独立行走能力的信心。

（2）行走步态的训练：为确保安全，应先在双杠内进行，再练习使用腋拐行走，最后再独立行走。

（3）使用腋拐时的安全防范：指导患者身体应保持与地面垂直，防止因滑倒引发意外。

（4）保持腋窝与腋横把之间两指的距离，关注患者有没有肩膀、手指发麻或手握无力感。

（5）并发症的预防：患者腋下、肘部、腕部等容易受压，易造成压疮，应多观察，及早预防。

3．根据病情选择合适步态，如四点式、三点式、两点式、迈至与迈越步态。

4．休息、坐下和站起时腋拐的操作和处理：选择有扶手的坐椅，先将腋拐由腋下交到一只手中，另一只手则抓稳坐椅扶手、屈肘，然后缓慢坐入；由坐到站时，顺序相反。

【护理结局】

1．掌握腋拐的使用。

2．使用正确步态行走。

3．无意外损伤和并发症的发生。

【操作流程及要点说明】

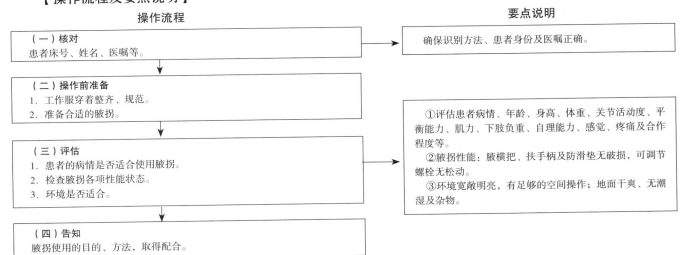

操作流程	要点说明
（一）核对 患者床号、姓名、医嘱等。	确保识别方法、患者身份及医嘱正确。
（二）操作前准备 1．工作服穿着整齐、规范。 2．准备合适的腋拐。	①评估患者病情、年龄、身高、体重、关节活动度、平衡能力、肌力、下肢负重、自理能力、感觉、疼痛及合作程度等。 ②腋拐性能：腋横把、扶手柄及防滑垫无破损，可调节螺栓无松动。 ③环境宽敞明亮，有足够的空间操作；地面干爽、无潮湿及杂物。
（三）评估 1．患者的病情是否适合使用腋拐。 2．检查腋拐各项性能状态。 3．环境是否适合。	
（四）告知 腋拐使用的目的、方法，取得配合。	

（五）实施

1. 基本结构：腋拐架、腋横把、扶手柄、可调节螺栓、防滑垫。

2. 长度选择：仰卧，自腋窝前皱皮襞处至脚跟再加5cm；站立，自腋窝前皱皮襞下5cm至足底外缘，再加15cm；患者身高减去41cm。扶手柄平行股骨大转子位置。

3. 起始位置：腋拐底部对准双足第一趾，向前15～20cm，再向外左右各15～20cm。

4. 使用方法：将身体的重量交于手掌，腕背屈、肘弯曲25°～30°；腋横把应离腋窝两指，紧靠胸廓使腋拐稳固；行走时身体略前倾，重心置于腋拐与身体之间。

5. 步态选择。

（1）四点式步态：适用于老人或下肢软弱者，是一种安全而缓慢的步态。每一次仅移动一个点，始终保持四个点在地面，如左拐→右脚→右拐→左脚。

（2）三点式步态：适用于年轻、上臂健壮有力的患者，一侧下肢功能正常，能够负重，另一侧下肢无法负重时使用，是一种快速移动的步态。方法：腋拐配合患肢行进，健肢再跟进。

（3）两点式步态：适用于一侧病痛肢体需要拐杖以减轻负重，减少疼痛刺激；由四点式步态演变而来，近乎人类正常行走步态。方法：右拐与左脚同时迈出，再左拐与右脚齐出。

（4）迈至步态：持腋拐站立并维持平衡→双拐同时向前伸出→利用双上肢支撑，摆动身体→双腿同时向前迈出至双拐邻近处，双足的落地点不超过双拐。

（5）迈越步态：常在迈至步成功后开始使用。持腋拐站立并维持平衡→双拐同时向前伸出 → 利用双上肢支撑，摆动身体，双腿同时向前迈出，落地点超过双拐。

6. 上下楼梯。

上楼梯时，健肢先上，腋拐和患肢留在原阶；下楼梯时，患肢和腋拐先下，然后健肢下；一手抓握栏杆，另一手持腋拐上下楼梯会更安全。

①使用拐杖时，抬头向前看，不能一直盯着地面或看着双脚的移动。

②保持腋窝与腋横把之间两指的距离，关注患者有没有肩膀、手指发麻或手握无力感。

③安全防范：患者身体应保持与地面垂直，防止因滑倒引发意外；患者腋下、肘部、腕部等容易受压，易造成压疮，应多观察，及早预防。

④迈至与迈越步态：适用于下肢完全瘫痪，无法呈交互移动的患者（如下半身瘫痪者），上臂和肩膀健壮有力，平衡功能好，是快速移动前进的一种步态。

⑤休息、坐下和站起时腋拐的操作和处理：选择有扶手的坐椅，先将腋拐由腋下交到一只手中，另一只手则抓稳坐椅扶手、屈肘后缓慢坐入；由坐到站时，顺序相反。

（六）观察与记录

1. 观察患者训练及生命体征情况。

2. 若发生不适及时通知医生。

3. 记录训练方法、时间、强度及效果。

二、双腋拐使用指导操作评分标准

科室：　　　　姓名：　　　　考核时间：　　　　考核者：　　　　得分：

项目		分值	操作要求	评分等级及分值				实际得分
				A	B	C	D	
操作前准备	仪表	20	操作者仪表、着装规范符合要求，洗手、戴口罩	2	1.5	1	0	
	环境		宽敞、明亮，有足够的空间使用腋拐	6	4	2	0～1	
	用物		双腋拐1副、皮尺	2	1.5	1	0	
	说明		核对患者基本信息，解释操作目的，取得患者和照顾者的配合	5	4	2	0～1	
	评估		评估患者病情、年龄、身高、体重、关节活动度、平衡能力、肌力、下肢负重、自理能力、感觉、疼痛及合作程度等；检查腋横把、扶手柄、防滑垫有无破损；可调节螺栓、螺丝有无断裂、松脱；调节的可顺性是否完好	5	4	2	0～1	
操作过程	结构	5	腋拐架、腋横把、扶手柄、可调节螺栓、防滑垫	5	4	2	0～1	
	长度选择	5	长度选择：①仰卧，自腋窝前皱皮襞处至脚跟，再加5cm②站立，自腋窝前皱皮襞下5cm至足底外缘，再加15cm③患者身高减去41cm④扶手柄平行股骨大转子位置	5	4	2	0～1	
	正确使用	10	起始位置：腋拐底部对准双脚大脚趾头，向前15～20cm，再向外左右各15～20cm	5	4	2	0～1	
			使用方法：将身体的重量交于手掌，腕背屈、肘弯曲25°～30°；腋横把应离腋窝两指，紧靠胸廓使腋拐稳固；行走时身体向前倾，重心置于腋拐与身体之间，抬头向前看，不能一直盯着地面或看着双脚的移动	5	4	2	0～1	

项目		分值	操作要求	评分等级及分值				实际得分
				A	B	C	D	
操作过程	步态选择	35	四点式步态：每一次移动一个点，始终保持四个点在地面，如左拐→右脚→右拐→左脚	7	5	3	0~2	
			三点式步态：先伸出双腋拐，后迈出患足，最后迈出健足	7	5	3	0~2	
			两点式步态：右拐与左脚同时迈出，再左拐与右脚齐出；也可以在伸出双腋拐同时迈出患足或不能负重的足，后迈出健足	7	5	3	0~2	
			迈至步态：持腋拐站立并维持平衡→双拐同时向前伸出→利用双上肢支撑，摆动身体→双腿同时向前迈出至双拐邻近处，双足的落地点不超过双拐	7	5	3	0~2	
			迈越步态：持腋拐站立并维持平衡→双拐同时向前伸出→利用双上肢支撑，摆动身体，双腿同时向前迈出，双足的落地点超过双拐	7	5	3	0~2	
	上下楼梯	5	上楼梯时，健肢先上，腋拐和患肢留在原阶；下楼梯时，患肢和腋拐先下，然后健肢下	5	4	3	0~2	
	保养	5	基本结构的检查：直立杆扭曲，予维修或更换；配件的检查：把手、防滑垫是否破损，予及时更换；可调节按钮的调节可顺性，有无断裂、固定等；清洁：直接用水清洗，然后立即擦干	5	4	3	0~2	
言语表达		5	思路清晰，言语表达流畅、准确，讲解到位	5	4	3	0~2	
动作规范		5	技术操作动作规范，准确到位，计划性强，体现人文关怀	5	4	3	0~2	
提问		5		5	4	3	0~2	
总分		100						

（张意辉　彭柳丝）

第三节　双肘拐使用指导

一、双肘拐使用指导操作指引

【定义与目的】

1. 定义：为提高患者的步行能力，扩大躯体活动空间，护士指导患者正确使用双肘拐的护理技术。

2. 目的：辅助人体支持体重、保持平衡和行走，预防及纠正不良步行姿势。

【应用范围】

主要适用于握力差、前臂力较弱但又不必使用腋杖者、步态不稳，如瘫痪患者、下肢肌肉功能损伤和肌力偏弱的患者。

【禁忌证】

老年痴呆、认知低下、视力低下、生命体征不稳定、不能独立使用肘拐的患者。

【注意事项】

1. 使用前需进行康复专科评估。

2. 训练时的注意事项及防范处理：

（1）行走步态的训练：为确保安全，应先在双杠内进行，再练习使用肘拐行走，最后再独立行走。

（2）使用肘拐时的安全防范：指导患者身体应保持与地面垂直，防止因滑倒引发意外。

（3）前臂套过紧会使肘拐难于移动；太松则失去支撑力；放置部位合适，太低会导致支撑力不足，太高则会妨碍肘关节活动并损伤尺神经，引起环指和小指的感觉丧失或刺痛。

（4）并发症的预防：患者肘部、腕部等容易受压，易造成压疮，应多观察，及早预防。

【护理结局】

1. 掌握肘拐的使用。

2. 使用正确步态行走。

3. 无意外损伤和并发症的发生。

【操作流程及要点说明】

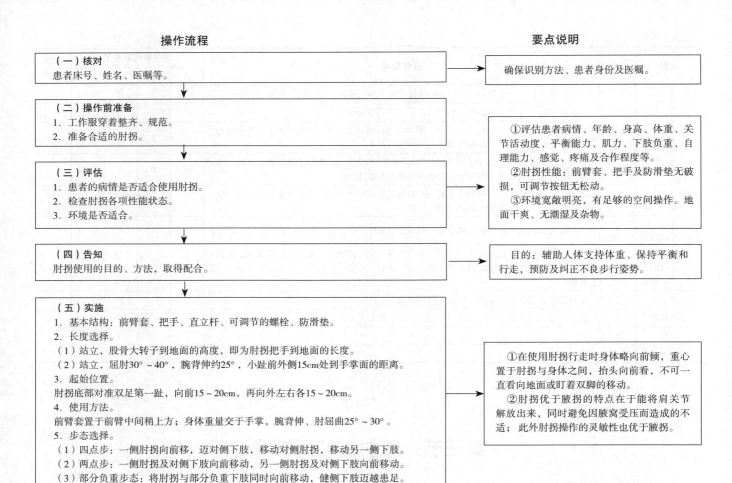

操作流程	要点说明
（一）核对 患者床号、姓名、医嘱等。	确保识别方法、患者身份及医嘱。
（二）操作前准备 1. 工作服穿着整齐、规范。 2. 准备合适的肘拐。	①评估患者病情、年龄、身高、体重、关节活动度、平衡能力、肌力、下肢负重、自理能力、感觉、疼痛及合作程度等。 ②肘拐性能：前臂套、把手及防滑垫无破损，可调节按钮无松动。 ③环境宽敞明亮，有足够的空间操作。地面干爽、无潮湿及杂物。
（三）评估 1. 患者的病情是否适合使用肘拐。 2. 检查肘拐各项性能状态。 3. 环境是否适合。	
（四）告知 肘拐使用的目的、方法，取得配合。	目的：辅助人体支持体重、保持平衡和行走，预防及纠正不良步行姿势。
（五）实施 1. 基本结构：前臂套、把手、直立杆、可调节的螺栓、防滑垫。 2. 长度选择。 （1）站立，股骨大转子到地面的高度，即为肘拐把手到地面的长度。 （2）站立，屈肘30°～40°，腕背伸约25°，小趾前外侧15cm处到手掌面的距离。 3. 起始位置。 肘拐底部对准双足第一趾，向前15～20cm，再向外左右各15～20cm。 4. 使用方法。 前臂套置于前臂中间稍上方；身体重量交于手掌，腕背伸、肘屈曲25°～30°。 5. 步态选择。 （1）四点步：一侧肘拐向前移，迈对侧下肢，移动对侧肘拐，移动另一侧下肢。 （2）两点步：一侧肘拐及对侧下肢向前移动，另一侧肘拐及对侧下肢向前移动。 （3）部分负重步态：将肘拐与部分负重下肢同时向前移动，健侧下肢迈越患足。	①在使用肘拐行走时身体略向前倾，重心置于肘拐与身体之间，抬头向前看，不可一直看向地面或盯着双脚的移动。 ②肘拐优于腋拐的特点在于能将肩关节解放出来，同时避免因腋窝受压而造成的不适；此外肘拐操作的灵敏性也优于腋拐。
（六）观察与记录 1. 观察患者训练情况及生命体征。 2. 若发生不适及时通知医生。 3. 记录训练方法、时间、强度及效果。	

二、双肘拐使用指导操作评分标准

科室： 姓名： 考核时间： 考核者： 得分：

项目		分值	操作要求	评分等级及分值				实际得分
				A	B	C	D	
操作前准备	仪表	20	操作者仪表、着装规范符合要求，洗手、戴口罩	2	1.5	1	0	
	环境		宽敞、明亮，有足够的空间	6	3	2	0～1	
	用物		双肘拐1副	2	1.5	1	0	
	说明		核对患者基本信息，解释操作目的，取得患者和照顾者的配合	5	3	2	0～1	
	评估		评估患者病情、年龄、身高、体重、关节活动度、平衡能力、肌力、下肢负重、自理能力、感觉、疼痛及合作程度；检查前臂套、把手及防滑垫无破损，可调节按钮无松动等	5	4	2	0～1	
操作过程	结构	5	前臂套、把手、直立杆、可调节的螺栓、防滑垫	5	4	2	0～1	
	长度测量	15	站立，股骨大转子到地面的高度，即为肘拐把手到地面的长度 站立，屈肘30°～40°，腕背伸约25°，小趾前外侧15cm处到手掌面的距离	15	10	5	0～4	
	正确使用	10	起始位置：肘拐底部对准双足第一趾，向前15～20cm，再向外左右各15～20cm	5	3	2	0～1	
			使用方法：前臂套置于前臂中间稍上方；身体重量交于手掌，腕背伸，肘屈曲25°～30°；行走时身体略向前倾，重心置于肘拐与身体之间，抬头向前看，不可一直看向地面或盯着双脚的移动	5	4	3	0～2	

项目		分值	操作要求	评分等级及分值				实际得分
				A	B	C	D	
操作过程	步态选择	30	四点步：将一侧肘拐向前移，迈对侧下肢，移动对侧肘拐，移动另一侧下肢	10	7	4	0～3	
			两点步：一侧肘拐及对侧下肢向前移动，另一侧肘拐及对侧下肢向前移动	10	7	4	0～3	
			部分负重步态：将肘拐与部分负重下肢同时向前移动，健侧下肢迈越患足	10	7	4	0～3	
	保养	5	基本结构的检查：直立杆扭曲，予维修或更换 配件的检查：把手、防滑垫是否破损，予及时更换；可调节按钮的调节可顺性，有无断裂、固定等 清洁：直接用水清洗，然后立即擦干	5	3	2	0～1	
言语表达		5	思路清晰，言语表达流畅、准确，讲解到位	5	4	3	0～2	
动作规范		5	技术操作动作规范，准确到位，计划性强，体现人文关怀	5	4	3	0～2	
提问		5		5	4	3	0～2	
总分		100						

（张意辉　彭柳丝）

第四节　助行架使用指导

一、助行架使用指导操作指引

【定义与目的】

1. 定义：为提高患者的步行能力，扩大躯体活动空间，护士指导患者正确使用助行器的护理技术。

2. 目的：辅助人体支持体重、保持平衡和行走。

【应用范围】

初期行走训练为准备使用拐杖（手杖）前进行练习；下肢无力但无双腿瘫痪；一侧麻痹或截肢患者；行动迟缓的老年人或有站立平衡障碍的患者。

【禁忌证】

老年痴呆、认知低下、视力低下、生命体征不稳定等不能独立使用助行架的患者。

【注意事项】

1. 宜在平地上使用，上下楼梯则不合适。

2. 使用前要加强双上肢肌力的训练。

3. 助行架应用指导训练时的注意事项及防范处理：

（1）对助行器的紧张、恐惧心理：加强心理疏导，对需要使用助行架的患者，首先应消除其对助行架的紧张、恐惧心理，使他们正确认识使用助行器的作用和必要性，建立起恢复独立行走能力的信心。

（2）选择适当的助行架：评估患者的平衡能力、下肢的负重能力、行走的步态、上肢的力量及病情，同时考虑助行架的使用环境和患者学习使用助行架的能力等因素。

（3）使用助行架时的安全防范：老年人用前方有轮型，容易移动，但要注意安全防范，指导患者身体应保持与地面垂直，防止因滑倒引发意外。

（4）并发症的预防：使用助行架的患者，腕部长期受压，容易造成压疮，故应多观察，及早预防。

【护理结局】

1. 掌握助行架的使用。

2. 使用正确步态行走。

3. 无意外损伤和并发症的发生。

【操作流程及要点说明】

操作流程	要点说明

（一）核对
患者床号、姓名、医嘱等。
→ 确保识别方法、患者身份及医嘱正确。

（二）操作前准备
1. 工作服穿着整齐、规范。
2. 准备合适的助行架。

（三）评估
1. 患者的病情是否适合使用助行架。
2. 检查助行架各项性能状态。
3. 环境是否适合。
→ ①评估患者病情、年龄、身高、体重、关节活动度、平衡能力、肌力、下肢负重、自理能力、感觉、疼痛及合作程度等。
②助行架结构完整，螺栓无松动。
③环境宽敞明亮，有足够的空间操作；地面干爽、无潮湿及杂物。

（四）告知
助行架使用目的、方法，取得配合。
→ 目的：辅助人体支持体重、保持平衡和行走，预防及纠正不良步行姿势。

（五）实施
1. 固定型。
（1）基本结构：
把手、直立杆、折叠按钮、可调节按钮、防滑垫。
（2）高度调整：
①站立，股骨大转子到地面的高度。
②站立，屈肘30°～40°，腕背伸约25°，小趾前外侧15cm处到手掌面的距离。
（3）起始位置：
靠近患者的助行架支点对准双足第一趾，向前15～20cm，再向外左右15～20cm。
（4）使用方法：
①两点支持步行：助行器→健侧下肢→患侧下肢；助行器→患侧下肢→健侧下肢；双手分别握住把手，提起助行器向前移动25～30cm，迈出健侧下肢，再移动患侧下肢跟进，如此反复前进。
②两点一点交替支持步行：助行架和患侧下肢同时迈出→健侧下肢；助行架和健侧下肢同时迈出→患侧下肢。双手分别握住把手，提起助行器向前移动25～30cm，然后双手握住把手用力，使双手分别承担一些身体的重量，并向下压助行架，以健肢支撑身体用力迈出一大步，如此反复前进。
2. 交互型。
使用方法：先向前移动一侧，然后再向前移动另一侧，如此来回交替移动前进。
3. 前方有轮型。
使用方法：双手分别握住把手，前轮着地，提起助行器后脚向前推25～30cm，迈出健侧下肢，再移动患侧下肢跟进，如此反复前进。
→ ①固定型两点支撑步行特点：是助行器在行走时能保持两点接触地面，稳定性比较好，但步行速度比较慢，多用于步态训练早期、下肢无力但无双腿瘫痪者、一侧麻痹或截肢患者。
②固定型两点一点交替支持步行特点：是助行架和健肢始终共同支撑体重，避免患腿负重，且步行速度比较快，但需要患者有较好的平衡能力及上肢肌力，适用于一侧肢体截肢，或是下肢仅有一侧能够负重）。
③交互型适用于站位平衡差，下肢肌力差的患者或老年人。
④前方有轮型适用于上肢肌力差，单侧或整个提起步行器有困难者。
⑤老年人用前方有轮型，移动容易，需注意安全防范，患者身体应保持与地面垂直，防止因滑倒引发意外。

（六）观察与记录
1. 观察患者训练及生命体征情况。
2. 若发生不适及时通知医生。
3. 记录训练方法、时间、强度及效果。

二、助行架使用指导操作评分标准

科室：　　　　姓名：　　　　考核时间：　　　　考核者：　　　　得分：

项目		分值	操作要求	评分等级及分值				实际得分
				A	B	C	D	
操作前准备	仪表	20	操作者仪表、着装规范符合要求，洗手、戴口罩	2	1.5	1	0	
	环境		宽敞、明亮，有足够的空间	6	4	2	0～1	
	用物		助行架1幅，皮尺1把	2	1.5	1	0	
	说明		核对患者基本信息，解释操作目的，取得患者和照顾者的配合	5	3	2	0～1	
	评估		评估患者病情、年龄、身高、体重、关节活动度、平衡能力、肌力、下肢负重、自理能力、感觉、疼痛及合作程度等；检查直立杆、把手及防滑垫有无破损，可调节按钮有无松动等	5	3	2	0	

项目		分值	操作要求	评分等级及分值				实际得分
				A	B	C	D	
操作过程	结构	5	把手、直立杆、折叠按钮、可调节按钮、防滑垫	5	3	2	0~1	
	高度测量	10	站立，股骨大转子到地面的高度即为助行架扶手的高度 站立，屈肘30°~40°，腕背伸约25°，小趾前外侧15cm处到手掌面的距离，即为助行架的高度	10	6	3	0~2	
	起始位置	5	助行架前侧底部对准双脚大脚趾头，向前15~20cm，再向外左右各15~20cm，即是起点处	5	3	2	0~1	
	固定型	25	两点支持步行：助行器→健侧下肢→患侧下肢；助行器→患侧下肢→健侧下肢；双手分别握住把手，提起助行器向前移动25~30cm，迈出健侧下肢，再移动患侧下肢跟进，如此反复前进	12	8	4	0~3	
			两点一点交替支持步行：助行架和患侧下肢同时迈出→健侧下肢；助行架和健侧下肢同时迈出→患侧下肢。双手分别握住把手，提起助行器向前移动25~30cm，然后双手握住把手用力，使双手分别承担一些身体的重量，并向下压助行架，以健肢支撑身体用力迈出一大步，如此反复前进	13	9	5	0~4	
	交互型	10	先向前移动一侧，然后再向前移动另一侧，如此来回交替移动前进	10	6	3	0~2	
	前方有轮型	5	双手分别握住把手，前轮着地，提起助行器后脚向前推25~30cm，迈出健侧下肢，再移动患侧下肢跟进，如此反复前进	5	4	3	0~2	
	保养	5	基本结构保养：直立杆扭曲，予维修或更换 配件的保养：把手、防滑垫是否破损，予及时更换；可调节按钮的调节可顺性，有无断裂、固定等 清洁：直接用水清洗，然后立即擦干	5	4	3	0~2	
言语表达		5	思路清晰，言语表达流畅、准确、和蔼，讲解到位	5	4	3	0~2	
动作规范		5	技术操作动作规范，准确到位，计划性强，体现人文关怀	5	4	3	0~2	
提问		5		5	4	3	0~2	
总分		100						

（张意辉　彭柳丝）

第五节　矫形器使用指导

一、矫形器使用指导操作指引
【定义、目的、分类和作用】

1. 定义：矫形器是用于改变神经肌肉和骨骼系统的功能特性或结构的体外装置，其基本功能有稳定、支持、固定、保护、预防或矫正畸形、助动、抑制痉挛等。

2. 目的：

（1）稳定关节：对各种不稳定的关节进行固定，限制肢体或关节的异常活动，促进骨折愈合。

（2）预防或矫正畸形：利用矫形器的保护和矫正的原理，预防和控制因麻痹、疼痛或长期制动引起的畸形。

（3）辅助或代偿功能：通过矫形器辅助装置，辅助或代偿瘫痪肢体功能，提高生活自理能力或站立行走功能。

（4）辅助治疗：辅助各类手术后治疗。

3. 分类：

（1）以装配部位分：上肢矫形器、下肢矫形器、脊柱矫形器。

（2）以矫形器的作用和目的分：保护用矫形器、稳定用矫形器、免荷式矫形器、功能用矫形器、站立用矫形器、步行用矫形器、夜间用矫形器、牵引矫形器等。

（3）以主要制作材质分：塑料矫形器、金属矫形器、橡胶矫形器、皮革矫形器、纤维材质矫形器。

4.作用：

（1）上肢矫形器的作用：限制肢体或关节的异常运动，降低肌张力，维持功能体位，预防关节挛缩，预防和矫正上肢畸形，代偿麻痹肌肉功能，促进上肢功能的恢复，提高日常生活自理能力。

（2）下肢矫形器的作用：固定关节，维持关节稳定性，支撑体重，辅助或替代下肢功能，抑制肌痉挛，控制不随意运动，预防或矫正畸形，促进下肢负重和行走功能的恢复。

（3）脊柱矫形器的作用：固定和保护脊椎，限制脊柱运动，维持脊柱的稳定性，减轻脊椎负荷，减轻疼痛，预防或矫正脊柱畸形。

【应用范围】

儿童神经系统或骨骼发育异常；由于运动神经元损伤、疾病或肌肉病变引起的关节周围肌力不平衡、肌力不足以对抗重力者；损伤引起的反应性瘢痕或烧伤瘢痕者；骨折、关节炎症、肌张力异常、关节活动范围受限者；需预防、矫正畸形或代偿功能者；需对病变部位进行保护、支持、固定者；需减轻肢体或脊柱承重、负荷者；需改善步行功能者；需改善日常生活活动能力者；需改善肢体外观者。

【禁忌证】

因各种皮肤原因，不宜穿戴矫形器者；严重心肺疾病患者。

【注意事项】

1.使用矫形器前的注意事项：

（1）使用矫形器前应核对医嘱及矫形器处方，核对矫形器的型号、尺寸、材质、使用目的、体位、固定范围、使用时间等，评估矫形器是否适合患者使用。

（2）使用矫形器前可根据医嘱做适量的康复训练，特别对于需要矫正畸形的患者，康复训练可改善关节活动范围及肌力水平，促进肿胀消退，为使用矫形器创造良好条件。

（3）矫形器正式使用前要进行试穿，了解矫形器是否舒适、对线是否良好、动力装置是否可靠，并由专业矫形师进行调试。

（4）穿戴矫形器前应清洁皮肤，保持干燥，穿着棉质、易穿脱的衣裤。

2.穿戴矫形器的注意事项：

（1）观察局部、肢体末端血运以及有无神经受压情况：评估矫形器是否存在对肢体局部血运或神经造成压迫的风险，采取预防措施，如骨突出部位加软衬垫缓解局部压力；随时观察佩戴矫形器肢体局部及肢体末端皮肤颜色、温度及完整性，是否出现疼痛、肿胀、麻木、感觉减退，肢端毛细血管充盈试验是否异常，并针对发现的问题及时采取有效的措施，如松开矫形器，减轻局部压力，请专业矫形师对矫形器进行调整修改后再穿戴等。

（2）观察穿戴矫形器的肢体是否处于治疗需要的体位或功能位。

（3）观察矫形器是否出现移位或松脱，是否符合生物力学原理，是否达到预期目的。

（4）告知患者穿戴时间应遵医嘱执行。

（5）穿戴矫形器后应遵医嘱进行力所能及的康复训练及日常生活活动，以维持或增强肢体功能，预防肌肉萎缩，提高日常生活自理能力。

（6）指导正确矫形器保养方法。

（7）对需长期使用矫形器的患者，应每3~6个月随访1次，定期检查矫形器的使用效果，必要时请矫形师进行修改和调整。

【护理结局】

1.患者掌握矫形器使用的目的、作用及正确穿戴方法、时间。

2.患者掌握矫形器使用注意事项及保养方法。

3.矫形器固定良好，无移位或松脱，能达到预期目的和效果。

4.无继发性损伤及并发症发生，局部皮肤完好。

【操作流程及要点说明】

操作流程	要点说明

（一）核对
患者床号、姓名、医嘱等。

→ 确保患者身份正确。

（二）操作前准备
1. 工作服穿着整齐、规范。
2. 备好合适的矫形器。

→ ①由医生或康复工程人员开具矫形器处方和佩戴方案。
②针对个体需要，准备好合适的矫形器。
③明确患者佩戴矫形器的目的、时间及注意事项。

（三）评估
1. 评估患者病情及损伤的部位。
2. 评估患者佩戴矫形器的部位皮肤情况、疼痛程度、关节活动范围、肌力、肌张力、感觉、肢体长度及周径、畸形程度、生活自理能力。
3. 评估患者心理状况及对矫形器的认识、合作程度。
4. 评估矫形器型号、大小尺寸是否合适患者使用。

→ ①评估细致、全面。
②评估者对矫形器的分类、作用及使用熟悉。

（四）告知
对患者及照顾者告知矫形器使用目的、作用、穿戴时间、可能出现的不适及注意事项，取得患者配合。

→ 目的：辅助人体支持体重、保持平衡和行走，预防及纠正不良步行姿势。

（五）实施
1. 穿戴矫形器。
（1）检查被穿戴肢体的皮肤是否清洁干燥，有无破损、伤口。
（2）将患肢处于治疗需要的体位或功能位，并使之舒适安全，整理好衣裤。
（3）将被穿戴肢体或者部位置于矫形器中，再次拉平患者衣裤，矫形器应穿在衣裤外面。
（4）调整好患者的肢体，扣好矫形器的搭扣或者绑带，松紧以能插入一指为宜。
（5）有锁定装置或角度调节装置的矫形器，遵医嘱对矫形器进行装置或角度的调节。
（6）询问患者的感受，观察肢体末端血运，检查矫形器穿戴是否正确，是否达到预期的目的。
（7）告知患者穿戴时间及穿戴期间的注意事项。
（8）使用动态矫形器应告知患者活动的方法、方向、频率和次数，确保患者完全掌握。
（9）告知患者尽可能利用矫形器参与日常生活活动。
2. 脱下矫形器。
（1）将患肢置于舒适安全的位置，逐一解开搭扣和绑带。
（2）将矫形器轻轻移除。
（3）拉起衣裤检查皮肤有无压痕和肢体末端血运情况。
（4）必要情况下帮助患者轻轻按摩穿戴矫形器的肢体。
（5）注意保持皮肤的清洁，每日清洗局部皮肤并保持干燥。
3. 保养。
（1）避免高温环境及日光直射，对于低温热塑材料矫形器，当温度超过40℃时，矫形器易变形，勿放在电视机等可能产热的电器旁。
（2）存放矫形器要避免挤压。
（3）保持清洁干燥，可用清水、肥皂液、洗涤剂或牙膏清洗，不可用有机溶剂清洗，清洗后放在阴凉处自然风干。
（4）应定期找医生、治疗师检查其性能，及时检查各连接处是否牢固，当矫形器不适用或松脱破损时应告知医护人员，寻求专业人员调整、维修，不可自行修改。

→ ①穿戴时间：穿戴时间应遵医嘱执行，静态矫形器可全天穿戴；动态矫形器初始穿戴时间一般为5min，逐渐增减时间，一般不超过20min。
②穿戴期间注意事项：随时观察肢体末端血运情况；观察是否出现疼痛、肿胀，局部皮肤是否有压红或磨损；观察是否出现感觉麻木、减退等感觉异常；矫形器不宜直接接触皮肤；观察矫形器是否出现移位或松脱，而达不到预期目的。
③骨突出部位应加软衬垫缓解局部压力，必要时请矫形师调整。
④穿戴矫形器肢体应遵医嘱进行力所能及的康复训练，以维持或增强肢体功能，预防肌肉萎缩。
⑤如患者有诉不适症状，应该立即告知医生或者护士，采取有效措施。

（六）观察与记录
1. 观察患者佩戴的情况，观察矫形器是否出现移位或松脱，而达不到预期目的。
2. 观察患者皮肤受压及磨损情况、肢体末梢血运；观察是否出现疼痛、肿胀；观察是否出现感觉麻木、减退等感觉异常；记录患者病情、矫形器的穿戴时间、部位、皮肤情况及效果；若发生不适及时通知医生处理。

二、矫形器使用指导操作评分标准

科室：　　　　　姓名：　　　　考核时间：　　　　考核者：　　　　得分：

项目		分值	操作要求	评分等级及分值				实际得分
				A	B	C	D	
操作前准备	仪表	12	操作者仪表、着装规范符合要求	1	0.5	0	0	
	环境		宽敞、明亮，有足够的空间	1	0.5	0	0	
	用物		备齐矫形器、手消毒液等，用物齐全	1	0.5	0	0	
	说明		核对患者基本信息、矫形器处方，解释操作目的，告知矫形器使用目的、作用、穿戴时间、可能出现的不适及注意事项，取得患者配合	5	4	3	0~2	
	评估		评估患者病情、损伤的部位、佩戴矫形器的部位皮肤情况、疼痛程度、关节活动范围、肌力、肌张力、感觉、肢体长度及周径、畸形程度、生活自理能力；心理状况及对矫形器的认识、合作程度；型号、大小尺寸是否合适患者使用	4	3	2	0~1	

项目		分值	操作要求	评分等级及分值				实际得分
				A	B	C	D	
操作过程	穿戴矫形器	34	检查被穿戴肢体的皮肤是否清洁干燥，有无破损、伤口	3	3	2	0~1	
			将患肢处于治疗需要的体位或功能位，并使之舒适安全，整理好衣裤	4	3	2	0~1	
			将被穿戴的肢体或者部位置于矫形器中，再次拉平患者的衣裤，矫形器应穿在衣裤的外面	4	3	2	0~1	
			调整好患者肢体，扣好矫形器搭扣或者绑带，松紧以能插入1指为宜	4	3	2	0~1	
			有锁定装置或角度调节装置的矫形器，遵医嘱对矫形器进行装置或角度的调节	3	2	1	0	
			询问患者的感受，观察肢体末端血运，检查矫形器穿戴是否正确，是否达到预期的目的	4	3	2	0~1	
			告知患者穿戴时间及穿戴期间的注意事项	4	3	2	0~1	
			使用动态矫形器应告知患者活动的方法、方向、频率和次数，确保患者完全掌握	4	3	2	0~1	
			告知患者尽可能利用矫形器参与日常生活活动	4	3	2	0~1	
	脱下矫形器	10	将患肢置于舒适安全位置，逐一解开搭扣和绑带；将矫形器轻轻移除	2	1	0.5	0	
			拉起衣裤检查皮肤有无压痕和肢体末端血运情况	2	1	0.5	0	
			必要情况下帮助患者轻轻按摩穿戴矫形器的肢体	2	1	0.5	0	
			注意保持皮肤的清洁，每日清洗局部皮肤并保持干燥	2	1	0.5	0	
	保养	12	避免高温环境及日光直射，对于低温热塑材料矫形器，当温度超过40℃时，矫形器易变形，勿放在电视机等可能产热的电器旁	3	2	1	0	
			存放矫形器要避免挤压	3	2	1	0	
			保持清洁，可用清水、肥皂液、洗涤剂或牙膏清洗，不可用有机溶剂清洗，清洗后放在阴凉处自然风干	3	2	1	0	
			应定期找医生、治疗师检查其性能，及时检查各连接处是否牢固，当矫形器不适用或松脱破损时应告知医护人员，寻求专业人员调整、维修，不可自行修改	3	2	1	0	
观察与记录		12	观察患者佩戴情况，矫形器是否出现移位或松脱，而达不到预期目的 观察患者皮肤受压及磨损情况、肢体末梢血运、是否出现疼痛、肿胀、感觉异常，若发生不适及时通知医生处理 记录患者病情、矫形器的穿戴时间、部位、皮肤情况及效果	12	8	4	0~3	
言语表达		5	思路清晰，言语表达流畅、准确，讲解到位	5	4	3	0~2	
动作规范		5	技术操作动作规范，准确到位，计划性强，规定的时间内完成，体现人文关怀	5	4	3	0~2	
提问		10		10	7	4	0~3	
总分		100						

（何征　曾小梅　谢娇成）

第六节　弹力绷带包扎技术

一、弹力绷带包扎技术操作指引

【定义与目的】

1. 定义：弹力绷带缠绕法又称加压疗法，是指通过对人体体表用弹力绷带进行施加适当的压力，以预防或抑制皮肤瘢痕增生，防治肢体肿胀的护理方法。

2. 目的：控制瘢痕增生、控制水肿、促进肢体塑形、预防关节挛缩和畸形、预防深静脉血栓、下肢静脉曲张。

【应用范围】

烧伤、骨折、截肢、长期卧床、长期久坐或久站的人群。

【禁忌证】

1. 治疗部位有感染性创面。

2. 脉管炎急性发作。

3. 下肢深静脉血栓。

【注意事项】

1. 不良反应及处理：

（1）皮肤损伤：可在弹力绷带下加一层纱垫，四肢可用尼龙袜做衬，出现水疱后，抽出其中液体，局部消毒，在破损严重或创面感染时方可解除压力。

（2）过敏：可加一层棉纱布进行预防，过敏严重者可考虑其他方法加压。

（3）瘙痒加重：患者使用开始1～2周易出现，一般无须特殊处理，瘙痒可在压力作用下减轻。

（4）肢端水肿：如近端压力较大，远程亦应加压治疗，如缠绕压力手套或压力袜子。

（5）发育障碍：见于儿童，使用压力垫和支架保护易损坏部位，如鼻部、耳部、手部等。有专家建议儿童头部压力不应过大，且以每天缠绕不超过12h，以免下颌骨发育不良而造成"鸟面"。

2. 缠绕注意事项：

（1）未愈合的伤口，皮肤破损有渗出者，在使用弹力绷带之前，应用敷料覆盖。

（2）为避免搔抓后引起皮肤破损，弹力绷带之前可涂油和止痒霜剂等；对于多数人而言，适当的压力可明显减轻瘢痕区瘙痒。

（3）缠绕弹力绷带期间极个别的可能有水疱发生，特别是新愈合的伤口或跨关节区域，可通过放置衬垫进行预防；如果出现了水疱，用干燥无菌纱布覆盖；每日应持续缠绕弹力绷带（伤口感染时暂停使用）。

（4）在洗澡和涂润肤油时，可除去弹力绷带，但应在30min内穿回。

（5）每个患者配给2～3套弹力绷带，每日替换、清洗。

（6）使用时避免过度拉紧弹力绷带。

3. 保养注意事项：

（1）弹力绷带应每日清洗以保证足够的压力。

（2）清洗前最好浸泡1h。

（3）弹力绷带应采用中性肥皂液于温水中洗涤，轻轻挤去水分，忌过分拧绞或机洗。

（4）如必须用洗衣机洗涤时应将弹力绷带装于麻织品袋内，避免损坏弹力纤维。

（5）弹力绷带应置于室温下自然风干，切勿用熨斗熨干或直接曝晒于日光下。

（6）晾干时弹力绷带应平放而不要挂起。

（7）定期复诊，当弹力绷带变松时，及时进行收紧处理。

【护理结局】

1. 患者掌握弹力绷带的使用方法。

2. 瘢痕增生得到有效控制。

3. 肢体肿胀改善，残肢得到塑形。

【操作流程及要点说明】

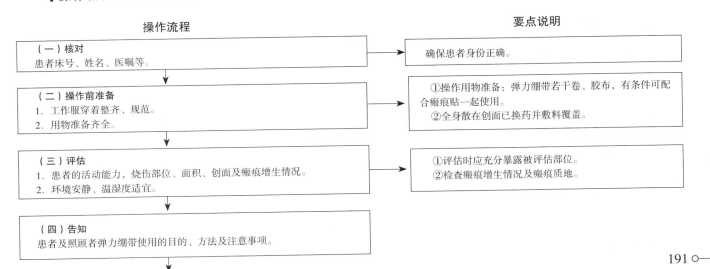

操作流程 要点说明

（一）核对
患者床号、姓名、医嘱等。
→ 确保患者身份正确。

（二）操作前准备
1. 工作服穿着整齐、规范。
2. 用物准备齐全。
→ ①操作用物准备：弹力绷带若干卷、胶布，有条件可配合瘢痕贴一起使用。
②全身散在创面已换药并敷料覆盖。

（三）评估
1. 患者的活动能力、烧伤部位、面积、创面及瘢痕增生情况。
2. 环境安静、温湿度适宜。
→ ①评估时应充分暴露被评估部位。
②检查瘢痕增生情况及瘢痕质地。

（四）告知
患者及照顾者弹力绷带使用的目的、方法及注意事项。

（五）实施

1. 协助患者处于舒适的卧位或坐位，充分暴露要使用绷带缠绕的肢体和部位。
2. 有残余创面或伤口应先进行换药处理后用1～2层薄纱布包扎，以免绷带直接接触伤口和创面造成感染或渗液污染绷带。
3. 一手握紧卷状绷带，使开口端朝上；另一手紧握绷带的始端置于要缠绕的肢体位置，持绷带的手法正确。
4. 第一圈为双层环绕，固定绷带的始端，避免脱落。
5. 环形包扎法：第二层环形压过第一层的1/2～2/3，力度均匀。
6. 8字包扎法：8字排列整齐，密度适宜，第二层压过第一层的1/2～2/3。
7. 协助卧床患者整理床单元。

---

①操作过程中随时检查压力大小。压力约容2指为宜，从远端至近段压力逐渐减小。
②不可露出缝隙或出现单层绷带；关节处不能包太紧太厚，以免影响肢体活动。
③观察患者对压力的耐受程度及末梢血运情况，交代患者如不适，及时反馈。

（六）观察与记录

1. 无皮肤破损。
2. 无过敏现象。
3. 瘙痒有无加重。
4. 肢端有无水肿。
5. 无发育障碍。
6. 记录包扎的时间和部位。

二、弹力绷带包扎技术操作评分标准

科室：　　　　　姓名：　　　　　考核时间：　　　　　考核者：　　　　　得分：

项目		分值	操作要求	评分等级及分值				实际得分
				A	B	C	D	
操作前准备	仪表	10	操作者仪表、着装规范符合要求；洗手、消毒手，戴口罩	2	1	0.5	0	
	环境		宽敞、明亮，有足够的空间	1	0.5	0	0	
	用物		弹力绷带、胶布	2	1	0.5	0	
	说明		核对患者信息，能向患者清楚说明弹力绷带使用的目的，取得患者的配合	2	1	1	0～1	
	评估		评估患者的活动能力、烧伤部位、面积、创面及瘢痕增生情况	3	2	1	0	
操作过程	弹力绷带使用	50	协助患者处于舒适的卧位或坐位，充分暴露要使用绷带缠绕的肢体和部位	5	4	2	0～1	
			有残余创面或伤口应先进行换药处理后用1～2层薄纱布包扎，以免绷带直接接触伤口和创面造成感染或渗液污染绷带	5	4	2	0～1	
			一手握紧卷状绷带，使开口端朝上；另一手紧握绷带的始端置于要缠绕的肢体位置，持绷带的手法正确	8	6	4	0～3	
			第一圈为双层环绕，固定绷带的始端，避免脱落	10	7	4	0～3	
			环形包扎法：第二层环形压过第一层的1/2～2/3，力度均匀	7	5	3	0～2	
			8字包扎法：8字排列整齐，密度适宜，第二层压过第一层的1/2～2/3	10	7	4	0～3	
			卧床患者协助整理床单元	5	4	3	0～2	
	注意事项	10	压力约能插入2指为宜，从远端至近段压力逐渐减小；操作过程中随时检查压力大小；不可露出缝隙或出现单层绷带；关节处不能包太紧太厚，以免影响肢体活动	10	7	4	0～3	
	宣教	5	告知弹力绷带的保养方法	5	4	3	0～2	
	观察	10	观察患者对压力的耐受程度及末梢血运情况，交代患者如不适，及时反馈	10	7	4	0～3	
言语表达		5	思路清晰，言语表达流畅、准确，讲解到位	5	4	3	0～2	
动作规范		5	技术操作动作规范，准确到位，计划性强，规定的时间内完成，体现人文关怀	5	4	3	0～2	
提问		5		5	4	3	0～2	
总分		100						

（徐钊　曹小霞）

第七节　全身压力衣穿戴护理技术

一、全身压力衣穿戴护理技术操作指引

【定义与目的】

1. 定义：护士帮助患者正确穿戴压力手套、压力衣服、压力裤、压力头套等压力用品，通过对人体体表施加适当的压力，以预防或抑制皮肤瘢痕增生，防治肢体肿胀的一种技术操作方法。

2. 目的：控制瘢痕增生、控制水肿、促进肢体塑形、预防关节挛缩和畸形、预防深静脉血栓、下肢静脉曲张。

【应用范围】

烧伤、骨折、截肢、长期卧床、长期久坐或久站的人群。

【禁忌证】

1. 治疗部位有感染性创面。

2. 脉管炎急性发作。

3. 下肢深静脉血栓。

【注意事项】

1. 不良反应及处理：

（1）皮肤损伤：可在压力衣下加一层纱垫，四肢可用尼龙袜做衬，出现水疱后，抽出其中液体，局部消毒，在破损严重或创面感染时方可解除压力。

（2）过敏：可加一层棉纱布进行预防，过敏严重者可考虑其他方法加压。

（3）瘙痒加重：患者使用开始1~2周易出现，一般无须特殊处理，瘙痒可在压力作用下减轻。

（4）肢端水肿：如近端压力较大，远端亦应加压治疗，如穿戴压力手套或压力袜子。

（5）发育障碍：见于儿童，使用压力垫和支架保护易损坏部位，如鼻部、耳部、手部等。有专家建议儿童头部压力不应过大，且以每天穿戴不超过12h，以免下颌骨发育不良而造成"鸟面"。

2. 穿戴注意事项：

（1）未愈合的伤口，皮肤破损有渗出者，在穿压力衣之前，应用敷料覆盖。

（2）为避免搔抓后引起皮肤破损，穿压力衣之前可涂油和止痒霜剂等。对于多数人而言，适当的压力可明显减轻瘢痕区瘙痒。

（3）穿戴压力衣期间极个别的可能有水疱发生，特别是新愈合的伤口或跨关节区域，可通过放置衬垫进行预防；如果出现了水疱，用干燥无菌纱布覆盖。每日应持续穿戴压力衣（伤口感染时暂停使用）。

（4）在洗澡和涂润肤油时，可除去压力衣，但应在30min内穿回。

（5）每个患者配给2~3套压力衣，每日替换、清洗。

（6）穿脱时避免过度拉紧压力衣。

3. 保养注意事项：

（1）压力衣应每日清洗以保证足够的压力。

（2）清洗前最好浸泡1h。

（3）压力衣应采用中性肥皂液于温水中洗涤，轻轻挤去水分，忌过分拧绞或机洗。

（4）如必须用洗衣机洗涤时应将压力衣装于麻织品袋内，避免损坏弹力纤维。

（5）压力衣应至于室温下自然风干，切勿用熨斗熨干或直接曝晒于日光下。

（6）晾干时压力衣应平放而不要挂起。

（7）定期复诊，当压力衣变松时，及时进行收紧处理。

【护理结局】

1. 患者掌握压力用品的使用方法。

2. 瘢痕增生得到有效控制。

3. 肢体肿胀改善；残肢能得到有效的塑形。

【操作流程及要点说明】

操作流程	要点说明

（一）核对
患者床号、姓名、医嘱等。

→ 确保患者身份正确。

（二）操作前准备
1. 工作服穿着整齐、规范。
2. 用物准备齐全。

→ 操作用物准备：压力用品、支架、压力垫、有条件可配合瘢痕贴一起使用；全身散在创面已换药并敷料覆盖。

（三）评估
患者的活动能力，烧伤部位、面积、创面及瘢痕增生情况，压力衣的效能等。环境安静、温湿度适宜。

→ ①评估时应充分暴露被评估部位。
②检查瘢痕增生情况及瘢痕质地等。
③患者的功能决定了穿戴压力衣方法及难易程度。

（四）告知
患者及照顾者压力用品使用的目的、方法及注意事项。

（五）实施
1. 协助患者处于舒适的卧位或坐位。
2. 穿戴压力手套：穿戴手指时提起两端缝线，逐一穿戴，压至指璞，缝线对位好，避免拉扯，穿戴平整，提起拉链拉好。
3. 穿戴压力上衣：拉住缝线将每只袖子穿好，压至腋窝顶部，提起拉链拉好，缝线对位正确，勿歪斜，避免拉扯，穿戴平整。
4. 穿戴压力袜：穿戴足趾时提起两端缝线，逐一穿戴，压至趾璞，拉至足跟，缝线对位好，避免拉扯，穿戴平整，提起拉链拉好。
5. 穿戴压力裤：拉住缝线将每只裤腿穿好，压至腰部，提起拉链拉好，缝线对位正确，勿歪斜，避免拉扯，穿戴平整。
6. 穿戴头套：全头套先套至枕后，双手拉住头套前侧将面部罩住，空出患者耳朵、鼻孔、嘴巴，穿戴时动作轻柔，避免引起患者不适。

→ ①穿戴头套时应空出患者耳朵、鼻孔、嘴巴，穿戴时动作轻柔，避免引起患者不适。
②穿戴压力上衣时应使缝线对位正确，勿歪斜，避免拉扯，穿戴平整。
③穿戴手指时提起两端缝线，逐一穿戴，压至指璞，缝线对位好，避免拉扯，穿戴平整，提起拉链拉好。
④穿戴时注意压力衣正反面正确，检测压力弹性的大小，避免压力失效。
⑤特殊部位如面部、口周、会阴、腋窝等地方可使用压力垫或支架进行支撑和衬垫。

（六）观察与记录
1. 观察有无皮肤破损、过敏现象的发生。
2. 观察有无瘙痒加重、肢端水肿。
3. 儿童穿戴时，有无影响生长发育。
4. 记录穿戴时间及部位。

二、全身压力衣穿戴护理技术操作评分标准

科室：　　　　姓名：　　　　考核时间：　　　　考核者：　　　　得分：

项目		分值	操作要求	评分等级及分值 A	B	C	D	实际得分
操作前准备	仪表	10	操作者仪表、着装规范符合要求；洗手、消毒手，戴口罩	2	1	0.5	0	
	环境		宽敞、明亮，有足够的空间	2	1	0.5	0	
	用物		干净压力衣、压力垫和支架	1	0.5	0	0	
	说明		核对患者信息，能向患者清楚说明压力衣穿戴的目的，取得患者的配合	2	1	0.5	0	
	评估		评估患者的活动能力，烧伤部位、面积、创面及瘢痕增生情况，压力衣的效能等	3	2	1	0	
操作过程	体位	5	协助患者处于舒适的卧位或坐位，充分暴露要使用压力衣的肢体和部位	5	4	3	0~2	
	穿戴压力手套	10	穿戴手指时提起两端缝线，逐一穿戴，压至指璞，缝线对位好，避免拉扯，穿戴平整，提起拉链拉好	10	7	4	0~2	
	穿戴压力上衣	10	拉住缝线将每只袖子穿好，压至腋窝顶部，提起拉链拉好，缝线对位正确，勿歪斜，避免拉扯，穿戴平整	10	7	4	0~2	
	穿戴压力袜	10	穿戴足趾时提起两端缝线，逐一穿戴，压至趾璞，拉至足跟，缝线对位好，避免拉扯，穿戴平整，提起拉链拉好	10	7	4	0~2	
	穿戴压力裤	10	拉住缝线将每只裤腿穿好，压至腰部，提起拉链拉好，缝线对位正确，勿歪斜，避免拉扯，穿戴平整	10	7	4	0~2	
	穿戴头套	10	全头套先套至枕后，双手拉住头套前侧将面部罩住，空出患者耳朵、鼻孔、嘴巴，穿戴时动作轻柔，避免引起患者不适	10	7	4	0~2	
	注意事项	10	穿戴时注意压力衣正反面正确，检测压力弹性的大小，避免压力失效；特殊部位如面部、口周、会阴、腋窝等地方可使用压力垫或支架进行支撑和衬垫	10	7	4	0~2	
	宣教	10	告知压力衣的保养方法	10	7	4	0~2	
言语表达		5	思路清晰，言语表达流畅、准确，讲解到位	5	4	3	0~2	
动作规范		5	技术操作动作规范，准确到位，计划性强，规定的时间内完成，体现人文关怀	5	4	3	0~2	
提问		5		5	4	3	0~2	
总分		100						

（徐钊　曹小霞）

第八节 各类体位枕头识别及使用

一、各类体位枕头识别及使用操作指引

【定义和目的】

1. 定义：体位枕头是用于帮助各类功能障碍的患者保持肢体功能位，促进患者舒适，减少并发症的发生而设计制作的系列、形状、大小、厚薄不等的枕头。

2. 目的：保持肢体功能位，减轻肢体肿胀，预防畸形，防治并发症发生。

【应用范围】

四肢骨折、手外伤、截肢、脊髓损伤、脑卒中、颅脑损伤、压疮等患者。

【禁忌证】

根据病种和患者病情进行合适的选择，无特殊禁忌证。

【注意事项】

1. 各类枕头应该按照病种进行分类，尺寸、软硬程度合适，设计合理。

（1）用于神经系统病种的系列枕头尺寸设计要求：①头枕（长方形）：长70cm、宽45cm、高10cm；②肩胛枕（长方形）：长26cm、宽20cm、高4cm；③手腕枕（长方形）：长25cm、宽19cm、高3cm；④手指枕（圆柱形）：圆柱直径4cm、长10cm；⑤髋部枕（楔形）：长24cm、上宽14cm、下宽4cm、上高4cm、下高2cm；⑥腘窝枕（圆柱形）：直径10cm、长30cm；⑦两腿夹枕（三角形）：长38cm、宽16cm、高11cm；⑧踝足枕（马蹄形）：内径15cm、外径18cm、高10cm；⑨上半身翻身枕（三角楔形）：长60cm、宽25cm、高15cm；⑩全身翻身枕（圆柱形）：长150cm、直径13cm。

（2）用于骨科病种的系列枕头尺寸设计要求：①头枕（长方形）：长70cm、宽45cm、高10cm；②防髋外旋枕（长方形）：长40cm、宽30cm、高8cm；③防髋内收枕（梯形枕）：上底边15cm、下底边40cm、高65cm、厚15cm；④手握枕（圆柱形）：长15cm、宽6.5cm、高6.5cm；⑤踝足枕（长方形）：长70cm、宽45cm、高20cm；⑥薄腰枕（长方形）：长30cm、宽20cm、高3cm。

（3）用于烧伤病种的系列枕头尺寸设计要求：①头枕（长方形）：长70cm、宽45cm、高16cm；②颈后枕（圆柱形）：长39cm、宽37cm、高5.5cm；③腋窝枕（三角形）：长65（55或50）cm、宽19cm、高15cm；④腘窝枕（圆柱形）：直径10cm、长30cm；⑤踝足枕（长方形）：长70cm、宽45cm、高20cm。

2. 体位枕头一定要用优质的棉花做内芯，枕套用纯棉制品制作；枕套能拆卸，定期清洗。

3. 各类枕头应有命名和使用的技术操作说明，以免混淆使用。

4. 患者出院后应对枕头进行消毒处理，存放于干燥的地方备用，传染患者用后的枕头应进行特殊处理。

5. 使用体位枕头期间应告知患者并非持续摆放，每间隔1~2h可以主动或者被动活动肢体，做到动静结合。

6. 进行体位摆放前护士应对患者进行充分的评估，准确选用合适的枕头。

【护理结局】

1. 护士能识别和掌握各类体位枕头的命名和使用方法。

2. 患者能知晓体位摆放的目的及操作步骤，患者使用后反应舒适、良好。

3. 患者和照顾者依存性好，能遵循护士的宣讲来配合体位摆放。

4. 患者肢体挛缩和畸形能得到有效缓解，无皮肤损伤等不良事件发生。

【操作流程及要点说明】

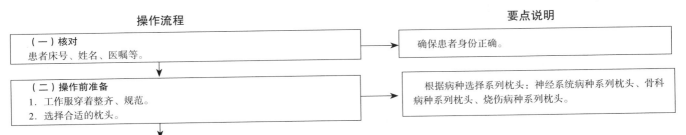

操作流程	要点说明
（一）核对 患者床号、姓名、医嘱等。	确保患者身份正确。
（二）操作前准备 1. 工作服穿着整齐、规范。 2. 选择合适的枕头。	根据病种选择系列枕头：神经系统病种系列枕头、骨科病种系列枕头、烧伤病种系列枕头。

（三）评估

1. 患者的病情是否适合使用体位枕头。
2. 明确使用的部位。
3. 患者及照顾者的依存性。

→

①评估患者专科情况（重点为皮肤、肌力、ROM、步行能力以及患者对体位枕头使用目的掌握的程度）。
②加强心理疏导，消除其紧张、恐惧心理。
③枕头干净、软硬合适，齐全。
④环境宽敞明亮，床上平整，有足够的空间操作。

（四）告知

1. 操作目的及方法。
2. 体位摆放可能出现的不适及注意事项

→

言语亲切，所要告知的内容明了、全面。思路清晰，取得患者的配合。

（五）实施

1. 神经系统病种康复体位枕头的识别和使用。
（1）头枕：护士能正确识别头枕并知晓枕头的作用，顺利放于患者头颈部；将患者的头摆放在枕头的正中部位，帮助患者摆好体位。
（2）肩胛枕：护士能正确识别肩胛枕并知晓枕头的作用，顺利将患者肩胛骨向前向外托，放于患者肩胛骨下方，帮助患者摆好体位。
（3）手腕枕：护士能正确识别手腕枕并知晓枕头的作用，顺利放于手腕部，使腕关节背屈30°，帮助患者摆好体位。
（4）手指枕：护士能正确识别手指枕并知晓枕头的作用，顺利放于患者手部，使手部呈半握拳状，帮助患者摆好体位。
（5）髋部枕：护士能正确识别髋部枕并知晓枕头的作用，顺利放于患者髋部外侧；帮助患者摆好体位。
（6）腘窝枕：护士能正确识别腘窝枕并知晓枕头的作用，顺利放于患者膝部后侧，帮助患者摆好体位。
（7）两腿夹枕：护士能正确识别两腿夹枕并知晓枕头的作用，顺利放于患者双腿之间，帮助患者摆好体位。
（8）踝足枕：护士能正确识别踝足枕并知晓枕头的作用，顺利放于患者足底，用床尾挡板为被动支撑，帮助患者摆好体位。
（9）上半身翻身枕：护士能正确识别上半身翻身枕并知晓枕头的作用，顺利放于患者背部或前胸等上半身位置，帮助患者摆好体位。
（10）全身翻身枕：护士能正确识别全身翻身枕并知晓枕头的作用，顺利放于患者前侧或后侧，帮助患者摆好体位。

2. 骨科病种康复体位枕头的识别和使用。
（1）头枕：护士能正确识别头枕并知晓枕头的作用，顺利放于患者头颈后侧部，将患者的头摆放在枕头的正中部位，帮助患者摆好体位。
（2）防髋外旋枕：护士能正确识别防髋外旋枕并知晓枕头的作用，顺利放于患者髋部外侧，帮助患者摆好体位。
（3）防髋内收枕：护士能正确识别防髋内收枕并知晓枕头的作用，顺利放于患者膝部靠上双大腿之间，帮助患者摆好体位。
（4）手握枕：护士能正确识别手握枕并知晓枕头的作用，顺利放于患者掌心，帮助患者摆好体位。
（5）踝足枕：护士能正确识别踝足枕并知晓枕头的作用，顺利放于患者足底，用床尾挡板为被动支撑，帮助患者摆好体位。
（6）薄腰枕：护士能正确识别薄腰枕并知晓枕头的作用，让患者平卧硬板床将薄腰枕放于患者腰部与床面接触的空隙间，帮助患者摆好体位。

3. 烧伤病种康复体位枕头的识别和使用。
（1）头枕：护士能正确识别头枕并知晓枕头的作用，顺利放于患者头颈后侧部，将患者的头摆放在枕头的正中部位。
（2）颈后枕：护士能正确识别颈后枕并放于患者颈部后侧靠近肩部，帮助患者摆好体位。
（3）腋窝枕：护士能正确识别腋窝枕并顺利放入患者腋窝下，平端靠近腋窝，帮助患者摆好体位。
（4）腘窝枕：护士能正确识别腘窝枕并顺利放于腘窝下，帮助患者摆好体位。
（5）踝足枕：护士能正确识别踝足枕并顺利放于患者足底，用床尾挡板为被动支撑，帮助患者摆好体位。

→

①神经系统病种康复体位枕头的作用：
a. 头枕：用于头颈部不适或颈椎不稳的患者，保持舒适，维持颈椎的正常生理曲度。
b. 肩胛枕：用于防止肩关节挛缩畸形、肩关节半脱位和减轻痉挛。
c. 手腕枕：维持手腕部的功能位。
d. 手指枕：抑制痉挛，支撑手指，使各指关节处于良好的功能位置。
e. 髋部枕：固定髋部防止髋关节的外旋。
f. 腘窝枕：使膝关节微屈，防膝关节过伸，取舒适体位避免诱发痉挛模式出现。
g. 两腿夹枕：防止内收肌群张力高，双下肢内收紧缩，以免双膝摩擦产生压疮。
h. 踝足枕：保持踝关节中立位，防止足下垂。
i. 翻身枕：患者体位变换或侧卧位时，用于患者背部或前胸及全身支撑及减压或缓解疲劳。

②骨科病种康复体位枕头的作用：
a. 头枕：用于头颈部不适或颈椎不稳、颈椎损伤的患者，维持颈椎的正常生理曲度。
b. 防髋外旋枕：用于固定髋关节，保持髋关节中立位，防止髋关节的外旋。
c. 防髋内收枕：用于髋关节置换术后或股骨颈骨折早期的患者，防止髋关节内收造成假体脱落或骨折移位。
d. 手握枕：用于维持患者手部功能位。
e. 踝足枕：保持踝关节中立位，防止足下垂。
f. 薄腰枕：用于腰椎损伤或腰椎间盘突出等患者早期需要平卧休息的患者，缓解腰背部肌肉的紧张度。

③烧伤病种康复体位枕头的作用：
a. 头枕：用于保持患者舒适，维持颈椎的正常生理曲度。
b. 颈后枕：用于颈部前侧烧伤，防止颈部前侧瘢痕挛缩导致颈部活动受限，以此增加颈部后伸的力度拉伸颈部前侧的瘢痕。
c. 腋窝枕：用于防止肩部、上肢及躯干烧伤的患者因肩部、腋窝及上臂瘢痕增生导致肩关节活动受限的患者，使肩关节最大限度地外展以此被动拉伸腋窝瘢痕。
d. 腘窝枕：用于膝前部烧伤，预防膝部前侧瘢痕挛缩。
e. 踝足枕：保持踝关节中立位，防止足下垂，被动牵拉挛缩瘢痕。

（六）观察与记录

1. 观察患者皮肤情况，询问患者是否舒适。
2. 观察患者生命体征；若发生不适及时通知医生。
3. 记录摆放的方法、时间及效果。

二、各类体位枕头识别及使用操作评分标准

科室：　　　　　姓名：　　　　考核时间：　　　　考核者：　　　　得分：

项目		分值	操作要求	A	B	C	D	实际得分
操作前准备	仪表	10	操作者仪表、着装规范符合要求	2	1	0.5	0	
	环境		宽敞、明亮，有足够的空间	2	1	0.5	0	
	用物		备齐各类体位枕头，用物齐全，干净	2	2	1	0	
	说明		核对患者基本信息，解释操作目的，取得患者和照顾者的配合	2	1	0.5	0	
	评估		皮肤、肌力、ROM、步行能力以及患者对体位枕头使用目的掌握的程度	2	1	0.5	0	
操作过程	神经系统病种康复体位枕头的识别和使用	35	头枕：护士能正确识别头枕并知晓枕头的作用，顺利放于患者头颈部；将患者的头摆放在枕头的正中部位，帮助患者摆好体位	3	2	1	0	
			肩胛枕：护士能正确识别肩胛枕并知晓枕头的作用，顺利将患者肩胛骨向前向上托，放于患者肩胛骨下方，帮助患者摆好体位	6	4	2	0~1	
			手腕枕：护士能正确识别手腕枕并知晓枕头的作用，顺利放于手腕部，使腕关节背屈30°，帮助患者摆好体位	3	2	1	0	
			手指枕：护士能正确识别手指枕并知晓枕头的作用，顺利放于患者手部，使手部呈半握拳状，帮助患者摆好体位	3	2	1	0	
			髋部枕：护士能正确识别髋部枕并知晓枕头的作用，顺利放于患者髋部外侧；作用：固定髋部防止髋关节的外旋，帮助患者摆好体位	4	3	2	0~1	
			腘窝枕：护士能正确识别腘窝枕并知晓枕头的作用，顺利放于患者膝部后侧，帮助患者摆好体位	3	2	1	0	
			两腿夹枕：护士能正确识别两腿夹枕并知晓枕头的作用，顺利放于患者双大腿内侧之间，帮助患者摆好体位	3	2	1	0	
			踝足枕：护士能正确识别踝足枕并知晓枕头的作用，顺利放于患者足底，用床尾挡板为被动支撑，帮助患者摆好体位	5	4	3	0~2	
			翻身枕： a. 上半身翻身枕：护士能正确识别上半身翻身枕并知晓枕头的作用，顺利放于患者背部或前胸等上半身翻身，帮助患者摆好体位； b. 全身翻身枕：护士能正确识别全身翻身枕并知晓枕头的作用，顺利放于患者前侧或后侧，帮助患者摆好体位	5	4	3	1	
	骨科病种康复体位枕头的识别和使用	20	头枕：护士能正确识别头枕并知晓枕头的作用，顺利放于患者头颈后侧部，将患者的头摆放在枕头的正中部位，帮助患者摆好体位	3	2	1	0	
			防髋外旋枕：护士能正确识别防髋外旋枕并知晓枕头的作用，顺利放于患者髋部外侧，帮助患者摆好体位	5	4	3	0~2	
			防髋内收枕：护士能正确识别防髋内收枕并知晓枕头的作用，顺利放于患者膝部靠上双大腿之间，帮助患者摆好体位	3	2	1	0	
			手握枕：护士能正确识别手握枕并知晓枕头的作用，顺利放于患者掌心，帮助患者摆好体位	2	1	0.5	0	
			踝足枕：护士能正确识别踝足枕并知晓枕头的作用，顺利放于患者足底，用床尾挡板为被动支撑，帮助患者摆好体位	3	2	1	0	
			薄腰枕：护士能正确识别薄腰枕并知晓枕头的作用，让患者平卧硬板床将薄腰枕放于患者腰部与床面接触空隙间，帮助患者摆好体位	4	3	2	0~1	
	烧伤病种康复体位枕头的识别和使用	15	头枕：护士能正确识别头枕并知晓枕头的作用，顺利放于患者头颈后侧部，将患者的头摆放在枕头的正中部位	2	1	0.5	0	
			颈后枕：护士能正确识别颈后枕并放于患者颈部后侧靠近肩部，帮助患者摆好体位	3	2	1	0	
			腋窝枕：护士能正确识别腋窝枕并顺利放入患者腋窝下，平端靠近腋窝，帮助患者摆好体位	5	4	3	0~2	
			腘窝枕：护士能正确识别腘窝枕并顺利放于腘窝，帮助患者摆好体位	3	2	1	0	
			踝足枕：护士能正确识别踝足枕并顺利放于患者足底，用床尾挡板为被动支撑，帮助患者摆好体位	2	1	0.5	0	
言语表达		5	思路清晰，言语表达流畅、准确，讲解到位	5	4	3	0~2	
动作规范		5	技术操作动作规范，准确到位，计划性强，规定的时间内完成，体现人文关怀	5	4	3	0~2	
提问		10		10	7	4	0~3	
总分		100						

（李卉梅　刘小芳　谢粟梅　曹小霞　邓文清　刘静　陈芳　冯惠　邓敏仪　陈素雅）

第九节　压力性损伤护理技术

一、压力性损伤护理技术操作指引

【定义与目的】

1. 定义：压力性损伤是位于骨隆突处、医疗或其他器械下的皮肤和/或软组织的局部损伤。可表现为完整皮肤或开放性溃疡，可能会伴疼痛感。损伤是由于强烈或长期存在的压力或压力联合剪切力导致。软组织对压力和剪切力的耐受性可能会受到微环境、营养、灌注、并发症以及软组织情况的影响。压力性损伤护理技术是护士为消除压力源或对已经造成损伤的部位进行系列护理的技术。

2. 目的：

（1）观察伤口愈合情况，以便酌情给予相应的治疗和处理。

（2）清洁伤口，去除异物、渗液或脓液，减少细菌的繁殖和分泌物对局部组织的刺激。

（3）伤口局部外用新型敷料，促使炎症局限或加速伤口肉芽生长及上皮组织扩展，促进伤口尽早愈合。

（4）包扎固定患部，使局部得到充分休息，减少患者痛苦。

（5）保持局部温度适宜，促进局部血液循环，改善局部环境，为伤口愈合创造有利条件。

【应用范围】

各期压力性损伤患者。

【禁忌证】

各种病情危重，生命体征不平稳。如休克患者，防止因换药影响患者的抢救或因换药疼痛加重病情变化。

【注意事项及防范处理】

1. 操作应当稳、准、轻、禁忌动作过粗过大，严格遵守无菌操作技术。

2. 根据伤口情况准备换药敷料和用品，应勤俭节约，物尽其用，不应浪费。

3. 合理掌握换药的间隔时间，间隔时间过长不利于伤口愈合，间隔时间过短因反复刺激伤口也会影响伤口愈合，同时增加患者痛苦，并造成浪费。

4. 每次换药完毕，须将一切用具放回指定位置，认真洗净双手后方可给另一患者换药。

【护理结局】

1. 伤口愈合。

2. 无感染、并发症发生。

【操作流程及要点说明】

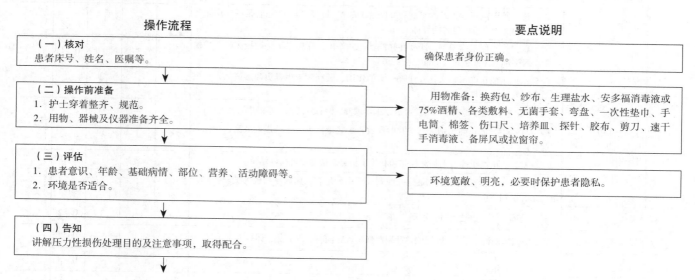

操作流程

要点说明

（一）核对
患者床号、姓名、医嘱等。

确保患者身份正确。

（二）操作前准备
1. 护士穿着整齐、规范。
2. 用物、器械及仪器准备齐全。

用物准备：换药包、纱布、生理盐水、安多福消毒液或75%酒精、各类敷料、无菌手套、弯盘、一次性垫巾、手电筒、棉签、伤口尺、培养皿、探针、胶布、剪刀、速干手消毒液、备屏风或拉窗帘。

（三）评估
1. 患者意识、年龄、基础病情、部位、营养、活动障碍等。
2. 环境是否适合。

环境宽敞、明亮，必要时保护患者隐私。

（四）告知
讲解压力性损伤处理目的及注意事项，取得配合。

（五）实施

1. 根据病情及伤口部位选择合适体位。

2. 遮挡患者，暴露伤口，铺垫巾于伤口下，弯盘置于伤口旁。

3. 戴薄膜手套，揭去外层敷料内面向上置于弯盘中，用镊子取下内层敷料，观察分泌物颜色、气味、敷料被渗透的程度，若敷料粘连则以生理盐水沾湿后取下。

4. 评估伤口。

（1）护士完成对伤口表面、伤口深度、潜行程度、窦道情况、瘘管情况的测量和评估，具体如下：

①伤口表面：用直尺测量伤口的最长处及最宽处，伤口长度的测量应与人体的长轴平行，宽度的测量应与人体的长轴垂直。

②伤口深度：以伤口的最深部为底部测量其垂直于皮肤表面深度。

③潜行程度：伤口皮肤边缘与伤口床之间的袋状空穴称为潜行，采用时钟法描述，以伤口与患者头部相对应的点为12点，相反方向为6点，以顺时针方向测量描述，如描述潜行在某点位置，深度为多少厘米，或潜行为某点至某点，最深度为多少厘米。

④窦道情况：是指周围皮肤和伤口床之间形成的纵形腔隙，如果较深不便测量的窦道，安全起见，可进行皮表B超检查。

⑤瘘管情况：是指两个空腔器官之间或从一个空腔器官到皮肤之间的通道，瘘管至少有两个以上出口，必要时可使用B超、造影等方式测量。

（2）护士完成对伤口颜色的评估和判断。

①红色伤口：伤口基地可见暗红、浅红、深红、粉红等表现，组织性状描述可为颗粒状、质地柔软或坚硬、触之易出血等。

②黄色伤口：伤口基地表现为黄色坏死腐肉组织，可以湿性、干性形式存在。

③黑色伤口：伤口表面覆盖着焦痂以及厚厚一层坏死组织，如黑色表面干痂、焦痂。

④混合型伤口：伤口内有不同颜色的组织。

（3）护士完成对伤口渗液的评估和判断。

①伤口渗液量：无渗出伤口24h更换的敷料干燥；少量渗出指伤口24h渗出量小于5mL，每天更换1块纱布；中量渗出指伤口24h渗出量在5~10mL，每天至少需要1块纱布但不超过3块；大量渗出指伤口24h渗出量大于10mL，每天需要3块或更多纱布。

②渗出液颜色：红色、黄色、褐色、绿色、白色、黑色等。

③渗出液性状：脓性、血性、浆液性。

（4）护士完成对伤口气味的评估和判断。

正常伤口应该是无异味的，在及时更换敷料后发现伤口有异味，则说明伤口感染。

（5）护士完成对伤口边缘、伤口周围皮肤、患者对伤口疼痛的感受及细菌培养的评估和判断。

①伤口边缘：通常伤口边缘紧贴伤口基地，若伤口边缘出现与基地分离或向内卷曲，则表示伤口可能发生变化；伤口边缘若出现增生或瘢痕，则表示伤口持续时间较长。

②伤口周围皮肤：评估内容包括皮肤颜色、温度及完整性（正常、水肿、糜烂、色素沉着、红肿、浸渍、过敏、弹性改变）。

③疼痛：可参考VAS评分。

④细菌培养：通过伤口分泌物的细菌培养，可以更客观地了解引起伤口感染的细菌种类、伤口细菌定植、繁殖情况。

5. 清理创伤。

去除坏死组织；针对不同伤口情况选择合适的冲洗液进行冲洗；伤口有感染或复杂、疑难伤口，与患者做好沟通，必要时请医生协助处理。

6. 压力性损伤分期处理。

（1）Ⅰ期：该期的皮肤组织结构功能尚未受到破坏，处于可逆性改变，解除局部受压，定时翻身，改善局部血运，去除危险因素，可以阻止压疮进一步发展恶化，可用泡沫敷料、皮肤保护膜、透明贴，粘贴在发红和容易受到摩擦的部位，以减轻摩擦力。

（2）Ⅱ期：局部减压，保护创面，防止水疱破裂，预防感染；未破的小水疱局部消毒后，用透明膜外贴保护防止破裂，促进水疱自行吸收；大水疱（直径大于5mm）未破溃，局部消毒后，用无菌注射器抽出疱内液体、保留疱皮，再用片状水胶体敷料外贴保护；创面渗液少：伤口基底颜色较红，渗液相对较少，肉芽组织开始形成时可使用水胶体敷料；创面渗液多：藻酸盐+水胶体敷料、泡沫敷料外敷。创面无渗液，且基底部呈现红色，为表皮生长过程，选用水胶体类敷料或者透明贴保护。

（3）Ⅲ、Ⅳ期：清除坏死组织，控制感染，促进肉芽生长，保护新生组织，一般选用藻酸盐类、水凝胶类、泡沫类及水胶体敷料进行封闭治疗。联合清创是最佳的清创方法，可及时清除坏死组织，控制感染。

（4）不可分期：只有去除足够多的腐肉或焦痂，暴露出伤口床底部，才能准确评估压疮的真正深度，确定分期，缺血下肢及足跟处稳定的焦痂可以作为人体自然的覆盖予保留，清创是基本的处理原则。还有减压、控制感染。

（5）（深部组织损伤）：谨慎处理，不能被表象所迷惑。这样的伤口恶化很快，即使给予积极的处理，病变可迅速发展，致多层皮下组织暴露，避免患者已出现压之不变白的红斑的骨隆突处受压，不得按摩骨突处红的部位，不得使用气圈类的装置，维持足够的水分摄入，避免皮肤干燥，如果需要坐在床上，避免床头升起和懒散的姿势，以免把压力和剪切力集中在骶骨和尾骨。

（6）医疗设备相关压力损伤：根据患者选择合适大小的医疗设备；高危区域（如鼻梁处）用敷料缓冲压力并保护皮肤；至少每天移除或者移开可拆除设备进行皮肤评估；避免将器械放在原有或现存压疮的部位；教育护理人员关于器械正确使用和皮肤损害预防措施；意识到器械下水肿及可能的皮肤损伤；确认器械并未直接放置在患者身上。

7. 整理用物，分类处置医疗器械及垃圾。脱手套，洗手，记录。

压力性损伤分期

①Ⅰ期：指压不变白红斑，皮肤完整局部皮肤完好，出现压之不变白的红斑，深色皮肤表现可能不同；指压变白红斑或者感觉、皮温、硬度的改变可能比观察到皮肤改变更先出现。此期的颜色改变不包括紫色或栗色变化，因为这些颜色变化提示可能存在深部组织损伤。

②Ⅱ期：部分皮层缺失伴真皮层暴露部分皮层缺失伴随真皮层暴露。伤口床有活性、呈粉色或红色、湿润，也可表现为完整的或破损的浆液性水疱。脂肪及深部组织未暴露。无肉芽组织、腐肉、焦痂。该期损伤往往是由于骨盆区皮肤微环境破坏和受到剪切力，以及足跟受到的剪切力导致。该分期不能用于描述潮湿相关性皮肤损伤，比如失禁性皮炎，皱褶处皮炎，以及医疗黏胶相关性皮肤损伤或者创伤伤口（皮肤撕脱伤、烧伤、擦伤）。

③Ⅲ期：全层皮肤缺失，常常可见脂肪、肉芽组织和边缘内卷。可见腐肉和（或）焦痂。不同解剖位置的组织损伤的深度存在差异；脂肪丰富的区域会发展成深部伤口。可能会出现潜行或窦道。无筋膜、肌肉、肌腱、韧带、软骨或骨暴露。如果腐肉或焦痂掩盖组织缺损的深度，则为不可分期压力性损伤。

④Ⅳ期：全层皮肤和组织缺失，可见或可直接触及筋膜、肌肉、肌腱、韧带、软骨或骨头。可见腐肉或焦痂。常常会出现边缘内卷，窦道或潜行。不同解剖位置的组织损伤的深度存在差异。如果腐肉或焦痂掩盖组织缺损的深度，则为不可分期压力性损伤。

⑤不可分期：全层皮肤和组织缺失，损伤程度被掩盖全层皮肤和组织缺失，由于被腐肉或焦痂掩盖，不能确认组织缺失的程度。只有去除足够的腐肉或焦痂，才能判断损伤是3期还是4期。缺血肢端或足跟的稳定型焦痂（表现为干燥、紧密黏附、完整无红斑和波动感）不应去除。

⑥深部组织损伤：持续的指压不变白，颜色为深红色，栗色或紫色完整或破损的局部皮肤出现持续的指压不变白深红色，栗色或紫色，或表皮分离呈现黑色的伤口床或充血水疱。疼痛和温度变化通常先于颜色改变出现。深色皮肤的颜色表现可能不迅速发展暴露组织缺失的实际程度，也可能溶解而不出现组织缺失。如果可见坏死组织、皮下组织、肉芽组织、筋膜、肌肉或其他深层结构，说明这是全皮层的压力性损伤（不可分期、Ⅲ期或Ⅳ期）。该分期不可用于描述血管、创伤、神经性伤口或皮肤病。

（六）观察与记录

1. 观察患者全身情况；
2. 观察患者生命体征；
3. 若发生不适及时通知医生处理；
4. 记录。

二、压力性损伤护理技术操作评分标准

科室：　　　　　姓名：　　　　　考核时间：　　　　　考核者：　　　　　得分：

项目		分值	操作要求	评分等级及分值				实际得分
				A	B	C	D	
操作前准备	仪表	15	操作者仪表着装规范符合要求，洗手、戴口罩	2	1	0.5	0	
	环境		宽敞、明亮，必要时保护患者隐私	2	1	0.5	0	
	用物		换药包、纱布、生理盐水、安多福消毒剂或75%酒精、各类敷料、无菌手套、弯盘、一次性垫巾、手电筒、棉签、伤口尺、培养皿、探针、胶布、剪刀、速干手消毒液、备屏风或拉窗帘	3	2	1	0	
	说明		核对患者基本信息，讲解压力性损伤处理的目的及注意事项，取得配合	3	2	1	0	
	评估		患者意识、年龄、基础病情、部位、营养、活动障碍等	5	3	2	0~1	
操作过程	操作前准备	15	体位准备：协助患者取舒适体位	5	3	2	0~1	
			暴露伤口：遮挡患者，暴露伤口，铺垫巾于伤口下，弯盘置于伤口旁。戴薄膜手套，揭去外层敷料内面向上置于弯盘中，用镊子取下内层敷料，观察分泌物颜色、气味、敷料被渗透的程度，若敷料粘连则以生理盐水沾湿后取下	5	3	2	0~1	
				10	7	4	0~3	
	伤口评估	10	评估伤口：部位、大小、颜色、渗出液、伤口边缘、周围皮肤、气味、疼痛等	10	7	4	0~3	
	清创	9	清洁伤口：针对不同伤口情况选择合适的冲洗液进行冲洗；伤口有感染或复杂、疑难伤口，与患者做好沟通，必要时请医生协助处理	9	7	4	0~3	
	分期处理	25	Ⅰ期：解除局部受压，定时翻身，改善局部血运，去除危险因素	2	1	0.5	0	
			用泡沫敷料、皮肤保护膜、透明贴，粘贴在发红和容易受到摩擦的部位，以减轻摩擦力	2	1	0.5	0	
			Ⅱ期：皮层缺失伴真皮层暴露：局部减压，保护创面，防止水疱破裂，预防感染	2	1	0.5	0	
			小水疱（直径小于5mm）：局部消毒后，用透明膜外贴保护防止破裂，促进水疱自行吸收	2	1	0.5	0	
			大水疱（直径大于5mm）未破溃：局部消毒后，用无菌注射器抽出疱内液体、保留疱皮，再用片状水胶体敷料外贴保护	2	1	0.5	0	
			创面渗液少：肉芽组织开始形成时可使用水胶体敷料覆盖	2	1	0.5	0	
			创面渗液多：可选用藻酸盐+水胶体敷料、泡沫敷料外敷。创面无渗液，且基底部呈红色，为表皮生长过程，选用水胶体类敷料或者透明贴保护	2	1	0.5	0	
			Ⅲ、Ⅳ期：去除坏死组织：去除坏死组织，选用藻酸盐类、水凝胶类、泡沫类及水胶体类敷料进行封闭治疗，也可以采用联合清创疗法	3	2	1	0	
			不可分期的伤口：应去除腐肉或焦痂，暴露出伤口基底部确定分期后给予相应的处理	3	2	1	0	
			缺血性下肢及足跟处稳定的焦痂：可以作为人体自然的覆盖予保留	3	2	1	0	
			深部组织损伤：应谨慎处理，不得按摩骨突压红的部位；不得在患处使用气圈类的装置；嘱咐患者不要坐在床上；避免床头升起和懒散的姿势，以免把压力和剪切力集中在骶骨和尾骨	2	1	0.5	0	
	医疗设备相关压力损伤预防	6	根据患者选择合适大小的医疗设备	1	0.5	0	0	
			高危区域（如鼻梁处）用敷料缓冲压力并保护皮肤	1	0.5	0	0	
			至少每天移除或者移开可拆除设备进行皮肤评估	1	0.5	0	0	
			避免将器械放在原有或现存受压的部位	1	0.5	0	0	
			教育护理人员关于器械正确使用和皮肤损害预防措施	1	0.5	0	0	
			意识到器械下水肿及可能的皮肤损伤；确认器械并未直接放置在患者身下	1	0.5	0	0	
	处理	5	整理用物，分类处置医疗器械及垃圾。脱手套，洗手，记录	5	4	3	0~2	
言语表达		5	思路清晰，言语表达流畅、准确，讲解到位	5	4	3	0~2	
动作规范		5	技术操作动作规范，无菌操作到位，保护患者隐私，计划性强，沟通有效，体现人文关怀	5	4	3	0~2	
提问		10		10	7	4	0~3	
总分		100						

（石慧　张春花　刘静　赵小红）

第十节 造口换药护理技术

一、造口换药护理技术操作指引

【定义与目的】

1. 定义：造口是指针对直肠、膀胱肿瘤患者，为保住患者生命，手术切除病变部位，然后将肠管一端或尿道移至腹壁，形成一个开口，使肠道或泌尿道排泄物输出。

2. 目的：

（1）保持造口周围皮肤清洁，避免排出物的刺激。

（2）评估造口活力；预防造口堵塞。

【应用范围】

有肠造口、泌尿造口（包括肠代膀胱皮肤造口、输尿管皮肤造口）的患者。

【教育与配合】

1. 评估患者体力恢复情况、学习能力，引导患者及照顾者参与造口的自我管理。

2. 造口护理过程中向患者或照顾者详细讲解操作步骤，教会造口周围皮肤、造口黏膜的观察方法，指导扩肛手法。

3. 对患者进行饮食、活动指导，防止造口旁疝的发生。

4. 观察泌尿造口排尿情况、肠造口排气、排便情况。

5. 如使用造口辅助用品应当在使用前认真阅读产品说明书或咨询造口治疗师，如使用防漏膏，应当按压底盘 15~20min。

【注意事项及防范处理】

1. 更换肠造口袋时间尽量选择在空腹未进食时，更换泌尿造口袋时间尽量选择在清晨未饮水时。

2. 移除原有造口袋时动作轻巧，注意保护皮肤，防止暴力损伤。同时应当防止袋内容物污染伤口。泌尿造口需要保护输尿管支架管，防止滑出。

3. 粘贴造口袋前保证造口周围皮肤清洁干燥。

4. 裁剪造口底盘时，孔径与造口黏膜之间保持适当空隙（1~2mm），缝隙过大会使排泄物刺激皮肤，缝隙过小底盘边缘与造口黏膜摩擦会导致不适，甚至出血。

5. 保持造口装置密闭、通畅，尤其是两件式造口袋，确保底盘与造口袋的有效吻合。

【护理结局】

1. 患者掌握造口康复护理技术。

2. 预防造口相关并发症。

3. 改善生活质量。

【操作流程及要点说明】

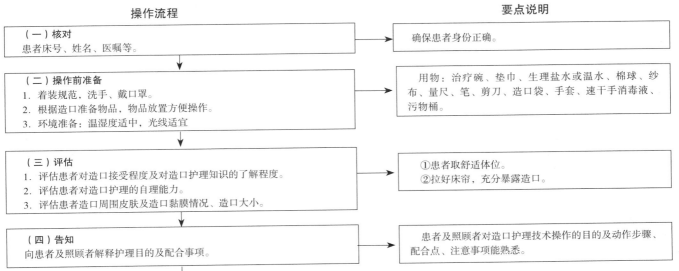

操作流程	要点说明
（一）核对 患者床号、姓名、医嘱等。	确保患者身份正确。
（二）操作前准备 1. 着装规范，洗手、戴口罩。 2. 根据造口准备物品，物品放置方便操作。 3. 环境准备：温湿度适中，光线适宜	用物：治疗碗、垫巾、生理盐水或温水、棉球、纱布、量尺、笔、剪刀、造口袋、手套、速干手消毒液、污物桶。
（三）评估 1. 评估患者对造口接受程度及对造口护理知识的了解程度。 2. 评估患者对造口护理的自理能力。 3. 评估患者造口周围皮肤及造口黏膜情况、造口大小。	①患者取舒适体位。 ②拉好床帘，充分暴露造口。
（四）告知 向患者及照顾者解释护理目的及配合事项。	患者及照顾者对造口护理技术操作的目的及动作步骤、配合点、注意事项能熟悉。

（五）实施

1. 佩戴。

（1）清洁：用生理盐水纱布清洗造瘘口及周围皮肤，保持皮肤的清洁和干燥。忌使用酒精、碘酒或双氧水等强刺激性液体进行清洗。

（2）测量造口直径：用造口卡尺测量造口大小、形状，绘线做记号。

（3）剪切底盘中心孔：弯剪沿记号修剪底盘。

（4）封闭易排放口：折叠造口袋易排放口并封闭造口袋开口。

（5）喷洒造口护肤粉：喷洒少许护肤粉在造口周围并用棉签涂匀。

（6）贴膜：涂抹皮肤保护膜。

（7）使用防漏膏或防漏条：沿着造口周围放置一圈防漏膏或防漏条，用湿棉签抹平，使其与皮肤形成平整的表面。

（8）粘贴造口底盘：除去底板保护纸，将底盘沿着造口黏膜紧密地贴合在皮肤上，用手由下往上按紧粘胶，用手均匀按压造口周围粘胶。

（9）完成佩戴：隐藏易排放口。完成佩戴，用手按住造口产品2～3min。

2. 揭除。

用一手轻按住皮肤，另一只手自上而下轻柔、缓慢地揭除底盘。避免双手拉扯粘胶快速揭除，易损伤皮肤；避免自下而上揭除粘胶，不方便观察造口和皮肤，易造成排泄物外露和皮肤问题发生。

3. 检查。

通过检查底盘粘胶和被粘胶覆盖的皮肤、观察造口排泄物是否渗漏、粘胶侵蚀与残留、皮肤刺激等状况，判断产品使时间是否正确、哪些原因导致排泄物渗漏和皮肤问题发生的原因。

> ①操作过程随时询问患者的感受。
> ②操作中不污染床单及患者衣裤。

（六）观察与记录

整理衣裤、用物、床单位，安置合适体位，洗手；记录造口情况，更换造口时间

二、造口换药护理技术操作评分标准

科室：　　　　姓名：　　　　考核时间：　　　　考核者：　　　　得分：

项目		分值	操作要求	评分等级及分值				实际得分
				A	B	C	D	
操作前准备	仪表	15	操作者仪表着装规范符合要求	2	1	0.5	0	
	环境		宽敞、明亮，注意保护患者隐私	1	0.5	0	0	
	物品		换药碗1个、弯剪1把、棉签、手套、纱布、生理盐水、合适的造口袋（一件式或两件式）1套、造口卡尺、一次性垫巾、造口辅助品（防漏膏或条、造口护肤粉、皮肤保护膜、腰带等）、屏风	4	3	2	0～1	
	说明		核对患者基本信息，讲解造口换药的重要性，做必要的示范，取得患者的配合	3	2	1	0	
	评估		了解患者造口性质及大便性状，观察造口血运及有无排便	5	3	2	0～1	
操作过程	佩戴	45	清洁：用生理盐水纱布清洗造瘘口及周围皮肤，保持皮肤的清洁和干燥。忌使用酒精、碘酒或过氧化氢溶液等强刺激性液体进行清洗	5	3	2	0～1	
			测量造口直径：用造口卡尺测量造口大小、形状，绘线做记号	5	3	2	0～1	
			剪切底盘中心孔：弯剪沿记号修剪底盘	5	3	2	0～1	
			封闭易排放口：折叠造口袋易排放口并封闭造口袋开口	5	3	2	0～1	
			喷洒造口护肤粉：喷洒少许护肤粉在造口周围并用棉签涂匀	5	3	2	0～1	
			贴膜：涂抹皮肤保护膜	5	3	2	0～1	
			使用防漏膏或防漏条：沿着造口周围放置一圈防漏膏或防漏条，用湿棉签抹平，使其与皮肤形成平整的表面	5	3	2	0～1	
			粘贴造口底盘：除去底板保护纸，将底盘沿着造口黏膜紧密地贴合在皮肤上，用手由下往上按紧粘胶，用手均匀按压造口周围粘胶	5	3	2	0～1	
			完成佩戴：隐藏易排放口完成佩戴，用手按住产品2～3min	5	3	2	0～1	
	揭除	10	用一只手轻按住皮肤，另一只手自上而下轻柔、缓慢地揭除底盘	5	4	3	0～2	
			避免双手拉扯粘胶快速揭除，易损伤皮肤；避免自下而上揭除粘胶，不方便观察造口和皮肤，易造成排泄物外露	5	4	3	0～2	
	检查	10	通过检查底盘粘胶和被粘胶覆盖的皮肤，观察造口排泄物是否渗漏、粘胶侵蚀与残留、皮肤刺激等状况	5	4	3	0～2	
			判断产品使用时是否正确、哪些是导致排泄物渗漏和皮肤问题发生的原因	5	4	3	0～2	
言语表达		5	思路清晰，言语表达流畅、准确，解释到位	5	4	3	0～2	
动作规范		5	操作规范，动作轻柔、熟练，符合无菌技术、安全、标准预防原则。造口袋粘贴平、紧，造口血运好，患者舒适	5	4	3	0～2	
提问		10		10	7	4	0～3	
总分		100						

注：无论是肠道造口还是泌尿造口操作均可使用上述评分表。

（石慧　张春花　刘静　关杏莲）

第十一节　预防深静脉血栓护理

一、预防深静脉血栓护理操作指引

【定义与目的】

1. 定义：深静脉血栓是指血液在深静脉血管内不正常的凝结，阻塞管腔，导致静脉血回流障碍。

2. 目的：预防深静脉血栓形成。

【应用范围】

长期卧床患者，手术后卧床患者、静脉曲张患者、脊髓损伤患者等。

【注意事项及防范处理】

1. 卧床患者尽早下床活动，或离床坐位，适当按摩小腿。

2. 机械性预防：穿戴循序减压弹力袜。

3. 避免长时间端坐位，当坐位时，应把双腿提高，并每隔30min运动数分钟以助静脉血液回流。

4. 避免下肢有创操作或静脉穿刺，减少内膜损伤。

5. 避免便秘，应低脂饮食，宜清淡，忌辛辣刺激。

6. 戒烟，因尼古丁对血管有强烈的收缩作用，使血液的黏稠度增加。

7. 深静脉血栓形成后的护理：

（1）一旦发现患肢出现肿胀、疼痛等症状，应卧床休息并抬高患肢20~30cm（高于心脏水平面），同时禁止患肢按摩、冷热敷或做过于剧烈的运动，以防止栓子脱落。

（2）应避免在腘窝下垫枕或使膝关节过度屈曲而影响静脉回流。

（3）遵医嘱进行抗凝、溶栓治疗。

【护理结局】

1. 患者或照顾者掌握深静脉血栓预防相关知识。

2. 患者或照顾者学会预防深静脉血栓体操。

3. 无深静脉血栓发生。

【操作流程及要点说明】

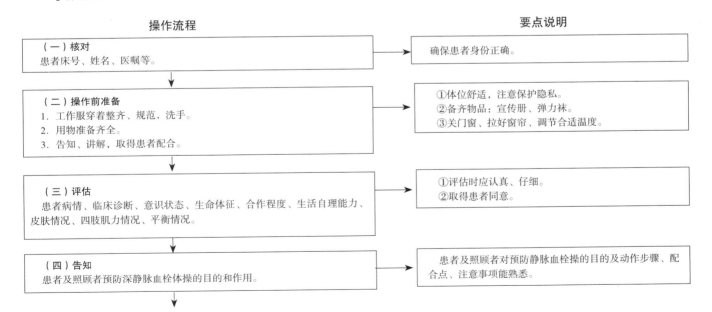

操作流程	要点说明
（一）核对 患者床号、姓名、医嘱等。	确保患者身份正确。
（二）操作前准备 1. 工作服穿着整齐、规范、洗手。 2. 用物准备齐全。 3. 告知、讲解，取得患者配合。	①体位舒适，注意保护隐私。 ②备齐物品：宣传册、弹力袜。 ③关门窗、拉好窗帘、调节合适温度。
（三）评估 患者病情、临床诊断、意识状态、生命体征、合作程度、生活自理能力、皮肤情况、四肢肌力情况、平衡情况。	①评估时应认真、仔细。 ②取得患者同意。
（四）告知 患者及照顾者预防深静脉血栓体操的目的和作用。	患者及照顾者对预防静脉血栓操的目的及动作步骤、配合点、注意事项能熟悉。

（五）实施

1. 大关节运动。
（1）弯曲大腿至腹部上方，尽量向下颏方向提高膝关节。
（2）向上伸直腿部。
（3）慢慢放下大腿，恢复平卧位状态左右交替活动。
2. 足趾关节运动。弯曲并伸直足趾关节，两足可同时进行。
3. 足关节运动。两足交替向内和向外用足尖画圈。
4. 踝关节运动。交替伸直并弯曲两侧踝关节，踝部旋转活动。
5. 摩擦腿部运动。
（1）弯曲大腿至腹部上方，用双手握住脚踝。
（2）向上伸直腿部，用手轻轻将手从踝关节滑向膝关节。
（3）向下伸直腿部，摩擦大腿。
（4）恢复原位，左右两侧各重复活动8～10次。
6. 站立状态下运动。
患者可在站立状态下进行，踝关节和小腿肌肉的运动：赤足，自然站立，两脚交替，尽可能提高足跟，脚尖点地重复15次。
7. 股四头肌静力收缩。
进行股四头肌静力收缩，每天完成4组，每组15～20次（5～10min），每次维持10秒。
8. 挤压腓肠肌运动。
每日多于3次做挤压腓肠肌运动，从肢体远端逐渐向近端挤压，以促进下肢静脉血回流。

> ①1～4项指导时注意动作轻柔，规范，准确到位。每个动作持续30s，可反复多次。
> ②对于高位截瘫患者，应指导照顾者进行被动运动训练。

（六）观察与记录

1. 整理衣裤、用物、床单位，安置合适体位，洗手。
2. 若发生不适及时停止，通知医生处理。
3. 进行健康宣教。

二、预防深静脉血栓护理操作评分标准

科室：　　　　姓名：　　　　考核时间：　　　　考核者：　　　　得分：

项目		分值	操作要求	A	B	C	D	实际得分
操作前准备	仪表	15	工作衣帽、鞋穿着整齐、规范、洗手、戴口罩	2	1	0.5	0	
	环境		患者安静舒适的体位和相对隐蔽的环境	2	1	0.5	0	
	用物		根据患者的情况，准备宣传册、弹力袜等物品	3	2	1	0	
	说明		核对患者基本信息，解释操作目的，取得患者和照顾者的配合	5	4	3	0～2	
	评估		患者病情、临床诊断、意识状态、生命体征、合作程度、生活自理能力、皮肤情况、四肢肌力情况、平衡情况	3	2	1	0	
操作步骤	体位	5	患者全身放松，仰卧于床上，骨盆抬高，两腿抬高伸直，胳膊放在身体两侧	5	4	3	0～2	
	大关节运动	10	弯曲大腿至腹部上方，尽量向下颏方向提高膝关节	4	3	2	0～1	
			向上伸直腿部	2	1	0.5	0	
			慢慢放下大腿，恢复平卧位状态，左右交替活动，重复15～20次	4	3	2	0～1	
	足趾关节运动	5	弯曲并伸直足趾关节，两足可同时进行，持续时间30s	5	4	3	0～2	
	足关节运动	5	两足交替向内和向外用足尖画圈，持续时间30s	5	4	3	0～2	
	踝关节运动	5	交替伸直并弯曲两侧踝关节，踝部旋转活动，持续时间30s	5	4	3	0～2	
	摩擦腿部运动	10	弯曲大腿至腹部上方，用双手握住脚踝	3	2	1	0	
			向上伸直腿部，同时轻轻将手从踝关节滑向膝关节	3	2	1	0	
			向下伸直腿部，摩擦大腿	2	1	0.5	0	
			恢复原位，左右两侧各重复活动8～10次	2	1	0.5	0	
	站立状态下运动	5	患者可在站立状态下行踝关节和小腿肌肉的运动：赤足，自然站立，两脚交替，尽可能提高足跟，脚尖点地重复15次	5	4	3	0～2	
	股四头肌静力收缩	5	行股四头肌静力收缩，每天完成4组，每组15～20次，（5～10min），每次维持10s	5	4	3	0～2	
	挤压腓肠肌运动	5	每日多于3次做挤压腓肠肌运动，从肢体远端逐渐向近端挤压，以促进下肢静脉血回流	5	4	3	0～2	
	健康宣教	10	尽早下床活动，或离床坐位，适当按摩小腿	2	1	0.5	0	
			机械性预防：穿戴循序减压弹力袜	1	1	0.5	0	
			避免长时间坐下，当坐下时，应把双腿抬高，并每隔30min步行数分钟以助静脉血液回流	2	1	0.5	0	
			避免下肢有创操作或静脉穿刺，减少内膜损伤	1	1	0.5	0	
			避免便秘，应低脂饮食，宜清淡，忌辛辣刺激	1	1	0.5	0	
			戒烟，因尼古丁对血管有强烈的收缩作用，使血液的黏稠度增加	2	1	0.5	0	
			必要时遵医嘱预防性用药	1	0.5	0	0	
	言语表达	5	思路清晰，言语表达流畅、准确，解释到位	5	4	3	0～2	
	动作规范	5	技术操作动作规范，准确到位，体现人文关怀	5	4	3	0～2	
	提问	10		10	7	4	0～3	
	总分	100						

（谢粟梅　杨琦清）

第十二节　预防体位性低血压护理

一、预防体位性低血压护理操作指引

【定义与目的】

1. 定义：体位性低血压又叫直立性脱虚，是由于体位的改变，如从平卧位快速地转为坐位或直立位，或长时间站立发生的脑供血不足引起的低血压。通常认为，站立后收缩压较平卧位时下降2.6kPa或舒张压下降1.3kPa，即为体位性低血压。美国高血压教育计划协调委员会于2003年5月14号公布的第7次报告中提出的体位性低血压；标准：立位时收缩压下降大于等于1.3kPa，并有眩晕或虚弱症状者。

2. 目的：帮助患者尽快适应坐位和站立位，提高患者心肺功能和生活质量，预防长期卧床产生的各类并发症，为后续康复训练提前做好准备。

【应用范围】

1. 平时运动量少或长期卧床的患者，站立或坐位后容易引起体位性低血压。

2. 因自主神经功能紊乱，引起直立性小动脉收缩功能失调所致突发性体位性低血压。

3. 因脊髓疾病，急性传染病或严重感染（如大叶性肺炎），内分泌紊乱，慢性营养不良或使用降压药、镇静药之后出现的体位性低血压。

【禁忌证】

1. 病情不稳定的患者。

2. 患者骶尾部有压疮无法配合执行相关训练的患者。

【注意事项及防范处理】

1. 对于正在服用能引起体位性低血压药物（如抗高血压药、镇静类药、抗肾上腺素药和血管扩张药等）的患者，应告知服药后不要突然站起，最好静卧1~2h，站立后如有头晕感觉，应继续卧床休息；如夜间服药后，建议夜间最好不入厕大小便。

2. 大量出汗、热水浴、腹泻、感冒、饮酒等都是发生体位性低血压的诱因，应该注意避免；清晨起床时须加小心，减慢体位变化速度。

3. 需要注意脊髓损伤后引起的体位性低血压临床表现可分为有症状型和无症状型两种。有症状型主要是大脑缺血的症状，如：头晕目眩、视力模糊、头痛、颈部或者头部（枕部）不适、恶心、肌肉无力等；有些患者可以表现为如周身乏力、疲劳，认知迟缓等非典型症状。无症状型是指虽然血压有所下降，但是没有造成脑供血不足的情况，所以没有出现相应的症状。

4. 体位性低血压的急救处理：一旦发生体位性的低血压，立即将患者抬放在空气流通处，或将头部放低，松解衣领，适当保温，患者一般很快苏醒，给予吸氧，改善脑缺氧的症状。对发作持续较长时间而神志不清楚的患者，可针灸百会穴、人中穴、十宣穴，必要时皮下注射升压药。

【护理结局】

1. 患者或照顾者掌握血管收缩训练（预防体位性低血压训练）相关知识。

2. 患者或照顾者学会预防体位性低血压的训练方法。

3. 无体位性低血压的发生。

【操作流程及要点说明】

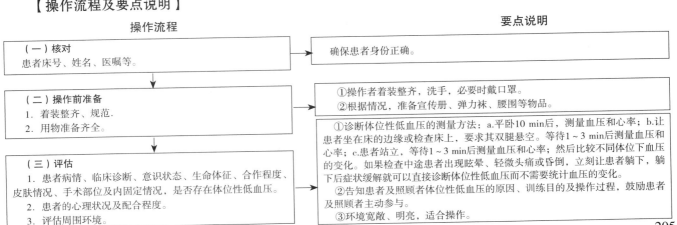

操作流程	要点说明
（一）核对 患者床号、姓名、医嘱等。	确保患者身份正确。
（二）操作前准备 1. 着装整齐、规范. 2. 用物准备齐全。	①操作者着装整齐，洗手，必要时戴口罩。 ②根据情况，准备宣传册、弹力袜、腰围等物品。
（三）评估 1. 患者病情、临床诊断、意识状态、生命体征、合作程度、皮肤情况、手术部位及内固定情况，是否存在体位性低血压。 2. 患者的心理状况及配合程度。 3. 评估周围环境。	①诊断体位性低血压的测量方法：a.平卧10 min后，测量血压和心率；b.让患者坐在床的边缘或检查床上，要求其双腿悬空。等待1~3 min后测量血压和心率；c.患者站立，等待1~3 min后测量血压和心率；然后比较不同体位下血压的变化。如果检查中途患者出现眩晕、轻微头痛或昏倒，立刻让患者躺下，躺下后症状缓解就可以直接诊断体位性低血压而不需要统计血压的变化。 ②告知患者及照顾者体位性低血压的原因、训练目的及操作过程，鼓励患者及照顾者主动参与。 ③环境宽敞、明亮，适合操作。

（四）告知

患者及照顾者体位性低血压训练的目的、方法及注意事项。

（五）实施

1. 摇床训练。

患者仰卧位于普通病床上，先摇高床尾至15°～30°，再缓慢摇高床头至15°，测量患者血压和脉搏，问患者是否存在头昏耳鸣、头痛、心悸等不适；如果能适应让患者保持15min；循序渐进，每次摇高床头均要测量患者所处位置的血压和脉搏并与上一次测量进行对比，直到患者达到摇高床头90°保持60min后无不适，让患者坐在床边，在做好安全防护的措施下尝试站立。

2. 运动训练。

指导患者适当地主动运动和被动运动，配合治疗师行斜床站立训练。

3. 机械性预防。

应用腹带或穿高质量长腿弹力袜。

4. 手法治疗。

每日多于3次，自下而上的进行向心性按摩，促进下肢的静脉血流的回流，增加患者的回心血，从而改善患者的脑部的血流供应。

①摇床训练时应遵循循序渐进的原则：患者适应床头摇高15°保持15min后，再缓慢摇高床头至45°保持30min；患者适应床头摇高45°后，再缓慢摇高床头至60°，如果能适应让患者保持45min；患者适应床头摇高60°后，再缓慢摇高床头至90°，如果能适应让患者保持60min；患者适应床头摇高90°后，增加时间到120min或让患者坐在床边，在做好安全防护的措施下尝试站立。

②运动训练是在治疗师的指导下进行。

③需要注意腹带必须位于肋缘以下和腹股沟以上，弹力袜必须长至大腿上部。

④当患者进行摇床训练、斜床站立训练或轮椅训练时出现头晕等情况时，可同时配合手法运动缓解。

⑤手法治疗只能短暂改善低血压症状，一旦停止治疗，很多患者将会又出现低血压症状。

⑥训练时严密观察患者的反应，监测患者的生命体征，预防一过性晕厥现象发生。

⑦操作中与患者多交流，以降低其紧张感。

⑧进行运动训练时，注意安全，预防再次损伤及跌倒。

⑨正确记录训练的进展情况，循序渐进，坚持不懈。

⑩密切关注有无体位性低血压的症状出现。

（六）观察与记录

1. 观察患者训练情况，记录训练的情况，告知患者训练的频次、时间、强度等。

2. 观察患者生命体征。

3. 若发生不适及时停止操作，通知医生处理。

二、预防体位性低血压护理操作评分标准

科室：　　　　　姓名：　　　　　考核时间：　　　　　考核者：　　　　　得分：

项目		分值	操作要求	评分等级及分值				实际得分
				A	B	C	D	
操作前准备	仪表	15	工作衣帽、鞋穿着整齐、规范、洗手、戴口罩	3	2	1	0	
	环境		患者安静舒适的体位，环境宽敞、明亮	2	1	0.5	0	
	用物		根据情况，准备宣传册、弹力袜、腰围等物品	3	2	1	0	
	说明		核对患者基本信息，解释操作目的，取得患者和照顾者的配合	3	2	1	0	
	评估		患者病情、临床诊断、意识状态、生命体征、合作程度、皮肤情况、手术部位及内固定情况	5	4	3	0～2	
操作过程	判断病人是否存在体位性低血压	20	平卧位：平卧10min后，测量血压和心率	5	4	3	0～2	
			坐位：让患者坐在床的边缘或检查床上，要求其双腿悬空，等待1～3min后测量血压和心率	5	4	3	0～2	
			站立位：患者站立，等待1～3min后测量血压和心率；然后比较不同体位下血压的变化	5	4	3	0～2	
			如果检查中途患者出现眩晕、轻微头痛或昏倒，立刻让患者躺下，躺下后症状缓解就可以直接诊断体位性低血压而不需要统计血压的变化	5	4	3	0～2	
	摇床训练	25	患者仰卧位于普通病床上，先摇高床尾至15°～30°，测量患者血压和脉搏，再缓慢摇高床头至15°，问患者是否存在头昏耳鸣等不适；如果无则保持15min	5	4	3	0～2	
			患者适应床头摇高15°后，再缓慢摇高床头至45°，测量患者血压和脉搏并与上次进行对比，问患者是否存在头晕、头痛、心悸等不适；如果无则保持30min	5	4	3	0～2	
			患者适应床头摇高45°后，测量患者血压和脉搏并与上次进行对比，再缓慢摇高床头至60°，询问患者无不适则保持45min	5	4	3	0～2	
			患者适应床头摇高60°后，再缓慢摇高床头至90°，测量患者血压和脉搏并与上次进行对比，询问患者无不适则保持60min	5	4	3	0～2	
			患者适应床头摇高90°后测量患者血压和脉搏并与上次进行对比，询问患者无不适则保持约100min或让患者坐在床边，在做好安全防护的措施下尝试站立	5	4	3	0～2	
	运动训练	5	适当的主动运动和被动运动：仰卧位时进行肘关节屈伸、上肢水平内收外展、被动屈伸髋膝关节，如抬举哑铃和沙包练习、踝泵运动、直腿抬高练习；必要时配合治疗师行斜床站立训练	5	4	3	0～2	
	机械性预防	5	应用腹带或穿高强度长腿弹力袜。	5	4	3	0～2	
	手法治疗	5	每日多于3次，自下而上地进行向心性按摩，促进下肢的静脉血流的回流，增加患者的回心血，从而改善患者的脑部的血流供应。	5	4	3	0～2	

项目		分值	操作要求	评分等级及分值				实际得分
				A	B	C	D	
操作过程	健康宣教	10	告知患者及照顾者出现体位性低血压的主要症状及急救处理	2	1	0.5	0	
			避免可能引起体位性低血压的因素，如快速起床、洗热水澡、长时间卧床等；避免增加腹压或胸腔压力的动作，如便秘、排尿时用力过度或抬重物时憋气等	2	1	0.5	0	
			在卧床期间，应注意对四肢的被动活动，在保证骨折部位稳定性的情况下尽可能早期开始坐位训练；在起床之前，最好先在床上进行行双下肢的主、被动活动以改善血液循环	2	1	0.5	0	
			适当安排站立训练的时间，很多患者在早晨低血压的情况较重，所以训练可安排在中午或者下午	2	1	0.5	0	
			脊髓损伤患者睡觉时可以把床头轻度抬高，这样可以保持肾素–血管紧张素系统部分激活的状态	2	1	0.5	0	
	言语表达	5	思路清晰，言语表达流畅、准确，解释到位	5	4	3	0~2	
	动作规范	5	技术操作动作规范，准确到位，体现人文关怀	5	4	3	0~2	
	提问	5		5	4	3	0~2	
	总分	100						

（陈中英　谢粟梅）

第十三节　身体围度（周径）测量

一、身体围度（周径）测量操作指引

【定义与目的】

1. 定义：护士利用软尺测量身体各部位围度（或周径）的方法。

2. 目的：了解被测部位有无异常情况，如肌肉有无萎缩、肥大和肿胀，胸廓扩张度异常等。

【应用范围】

所有受检者。

【禁忌证】

肢体局部开放性损伤不宜进行围度测量。

【注意事项】

1. 测量时被测者应充分放松被测患肢的肌肉。

2. 对比较长的肢体可以分段测量，以皮尺在皮肤上可稍移动的松紧度为宜（上下移动不超过1cm）。

3. 检查时应进行双侧对照。

4. 软尺的放置应与肢体的纵轴垂直，不可倾斜，测量点应放在肌肉最粗壮处。

5. 测量应按规定方法操作。

6. 评价记录方法科学统一。

【护理结局】

患者能配合并安全完成相关评定。

【操作流程及要点说明】

操作流程	要点说明
（一）核对 用物、床号、姓名、医嘱等。	确保患者身份正确。
（二）操作前准备 1. 人员准备：操作人员着装整洁、洗手。 2. 用物准备齐全。 3. 环境：宽敞明亮、安静。	用物：皮尺。各项准备工作周全、合适。

（三）评估

患者基本病情、意识状态、认知功能、言语沟通能力、肢体功能状态、肌力、肌张力、平衡、合作程度等。

①评估人员应充分掌握身体围度（周径）检查的技巧和方法。

②评估全面细致，询问时语速适中，让患者能理解问讯和测量的意图。

（四）告知

身体围度评估的目的、方法及注意事项。

（五）实施

躯干周径的测量：

1. 颈围。

（1）测量体位：患者取坐位或站立位、上肢在体侧自然下垂。

（2）测量点：通过喉结处测量颈部的围度，应注意软尺与地面平行。

2. 胸围。

（1）测量体位：患者取坐位或站立位、上肢在体侧自然下垂。

（2）测量点：通过胸中点和肩胛骨下角点，绕胸一周。

（3）胸廓扩张度。

3. 腹围。

（1）测量体位：患者取坐位或站立位、上肢在体侧自然下垂。

（2）测量点：通过脐或第12肋骨的下缘和髂前上棘连线中点的水平线。

4. 臀围。

（1）测量体位：患者取站立位，双侧上肢在体侧自然下垂。

（2）测量点：大转子与髂前上棘连线中间臀部最粗的部分。

四肢围度的测量：

1. 上臂围度。

（1）肘伸张位。

①测量体位：上肢在体侧自然下垂，肘关节伸展。

②测量点：在上臂的中部、肱二头肌最膨隆部测量围度。

（2）肘屈曲位。

①测量体位：上肢在体侧自然下垂，肘关节用力屈曲。

②测量点：同肘伸展位。

2. 前臂围度。

（1）前臂最大围度。

①测量体位：前臂在体侧自然下垂。

②测量点：在前臂近端最膨隆部测量围度。

（2）前臂最小围度。

①测量体位：前臂在体侧自然下垂。

②测量点：在前臂远端最细部位测量围度。

3. 大腿围度。

（1）测量体位：下肢稍外展，膝关节伸展位。

（2）测量点：分别从髌骨上缘起向大腿中段每隔6cm、8cm、10cm、12cm处测量围度，在记录测量结果时应注明测量的部位。

4. 小腿围度。

（1）测量体位：下肢稍外展，膝关节伸展位。

（2）测量点：

①小腿最粗的部位测量围度。

②内、外踝最细的部位测量围度。

①颈围测量时应注意软尺与地面平行；

②胸围：

a. 测量时应注意在深呼气末时测量一次，在深吸气末时测量一次，深呼气与深吸气的胸围之差为胸廓扩张度；

b. 嘱患者放松，正常呼吸。

③测量腹围时应考虑消化器官和膀胱内容物充盈程度对其结果的影响。

④四肢围度：

a. 正确规范检查动作，尽量避免代偿，检查一个动作前，应先放松痉挛肢体；

b. 评定过程中注意患者的安全，避免发生意外。

（六）记录

1. 测量时注意观察患者的病情，如有不适立即停止操作。

2. 准确地记录患者评估的结果。

二、身体围度（周径）测量操作评分标准

科室：　　　　　姓名：　　　　　考核时间：　　　　　考核者：　　　　　得分：

项目		分值	操作要求	评分等级及分值				实际得分
				A	B	C	D	
操作前准备	仪表	10	工作衣帽、鞋穿着整齐、规范、洗手、戴口罩	2	1	0.5	0	
	环境		安静、明亮、温湿度适宜	2	1	0.5	0	
	用物		皮尺、记录表、笔	1	0.5	0	0	
	说明		核对患者基本信息，解释操作目的，取得配合	2	1	0.5	0	
	评估		患者基本病情、意识状态、认知功能、言语沟通能力、肢体功能状态、肌力、肌张力、平衡、合作程度等	3	2	1	0	
操作过程	颈围	10	测量体位：坐位或站立位、上肢在体侧自然下垂	5	3	2	0~1	
			测量点：通过喉结处测量颈部的围度，应注意软尺与地面平行	5	3	2	0~1	
	胸围	10	测量体位：坐位或站立位、上肢在体侧自然下垂	3	2	1	0~0.5	
			测量点：通过胸中点和肩胛骨下角点，绕胸一周	3	2	1	0~0.5	
			胸廓扩张度：深呼气与深吸气的胸围之差	4	3	2	0~1	
	腹围	10	测量体位：坐位或站立位、上肢在体侧自然下垂	5	3	2	0~1	
			测量点：通过脐或第12肋骨的下缘和髂前上棘连线中点水平线	5	3	2	0~1	
	臀围	10	测量体位：患者取站立位，双侧上肢在体侧自然下垂	5	3	2	0~1	
			测量点：大转子与髂前上棘连线中间臀部最粗的部分	5	3	2	0~1	
	上肢围度	15	上臂围度 1. 肘伸直位 （1）测量体位：上肢在体侧自然下垂，肘关节伸展 （2）测量点：在上臂的中部、肱二头肌最膨隆部测量围度 2. 肘屈曲位 （1）测量体位：上肢在体侧自然下垂，肘关节用力屈曲 （2）测量点：同肘伸展位	8	6	3	0~2	
			前臂围度 1. 前臂最大围度 （1）测量体位：前臂在体侧自然下垂 （2）测量点：在前臂近端最膨隆部测量围度 2. 前臂最小围度 （1）测量体位：前臂在体侧自然下垂 （2）测量点：在前臂远端最细部位测量围度	7	5	3	0~2	
	下肢围度	15	大腿围度 1. 测量体位：下肢稍外展，膝关节伸展位 2. 测量点：分别从髌骨上缘起向大腿中段每隔6cm、8cm、10cm、12cm处测量围度，在记录测量结果时应注明测量的部位	8	6	3	0~2	
			小腿围度 1. 测量体位：下肢稍外展，膝关节伸展位 2. 测量点： （1）小腿最粗的部位测量围度 （2）内、外踝最细的部位测量围度	7	5	3	0~2	
	记录	5	记录测量结果	5	4	3	0~2	
言语表达		5	思路清晰，言语表达流畅、准确，解释到位	5	4	3	0~2	
动作规范		5	技术操作动作规范，准确到位，体现人文关怀	5	4	3	0~2	
提问		5		5	4	3	0~2	
总分		100						

（贾璐笛　陈伟虹　李艳芬）

第十四节 肌张力评估

一、肌张力评估操作指引

【定义与目的】

1．定义：护士在患者肌肉组织静息状态下通过系列方法测量肌肉紧张度的一种评估技术。

2．目的：肌张力的评估对护士了解病变部位、制定护理计划、选择护理方法具有重要作用。

（1）依据评定结果确定病变部位，预测康复疗效。通过对肌张力的评估可鉴别是中枢神经系统还是周围神经系统的病变以及肌张力异常的分布，并依此预测康复疗效。

（2）根据肌张力的表现特点制定康复护理计划。不同疾病或疾病不同时期，其肌张力表现各异。例如，脑卒中急性期患者肌张力低下，关节的伸展性增强，被动活动时能感觉肌肉松弛，此时康复治疗以适当活动、适度提高肌张力为主。在脑卒中上、下肢联带运动达到高峰时，可有上肢屈肌、下肢伸肌的肌张力增高、肌肉僵硬，被动活动感觉阻力增大，训练时应避免快速的活动，防止肌张力增高。医务人员可根据各自专业的特点选择合适的疗法，并进行治疗前后对比。

（3）及时治疗，避免并发症的发生。脑梗死患者可有肌张力持续增高的表现，若未及时进行康复护理训练可造成关节僵硬，引起废用和误用综合征等并发症。

【应用范围】

神经病变（如上运动神经元或下运动神经元损伤或疾患）所导致的肌张力异常（如增高、降低或波动）；肌肉病变引起的肌肉萎缩或肌力减弱；制动、运动减少或其他原因引起的肌肉失用性改变所导致的肌张力改变。

【禁忌证】

四肢骨折未作内固定，关节的急性炎症，四肢肌肉急性扭伤等。

【注意事项及防范处理】

1．取得充分的患者和照顾者的合作：对清醒受检者，评估前说明检查目的、步骤、方法和检查中将出现的感觉，以消除紧张情绪，配合检查。

2．选择恰当的评估时间和评估环境：肌张力评估避免在运动后或是疲劳、情绪激动时进行。由于肌张力在不同的时间段有明显差异，故治疗护理前后的肌张力评估最好在同一个时间段进行，以保证可比性，正确判断疗效。肌张力与环境的温度有着密切关系，检查室的室温应保持22～24℃。

3．实施正确的检查方法：检查时，患者采取舒适体位，充分暴露被检查部位，完全放松受检肢体。在进行被动运动时，评定者用力不可过大，以免造成伤害，同时要注意保护患者以免发生意外。对于难以放松的患者，可通过改变被动运动速度的方法来帮助做出正确判断。检查时先检查健侧同名肌，再检查患侧肌肉，并进行两侧对比。

4．进行全面的结果分析：肌张力受到多种生理、病理因素的影响，在进行分析时应全面考虑。如发热、感染、膀胱充盈、静脉血栓、压疮、疼痛、局部肢体受压及挛缩等，可使肌张力增高。而紧张和焦虑等心理因素，或不良的心理状态也可使肌张力增高。

【评估判断标准】

1．肌张力分级。根据被动活动关节所感受到的阻力，分为以下几种类型。

肌张力的分级

等级	肌张力	标准
0	软瘫	被动活动肢体无反应
1	低张力	被动活动肢体反应减弱
2	正常	被动活动肢体反应正常
3	轻、中度增高	被动活动肢体有阻力反应
4	重度增高	被动活动肢体有持续性阻力反应

2．改良Ashworth痉挛量表。若受检者出现肌张力增高，为了评定肌张力增高的程度，多采用改良Ashworth痉挛量表。

改良Ashworth痉挛量表

等级	标准	结果
0	被动活动肢体在整个范围内均无阻力	肌张力不增加
1	被动活动肢体到终末端时有轻微的阻力	肌张力稍增加
1+	被动活动肢体在前 1/2 ROM 中有轻微的"卡住"感觉，肌张力稍增加后 1/2 ROM 中有轻微的阻力	肌张力稍增加
2	被动活动肢体在大部分ROM 内均有阻力，但仍可以活动	肌张力轻度增加
3	被动活动肢体在整个ROM 内均有阻力，活动比较困难	肌张力中度增加
4	肢体僵硬，阻力很大，被动活动十分困难	肌张力高度增加

【操作流程及要点说明】

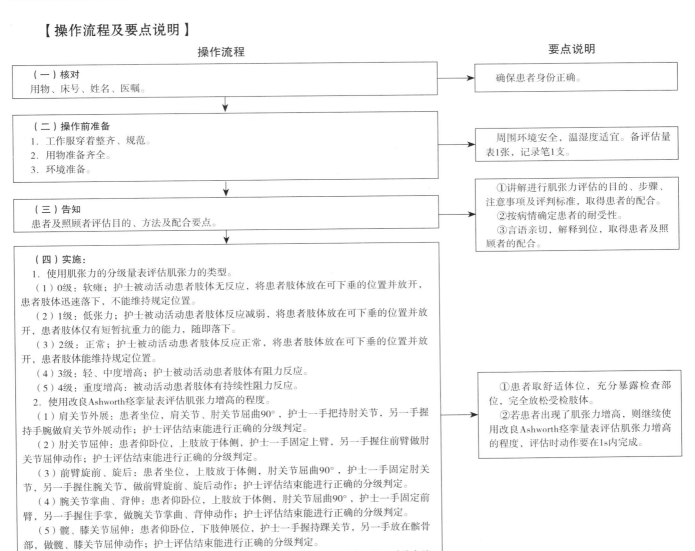

操作流程

（一）核对
用物、床号、姓名、医嘱。

（二）操作前准备
1. 工作服穿着整齐、规范。
2. 用物准备齐全。
3. 环境准备。

（三）告知
患者及照顾者评估目的、方法及配合要点。

（四）实施：
1. 使用肌张力的分级量表评估肌张力的类型。
（1）0级：软瘫；护士被动活动患者肢体无反应，将患者肢体放在可下垂的位置并放开，患者肢体迅速落下，不能维持规定位置。
（2）1级：低张力；护士被动活动患者肢体反应减弱，将患者肢体放在可下垂的位置并放开，患者肢体仅有短暂抗重力的能力，随即落下。
（3）2级：正常；护士被动活动患者肢体反应正常，将患者肢体放在可下垂的位置并放开，患者肢体能维持规定位置。
（4）3级：轻、中度增高；护士被动活动患者肢体有阻力反应。
（5）4级：重度增高；被动活动患者肢体有持续性阻力反应。
2. 使用改良Ashworth痉挛量表评估肌张力增高的程度。
（1）肩关节外展：患者坐位，肩关节、肘关节屈曲90°，护士一手把持肘关节，另一手握持手腕做肩关节外展动作；护士评估结束能进行正确的分级判定。
（2）肘关节屈伸：患者仰卧位，上肢放于体侧，护士一手固定上臂，另一手握住前臂做肘关节屈伸动作；护士评估结束能进行正确的分级判定。
（3）前臂旋前、旋后：患者坐位，上肢放于体侧，肘关节屈曲90°，护士一手固定肘关节，另一手握住腕关节，做前臂旋前、旋后动作；护士评估结束能进行正确的分级判定。
（4）腕关节掌曲、背伸：患者仰卧位，上肢放于体侧，肘关节屈曲90°，护士一手固定前臂，另一手握住手掌，做腕关节掌曲、背伸动作；护士评估结束能进行正确的分级判定。
（5）髋、膝关节屈伸：患者仰卧位，下肢伸展位，护士一手握持踝关节，另一手放在髌骨部，做髋、膝关节屈伸动作；护士评估结束能进行正确的分级判定。
（6）髋关节内收、外展：患者仰卧位，下肢伸展位，护士一手握持踝关节，另一手放在膝部，做髋关节内收、外展动作；护士评估结束能进行正确的分级判定。
（7）踝关节背伸、跖屈：患者仰卧位，髋、膝关节屈曲，护士一手握持患者小腿下段，另一手置于脚掌部，做踝关节背伸、跖屈动作；护士评估结束能进行正确的分级判定。
（8）颈屈伸、侧屈、旋转：患者无枕仰卧位，使颈部探出床边，护士一手或双头扶持头部，做颈部的屈伸、侧屈、旋转动作。护士评估结束能进行正确的分级判定。

（五）观察与记录
1. 观察患者在进行评估时是否有不适。
2. 完成评估后立即进行记录。

要点说明

确保患者身份正确。

周围环境安全，温湿度适宜。备评估量表1张，记录笔1支。

①讲解进行肌张力评估的目的、步骤、注意事项及评判标准，取得患者的配合。
②按病情确定患者的耐受性。
③言语亲切，解释到位，取得患者及照顾者的配合。

①患者取舒适体位，充分暴露检查部位，完全放松受检肢体。
②若患者出现了肌张力增高，则继续使用改良Ashworth痉挛量表评估肌张力增高的程度，评估时动作要在1s内完成。

二、肌张力评估操作评分标准

科室： 　　姓名： 　　考核时间： 　　考核者： 　　得分：

项目		分值	操作要求	评分等级及分值				实际得分
				A	B	C	D	
操作前准备	仪表	10	操作者仪表着装规范符合要求，洗手、戴口罩	2	1	0.5	0	
	环境		宽敞、明亮，温湿度适宜，有足够的空间	2	1	0.5	0	
	用物		评估表、记录笔	1	0.5	0	0	
	说明		核对患者基本信息，解释操作目的，取得患者和照顾者的配合	2	1	0.5	0	
	评估		患者心理、意识状态、生命体征、病情、言语沟通能力、肢体功能状态、服用药物等	3	2	1	0	
操作过程	使用肌张力的分级量表评估肌张力的类型	22	软瘫：被动活动肢体无反应，将肢体放在可下垂的位置并放开，肢体迅速落下，不能维持规定位置	4	3	2	0~1	
			低张力：被动活动肢体反应减弱，将肢体放在可下垂的位置并放开，肢体仅有短暂抗重力的能力，随即落下	4	3	2	0~1	
			正常：被动活动肢体反应正常，将肢体放在可下垂的位置并放开，肢体能维持规定位置	4	3	2	0~1	
			轻中度增高：被动活动肢体有阻力反应	4	3	2	0~1	
			重度增高，被动活动肢体有持续性阻力反应	4	3	2	0~1	
			通过肌张力的分级检查，若患者肌张力正常或者降低，则做好相关的评估记录，不需要再往下评估；若患者出现了肌张力增高，则使用改良Ashworth痉挛量表继续评估肌张力增高程度	2	1	0.5	0	
	使用改良Ashworth痉挛量表评估肌张力增高的程度	43	肩关节外展：患者坐位，肩关节、肘关节屈曲90°，护士一手把持肘关节，另一手握持手腕做肩关节外展动作；护士评估结束能进行正确的分级判定	5	4	3	0~2	
			肘关节屈伸：患者仰卧位，上肢放于体侧，护士一手固定上臂，另一手握住前臂做肘关节屈伸动作；护士评估结束能进行正确的分级判定	5	4	3	0~2	
			前臂旋前、旋后：患者坐位，上肢放于体侧，肘关节屈曲90°，护士一手固定肘关节，另一手握住腕关节，做前臂旋前、旋后动作；护士评估结束能进行正确的分级判定	5	4	3	0~2	
			腕关节掌曲、背伸：患者仰卧位，上肢放于体侧，肘关节屈曲90°，护士一手固定前臂，另一手握住手掌，做腕关节掌曲、背伸动作；护士评估结束能进行正确的分级判定	5	4	3	0~2	
			髋、膝关节屈伸：患者仰卧位，下肢伸展位，护士一手握持踝关节，另一手放在髌骨部，做髋、膝关节屈伸动作；护士评估结束能进行正确的分级判定	5	4	3	0~2	
			髋关节内收、外展：患者仰卧位，下肢伸展位，护士一手握持踝关节，另一手放在膝部，做髋关节内收、外展动作；护士评估结束能进行正确的分级判定	5	4	3	0~2	
			踝关节背伸、跖屈：患者仰卧位，髋、膝关节屈曲，护士一手握持患者小腿下段，另一手置于脚掌部，做踝关节背伸、跖屈动作；护士评估结束能进行正确的分级判定	5	4	3	0~2	
			颈屈伸、侧屈、旋转：患者无枕仰卧位，使颈部探出床边，护士一手或双手扶持头部，做颈部的屈伸、侧屈、旋转动作；护士评估结束能进行正确的分级判定	5	4	3	0~2	
			做好记录	3	2	1	0	
言语表达		5	思路清晰，言语表达流畅、准确，解释到位	5	4	3	0~2	
动作规范		5	技术操作动作规范，准确到位，计划性强，规定的时间内完成，体现人文关怀	5	4	3	0~2	
提问		5		5	4	3	0~2	
总分		100						

（商艳萍　方璐）

第十五节　呼吸功能训练

一、呼吸功能训练操作指引

【定义与目的】

1. 定义：护士通过指导患者学会呼吸控制并运用有效的呼吸模式，促进胸廓活动，协调各种呼吸肌的功能，改善肺通气，减轻呼吸困难，提高肺功能的方法。临床常用技术有呼吸控制（松弛训练、腹式呼吸训练、四段呼气训练、抗阻呼吸训练、呼吸肌训练）、胸廓扩张运动、用力呼技术。

2. 目的：

（1）尽可能恢复有效的腹式呼吸，改善呼吸功能。

（2）清除气道内分泌物，减少气道刺激因素，维持呼吸道清洁。

（3）采取多种措施，防治并发症。

（4）提高患者心肺功能和体力活动能力，重返社会。

【应用范围】

1. 呼吸肌收缩无力或丧失：如脊髓损伤、脊髓灰质炎、多发性神经炎、腹部胸部手术后、重症肌无力、低血钾症等。

2. 呼吸道肺部疾患：哮喘、支气管扩张、慢性支气管炎、慢性阻塞性肺气肿、肺炎、肺不张、肺广泛性纤维化、肺叶或肺段切除等。

3. 胸廓及胸膜腔疾患：气胸、肋骨骨折、硬皮症、大面积胸壁烧伤形成焦痂和疤痕、纤维性胸膜增厚、僵硬性脊柱炎、严重脊柱畸形。

【禁忌证】

1. 临床病情不稳定、感染未控制，特别是肺部感染的患者。

2. 呼吸衰竭的患者。

3. 训练时可导致病情恶化等不良情况的患者。

4. 严重认知缺陷及影响记忆及依从性的精神疾病患者。

【注意事项及防范处理】

1. 体位选择。

（1）体位的选择：选用放松、舒适的体位。合适的体位可放松辅助呼吸肌群，减少呼吸肌耗氧量，缓解呼吸困难症状，稳定情绪，固定和放松肩带肌群，减少上胸部活动，有利于膈肌移动等。

（2）头低位和前倾位。

①头低位是让患者仰卧于已调整为倾斜的床上或平板床上，并同时垫高床脚（同体位引流时姿势）。

②前倾位是患者坐位时保持躯干前倾斜20°～45°。为保持平衡，患者可用手或肘支撑于自己的膝盖或桌子上，立位或散步时也可前倾位，也可用手杖或扶车来支撑。

2. 呼吸功能训练时注意事项。

（1）每次练习腹式呼吸次数不宜过多，即练习2～3次，休息片刻再练，逐步做到习惯于在活动中进行腹式呼吸。各种训练每次一般为5～10min，以避免疲劳。

（2）放松呼气时必须被动，避免腹肌收缩，将双手置于患者腹肌上，以判断腹肌有无收缩。

（3）注意观察患者的反应，训练时不应该有任何不适症状，锻炼次日晨起时应该感觉正常，如果出现疲劳、乏力、头晕等，应减少训练时间、次数或暂时停止训练。

（4）病情变化时应及时调整训练方案，避免训练过程中诱发呼吸性酸中毒和呼吸衰竭。

（5）训练时适当给氧，可边吸氧边活动，以增强活动信心。

3. 教会患者掌握呼吸训练技巧。

（1）缩唇呼吸需要鼓励患者全身放松，由鼻吸气，然后由缩拢起的口唇缓慢且完全地呼气。呼出的气流能使距口唇15～20cm处的蜡烛火焰倾斜而不熄灭为宜。

（2）腹式呼吸法需要患者腹肌松弛，双手分别放于胸前、腹部，胸廓尽量保持不动，稍用力加压腹部，用鼻腔深吸气时腹部隆起，屏气1～2s，缩唇像吹口哨一样呼气，腹部尽量回收，缓缓吹气达4～6s，呼吸要深而缓，要求呼气时间是吸气时间的2～3倍。

（3）指导训练缩唇呼吸与腹式呼吸锻炼联合应用，可以改善呼吸困难，避免憋气和过分减慢呼吸频率，以防诱发呼吸性酸中毒。

【护理结局】

1．患者掌握呼吸训练的方法；训练强度合适，安全进行训练。

2．建立正常的呼吸模式；患者呼吸功能障碍情况得到改善。

【操作流程及要点说明】

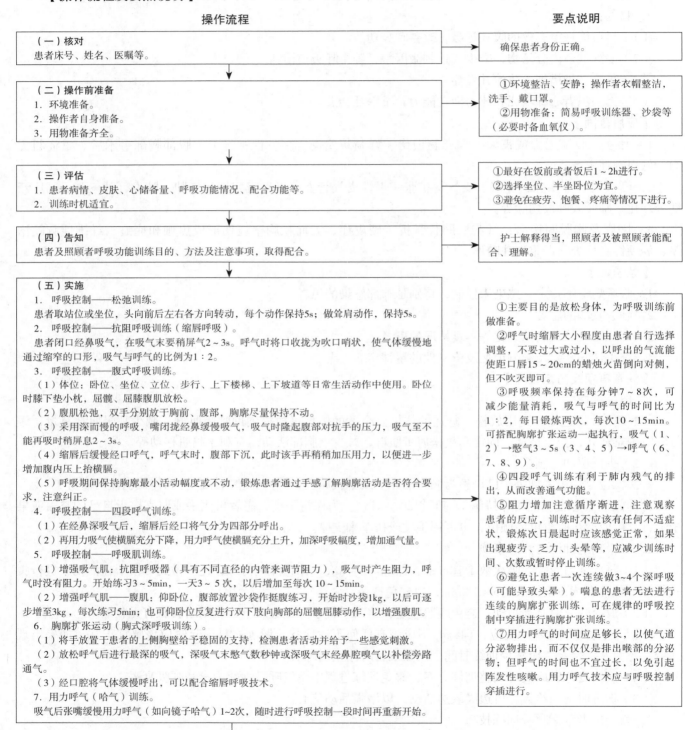

操作流程	要点说明
（一）核对 患者床号、姓名、医嘱等。	确保患者身份正确。
（二）操作前准备 1．环境准备。 2．操作者自身准备。 3．用物准备齐全。	①环境整洁、安静；操作者衣帽整洁，洗手、戴口罩。 ②用物准备：简易呼吸训练器、沙袋等（必要时备血氧仪）。
（三）评估 1．患者病情、皮肤、心储备量、呼吸功能情况、配合功能等。 2．训练时机适宜。	①最好在饭前或者饭后1～2h进行。 ②选择坐位、半坐卧位为宜。 ③避免在疲劳、饱餐、疼痛等情况下进行。
（四）告知 患者及照顾者呼吸功能训练目的、方法及注意事项，取得配合。	护士解释得当，照顾者及被照顾者能配合、理解。

（五）实施

1．呼吸控制——松弛训练。

患者取站位或坐位，头向前后左右各方向转动，每个动作保持5s；做耸肩动作，保持5s。

2．呼吸控制——抗阻呼吸训练（缩唇呼吸）。

患者闭口经鼻吸气，在吸气末要稍屏气2～3s。呼气时将口收拢为吹口哨状，使气体缓慢地通过缩窄的口形，吸气与呼气的比例为1∶2。

3．呼吸控制——腹式呼吸训练。

（1）体位：卧位、坐位、立位、步行、上下楼梯、上下坡道等日常生活动作中使用。卧位时膝下垫小枕，屈髋、屈膝腹肌放松。

（2）腹肌松弛，双手分别放于胸前、腹部，胸廓尽量保持不动。

（3）采用深而慢的呼吸，嘴闭拢经鼻缓慢吸气，吸气时隆起腹部对抗手的压力，吸气至不能再吸时稍屏息2～3s。

（4）缩唇后缓慢经口呼气，呼气末时，腹部下沉，此时该手再稍稍加压用力，以便进一步增加腹内压上抬横膈。

（5）呼气期间保持胸廓最小活动幅度或不动，锻炼患者通过手感了解胸廓活动是否符合要求，注意纠正。

4．呼吸控制——四段呼气训练。

（1）在经鼻深吸气后，缩唇后经口将气分为四部分呼出。

（2）再用力吸气使横膈充分下降，用力呼气使横膈充分上升，加深呼吸幅度，增加通气量。

5．呼吸控制——呼吸肌训练。

（1）增强吸气肌：抗阻呼吸器（具有不同直径的内管来调节阻力），吸气时产生阻力，呼气时没有阻力。开始练习3～5min，一天3～5次，以后增加至每次10～15min。

（2）增强呼气肌——腹肌：仰卧位，腹部放置沙袋作挺腹练习，开始时沙袋1kg，以后可逐步增至3kg，每次练习5min；也可仰卧位反复进行双下肢向胸部的屈髋屈膝动作，以增强腹肌。

6．胸廓扩张运动（胸式深呼吸训练）。

（1）将手放置于患者的上侧胸壁给予稳固的支持，检测患者活动并给予一些感觉刺激。

（2）放松呼气后进行最深的吸气，深吸气末憋气数秒钟或深吸气末经鼻腔嗅气以补偿旁路通气。

（3）经口腔将气体缓慢呼出，可以配合缩唇呼吸技术。

7．用力呼气（哈气）训练。

吸气后张嘴缓慢用力呼气（如向镜子哈气）1～2次，随时进行呼吸控制一段时间再重新开始。

要点说明（第五部分）：

①主要目的是放松身体，为呼吸训练前做准备。

②呼气时缩唇大小程度由患者自行选择调整，不要过大或过小，以呼出的气流能使距口唇15～20cm的蜡烛火苗倒向对侧，但不吹灭即可。

③呼吸频率保持在每分钟7～8次，可减少能量消耗，吸气与呼气的时间比为1∶2，每日锻炼两次，每次10～15min。可搭配胸廓扩张运动一起执行，吸气（1、2）→憋气3～5s（3、4、5）→呼气（6、7、8、9）。

④四段呼气训练有利于肺内残气的排出，从而改善通气功能。

⑤阻力增加注意循序渐进，注意观察患者的反应，训练时不应该有任何不适症状，锻炼次日晨起时应该感觉正常，如果出现疲劳、乏力、头晕等，应减少训练时间、次数或暂时停止训练。

⑥避免让患者一次连续做3～4个深呼吸（可能导致头晕）。喘息的患者无法进行连续的胸廓扩张训练，可在规律的呼吸控制中穿插进行胸廓扩张训练。

⑦用力呼气的时间应足够长，以使气道分泌物排出，而不仅仅是排出喉部的分泌物；但呼气的时间也不宜过长，以免引起阵发性咳嗽。用力呼气技术应与呼吸控制穿插进行。

（六）观察与记录

1．观察患者训练情况及生命体征，若发生不适及时报告医生处理。

2．记录训练方法、频次、强度及效果。

二、呼吸功能训练操作评分标准

科室：　　　　姓名：　　　　考核时间：　　　　考核者：　　　　得分：

项目		分值	操作要求	评分等级及分值				实际得分
				A	B	C	D	
操作前准备	仪表	15	按规定着装、洗手，戴口罩	2	1	0.5	0	
	环境		空气清洁、安静；时间安排在两餐之间	2	1	0.5	0	
	用物		病床、沙袋（重量视情况而定）、蜡烛、纸片、薄枕垫席等	4	2	1	0	
	评估		病情需要、患者配合度好	2	1	0.5	0	
	说明		查对患者，向患者解释目的，取得合作。（目的：强化呼吸肌；改善呼吸协调性；提高语言、吞咽能力；增强肺功能）	5	3	2	0~1	
操作过程	松弛训练	5	患者取站位或坐位，头向前后左右各方向转动，每个动作保持5秒；做耸肩动作，保持5秒。为呼吸训练前做准备	5	3	2	0~1	
	缩唇呼吸	10	患者闭嘴经鼻吸气，呼气时将口收拢为吹口哨状，使气体缓慢地通过缩窄的口形，吸气与呼气的比为1：2。	5	3	2	0~1	
			呼气时缩唇大小程度由患者自行选择调整，不要过大或过小，以呼出的气流能使距口唇15~20cm的蜡烛火苗倒向对侧，但不吹灭即可	5	3	2	0~1	
	腹式呼吸训练	20	体位：卧位、坐位、立位、步行、上下楼梯、上下坡道等日常生活动作中使用。卧位时膝下垫小枕，屈髋屈膝腹肌放松	4	2	1	0	
			腹肌松弛，双手分别放于胸前、腹部，胸廓尽量保持不动	4	2	1	0	
			采用深而慢的呼吸，嘴闭拢经鼻缓慢吸气，吸气时隆起腹部对抗手压力	4	2	1	0	
			呼气末时，腹部下沉，此时该手再稍稍加压用力，以便进一步增加腹内压上抬横膈	4	2	1	0	
			呼吸期间保持胸廓最小活动幅度或不动，锻炼患者通过手感了解胸廓活动是否符合要求，注意纠正	4	2	1	0	
	四段呼气技术	5	在深吸气后，分四段将气呼出，再用力吸气使横膈充分下降，用力呼气使横膈充分上升，加深呼吸幅度，增加通气量，有利于肺内残气的排出，从而改善通气功能	5	3	2	1-0	
	呼吸肌训练	10	增强吸气肌：抗阻呼吸器（具有不同直径的内管来调节阻力），吸气时产生阻力，呼气时没有阻力。开始练习3~5min，一天3~5次，以后增加至10~15min	5	3	2	1-0	
			增强呼气肌—腹肌：仰卧位，腹部放置沙袋作挺腹练习，开始时1kg，以后可逐步增至3kg，每次练习5min；也可仰卧位反复进行双下肢向腹部的屈髋屈膝动作，以增强腹肌	5	3	2	0~1	
	胸式深呼吸训练	10	将手放置于患者的上侧胸壁给予稳固的支持，检测患者活动并给予一些感觉刺激	2	1	0.5	0	
			放松呼气后进行最深的吸气，深吸气末憋气数秒钟或深吸气末经鼻腔嗅气以补偿旁路通气	6	5	4	0~3	
			经口腔将气体缓慢呼出，可以配合缩唇呼吸技术	2	1	0.5	0	
	用力呼气、哈气训练		吸气后张嘴缓慢用力呼气（如向镜子哈气）1~2次，随时进行呼吸控制一段时间再重新开始	5	3	2	0~1	
言语表达		5	思路清晰，言语表达流畅、准确，讲解到位，言语亲切	5	4	3	0~2	
动作规范		5	技术操作动作规范，准确到位，计划性强，规定的时间内完成，体现人文关怀	5	4	3	0~2	
提问		10		10	7	4	0~3	
总分		100						

（高小利　张春花　李卉梅　王旭豪）

第十六节 平衡能力训练

一、平衡能力训练操作指引

【定义】

指护士为提高患者平衡能力而制定的一系列护理训练方法，包括坐位平衡训练和站立位平衡训练。

【应用范围】

1. 中枢神经系统损害：脑外伤、脑血管意外、帕金森病、多发性硬化、小脑疾患、脑肿瘤、脑瘫、脊髓损伤、椎—基底动脉供血不足引起的眩晕等。

2. 肌肉骨骼系统或损伤：下肢骨折及骨关节疾患、骨质疏松症、截肢、关节置换、影响姿势与控制的脊髓损伤、各种运动性损伤、肌肉疾患及外周神经损伤等。

【禁忌证】

1. 严重的心肺疾患患者。

2. 严重的认知损害，不能理解训练目的和技能的患者。

3. 骨折、关节脱位未愈合患者。

4. 严重疼痛或肌力、肌张力异常而不能维持特定级别平衡患者。

【护理评估】

1. 基本资料：性别、年龄、病史、意识、生命体征。

2. 专科评估：认知、肌力、关节活动范围、肢体控制能力、协调性、运动速度、肌张力、感觉功能、完成活动所需要的时间，需要他人帮助的程度，活动完成的实用性等。

【注意事项】

1. 平衡训练前，应要求患者放松，消除恐惧紧张心理，若存在肌肉痉挛问题，应先设法缓解肌肉痉挛。

2. 加强安全措施。应选择与患者平衡功能水平相当的平衡训练，一般从简单到复杂。

3. 加强患者安全教育，特别要注意让患者穿软底、平跟、合脚的鞋。

4. 平衡训练首先要保持头和躯干的稳定，尽量让患者注意力集中，加强训练过程中的安全防范及监护。

5. 动态平衡训练时，他人施加的外力不应过强。

6. 若训练过程中发生头晕、头痛或恶心症状时，应减少运动量或暂停训练。

【护理结局】

患者配合并安全地完成平衡训练。

【操作流程及要点说明】

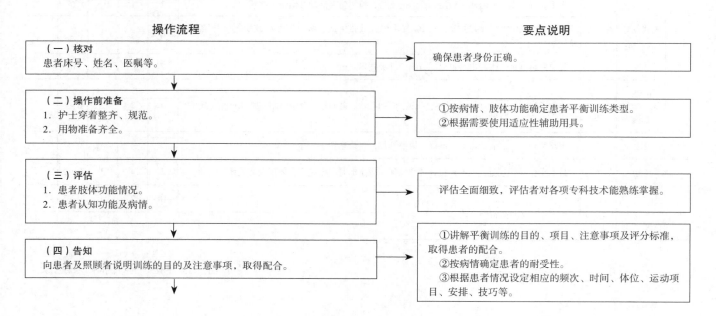

操作流程	要点说明
（一）核对 患者床号、姓名、医嘱等。	确保患者身份正确。
（二）操作前准备 1. 护士穿着整齐、规范。 2. 用物准备齐全。	①按病情、肢体功能确定患者平衡训练类型。 ②根据需要使用适应性辅助用具。
（三）评估 1. 患者肢体功能情况。 2. 患者认知功能及病情。	评估全面细致，评估者对各项专科技术能熟练掌握。
（四）告知 向患者及照顾者说明训练的目的及注意事项，取得配合。	①讲解平衡训练的目的、项目、注意事项及评分标准，取得患者的配合。 ②按病情确定患者的耐受性。 ③根据患者情况设定相应的频次、时间、体位、运动项目、安排、技巧等。

（五）实施

1. 长坐位训练。

（1）先被动地使患者逐步抬高头部和上身，以防体位性低血压，用可调式斜床或靠背，从30°开始抬高患者上身及头部，根据患者的情况逐渐延长坐位时间和次数；

（2）3～6天逐渐将床头摇高至60°，根据患者情况逐渐延长坐位时间和次数；

（3）一周后逐渐将床头摇高增至90°端坐位，根据患者的情况逐渐延长坐位时间和次数。

2. 三级坐位平衡训练。

（1）一级平衡（静态平衡）

①患者坐位，护士坐于其患侧，一手放在患侧腋下，一手放在其健侧腰部，指导患者将重心移向患侧，再逐渐将重心移至健侧，左右来回进行。

②患者坐位，护士协助其将身体向前或向后倾斜，然后缓慢恢复至中立位，前后反复训练。

（2）二级平衡（自动态平衡）

①患者坐位下独立完成身体重心转移。

②躯干屈曲、伸展、左右倾斜及旋转运动。

③坐位拾取身体周围物品。

④坐位下进行其他作业活动，能保持良好的坐位平衡。

（3）三级平衡（他动态平衡）。

患者坐位，双手抱肘于胸前，护士从前、后、左、右方向加外力推患者，患者能保持良好的坐位平衡。

3. 三级立位平衡训练。

（1）Ⅰ级平衡：患者背靠墙，两足分开站立，护士站在患侧，用膝盖控制患者下肢，开始两足间距大，逐步缩小两足间距，增加难度。（根据患者需求可选择扶栏杆或者其他支持物）

（2）Ⅱ级平衡

①患者在站立下独立完成身体重心转移。

②躯干屈曲、伸展、左右倾斜及旋转运动。

③站立位拾取身体周围物品。

④站位作业，能保持良好的站立位平衡。

（3）Ⅲ级平衡

患者站立位，护士从前、后、左、右方向施加外力推患者，患者能保持良好的站立位平衡；注意保护患者预防跌倒。

---

①长坐位训练时应将臀部以上躯干抬高，避免仅抬高颈部，以防头颈部过度前屈。

②坐位平衡训练时注意选择合适的坐位平面，如床边、轮椅、不靠椅背，患者在监护人员指导监督完成。

③站立位训练时注意选择合适的位置，如选择有扶手支撑的地方或床栏以保障安全；站立训练过程中双下肢接触地面，扩大底面积提高稳定性，注意安全保护，避免向患侧倾倒。

④他动态平衡训练时，他人施加的外力不应过强。

⑤平衡训练应保持头和躯干稳定。

⑥正确向患者示范次数及频率，注意在无痛范围内进行；注意防跌倒。

⑦训练过程中注意提醒患者尽量保持躯干直立，并自我进行躯干的调整。

⑧监护人员可在患者骨盆处给予辅助，控制带动患者进行重心左右转移。

（六）观察与记录

1. 观察患者训练的情况。
2. 观察患者生命体征。
3. 若发生不适及时通知医生处理。
4. 记录。

二、平衡能力训练操作评分标准

科室：　　　　姓名：　　　　考核时间：　　　　考核者：　　　　得分：

项目		分值	操作要求	评分等级及分值				实际得分
				A	B	C	D	
操作前准备	仪表	10	操作者仪表着装规范符合要求	1	0.5	0	0	
	环境		宽敞、明亮、有足够的空间。病床、稳定性好的椅子	1	0.5	0	0	
	说明		核对患者基本信息，解释操作目的，取得配合	3	2	1	0	
	评估		患者的基本病情、肌力、痉挛情况、理解及自理能力及所配置辅助器具，合作程度	5	3	2	0～1	
操作过程	长坐位训练	20	先被动地使患者逐步抬高头部和上身，以防体位性低血压，用可调式斜床或靠背，从30°开始抬高患者上身及头部，根据患者的情况逐渐延长坐位时间和次数	5	3	2	0～1	
			3～6天将床头摇高增至60°，根据患者的情况逐渐延长坐位时间和次数	5	3	2	0～1	
			一周后逐渐摇高床头增加到90°直坐位，根据患者的情况逐渐延长坐位时间和次数	5	3	2	0～1	
			注意事项：应从臀部开始抬高，不能仅在颈部，以防头颈过度前屈	5	3	2	0～1	

项目		分值	操作要求	评分等级及分值				实际得分
				A	B	C	D	
操作过程	三级坐位平衡训练	25	一级平衡（静态平衡）：①患者坐位，护士坐于其患侧，一手放在患侧腋下，一手放在其健侧腰部，指导患者将重心移向患侧，再逐渐将重心移至健侧，左右来回进行；②患者坐位，护士协助其将身体向前或向后倾斜，然后缓慢恢复至中立位，前后反复训练	5	3	2	0~1	
			二级平衡（自动态平衡）：①患者坐位下独立完成身体重心转移；②躯干屈曲、伸展、左右倾斜及旋转运动；③坐位拾取身体周围物品；④坐位下进行其他作业活动，能保持良好的坐位平衡	7	5	3	0~2	
			三级平衡（他动态平衡）：患者坐位，双手抱肘于胸前，护士从前、后、左、右方向加外力推患者，患者能保持良好的坐位平衡	8	6	4	0~2	
			注意事项：坐位平衡训练时注意选择合适的坐位平面，如床边、轮椅、不靠椅背，患者在监护人员指导监督下完成；训练过程中双下肢接触地面，扩大底面积提高稳定性；注意安全保护，避免向患侧倾倒。平衡训练应保持头和躯干稳定。动态平衡训练时，他人施加的外力不应过强	5	3	2	0~1	
	三级立位平衡训练	25	一级平衡（静态平衡）患者背靠墙，两足分开站立，护士站在患侧，用膝盖控制患者下肢，开始两足间距大，逐步缩小两足间距，增加难度。（根据患者需求可选择扶栏杆或者其他支持物）	5	3	2	0~1	
			二级平衡（自动态平衡）：①患者在站立下独立完成身体重心转移；②躯干屈曲、伸展、左右倾斜及旋转运动；③站立位拾取身体周围物品④站位作业，能保持良好的站立位平衡	10	7	4	0~1	
			三级平衡（他动态平衡）：患者站立位，护士从前、后、左、右方向施加外力推患者，患者能保持良好的站立位平衡；注意保护患者预防跌倒	5	3	2	0~1	
			注意事项：该项目风险性高，须在治疗师下达延伸训练单后方可执行，正确示范次数及频率，注意在无痛范围内进行；站立位训练时注意选择合适的位置，如选择有扶手支撑的地方或床栏以策安全；训练过程中注意提醒患者尽量保持躯干直立，并自我进行躯干的调整；监护人员可在患者骨盆处给予辅助，控制带动患者进行重心左右转移	5	4	3	0~1	
言语表达		5	思路清晰，言语表达流畅、准确，解释到位	5	4	3	0~1	
动作规范		5	技术操作动作规范，准确到位，计划性强，规定的时间内完成，体现人文关怀	5	4	3	0~1	
提问		10		10	7	4	0~1	
总分		100						

（张春花　欧阳慧　王旭豪）

第十七节　非神经源性肠道功能训练

一、非神经源性肠道功能训练操作指引

【定义与目的】

1．定义：护士对非神经源性肠道功能引起排便机制发生障碍的患者通过系列护理训练方法促使患者完成排便并形成规律排大便的习惯。

2．目的：改善患者便秘，预防大便失禁的发生率，降低对药物的依赖性，让患者形成规律排大便的习惯。

【应用范围】

非神经源性直肠所致的大便失禁及便秘，神志清楚能够主动配合的患者。

【禁忌证】

1．肛门严重损伤或感染的患者。

2．神志不清或不配合的患者。

3．伴有全身感染或免疫力极度低下者。

4．肛门及直肠有显著出血倾向的患者。

【注意事项及防范处理】

1．护士应全面细致评估患者出现非神经源性直肠功能障碍发生的原因，明确功能障碍的类型。

2．便秘患者应减少灌肠或使用开塞露等药物，尽可能通过膳食配合运动改善症状。

3．嘱咐患者应养成规律排便的习惯。

4．训练应循序渐进，劳逸结合，不可过度训练，如有不适，应立即终止，并及时通知医护人员。

【护理结局】

1．大便规律。

2．无便秘及失禁发生。

【操作流程及要点说明】

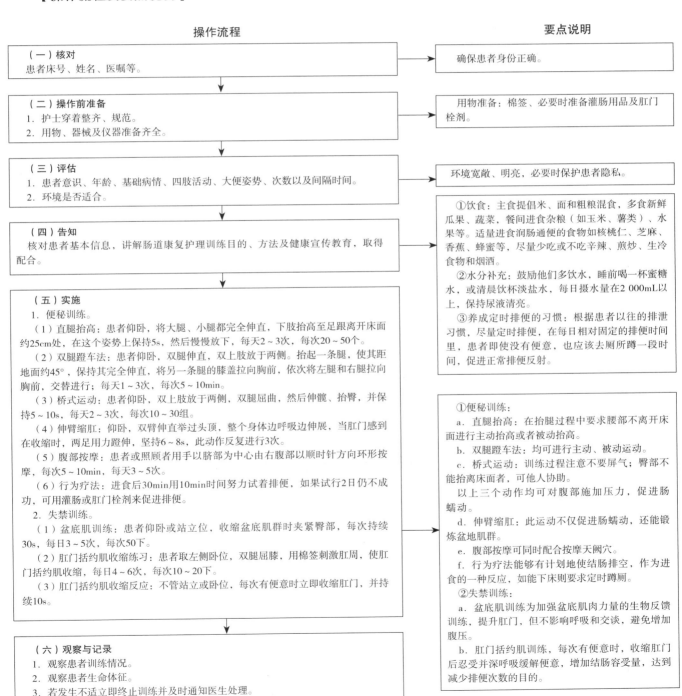

操作流程

（一）核对
患者床号、姓名、医嘱等。

（二）操作前准备
1．护士穿着整齐、规范。
2．用物、器械及仪器准备齐全。

（三）评估
1．患者意识、年龄、基础病情、四肢活动、大便姿势、次数以及间隔时间。
2．环境是否适合。

（四）告知
核对患者基本信息，讲解肠道康复护理训练目的、方法及健康宣传教育，取得配合。

（五）实施
1．便秘训练。
（1）直腿抬高：患者仰卧，将大腿、小腿都完全伸直，下肢抬高至足跟离开床面约25cm处，在这个姿势上保持5s，然后慢慢放下，每天2～3次，每次20～50个。
（2）双腿蹬车法：患者仰卧，双腿伸直，双上肢放于两侧。抬起一条腿，使其距地面约45°，保持其完全伸直，将另一条腿的膝盖拉向胸前，依次将左腿和右腿拉向胸前，交替进行；每天1～3次，每次5～10min。
（3）桥式运动：患者仰卧，双上肢放于两侧，双腿屈曲，然后伸髋、抬臀，并保持5～10s，每天2～3次，每次10～30组。
（4）伸臂缩肛：仰卧，双臂伸直举过头顶，整个身体边呼吸边伸展，当肛门感到在收缩时，两足用力蹬伸，坚持6～8s，此动作反复进行3次。
（5）腹部按摩：患者或照顾者用手以脐部为中心由右腹部以顺时针方向环形按摩，每次5～10min，每天3～5次。
（6）行为疗法：进食后30min用10min时间努力试着排便，如果试行2日仍不成功，可用灌肠或肛门栓剂来促进排便。
2．失禁训练。
（1）盆底肌训练：患者仰卧或站立位，收缩盆底肌群时夹紧臀部，每次持续30s，每日3～5次，每次50下。
（2）肛门括约肌收缩练习：患者取左侧卧位，双腿屈膝，用棉签刺激肛周，使肛门括约肌收缩，每日4～6次，每次10～20下。
（3）肛门括约肌收缩反应：不管站立或卧位，每次有便意时立即收缩肛门，并持续10s。

（六）观察与记录
1．观察患者训练情况。
2．观察患者生命体征。
3．若发生不适立即终止训练并及时通知医生处理。
4．记录训练方法、时间、强度及效果。

要点说明

确保患者身份正确。

用物准备：棉签、必要时准备灌肠用品及肛门栓剂。

环境宽敞、明亮，必要时保护患者隐私。

①饮食：主食提倡米、面和粗粮混食，多食新鲜瓜果、蔬菜，餐间进食杂粮（如玉米、薯类）、水果等。适量进食润肠通便的食物如核桃仁、芝麻、香蕉、蜂蜜等，尽量少吃或不吃辛辣、煎炒、生冷食物和烟酒。
②水分补充：鼓励他们多饮水，睡前喝一杯蜜糖水，或清晨饮杯淡盐水，每日摄水量在2 000mL以上，保持尿液清亮。
③养成定时排便的习惯：根据患者以往的排泄习惯，尽量定时排便，在每日相对固定的排便时间里，患者即使没有便意，也应该去厕所蹲一段时间，促进正常排便反射。

①便秘训练：
a．直腿抬高：在抬腿过程中要求腰部不离开床面进行主动抬高或者被动抬高。
b．双腿蹬车法：均可进行主动、被动运动。
c．桥式运动：训练过程注意不要屏气；臀部不能抬离床面者，可他人协助。
以上三个动作均可对腹部施加压力，促进肠蠕动。
d．伸臂缩肛：此运动不仅促进肠蠕动，还能锻炼盆地肌群。
e．腹部按摩可同时配合按摩天枢穴。
f．行为疗法能够有计划地使结肠排空，作为进食的一种反应，如能下床则要求定时蹲厕。
②失禁训练：
a．盆底肌训练为加强盆底肌肉力量的生物反馈训练，提升肛门，但不影响呼吸和交谈，避免增加腹压。
b．肛门括约肌训练，每次有便意时，收缩肛门后忍受并深呼吸缓解便意，增加结肠容受量，达到减少排便次数的目的。

二、非神经源性肠道功能训练操作评分标准

科室：　　　　姓名：　　　　考核时间：　　　　考核者：　　　　得分：

项目		分值	操作要求	评分等级及分值				实际得分
				A	B	C	D	
操作前准备	仪表	10	操作者仪表着装规范符合要求，洗手、戴口罩	2	1	0.5	0	
	环境		宽敞、明亮，必要时保护患者隐私	2	1	0.5	0	
	用物		棉签、必要时准备灌肠用品及肛门栓剂	1	0.5	0	0	
	说明		核对患者基本信息，讲解肠道康复护理训练目的及注意事项，取得患者的配合	2	1	0.5	0	
	评估		患者意识、年龄、基础病情、四肢活动、大便姿势、次数以及间隔时间					
操作过程	便秘训练	45	直腿抬高：患者仰卧，将大腿、小腿都完全伸直，下肢抬高至足跟离开床面约25cm处，在这个姿势上保持5s，然后慢慢放下，每天2～3次，每次20～50个	5	4	3	0～2	
			双腿蹬车法：患者仰卧，双腿伸直，双上肢放于两侧。抬起一条腿，使其距地面约45°，保持其完全伸直，将另一条腿的膝盖拉向胸前，依次将左腿和右腿拉向胸前，每天1～3次，每次5～10min	10	7	4	0～3	
			桥式运动：患者仰卧，双上肢放于两侧，双腿屈曲，然后伸髋、抬臀，并保持5～10秒，每天2～3次，每次10～30组	10	7	4	0～3	
			伸臂缩肛：仰卧，双臂伸直举过头顶，整个身体边呼吸边伸展，当肛门感到收缩时，两足用力蹬伸，坚持6-8s，此动作反复进行3次	10	7	4	0～3	
			腹部按摩：患者或照顾者以肚脐为中心用手由右腹部以顺时针方向环形按摩，时间15～20min，每天3～5次	5	4	3	0～2	
			行为疗法：进食后30min用10min的时间努力试着排便，如果试行2日仍不成功，可用灌肠或肛门栓剂来促进排便	5	4	3	0～2	
	失禁训练	25	盆底肌训练：患者仰卧或站立位，收缩盆底肌群时夹紧臀部，避免增加腹压，每次持续30s，每日3～5次，每次50下	10	7	4	0～3	
			肛门括约肌收缩练习：患者取左侧卧位，双腿屈膝，用棉签刺激肛周，使肛门括约肌收缩，每日4～6次，每次10～20下	10	7	4	0～3	
			建立肛门括约肌收缩反应：不管站立或卧位，每次有便意时立即收缩肛门，并持续10s	5	4	3	0～2	
言语表达		5	思路清晰、言语表达流畅、准确，讲解到位	5	4	3	0～2	
动作规范		5	技术操作动作规范，保护患者隐私，计划性强，沟通有效，体现人文关怀	5	4	3	0～2	
提问		10		10	7	4	0～3	
总分		100						

（石慧　张春花　李卉梅）

第十八节　轴线翻身护理技术

一、轴线翻身护理技术操作指引

【定义与目的】

1. 定义：为了保持脊柱处于同一水平，防止脊柱扭曲加重病情，将头、肩、胸和腰、髋部保持在一条轴线上同时翻身的一种护理操作技术。

2. 目的：协助颅骨牵引、颈椎损伤、脊椎损伤患者床上更换卧位；减轻局部组织的压力，预防脊椎再损伤、压疮等并发症；保持患者舒适。

【应用范围】

颅骨牵引、脊椎损伤、脊椎术后脊椎不稳定患者。

【注意事项及防范处理】

1. 保持脊柱在同一轴线

（1）协助患者翻身时，指定一名护士为发口令者，其他护士协助，所有人听口令同时向同一方向用

力，协调一致，以保持患者脊柱平直在同一轴线上，维持脊柱的正常生理弯曲，避免因脊柱扭曲而加重脊柱骨折、脊髓损伤或关节脱位；对于有颈椎损伤或颈椎不稳定的患者，翻身时勿旋转患者头部，以免加重神经损伤而发生意外。

（2）翻身角度不可大于60°，避免由于脊柱负重增大而引起关节突骨折。

2. 翻身前要充分评估患者病情、体重、合作情况及操作者体力，选择二人或多人翻身法，注意充分运用节力原则，保障患者安全，防止坠床，并为患者保暖。

【护理结局】

1. 翻身方法正确，体位摆放正确、舒适，患者能够维持正确体位。

2. 患者各管道固定并保持通畅。

3. 翻身过程安全，局部皮肤无损伤，无加重脊柱骨折、脊髓损伤、关节脱位等并发症。

【操作流程及要点说明】

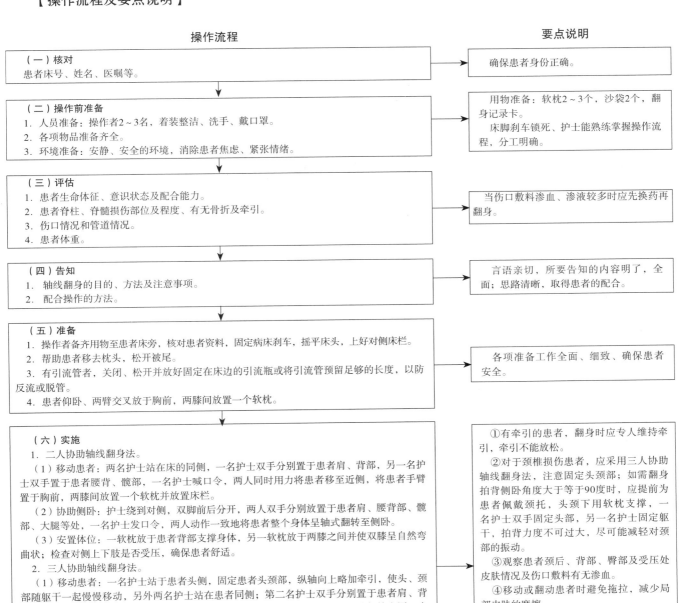

操作流程		要点说明
（一）核对 患者床号、姓名、医嘱等。	→	确保患者身份正确。
（二）操作前准备 1. 人员准备：操作者2~3名，着装整洁、洗手、戴口罩。 2. 各项物品准备齐全。 3. 环境准备：安静、安全的环境，消除患者焦虑、紧张情绪。	→	用物准备：软枕2~3个，沙袋2个，翻身记录卡。 床脚刹车锁死、护士能熟练掌握操作流程，分工明确。
（三）评估 1. 患者生命体征、意识状态及配合能力。 2. 患者脊柱、脊髓损伤部位及程度、有无骨折及牵引。 3. 伤口情况和管道情况。 4. 患者体重。	→	当伤口敷料渗血、渗液较多时应先换药再翻身。
（四）告知 1. 轴线翻身的目的、方法及注意事项。 2. 配合操作的方法。	→	言语亲切，所要告知的内容明了、全面；思路清晰，取得患者的配合。
（五）准备 1. 操作者备齐用物至患者床旁，核对患者资料，固定病床刹车，摇平床头，上好对侧床栏。 2. 帮助患者移去枕头，松开被尾。 3. 有引流管者，关闭、松开并放好固定在床边的引流瓶或将引流管预留足够的长度，以防反流或脱管。 4. 患者仰卧、两臂交叉放于胸前，两膝间放置一个软枕。	→	各项准备工作全面、细致、确保患者安全。

（六）实施

1. 二人协助轴线翻身法

（1）移动患者：两名护士站在床的同侧，一名护士双手分别置于患者肩、背部，另一名护士双手置于患者腰背、髋部，一名护士喊口令，两人同时用力将患者移至近侧，将患者手臂置于胸前，两膝间放置一个软枕并放置床栏。

（2）协助侧卧：护士绕到对侧，双脚前后分开，两人双手分别放置于患者肩、腰背部、髋部、大腿等处，一名护士发口令，两人动作一致地将患者整个身体呈轴式翻转至侧卧。

（3）安置体位：一软枕放于患者背部支撑身体，另一软枕放于两膝之间并使双膝呈自然弯曲状；检查对侧上下肢是否受压，确保患者舒适。

2. 三人协助轴线翻身法

（1）移动患者：一名护士站于患者头侧，固定患者头颈部，纵轴向上略加牵引，使头、颈部随躯干一起慢慢移动，另外两名护士站在患者同侧；第二名护士双手分别置于患者肩、背部；第三名护士双手分别置于患者腰背部、髋部，使患者头、颈、胸、腰、髋保持在同一水平线上，由一名护士发口令，三人同时移动患者至近侧，将患者手臂置于胸前，两膝间放置一个软枕并上好床栏。

（2）转向侧卧：由一名护士喊口令，三人同时向同一方向协助患者翻转至侧卧，翻转角度不超过60°。

（3）安置体位：将一软薄枕垫于患者头颈部，一软枕放于患者背部支撑身体，另一软枕放于两膝之间并使双膝呈自然弯曲状，颈椎损伤者用沙袋固定头颈两侧；检查对侧上下肢是否受压，确保患者舒适。

要点说明（针对实施）：

①有牵引的患者，翻身时应专人维持牵引，牵引不能放松。

②对于颈椎损伤患者，应采用三人协助轴线翻身法，注意固定头颈部；如需翻身拍背侧卧角度大于等于90度时，应提前为患者佩戴颈托，头颈下用软枕支撑，一名护士双手固定头部，另一名护士固定躯干，拍背力度不可过大，尽可能减轻对颈部的振动。

③观察患者颈后、背部及臀部受压处皮肤情况及伤口敷料有无渗血。

④移动或翻动患者时避免拖拉，减少局部皮肤的摩擦。

⑤有引流管者，翻身后开放并固定引流管，检查引流管通畅、各导线连接完好情况。

⑥整理床单位、上好床栏、洗手。

⑦如患者翻身过程出现呼吸困难或主诉不适时，应立即停止翻身并及时报告医生处理。

（七）观察与记录

1. 观察患者生命体征、病情及主诉。
2. 记录患者翻身的时间、体位、皮肤状况。
3. 记录引流管、伤口敷料情况。

二、轴线翻身护理技术操作评分标准

科室：　　　　姓名：　　　　考核时间：　　　　考核者：　　　　得分：

项目		分值	操作要求	评分等级及分值				实际得分
				A	B	C	D	
操作前准备	仪表	15	操作者仪表着装规范符合要求	2	1	0.5	0	
	环境		宽敞、明亮、安静，有足够的空间	2	1	0.5	0	
	用物		硬板床，各种翻身软枕2～3个，沙袋2个，翻身记录卡	3	2	1	0	
	评估		患者意识、生命体征、脊柱及脊髓损伤部位及程度，有无骨折及牵引、伤口、管道情况、患者体重、配合能力	5	3	2	0～1	
	说明		核对患者基本信息，讲解轴线翻身的重要性，做必要的示范，取得患者的配合	3	2	1	0	
操作过程	二人协助轴线翻身法	30	移动患者：两名护士站在床的同侧，一名护士双手分别置于患者肩、背部，另一名护士双手置于患者腰背、髋部，一名护士喊口令，两人同时用力将患者移至近侧，将患者手臂置于胸前，两膝间放置一个软枕并放置床栏	10	7	4	0～3	
			协助侧卧：护士双脚前后分开，两人双手分别抓紧患者肩、腰部、髋部、大腿等处的远侧大单，一名护士发口令，两人动作一致地将患者整个身体圆滚轴式翻转至侧卧	10	7	4	0～3	
			安置体位：一软枕放于患者背部支撑身体，另一软枕放于两膝之间并使双膝呈自然弯曲状；检查对侧上下肢是否受压，确保患者舒适	10	7	4	0～3	
	三人协助轴线翻身法	30	移动患者：一名护士站于患者头侧，固定患者头颈部，纵轴向上略加牵引，使头、颈部随躯干一起慢慢移动，另外两名护士站在患者同侧；第二名护士双手分别置于患者肩、背部；第三名护士双手分别置于患者腰背部、髋部，使患者头、颈、胸、腰、髋保持在同一水平线上，由一名护士发口令，三人同时移动患者至近侧，将患者手臂置于胸前，两膝间放置一个软枕并上好床栏	10	7	4	0～3	
			转向侧卧：由一名护士喊口令，三人同时向同一方向协助患者翻转至侧卧，翻转角度不超过60°	10	7	4	0～3	
			安置体位：将一软薄枕垫于患者头颈部，一软枕放于患者背部支撑身体，另一软枕放于两膝之间并使双膝呈自然弯曲状，颈椎损伤患者用沙袋固定头颈两侧；检查对侧上下肢是否受压，确保患者舒适	10	7	4	0～3	
	检查	5	检查患者肢体各关节保持功能位，各种管道保持通畅，上好床栏	5	4	3	0～2	
	记录交班	5	观察患者颈后、背部、臀部及受压处皮肤情况，并进行护理，记录翻身时间、皮肤状况及患者病情，做好交接班	5	4	3	0～2	
言语表达		5	思路清晰，言语表达流畅、准确，解释到位	5	4	3	0～2	
动作规范		5	技术操作动作规范，准确到位，计划性强，规定的时间内完成，体现人文关怀	5	4	3	0～2	
提问		5		5	4	3	0～2	
总分		100						

（何征　李卉梅　谢粟梅）

第十九节 日常生活活动能力评估

一、日常生活活动能力评估操作指引

【定义与目的】

1. 定义：护士利用观察、询问、测量和量表的方法对病、伤、残患者的日常生活活动能力完成情况及潜存问题进行评估，为确立康复目标、制定康复计划、判定康复疗效提供准确的依据。

2. 目的：了解患者日常生活活动独立程度，分析不能独立的原因；为制订康复治疗护理计划、判断治疗护理效果、修改治疗护理方案、预测疾病的预后、安排返家或就业、总结经验教训等提供原始依据。

【应用范围】

所有需要作业治疗的患者均适用于日常生活活动能力评定。

【禁忌证】

意识障碍、严重痴呆、疾病处于急性期的患者。

【注意事项】

1. 评定前应与患者交谈，让患者明确评定的目的，以取得患者的理解与合作；

2. 评定前应了解患者的基本情况，如肌力、肌张力、关节活动度、平衡性、协调性、感觉等，以确定其残存的功能和缺陷，以及是否需要专门的设备。另外，还应考虑患者生活的社会环境、反应性、依赖性等。

3. 评定时注重观察患者的实际操作能力，而不能仅依赖其口述。

4. 给予的指令应详细、具体，不要让患者无所适从。除非评定表中有说明，否则使用支具或采用替代的方法，均认为是独立完成活动，但应注明；评定过程中注意患者的安全，避免发生意外。

5. 如不能顺利完成某一项活动，可给予一定的帮助，然后继续评定下一个项目。患者在帮助下才可完成某种活动时，要对帮助的方法与帮助量予以详细记录。

6. 评定应在适当的时间和地点进行。评定可在实际生活环境中进行，也可在有ADL专项评定中进行，必须尽量接近实际生活环境。为避免因疲劳而失实，必要时评定可分几次完成，但应在同一地点进行。

【护理结局】

患者配合并安全地完成相关评定；获得准确的评定结果。

【操作流程及要点说明】

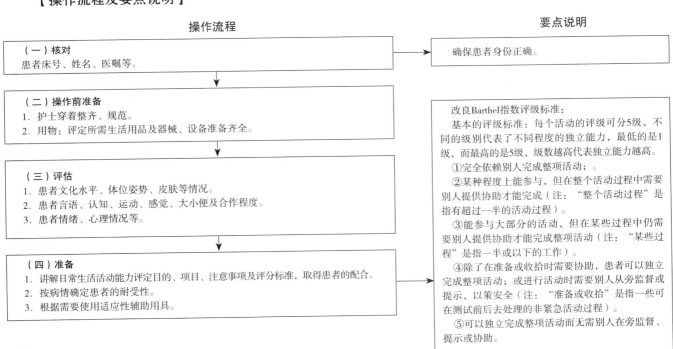

223

（五）实施

1. 进食。

护士通过观察患者是否能使用合适的餐具将食物送进嘴里、咀嚼和咽下。其中包括是否能在适当的时间内独立完成切割、夹菜、盛饭、搅拌食物在内的进食过程；同时能对患者进食自理项目进行准确的分值判断。

（1）完全自理（10分）。

（2）除准备或收拾时需要协助外，可行进食（8分）。

（3）能使用餐具，过程中部分需要协助（5分）。

（4）能使用餐具，整个过程都需要协助（2分）。

（5）完全依赖别人协助进食（0分）。

2. 洗澡（包括清洁、冲洗及擦干由颈至脚部位）。

护士通过观察或询问患者是否需要在他人的帮助下安全进入浴室，并完成洗澡全过程（洗、冲、擦干），洗颈部以下部位（背部除外）；同时能对患者洗澡自理项目进行准确的分值判断。

（1）完全自理（5分）。

（2）除准备或收拾需要协助外，自行洗澡（4分）。

（3）能参与，过程中部分需要协助（3分）。

（4）能参与，整个过程都需要协助（1分）。

（5）完全依赖别人协助洗澡（0分）。

3. 修饰（包括洗脸、刷牙、梳头及剃须）。

护士通过观察患者在提供器具的情况下，是否需要在他人的帮助下完成口腔护理（刷牙）、梳理头发、洗手、洗脸、剃须（男性）。其中包括开关水龙头，调节水温以及其他卫生设备，挤牙膏、开瓶盖等；同时能对患者修饰自理项目进行准确的分值判断。

（1）完全自理（5分）。

（2）除准备或收拾时需要协助外，可自行处理个人卫生（4分）。

（3）能参与，过程中部分需要协助（3分）。

（4）能参与，整个过程都需要协助（1分）。

（5）完全依赖别人处理个人卫生（0分）。

4. 穿衣（包括穿上、脱下及扣好衣物）。

护士通过观察患者是否需要在他人指导或帮助下完成穿脱合适自己身体的各类衣裤，包括处理胸罩、穿鞋、系鞋带、扣或解纽扣、开关拉链、穿脱矫形器和各类护具等；同时能对患者穿衣自理项目进行准确的分值判断。

（1）完全自理（10分）。

（2）除准备或收拾时需要协助外，可自行穿衣（8分）。

（3）能参与，过程中部分需要协助（5分）。

（4）能参与，整个过程都需要协助（2分）。

（5）完全依赖别人协助穿衣（0分）。

5. 控制大便。

护士通过观察或询问患者是否能随意控制排便、是否需要帮助，是否需要借助栓剂或药物解决排便。而在单位时间内发生的大便失禁的次数越多，即需要帮助就越多；同时能对患者控制大便自理项目进行准确分值判断。

（1）没有失禁，需要时可自行使用通便药栓或灌肠器（10分）。

（2）很少出现失禁，在使用通便药栓或灌肠器时需要监督或提示（8分）。

（3）偶尔出现失禁，能作出排便姿势，但未能运用诱发大肠活动的技巧或在清洁身体及替换纸尿片方面需要协助（5分）。

（4）经常失禁，但在摆放适当的姿势和诱发大肠活动的技巧方面需要协助（2分）。

（5）完全失禁或依赖他人处理大便（0分）。

6. 控制小便。

护士通过观察或询问患者是否能独立排尿、是否需要帮助，是否需要借助导尿管或药物解决排尿及需要帮助的程度。而在单位时间内发生的尿失禁的次数越多，即需要的帮助就越多；同时能对患者控制小便自理项目进行准确的分值判断。

（1）无失禁或自行使用辅具（10分）。

（2）偶尔失禁（每周≤1次），使用辅具需要监督或提示（8分）。

（3）时常失禁（1次＜每周≤7次），使用辅具需要协助（5分）。

（4）经常失禁（每天＞1次）（2分）。

（5）完全失禁、留置导尿或依赖他人处理（0分）。

7. 如厕（包括在厕盆上坐下及站起，脱下及穿上裤子，防止弄脏衣物及附近环境，使用厕纸和用后冲厕）。

护士通过观察或询问患者是否能独立进出厕所，使用厕所或便盆，是否能独立完成穿脱衣裤、使用卫生纸，擦净会阴和冲洗排泄物，或倒掉并清洗便盆；同时能对患者如厕自理项目进行准确的分值判断。

（1）完全自理（10分）。

（2）除准备或收拾时需要协助外，可行用厕（8分）。

（3）能参与，过程部分需要协助（5分）。

（4）能参与，整个过程都需要协助（2分）。

（5）完全依赖别人协助如厕（0分）。

8. 床椅转移。

护士通过观察患者是否能独立地从床上转移到椅子上并返回，其中包括从床上坐起，刹住轮椅，抬起脚踏板。过程安全；同时能对患者床椅转移自理项目进行准确的分值判断。

（1）完全自理（15分）。

①进食。

a. 先决条件：患者有合适的座椅或有靠背支撑，食物准备好后放置于患者能伸手可及的桌子上。

b. 进食方式：嘴进食或使用胃管进食。

c. 准备或收拾活动：例如：戴上及取下进食辅助器具。

d. 考虑因素：患者进食中如有吞咽困难、呛咳，则应被降级；不需考虑患者在进食时身体是否能保持平衡，但如安全受到影响，则应被降级；胃管进食的过程不需考虑插入及取出胃管。

e. 进食方式：嘴进食或使用胃管进食。

f. 准备或收拾活动：例如：戴上及取下进食辅助器具。

g. 考虑因素：患者进食中如有吞咽困难、呛咳，则应被降级；不需考虑患者在进食时身体是否能保持平衡，但如安全受到影响，则应被降级；胃管进食的过程不需考虑插入及取出胃管。

②洗澡：

a. 先决条件：患者在洗澡的地方内进行测试，所有用具都须放于洗澡地方的范围内。

b. 洗澡方法：盆浴（浴缸）、淋浴（花洒）、抹身、用桶或盆、冲凉椅或浴床。

c. 准备或收拾活动：例如：在洗澡前后准备或更换清水，开启或关闭热水器。

d. 考虑因素：包括在浴室内的体位转移或步行表现，但不需考虑进出浴室的步行表现，不包括洗头、携带衣物和应用物品进出浴室及洗澡前后穿脱衣物。

③修饰：

a. 先决条件：患者在设备齐全的环境下进行测试，所有用具都须伸手可及，如电动剃须刀已通电，并插好刀片。

b. 洗漱活动场所：床边，洗漱盆旁边或洗手间内。

c. 准备或收拾活动：例如：事前将一盆水放在床边或过程中更换清水；事先用轮椅将患者推到洗漱盆旁边。

d. 考虑因素：不需考虑进出洗手间的步行表现；化妆只适用于平日需要化妆的女士；梳洗不包括设计发型及编结发辫。

④穿衣：

a. 先决条件：所有衣物必须放在伸手可及的范围内。

b. 衣物的种类：衣、裤、鞋、袜及有需要时包括腰围、假肢及矫形器；可接受改良过的衣服，如鞋带换上魔术贴；不包括穿脱帽子、胸围、皮带、领带及手套。

c. 准备或收拾活动：例如：穿衣后将纽扣扣上或拉链拉上；穿鞋后把鞋带系好。

d. 考虑因素：到衣柜或抽屉拿取衣物将不作评级考虑之列。

⑤控制大便：

a. 其他方法：肛门造瘘口或使用纸片。

b. 考虑因素："经常大便失禁"是指每个月中有超过一半的时间出现失禁；"间中大便失禁"是指每个月中有一半或以下的时间出现失禁；"偶尔大便失禁"是指每月有不多于一次的大便失禁。

c. 评级包括保持身体清洁及有需要时能使用栓剂或灌肠器，把衣服和附近环境弄脏将不作评级考虑之列，若患者长期便秘而需要他人定时帮助放便，其情况应视作大便失禁。患者如能自行处理造瘘口或使用纸尿片，应视作完全没有大便失禁。若造瘘口或尿片发出异味而患者未能及时替换，其表现应被降级。

⑥控制小便：

其他方法：内置尿管、尿套或使用纸尿片。

⑦如厕：

a. 先决条件：患者在设备齐全的厕所内进行测试，厕纸须伸手可及。

b. 如厕设备：尿壶、便盆、便椅、尿管，尿片、痰盂、坐厕或蹲厕。

c. 准备或收拾活动：例如：如厕前后准备、清

（2）除准备或收拾时需要协助外，可自行转移（12分）。

（3）能参与，过程中部分需要协助（8分）。

（4）能参与，整个过程都需要协助（3分）。

（5）完全依赖别人协助转移（0分）。

9. 活动（步行/轮椅操控）。

护士通过观察患者是否能在水平路面独自行走50m以上或使用轮椅行走50m以上，并能拐弯。过程中如需他人帮助，可以是体力或言语指导、监督等。时间合理，活动安全；同时能对患者活动自理项目进行准确的分值判断。

（1）独立步行/操控轮椅（≥50m）（15/5分）。

（2）可独立步行/操控轮椅，但均需要他人在旁监督或提示（12/4分）。

（3）能参与，过程中部分需要协助（8/3分）。

（4）能参与，整个过程都需要协助（3/1分）。

（5）完全不能步行/操控轮椅（0分）。

10. 上下楼梯。

护士通过观察患者是否能独立上下一层楼（包括12～14级台阶）及需要帮助的程度，是否需要拐杖和一些辅助装置上下楼；同时能对患者活动自理项目进行准确的分值判断。

（1）能独立安全地上下楼梯（10分）。

（2）除准备或收拾时需要协助外，可自行上下楼梯（8分）。

（3）能参与，过程中部分需要协助（5分）。

（4）能参与，整个过程都需要协助（2分）。

（六）观察与记录

1. 观察患者评估的情况。

2. 观察患者生命体征。

3. 若发生不适及时通知医生处理。

4. 记录。

理或清洗如厕设备。

d. 考虑因素：包括在厕所内的体位转移或步行表现，但不需考虑进出厕所的步行表现；可接受使用辅助器具，例如助行器及扶手；不需考虑患者是否能表达如厕需要，但如果患者把洗脸盆、漱口盆误作如厕的设备，其表现应被降级。

⑧床椅转移：

a. 准备或收拾活动：例如：测试前将椅子的位置移好至某个角度。

b. 考虑因素：包括移动椅子到适当的位置，可利用辅助器具，例如床栏，椅背而不被降级。

⑨活动

应考虑需要时可用助行器而不被降级，评级包括要摆放助行器在适当的位置。

⑩上下楼梯

a. 先决条件：患者可步行。

b. 准备或收拾活动：例如：将助行器摆放在适当的位置。

c. 考虑因素：可接受使用扶手和助行器而无需被降级。

改良Barthel指数分级标准。

①0～20分=极严重功能缺陷。

②21～45分=严重功能缺陷。

③46～70分=中度功能缺陷。

④71～99分=轻度功能缺陷。

⑤100分=ADL完全自理。

二、日常生活活动能力评估操作评分标准

科室：　　　　姓名：　　　　考核时间：　　　　考核者：　　　　得分：

项目		分值	操作要求	评分等级及分值				实际得分
				A	B	C	D	
操作前准备	仪表	10	操作者仪表着装规范符合要求	2	1	0.5	0	
	环境		宽敞、明亮，有足够的空间	2	1	0.5	0	
	用物		准备食物、毛巾、牙刷、梳子、轮椅、衣服等用物	1	0.5	0	0	
	说明		患者的基本病情、认知、言语沟通、肢体功能状态、合作程度等	2	1	0.5	0	
	评估		核对患者基本信息，解释操作目的，取得配合	3	2	1	0	
操作过程	进食	10	护士通过观察患者是否能使用合适的餐具将食物送进嘴里、咀嚼和咽下。其中包括是否能在适当的时间内独立完成切割、夹菜、盛饭、搅拌食物在内的进食过程；同时能对患者进食自理项目进行准确的分值判断①完全自理（10分）②除准备或收拾时需要协助外，可自行进食（8分）③能使用餐具，过程中部分需要协助（5分）④能使用餐具，整个过程都需要协助（2分）⑤完全依赖别人协助进食（0分）	10	7	5	0～4	
	洗澡（包括清洁、冲洗、擦干身体）	5	护士通过观察或询问患者是否需要在他人的帮助下安全进出浴室，并完成洗澡全过程（洗、冲、擦干），洗颈部以下部位（背部除外）；同时能对患者洗澡自理项目进行准确的分值判断①完全自理（5分）②除准备或收拾时需要协助外，可自行洗澡（4分）③能参与，过程中部分需要协助（3分）④能参与，整个过程都需要协助（1分）⑤完全依赖别人协助洗澡（0分）	5	3	2	0～1	
	修饰（包括洗脸、刷牙、梳头及剃须）	5	护士通过观察患者在提供器具的情况下，是否需要在他人的帮助下完成口腔护理（刷牙）、梳理头发、洗手、洗脸、剃须（男性）。其中包括开关水龙头，调节水温以及其他卫生设备，挤牙膏、开瓶盖等；同时能对患者修饰自理项目进行准确的分值判断①完全自理（5分）②除准备或收拾时需要协助外，可自行处理个人卫生；（4分）③能参与，过程中部分需要协助；（3分）④能参与，整个过程都需要协助；（1分）⑤完全依赖别人处理个人卫生（0分）	5	3	2	0～1	

项目		分值	操作要求	评分等级及分值				实际得分
				A	B	C	D	
操作过程	穿衣（包括穿上、脱下及扣好衣物）	10	护士通过观察患者是否需要在他人指导或帮助下完成穿脱合适自己身体的各类衣裤，包括处理胸罩、穿鞋、系鞋带、扣或解纽扣、开关拉链、穿脱矫形器和各类护具等；同时能对患者穿衣自理项目进行准确的分值判断 ①完全自理（10分） ②除准备或收拾时需要协助外，可自行穿脱衣裤（8分） ③能参与，过程中部分需要协助（5分） ④能参与，整个过程都需要协助（2分） ⑤完全依赖别人协助穿衣（0分）	10	7	5	0~4	
	控制大便	5	护士通过观察或询问患者是否能随意控制排便、是否需要帮助，是否需要借助栓剂或药物解决排便。而在单位时间内发生的大便失禁的次数越多，即需要帮助就越多；同时能对患者控制大便自理项目进行准确分值判断 ①没有失禁，在需要时可自行使用通便药栓或灌肠器（10分） ②很少出现失禁，在使用通便药栓或灌肠器时需要监督及提示（8分） ③偶尔出现失禁，能做出排便姿势，但未能运用诱发大肠活动的技巧或在清洁身体及替换纸尿片方面需要协助（5分） ④经常失禁，但在摆放适当的姿势和诱发大肠活动的技巧方面需要协助（2分） ⑤完全失禁或依赖他人处理大便（0分）	5	3	2	0~1	
	控制小便	5	护士通过观察或询问患者是否能独立排尿、是否需要帮助，是否需要借助导尿管或药物解决排尿及需要帮助的程度。而在单位时间内发生的尿失禁的次数越多，即需要的帮助就越多；同时能对患者控制小便自理项目进行准确的分值判断。 ①无失禁或自行使用辅具（10分） ②偶尔失禁（每周≤1次），使用辅具需要监督或提示（8分） ③时常失禁（1次＜每周≤7次），使用辅具需要协助（5分） ④经常失禁（每天＞1次）（2分） ⑤完全失禁、留置导尿或依赖他人处理（0分）	5	3	2	0~1	
	用厕	5	护士通过观察或询问患者是否能独立进出厕所，使用厕所或便盆，是否能独立完成穿脱衣裤、使用卫生纸，擦净会阴和冲洗排泄物，或倒掉并清洗便盆；同时能对患者如厕自理项目进行准确的分值判断 ①完全自理（10分） ②除准备或收拾时需要协助外，可自行如厕（8分） ③能参与，过程部分需要协助（5分） ④能参与，整个过程都需要协助（2分） ⑤完全依赖别人协助如厕（0分）	5	3	2	0~1	
	床椅转移	10	护士通过观察患者是否能独立地从床上转移到椅子上并返回，其中包括从床上坐起，刹住轮椅，抬起脚踏板。过程安全；同时能对患者床椅转移自理项目进行准确的分值判断。 ①完全自理（15分） ②除准备或收拾时需要协助外，可自行转移（12分） ③能参与，过程中部分需要协助（8分） ④能参与，整个过程都需要协助（3分） ⑤完全依赖别人协助转移（0分）	5	3	2	0~1	
	活动（步行/轮椅操控）	10	护士通过观察患者是否能在水平路面独自行走50m以上或使用轮椅行走50m以上，并能拐弯。过程中如需他人帮助，可以是体力或言语指导、监督等。时间合理，活动安全；同时能对患者活动自理项目进行准确的分值判断 ①独立步行/操控轮椅（≥50m）（15/5分） ②可独立步行/操控轮椅，但均需要他人在旁监督或提示（12/4分） ③能参与，过程中部分需要协助（8/3分） ④能参与，整个过程都需要协助（3/1分） ⑤完全不能步行/操控轮椅（0分）	10	7	5	0~4	
	上下楼梯	10	护士通过观察患者是否能独立上下一层楼（包括12~14级台阶）及需要帮助的程度，是否需要拐杖和一些辅助装置上下楼；同时能对患者活动自理项目进行准确的分值判断 ①能独立安全地上下楼梯（10分） ②除准备或收拾时需要协助外，可自行上下楼梯（8分） ③能参与，过程中部分需要协助（5分） ④能参与，整个过程都需要协助（2分） ⑤完全依赖别人协助上下楼梯（0分）	10	7	5	0~4	
言语表达		5	思路清晰，言语表达流畅、准确，解释到位	5	4	3	0~2	
动作规范		5	技术操作动作规范，准确到位，体现人文关怀	5	4	3	0~2	
提问		5		5	4	3	0~2	
总分		100						

（匡明月　李美霞　陈伟虹）

第二十节　日常生活活动能力训练

一、日常生活活动能力训练操作指引

【定义与目的】

1．定义：以改善或恢复患者日常生活活动能力为目的而对患者进行一系列最基本、最简单，并具有针对性的护理训练方法。

2．目的：

（1）建立或维持患者基本ADL，发掘身体潜能，将生活依赖减少到最低限度。

（2）改善患者躯体功能的灵活性、协调性，增加活动能力；使患者能独自或借助最少的帮助，完成日常生活。

（3）对不能独立完成日常生活的患者，通过评估，找出存在的主要问题及解决问题的具体办法，决定实施何种帮助或借助活动辅助器具达到完成自理的目的。

【应用范围】

各类原因导致日常生活自理障碍的患者。

【禁忌证】

意识障碍、严重痴呆、疾病处于急性期的患者。

【注意事项】

1．ADL训练之前应与患者交谈，让患者明确训练的目的，以取得患者及照顾者的理解与合作。

2．ADL训练之前，评估患者的病情、ADL、康复愿望，还应考虑患者生活的社会环境、反应性、依赖性等，做到具体情况具体分析，防止训练方法公式化。

3．ADL训练涉及的内容较多，指导者要先选出患者可能完成的活动，再根据活动的重要性和难易程度决定训练的顺序，首先训练最常用的、较易掌握的；选定训练内容后，再分析患者进行日常生活活动的每一个动作，找出妨碍活动完成的主要原因，有针对性地将训练项目分解成若干个阶段性动作进行练习，待患者熟练后，再结合起来进行整体训练。

4．遵循先促进功能恢复，后代偿辅助的训练原则。训练中，鼓励患者多使用患侧上肢辅助完成日常生活活动，在患侧手开始训练前，不进行"利手交换训练"；对完成日常生活活动有困难者及重症障碍者，可借助自助具或辅助器具，使患者尽量减少生活依赖。

5．训练内容具有实用性，训练必须与病房和家庭生活密切结合，应用于患者的日常生活中。

6．训练过程中注意患者的安全，避免发生意外。

【护理结局】

1．患者及照顾者主动配合完成ADL各项训练。

2．患者ADL自理能力逐渐提高，对照顾者的依赖逐渐减少。

3．患者ADL训练中，无继发性损伤发生。

【操作流程及要点说明】

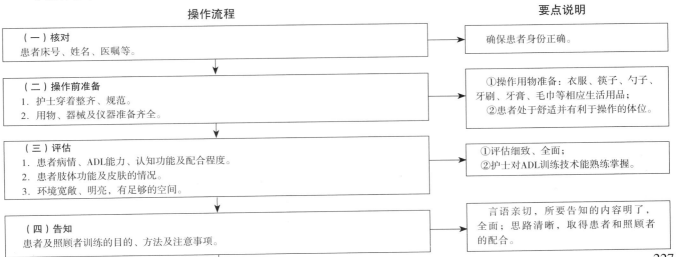

操作流程	要点说明
（一）核对 患者床号、姓名、医嘱等。	确保患者身份正确。
（二）操作前准备 1．护士穿着整齐、规范。 2．用物、器械及仪器准备齐全。	①操作用物准备：衣服、筷子、勺子、牙刷、牙膏、毛巾等相应生活用品； ②患者处于舒适并有利于操作的体位。
（三）评估 1．患者病情、ADL能力、认知功能及配合程度。 2．患者肢体功能及皮肤的情况。 3．环境宽敞、明亮，有足够的空间。	①评估细致、全面； ②护士对ADL训练技术能熟练掌握。
（四）告知 患者及照顾者训练的目的、方法及注意事项。	言语亲切，所要告知的内容明了、全面；思路清晰，取得患者和照顾者的配合。

（五）准备

1．进食。

（1）护士能根据不同患者，观察其进食动作完成情况，分析进食动作中的缺失成分，现场制定进食指导计划。

（2）使用辅助器具或代偿方法，达到进食目的，具体指导如下。

①不能坐稳桌边者：坐轮椅，前方放置一个轮椅餐板，患臂放在餐板上，帮助患者保持合适进食体位。

②不能拿起食具者：佩戴万能袖套或粗柄餐具，手指灵活差的患手使用经改造的筷子，即在两只筷子之间加一个弹性铁片。

③不能送食物入口者：将肘关节放置于较高的台面上以利手到达嘴边；或健侧上肢辅助患侧上肢送食品入口，用双手握杯子喝水，或使用加长柄的餐具。

④患侧上肢无主动运动者，指导患者进行"利手交换训练"，鼓励患者用健手持叉或筷子进食。

2．洗澡。

（1）护士能根据不同患者，观察其洗澡动作完成情况，分析洗澡动作中的缺失成分，现场制定洗澡指导计划。

（2）使用辅助器具或代偿方法，达到洗澡或减少依赖的目的，具体指导如下：

①不能开关花洒者：将花洒置于患者可触及的地方。

②不能擦洗、冲洗：一侧上肢活动受限者用长柄浴刷擦洗全身，手抓握力不够者使用带圈毛巾，用健手持花洒冲洗全身。

③不能擦干身体者：健手持干浴巾擦身体，或使用带圈毛巾擦干背部、毛巾放大腿上擦干健侧上肢。

3．修饰（包括洗脸、刷牙、梳头）。

（1）护士能根据不同患者，观察其修饰动作完成情况，分析修饰动作中的缺失成分，现场制定修饰指导计划。

（2）使用辅助器具或代偿方法，达到自理或减少依赖的目的，具体指导如下：①刷牙措施：

a．健手辅助患手装漱口水。

b．挤牙膏、刷牙。可健手或双侧患手固定牙膏，用牙齿配合拧开盖子。健手刷牙：把牙刷置于患臂下方固定，健手将牙膏挤在牙刷上，然后使用健手刷牙。患手刷牙：患手握持牙刷柄，健手将牙膏挤在牙刷上，然后健手持水杯，用患手刷牙。手不能抓握牙刷时，加粗手柄或使用万能袖套。

c．漱口可以借助双手腕力量握水杯喝水。

②洗脸措施：

a．健手或健手辅助患手开水龙头、冲洗毛巾。

b．洗脸可选择小方巾，单手或双手挤干水，单手抓住毛巾擦拭脸部，或将毛巾套在水龙头上，用健手同一方向反复拧转至干。

③梳头措施：

a．手不能抓握梳子，加粗手柄或使用万能袖套。

b．上肢关节活动范围不够，可以加长梳子手柄。

4．如厕。

（1）护士能根据不同患者，观察其如厕动作完成情况，分析如厕动作中的缺失成分，现场制定如厕指导计划。

（2）使用辅助器具或其他代偿方法，达到自理或减少依赖的目的，具体指导如下：

①不能坐或下蹲：对于髋膝踝功能差，不能下蹲90°患者使用加高坐便椅；可下蹲者使用马桶，一侧下肢活动受限者，可健侧下肢屈曲下蹲，患侧下肢向前伸直，不能坐稳者，使用扶手或坐厕椅。

②不能便后清洁:对于手功能差者便后擦拭肛门，可指导患者将纸缠绕在手掌上进行擦拭或者双手夹紧纸团从会阴前方掏头、翘臀擦拭肛门，或使用智能马桶。

5．穿、脱衣裤（包括穿上、脱下及扣好衣物）。

（1）护士能根据不同患者，观察其穿、脱衣裤动作完成情况，分析动作中的缺失成分，现场制定穿脱衣裤指导的训练计划。

（2）使用辅助器具或其他代偿方法，达到自理或减少依赖的目的，具体指导如下：

①穿脱上衣措施：

a．一侧肢体功能障碍穿脱衣服顺序：先穿患侧，后穿健侧。先脱健侧，再脱患侧。

b．不能将上衣拎到对侧肩和颈部时，可以使用穿衣钩辅助。

c．不能扣扣子时使用扣钩或魔术贴。

d．双上肢功能障碍患者可先将两侧衣袖穿至肘关节，然后双上肢打开并耸肩，可将衣服穿到位。

②穿脱裤子措施：

a．坐、站平衡良好者，可取坐站方式穿脱裤子。

b．站立平衡较差者，取坐卧方式穿脱裤子。

c．对于下肢关节活动范围受限者，可使用拾物器辅助完成穿、脱裤子。

d．一侧肢体功能障碍穿脱裤子顺序：先穿患侧，后穿健侧。先脱健侧，再脱患侧。

6．上下楼梯、行走。

上下楼梯、行走训练专业性强，风险大，护理过程中，要加强与康复团队成员沟通，在治疗师指导下完成。

---

①进食：

a．口腔或吞咽功能障碍者，改变摄食方式或联系言语治疗师。

b．根据疾病特点采取合适的体位和姿势。

c．为了防止进食过程中碟子移动，可在碗下面加垫一条湿毛巾，或胶垫，或使用带有负压吸盘的碗，即可起到防滑作用。

②洗澡：

a．根据患者功能情况可以选择站或坐淋浴、使用浴盆，现介绍坐着淋浴方法.

b．需要时照顾者准备衣物、肥皂、沐浴露、干浴巾等放在患者可触及的范围内。

c．水温合适，防止烫伤。

d．洗澡过程中，加强安全防护，谨防摔倒。浴盆底部及淋浴的地面铺上防滑垫。

③修饰：

a．如果患侧上肢功能障碍重，指导患者进行"利手交换训练"，鼓励患者用健手刷牙、洗脸、梳头。

b．如果合适，鼓励使用双手，用患侧手提供帮助，促进患手功能恢复。

c．根据疾病特点采取合适的体位和姿势；最好能坐在卫生间的洗漱台前完成，患者有满意的静态和动态坐位平衡。

d．修饰的工具应放在容易够到的地方。

④如厕：

a．坐便器冲水的开关应安装在容易触及的地方。

b．用盒装卫生纸或准备好叠放在一起的卫生纸，放在伸手易取到的地方。

⑤穿脱衣裤：

a．根据疾病特点采取合适的体位和姿势。

b．选择宽松的开襟衫或套头衫。

⑥上下楼梯、行走：

a．为患者安全步行提供有利条件，保持病区宽敞明亮，地面干燥防滑。

b．对使用助行架、腋拐、肘拐、四脚拐等辅助器具的患者，提供相关保养维护指导。

c．做好防跌倒宣教。

d．根据治疗师、医生意见给予相应指导。

↓

（六）整理用物、记录

记录指导时间以及患者理解、掌握程度。

二、日常生活活动能力训练操作评分标准

科室：　　　　姓名：　　　　考核时间：　　　　考核者：　　　　得分：

项目		分值	操作要求	评分等级及分值				实际得分
				A	B	C	D	
操作前准备	仪表	10	操作者仪表着装规范符合要求，洗手、戴口罩	2	1	0.5	0	
	环境		宽敞、明亮，温湿度适宜	2	1	0.5	0	
	用物		开襟衣服1套、套头衫1件、万能袖套、加长或加粗手柄的勺子或叉子一个、改装筷子一双、碗、水杯各一个、牙刷、牙膏、纸巾、毛巾等	1	0.5	0	0	
	说明		核对患者基本信息，解释操作目的，取得患者和照顾者的配合	2	1	0.5	0	
	评估		病情、神志、认知、肢体情况、自理能力及所配置辅助器具，合作程度	3	2	1	0	
操作过程	进食训练	15	护士能根据不同患者，观察其进食动作完成情况，分析进食动作中的缺失成分，现场制定进食指导计划	4	2	1	0	
			不能坐稳桌边者：坐轮椅，前方放置一个轮椅餐板，患臂放在餐板上，帮助患者保持合适进食体位	2	1	0.5	0	
			不能拿起食具者：佩戴万能袖套或粗柄餐具，手指灵活性差的患手使用经改造的筷子，即在两只筷子之间加一个弹性铁片	2	1	0.5	0	
			不能送食物入口者：将肘关节放置于较高的台面上以利手到达嘴边；或健侧上肢辅助患侧上肢送食品入口，用双手握杯子喝水，或使用加长柄的餐具	2	1	0.5	0	
			患侧上肢无主动运动者，指导患者进行"利手交换训练"，鼓励患者用健手持叉或筷子进食	2	1	0.5	0	
			能依据患者病情另行制订适合进食的训练计划	3	2	1	0	
	洗澡	15	护士能根据不同患者，观察其洗澡动作完成情况，分析洗澡动作中的缺失成分，现场制定洗澡指导计划	4	2	1	0	
			不能开关花洒者：将花洒置于患者可触及的地方	3	2	1	0	
			不能擦洗、冲洗：一侧上肢活动受限者用长柄浴刷擦洗全身；手抓握力不够者使用带圈毛巾；用健手持花洒冲洗全身	2	1	0.5	0	
			不能擦干身体者：健手持干浴巾擦身体，或使用带圈毛巾擦干背部、毛巾放大腿上擦干健侧上肢	3	2	1	0	
			能依据患者病情另行制订适合洗澡的训练计划	3	2	1	0	
	修饰	15	护士能根据不同患者，观察其修饰动作完成情况，分析修饰动作中的缺失成分，现场制定修饰指导计划	4	2	1	0	
			刷牙措施： ①健手辅助患手装漱口水 ②挤牙膏、刷牙。可健手或双侧患手固定牙膏，用牙齿配合拧开盖子。健手刷牙：把牙刷置于患臂下方固定，健手将牙膏挤在牙刷上，然后使用 患手握持牙刷柄，健手将牙膏挤在牙刷上，然后健手持水杯，用患手刷牙。手不能抓握牙刷时，加粗手柄或使用万能袖套 ③嗽口可以双手握水杯喝水	3	2	1	0	
			洗脸措施： ①健手或健手辅助患手开水龙头、冲洗毛巾 ②洗脸可选择小方巾，单手或双手挤干水，单手抓住毛巾擦拭脸部，或将毛巾套在水龙头上，用健手同一方向反复拧转至干	3	2	1	0	
			梳头措施： ①手不能抓握梳子，加粗手柄或使用万能袖套 ②上肢关节活动范围不够，可以加长梳子手柄	2	1	0.5	0	
			能依据患者病情另行制订适合进食的训练计划	3	2	1	0	

（续表）

项目		分值	操作要求	评分等级及分值				实际得分
				A	B	C	D	
			护士能根据不同患者，观察其如厕动作完成情况，分析如厕动作中的缺失成分，现场制定如厕指导计划	4	2	1	0	
	如厕	15	不能坐或下蹲：对于髋膝踝功能差，不能下蹲90°患者使用加高坐便椅；可下蹲者使用马桶；一侧下肢活动受限者，可健侧下肢屈曲下蹲，患侧下肢向前伸直；不能坐稳者，使用扶手或坐厕椅	3	2	1	0	
			不能便后清洁：对于手功能差便后擦拭肛门，可指导患者将纸缠绕在手掌上进行擦拭或者双手夹紧纸团从会阴前方低头、翘臀擦拭肛门；或使用智能马桶	4	2	1	0	
			上述计划不能涵括者，护士能依据患者病情另行制订适合如厕的训练计划	4	2	1	0	
	穿脱衣裤	15	护士能根据不同患者，观察其穿、脱衣裤动作完成情况，分析动作中的缺失成分，现场制定穿脱衣裤指导的训练计划	4	2	1	0	
			穿脱上衣措施： ①一侧肢体功能障碍穿脱衣服顺序：先穿患侧，后穿健侧。先脱健侧，再脱患侧 ②不能将上衣拎到对侧肩和颈部时，可以使用穿衣钩辅助 ③不能扣扣子时使用扣钩或魔术贴 ④双上肢功能障碍患者先将两侧衣袖穿至肘关节，然后双上肢打开并耸肩，将衣服穿到位	4	2	1	0	
			穿脱裤子措施： ①坐、站平衡良好者，可取坐站方式穿脱裤子 ②站立平衡较差者，取坐卧方式穿脱裤子 ③对于下肢关节活动范围受限者，可使用拾物器辅助完成穿、脱裤子 ④一侧肢体功能障碍穿脱裤子顺序：先穿患侧，后穿健侧。先脱健侧，再脱患侧	4	2	1	0	
			上述计划不能涵括者，护士能依据患者病情另行制订适合穿脱衣裤的训练计划	3	2	1	0	
言语表达		5	思路清晰，言语表达流畅、准确，讲解到位	5	4	3	0~2	
动作规范		5	技术操作动作规范，准确到位，计划性强，规定的时间内完成，体现人文关怀	5	4	3	0~2	
提问		5		5	4	3	0~2	
总分		100						

【附日常生活动作分析】

日常生活动作分析指分析患者进行日常生活活动的每一个动作。找出妨碍活动完成的主要原因，有针对性地将训练项目分解成若干个阶段性动作进行练习，待患者熟练后，再结合起来进行整体训练。

1. 进食动作分析：

（1）坐稳桌边。

（2）伸手拿起食具（筷子、匙），把食具放入有食物的碗或碟中，夹住食物。

（3）将食物运送到口部，张开嘴巴，将食物送入口中，然后合上嘴，进行咀嚼和吞咽。

（4）放下食具。

2. 洗澡动作分析：

（1）打开花洒。

（2）洗湿、擦洗、冲洗身体。

（3）擦干身体。

3. 修饰动作分析（包括洗脸、刷牙、梳头及剃须）：

（1）刷牙动作分析：

①水杯里装满水。

②将牙膏挤在牙刷上、刷牙。

③漱口。

（2）洗脸动作分析：

①打开和关上水龙头。

②冲洗毛巾。

③拧干毛巾。

④擦脸。

（3）梳头动作分析：

①拿起梳子。

②梳前面的头发。

③梳后面的头发。

4．穿衣动作分析（包括穿上、脱下及扣好衣物）：

（1）穿开襟上衣步骤：

①一侧上肢穿进相应的袖口。

②将上衣向上拉并挎到对侧肩和颈部。

③另一侧上肢穿进衣袖。

④整理上衣、扣扣子。

（2）脱开襟上衣步骤与穿衣步骤相反。

（3）穿套头衫步骤：

①一侧上肢穿入相应的袖口，并将衣袖拉到肘部以上。

②另一侧上肢也穿入相应袖口，并穿到肘部以上。

③将套头衫从衣领到衣襟拉在一起，然后低头套过头。

④拉衣襟整理好套头衫。

（4）脱套头衫的动作与穿衣步骤基本相反。

（5）穿裤子步骤：

①穿一侧裤腿，再穿另一侧裤腿。

②将裤子拉到双腿的大腿部。

③把裤子拉过臀部直到腰。

（6）脱裤子动作与穿裤子步骤基本相反。

5．如厕动作分析:

（1）坐到座厕上。

（2）脱下裤子。

（3）便完后清洁。

（4）穿上裤子。

（陈伟虹　何爱群　李卉梅）

参 考 文 献

KONDRUP J，ALLISON SP，ELIA M，et al．ESPEN Guidelinesfor Nutrition Screening 2002 ［J］．Clinical Nutrition，2003，22（4）：415-421．

The Consensus Committee of the American Autonomic Society and the American Academy of Neurology．1996．Consensus statement on the definition of orthostatic hypotension，pure autonomic failure，and multiple system atrophy［J］．Neurology，46：1470．

贝费利，哈登，玛简·克罗斯，等．2014．呼吸物理治疗值班医师手册［M］．2版．天津：天津科技翻译出版有限公司．

蔡文智，李亚洁．2000．脑卒中的康复护理［M］．北京：科学技术文献出版社．

蔡文智，孟玲，李秀云．2017．神经源性膀胱护理实践指南（2017年版）［J］．护理学杂志，24（32）：1-7．

蔡智文，李秀云．2016．颅脑创伤临床康复护理策略专家共识［J］．护理学杂志，31（18）：1-6．

曾西，徐予明．2013．实用吞咽障碍治疗技术［M］．北京：人民卫生出版社．

曾西．间歇口腔营养管对脑卒中吞咽障碍患者营养状况的影响［C］//经济策论（下）．2011：5．

曾湘云，卢丹，郑勇前，等．2016．社区延续性护理对创伤性四肢骨折患者生活质量的影响［J］．护理实践与研究，13（12）：148-149．

崔桂霞，王宇，李正兰．2007．脑卒中患者便秘的早期康复护理［J］．中国中医急症，16（8）：1021-1002．

丁俊琴，赵莉，李春柳，等．2008．颈椎损伤患者卧位及·身方法的探讨［J］．护士进修杂志（9）：851-852．

窦祖林．2017．吞咽障碍评估与治疗［M］．2版．北京：人民卫生出版社．

高怡，鲍勇，谢青，等．2016．脑卒中患者基础性日常生活活动训练中PEO模式的应用研究［J］．中国康复医学杂志，31（2）：208-211．

韩冰，高小雁，刘晓雪，等．2015．应用PDCA模式指导腰椎手术患者术后佩戴腰围的实践［J］．护理学报，22（01）：72-74．

韩犟，贾宏业，张述萍．2008．髋臼骨折患者手术中采用"漂浮"体位的护理［J］．中国实用护理杂志，24（10）：30-31．

何凤波，闫秀月，赵竞伊，等．2014．浅析骨科护理技术中的轴线·身法在临床中的应用［J］．世界最新医学信息文摘，14（07）：244-245．

胡大海，周琴，胡雪慧．2015．现代伤口临床护理理论和实践［M］．西安：第四军医大学出版社．

黄莉，左江南，杨凤．2016．危重创伤骨折患者的术前护理干预效果［J］．实用临床医学，17（2）：62-64．72．

黄素碧，胡蓉，王柔婷，等．2015．伤口换药标准操作程序（SOP）的制定与实施［J］．世界临床医学，9（11）：286．

孔婵，何华英，兰红珍，等．2017．体位转移技术培训及效果评价［J］．中华护理杂志，52（1）：84-86．

李博．2014．骨折患者体位护理［J］．内蒙古中医药，33（30）：135．

李曾慧平，亚德·伊娃·埃兰德松，王骏．2016．手功能康复手册［M］．北京：人民卫生出版社．

李东升．2006．标准作业［M］．北京：中国计量出版社．

李奎成．2009．作业疗法［M］．广州：广东科技出版社．

李胜利．2012．语言治疗学［M］．北京：人民卫生出版社．

李婉玲．兰红珍，孔婵．2018．Bobath技术在脑卒中后偏瘫患者体位转移中的应用［J］．护理学报，25（1）：57-59．

李侠．2016．老年创伤性骨折患者围手术期护理方法探讨［J］．中外女性健康研究，（9）：177，185．

李小寒，尚少梅．2010．基础护理学［M］．北京：人民卫生出版社．

李小丽，许红梅，王梅林．2014．体位干预对颅脑损伤患者颅内压的影响［J］．护理研究，（35）：4373-4374．

励建安．2016．康复医学［M］．北京：人民卫生出版社．

刘钦刚．2011．偏瘫患者的全面康复治疗［M］．2版．北京：华夏出版社．

刘小芳．2009．康复护理［M］．广州：广东科技出版社．

柳会琼．2015．骨折患者体位护理安全问题和对策［J］．深圳：中西医结合杂志，25（20）：146-148．

龙霖．2014．基础护理技术操作流程及评分标准［M］．北京：人民军医出版社．

罗迷．2017．间歇口腔营养管管饲法对脑外伤致吞咽障碍患者吞咽功能及营养状况的影响［D］．郑州大学．

马惠敏，丁俊琴，井永敏．2011．创伤骨折患者的体位护理［J］．护理实践与研究，8（24）：68-70．

彭刚艺，刘雪琴．2013．临床护理技术规范（基础篇）［M］．2版．广州：广东科技出版社．

祁美兰．2014．重症颅脑损伤患者体位护理分析［J］．中国医药科学，22（4）：115-116．

秦娟，郭秀君．2009．良肢位摆放在脑卒中偏瘫患者早期康复护理中的应用进展［J］．中华护理杂志，44（5）：424-426．

阮顺莉，陈茜．2008．常见吞咽障碍筛查工具应用进展［J］．医学综述，24（2）：316-320．

唐丹，邓小倩．2009．康复工程［M］．广州：广东科技出版社．

唐丹，李奎成．2009．作业疗法［M］．广州：广东科技出版社．

唐丹，刘四文．2009．作业疗法［M］．广州：广东科技出版社．

陶泉．2006．手部损伤康复［M］．上海：上海交通大学出版社．

万桂芳，窦祖林，谢纯青，等．2013．口腔感觉运动训练技术在吞咽康复中的应用［J］．中华物理医学与康复杂志，35（12）：955-957．

王刚，王彤．2005．临床作业疗法［M］．北京：华夏出版社．

王俊华．2011．偏瘫康复训练图解［M］．北京：人民卫生出版社．

王俊华，唐丹．2011．偏瘫康复训练图解［M］．北京：人民卫生出版社．

王澍寰．2007．手外科学［M］．北京：人民卫生出版社．

王欣仪，王玉芹，梁爽．2016．下肢深静脉血栓预防护理研究进展［J］．承德医学院学报，5（33）：410-412．

王一吉，周红俊．2008．脊髓损伤后的体位性低血压［J］．中国康复理论与实践，3（14）：244-246．

王玉龙．2008．康复功能评定学［M］．北京：人民卫生出版社．

王玉龙．2008．康复功能评定学［M］．北京：人民卫生出版社．

温莹莹，宋美乐，秦丹．2016．四肢创伤骨折患者急性疼痛的临床护理管理方法及要点分析［J］．中国医学工程，24（6）：120-121．

吴海鹰．2012．护理干预预防下肢骨折致深静脉血栓临床效果分析［J］．中外医疗，31（23）：138-139．

吴军，唐丹，李曾慧平．2005．烧烫伤康复治疗学［M］．北京：人民卫生出版社．

吴小燕，黄惠芳，黎秀梅．2011．留置胃管长度及鼻饲量对老年鼻饲患者食道反流发生的影响［J］．现代临床护理，10（12）：35-36．

夏萍，史俏蓉，霍永忠，等．2007．欧洲营养风险筛查方法NRS-2002简介及应用现状［J］．现代预防医学，2007（15）：2860-2861．

谢桂芳，蔡文智，朱翠萍．1999．残疾人便秘的康复护理［J］．现代康复，3（3）：360．

徐嘉琦，陈俊春，何华英．2017．脑卒中患者吞咽障碍筛查工具的研究进展［J］．护理学报，24（19）：24-29．

燕铁斌. 2012. 物理治疗学［M］. 北京：人民卫生出版社.

燕铁斌，窦祖林，冉春风. 2010. 实用瘫痪康复［M］. 2版. 北京：人民卫生出版社.

杨凤翔，吕义荣. 2004. 1例脑卒中后大便失禁并肛周溃疡患者的康复护理［J］. 中国康复，19（6）：376-378.

姚鸿，陈立红. 2008. 伤口湿性愈合理论的临床应用进展［J］. 中华护理杂志，42（11）：1050.

叶锦，陈锦，张克勤，等. 2011. 失禁管理手册［M］. 北京：人民军医出版社.

尹芝华，秦晴，高征，等. 2011. 167例踝关节骨折围手术期护理流程［J］. 四川医学，32（12）：2033-2034.

于丽新. 2015. 综合护理在减轻四肢创伤骨折术后疼痛中的应用效果观察［J］. 中国卫生标准管理，6（17）：229-230.

喻鹏铭，车国卫，郭应强，等. 2011. 成人和儿童的呼吸与心脏问题的物理治疗［M］. 4版. 北京：北京大学医学出版社.

恽小平. 2005. 康复疗法评定学［M］. 北京：华夏出版社.

赵辉三. 2013. 假肢与矫形器学［M］. 北京：华夏出版社.

郑彩娥，李秀云. 2014. 康复护理技术操作规程［M］. 北京：人民军医出版社.

郑彩娥，李秀云. 2014. 康复护理技术操作规程［M］. 北京：人民卫生出版社.

中国吞咽障碍康复评估与治疗专家共识组. 2013. 中国吞咽障碍康复评估与治疗专家共识（2013年版）［J］. 中华物理医学与康复杂志，35（12）：916-929.

中华医学会. 2011. 临床技术操作规范［M］. 北京：人民军医出版社.

周立峰. 2016. 康复评定技术.［M］. 武汉：华中科技大学出版社.

诸毅辉. 2008. 康复评定学［M］. 上海：科学技术出版社.

卒中患者吞咽障碍和营养管理中国专家组. 2013. 卒中患者吞咽障碍和营养管理的中国专家共识（2013版）［J］. 中国卒中杂志，8（12）：973-983.